Zum Gebrauch dieses Buches

Text, Abbildungen und Seitenaufbau sind in diesem Buch sorgfältig **aufeinander abgestimmt**. Jede Seite bildet eine **durchdachte Einheit** mit praktischen Hinweisen, anschaulichen Grafiken und Anregungen zum eigenständigen Lernen.

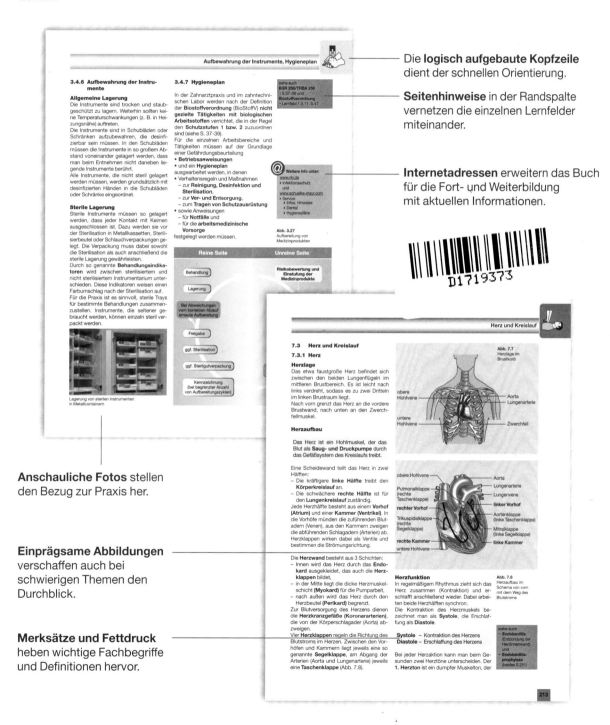

Die **logisch aufgebaute Kopfzeile** dient der schnellen Orientierung.

Seitenhinweise in der Randspalte vernetzen die einzelnen Lernfelder miteinander.

Internetadressen erweitern das Buch für die Fort- und Weiterbildung mit aktuellen Informationen.

Anschauliche Fotos stellen den Bezug zur Praxis her.

Einprägsame Abbildungen verschaffen auch bei schwierigen Themen den Durchblick.

Merksätze und Fettdruck heben wichtige Fachbegriffe und Definitionen hervor.

Die Lehrbuchreihe

Dieses Buch ist Teil einer Unterrichtsreihe. Dabei bildet die **Zahnmedizinische Assistenz** als modernes Lehr- und Nachschlagewerk die **fachliche Grundlage**. Auf der **Zahnmedizinischen Assistenz** bauen die folgenden Unterrichtswerke auf:

- **Leistungsabrechnung Band I und II**
- **Arbeitsbuch zur Zahnmedizinischen Assistenz**
- **Interaktive CD zur Zahnmedizinischen Assistenz.**

Zusammen bilden diese Unterrichtsmaterialien die sichere Basis für einen **fächerübergreifenden, modernen Unterricht**.

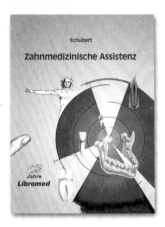

ISBN 978-3-927 865-16-7
432 Seiten, gebunden,
komplett 4-farbig

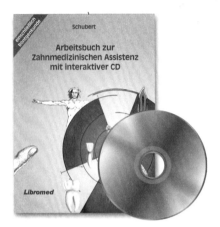

ISBN 978-3-927 865-20-4
176 Seiten, kartoniert,
über 500 Arbeitsfolien

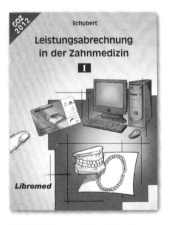

ISBN 978-3-927 865-12-9
276 Seiten, kartoniert,
komplett 4-farbig
(Kons./Chirurgie)

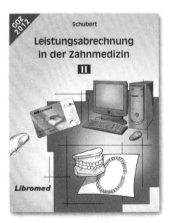

ISBN 978-3-927 865-13-6
248 Seiten, kartoniert,
komplett 4-farbig
(Rö, PAR, KFO, IP, Prothetik)

Wir empfehlen, die **Zahnmedizinische Assistenz handlungsorientiert** mit der **Leistungsabrechnung I und II** und dem **Arbeitsbuch mit der interaktiven CD** als **methodisch-didaktische Einheit** gemeinsam zu nutzen.

Schubert

Zahnmedizinische Assistenz

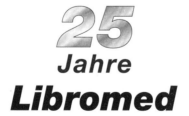

25
Jahre
Libromed

Wichtiger Hinweis: Die Zahnheilkunde entwickelt sich ständig dynamisch weiter. Wissenschaftliche Forschung und praktische Erfahrung erweitern unser Wissen und führen dabei insbesondere in den Bereichen der Diagnostik und Therapie zu neuen Erkenntnissen.

Autor und Verlag haben besondere Mühe darauf verwandt, dass die Angaben in diesem Buch genau dem **Wissensstand bei Fertigstellung des Werkes** entsprechen. Dennoch ist jeder Benutzer aufgefordert, bei der praktischen Anwendung sorgfältig gesetzliche Bestimmungen, Gebrauchsanweisungen und Beipackzettel zu prüfen, um in eigener Verantwortung festzustellen, ob die dort gegebenen Anweisungen bzw. Empfehlungen gegenüber den Angaben in diesem Buch abweichen. Für im Buch bestehende Fehler können Autor und Verlag keine Verantwortung und daraus folgende oder sonstige Haftung übernehmen.

Als Beitrag zum **Umweltschutz** wurde dieses Buch auf **chlorfrei gebleichtem** Papier gedruckt.

Libromed online   **www.libromed.de**

Für den Gebrauch an Schulen. Dieses Buch folgt der neuen Rechtschreibung.
Alle Drucke einer Auflage können im Unterricht parallel verwendet werden.
© 2016 Libromed GmbH, Krefeld

2. Auflage
Druck 8 7 6 5 / 20 19 18 17 16
Gebrauchsnamen, Handelsnamen, Warenbezeichnungen usw.
können gesetzlich geschützt sein, ohne dass dies im Buch gekennzeichnet wurde.

Die Internet-Adressen und Internet-Dateien, die in diesem Lehrwerk angegeben werden, sind vor Drucklegung sorgfältig geprüft worden. Der Verlag übernimmt keine Gewähr für die Aktualität und den Inhalt dieser und der damit verlinkten Adressen und Dateien.

Titelgestaltung: Scott Krausen
Produktion: Printmanagement Plitt GmbH, Oberhausen

Vertrieb: Libromed GmbH
             Winnertzweg 30 B
             47803 Krefeld
             Tel./Fax: 0 21 51/56 44 42

Bestell-Nr. 86516
ISBN 978-3-927 865-16-7

Vorwort

*Ein jeder sollte sich bemühen, diese Welt
ein kleines bisschen besser zu machen!
(aus „Der kleine Lord")*

Libromed hat eine **durchdachte Unterrichtsreihe** für eine moderne, handlungsorientierte Ausbildung entwickelt. Auf der **Zahnmedizinischen Assistenz** bauen als weitere Unterrichtselemente die **Leistungs-abrechnung I und II** und das **Arbeitsbuch zur Zahnmedizinischen Assistenz mit der interaktiven CD** auf.

Grundsätze unserer Unterrichtsreihe sind:

* **exakte Abstimmung** der Lehrwerke untereinander zu einem Gesamtwerk,
* **klare, präzise Darstellung** des Fachwissens mit Betonung der prüfungsrelevanten Inhalte,
* handlungsorientierte Darstellung **(aus der Praxis für die Praxis)**,
* schülerorientierte **Einheit von Text, Bild und Gestaltung,**
* fächerübergreifend schneller Zugriff auf **fundiertes Wissen.**

Ich **empfehle**, dieses **Standardwerk fächerübergreifend und lernfeldorientiert** parallel mit der hiermit abgestimmten **Leistungsabrechnung I und II** und dem **Arbeitsbuch mit der interaktiven CD** zu nutzen. So kann der Lernstoff Schritt für Schritt **handlungsorientiert** erarbeitet werden.

Besonderen **Dank** schulde ich meiner Frau Dr. Barbara Schubert für ihre unermüdliche Unterstützung und die Erstellung der allgemeinmedizinischen Texte sowie meinem Freund Scott Krausen für seine künstlerisch exzellenten Abbildungen. Für wertvolle Hinweise und Anregungen danke ich inbesondere meinen Freunden Prof. Dr. Dr. Heinz G. Bull, Dr. Dr. Karlpeter Müller und Prof. Dr. Dr. Siegmar Reinert sowie vielen weiteren Kollegen und Freunden. Herzlich danken möchte ich an dieser Stelle auch Herrn Hans-Joachim Plitt für die langjährige harmonische Zusammenarbeit.

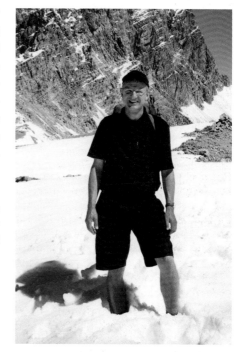

Ich wünsche Ihnen viel **Freude** mit unserer Unterrichtsreihe, insbesondere mit unserer ständig aktualisierten **Leistungs-abrechnung** und dem **Arbeitsbuch** mit der neu entwickelten **interaktiven CD** zur **Zahnmedizinischen Assistenz!**

Krefeld, Juni 2016

Ihr
Dr. Fred Schubert

Methodisch-didaktische Hinweise

Die **Zahnmedizinische Assistenz** ist **handlungsorientiert** aufgebaut. In das handlungsorientierte Netz ist zusätzlich die **klassische Fachsystematik** komplett integriert.

Handlungsorientiert ist:
— der Aufbau mit den **13 Lernfeldern,**
— die vollständige Erfassung der **Inhalte des Rahmenlehrplans,**
— die **praxisbezogene Umsetzung** des Lehrstoffs mit Fallsituationen
— und die **fallbezogene Vermittlung des Fachwissens.**

Die **klassische Fachsystematik** ist in den Lernfeldaufbau eingearbeitet. Entsprechend sind die **Grundlagen der Anatomie, Physiologie und Pathologie** in diesem Fachbuch vollständig enthalten, genauso wie **alle zahnmedizinischen Fachdisziplinen:**

- Konservierende Zahnheilkunde . . . . Lernfeld   4 und 5
- Zahnärztliche Chirurgie. . . . . Lernfeld   8
- Parodontologie . . . . Lernfeld 10
- Kieferorthopädie. Lernfeld 10
- Zahnärztliche Prävention . . . . Lernfeld 11
- Zahnärztliche Prothetik. . . . . Lernfeld 12

Abgerundet wird die **Fachsystematik** mit den **ergänzenden Fächern:**

- Berufskunde und Gesundheitswesen . . . . Lernfeld   1
- Patientenbetreuung . . . . Lernfeld   2
- Hygiene. . . . . Lernfeld   3
- Notfallmedizin. . . . . Lernfeld   7
- Röntgenkunde/Strahlenschutz. . . . . Lernfeld 10

Die **Vernetzung** zwischen **handlungsorientiertem Konzept** und **klassischer Fachsystematik** ist vorn im Buch auf dem **Buchinnendeckel** dokumentiert und farblich gekennzeichnet.
Man erkennt dort die **vertikale Gliederung** des Buchs nach Lernfeldern und die **horizontale Gliederung** in den Lernfeldern nach Fachgebieten.
Dieser **durchdachte Aufbau** mit klarer Gliederung der Lerninhalte macht das Buch zusammen mit dem umfangreichen Stichwortverzeichnis zu einem verlässlichen **Lehr- und Nachschlagewerk.**

Ergänzend empfehlen wir, das zugehörige **Arbeitsbuch mit der interaktiven CD parallel zur Zahnmedizinischen Assistenz** zu verwenden.
Mit dem **Arbeitsbuch** kann man sich den Lernstoff leicht erarbeiten. Komplett durchgearbeitet enthält das Arbeitsbuch die **wesentlichen Inhalte des Prüfungswissens** in der Zahnmedizinischen Assistenz!
Das ausgefüllte Arbeitsbuch ist eine **wertvolle Grundlage zur Wiederholung und Prüfungsvorbereitung.**

Die **neu entwickelte CD zur Zahnmedizinischen Assistenz** regt zur interaktiven Mitarbeit und **Vertiefung des Stoffgebietes an. Mit der interaktiven CD wird der Lernstoff gefestigt.** Zusätzlich wird **Hintergrundwissen** erworben, das zum Verständnis beiträgt.
Die **interaktive CD** geht **über das Prüfungswissen der Abschlussprüfung hinaus** und ermöglicht eine **handlungsorientierte Fort- und Weiterbildung.**

So macht die Ausbildung **Spaß** und wird ein **voller Erfolg !**

Inhaltsverzeichnis

**Verordnung
über die Berufsausbildung
zum Zahnmedizinischen Fachangestellten/zur Zahnmedizinischen Fachangestellten**

Vom 4. Juli 2001

Auf Grund des § 25 Abs. 1 in Verbindung mit Abs. 2 des Berufsbildungsgesetzes vom 14. August 1969 (BGBl. I S. 1112), der zuletzt durch Artikel 35 der Verordnung vom 21. September 1997 (BGBl. I S. 2390) geändert worden ist, in Verbindung mit Artikel 56 des Zuständigkeitsanpassungs-Gesetzes vom 18. März 1975 (BGBl. I S. 705) und dem Organisationserlass vom 27. Oktober 1998 (BGBl. I S. 3288) verordnet das Bundesministerium für Gesundheit im Einvernehmen mit dem Bundesministerium für Bildung und Forschung:

§ 1

Staatliche Anerkennung des Ausbildungsberufes

Der Ausbildungsberuf Zahnmedizinischer Fachangestellter/Zahnmedizinische Fachangestellte wird staatlich anerkannt.

§ 2

Ausbildungsdauer

Die Ausbildung dauert drei Jahre.

§ 3

Ausbildungsberufsbild

Gegenstand der Berufsausbildung sind mindestens die Vermittlung der folgenden Fertigkeiten und Kenntnisse:

1. Der Ausbildungsbetrieb
1.1 Stellung der Zahnarztpraxis im Gesundheitswesen
1.2 Organisation, Aufgaben, Funktionsbereiche und Ausstattung des Ausbildungsbetriebes
1.3 Gesetzliche und vertragliche Regelungen der zahnmedizinischen Versorgung
1.4 Berufsbildung, Arbeits- und Tarifrecht
1.5 Sicherheit und Gesundheitsschutz bei der Arbeit
1.6 Umweltschutz
2. Durchführen von Hygienemaßnahmen
2.1 Infektionskrankheiten
2.2 Maßnahmen der Arbeits- und Praxishygiene
3. Arbeitsorganisation, Qualitätsmanagement
3.1 Arbeiten im Team
3.2 Qualitäts- und Zeitmanagement
4. Kommunikation, Information und Datenschutz
4.1 Kommunikationsformen und -methoden
4.2 Verhalten in Konfliktsituationen
4.3 Informations- und Kommunikationssysteme
4.4 Datenschutz und Datensicherheit

5. Patientenbetreuung
6. Grundlagen der Prophylaxe
7. Durchführen begleitender Maßnahmen bei der Diagnostik und Therapie unter Anleitung und Aufsicht des Zahnarztes
7.1 Assistenz bei der zahnärztlichen Behandlung
7.2 Röntgen und Strahlenschutz
8. Hilfeleistungen bei Zwischenfällen und Unfällen
9. Praxisorganisation und -verwaltung
9.1 Praxisabläufe
9.2 Verwaltungsarbeiten
9.3 Rechnungswesen
9.4 Materialbeschaffung und -verwaltung
10. Abrechnung von Leistungen.

§ 4

Ausbildungsrahmenplan

(1) Die Fertigkeiten und Kenntnisse nach § 3 sollen nach der in den Anlagen 1 und 2 enthaltenen Anleitung zur sachlichen und zeitlichen Gliederung der Berufsausbildung (Ausbildungsrahmenplan) vermittelt werden. Eine von dem Ausbildungsrahmenplan abweichende sachliche und zeitliche Gliederung des Ausbildungsinhaltes ist insbesondere zulässig, soweit betriebspraktische Besonderheiten die Abweichung erfordern.

(2) Die in dieser Verordnung genannten Fertigkeiten und Kenntnisse sollen so vermittelt werden, dass der Auszubildende zur Ausübung einer qualifizierten beruflichen Tätigkeit im Sinne des § 1 Abs. 2 des Berufsbildungsgesetzes befähigt wird, die insbesondere selbstständiges Planen, Durchführen und Kontrollieren einschließt. Diese Befähigung ist auch in den Prüfungen nach §§ 7 und 8 nachzuweisen.

§ 5

Ausbildungsplan

Der Ausbildende hat unter Zugrundelegung des Ausbildungsrahmenplanes für den Auszubildenden einen Ausbildungsplan zu erstellen.

§ 6

Berichtsheft

Der Auszubildende hat ein Berichtsheft in Form eines Ausbildungsnachweises zu führen. Ihm ist Gelegenheit zu geben, das Berichtsheft während der Ausbildungszeit zu führen. Der Ausbildende hat das Berichtsheft regelmäßig durchzusehen.

Bundesgesetzblatt Jahrgang 2001 Teil I Nr. 33, ausgegeben zu Bonn am 9. Juli 2001   **1493**

§ 7

Zwischenprüfung

(1) Zur Ermittlung des Ausbildungsstandes ist eine Zwischenprüfung durchzuführen. Sie soll vor dem Ende des zweiten Ausbildungsjahres stattfinden.

(2) Die Zwischenprüfung erstreckt sich auf die in den Anlagen 1 und 2 für die ersten 18 Monate aufgeführten Fertigkeiten und Kenntnisse sowie auf den im Berufsschulunterricht entsprechend dem Rahmenlehrplan zu vermittelnden Lehrstoff, soweit er für die Berufsausbildung wesentlich ist.

(3) Die Zwischenprüfung ist schriftlich anhand praxisbezogener Aufgaben in höchstens 120 Minuten in folgenden Prüfungsgebieten durchzuführen:

1. Durchführen von Hygienemaßnahmen,

2. Hilfeleistungen bei Zwischenfällen und Unfällen,

3. Assistenz bei konservierenden und chirurgischen Behandlungsmaßnahmen,

4. Anwenden von Gebührenordnungen und Vertragsbestimmungen.

§ 8

Abschlussprüfung

(1) Die Abschlussprüfung erstreckt sich auf die in der Anlage 1 aufgeführten Fertigkeiten und Kenntnisse sowie auf den im Berufsschulunterricht vermittelten Lehrstoff, soweit er für die Berufsausbildung wesentlich ist.

(2) Die Prüfung besteht aus einem schriftlichen und einem praktischen Teil.

(3) Der schriftliche Teil der Prüfung besteht aus den Bereichen Behandlungsassistenz, Praxisorganisation und -verwaltung, Abrechnungswesen sowie Wirtschafts- und Sozialkunde. Die Anforderungen in den Bereichen sind:

1. Bereich Behandlungsassistenz

Der Prüfling soll praxisbezogene Aufgaben bearbeiten. Er soll in der Prüfung zeigen, dass er bei der Diagnostik und Therapie Arbeitsabläufe planen und die Durchführung der Behandlungsassistenz beschreiben kann. Dabei soll er gesetzliche und vertragliche Regelungen der zahnmedizinischen Versorgung, Sicherheit und Gesundheitsschutz bei der Arbeit, Umweltschutz sowie Maßnahmen der Praxishygiene berücksichtigen. Der Prüfling soll nachweisen, dass er fachliche und wirtschaftliche Zusammenhänge versteht, Sachverhalte analysieren sowie Lösungsmöglichkeiten entwickeln und darstellen kann. Hierfür kommen insbesondere folgende Gebiete in Betracht:

a) Arbeitsorganisation, qualitätssichernde Maßnahmen,

b) Kommunikation, Information und Patientenbetreuung,

c) Grundlagen der Prophylaxe,

d) Arzneimittel, Werkstoffe, Materialien, Instrumente,

e) Dokumentation,

f) Diagnose- und Therapiegeräte,

g) Röntgen und Strahlenschutz,

h) Hilfeleistungen bei Zwischenfällen und Unfällen;

2. Bereich Praxisorganisation und -verwaltung

Der Prüfling soll praxisbezogene Aufgaben bearbeiten. Er soll in der Prüfung zeigen, dass er Praxisabläufe gestalten, den Arbeitsablauf systematisch planen und im Zusammenhang mit anderen Arbeitsbereichen darstellen kann. Dabei soll er Sicherheit und Gesundheitsschutz bei der Arbeit, Umweltschutz, Maßnahmen der Qualitätssicherung sowie Informations- und Kommunikationsmöglichkeiten berücksichtigen. Hierfür kommen insbesondere folgende Gebiete in Betracht:

a) Gesetzliche und vertragliche Regelungen der zahnmedizinischen Versorgung,

b) Arbeiten im Team,

c) Kommunikation, Information und Datenschutz,

d) Patientenbetreuung,

e) Verwaltungsarbeiten,

f) Zahlungsverkehr,

g) Materialbeschaffung und -verwaltung,

h) Dokumentation,

i) Abrechnung von Leistungen;

3. Bereich Abrechnungswesen

Der Prüfling soll praxisbezogene Aufgaben bearbeiten. Dabei soll er zeigen, dass er Leistungen unter Berücksichtigung von abrechnungsbezogenen Vorschriften für privat und gesetzlich versicherte Patienten abrechnen kann und dabei fachliche Zusammenhänge zwischen Verwaltungsarbeiten, Arbeitsorganisation und Behandlungsassistenz versteht. Hierfür kommen insbesondere folgende Gebiete in Betracht:

a) Gebührenordnungen und Vertragsbestimmungen,

b) Heil- und Kostenpläne,

c) Vorschriften der Sozialgesetzgebung,

d) Anwendung von Informations- und Kommunikationssystemen,

e) Datenschutz und Datensicherheit,

f) Patientenbetreuung,

g) Behandlungsdokumentation;

4. Bereich Wirtschafts- und Sozialkunde

Der Prüfling soll praxisbezogene Aufgaben aus der Berufs- und Arbeitswelt bearbeiten und dabei zeigen, dass er allgemeine wirtschaftliche und gesellschaftliche Zusammenhänge darstellen kann.

(4) Für den schriftlichen Teil der Prüfung ist von folgenden zeitlichen Höchstwerten auszugehen:

1. im Bereich Behandlungsassistenz	150 Minuten,
2. im Bereich Praxisorganisation und -verwaltung	60 Minuten,
3. im Bereich Abrechnungswesen	90 Minuten,
4. im Bereich Wirtschafts- und Sozialkunde	60 Minuten.

(5) Bei der Ermittlung des Ergebnisses des schriftlichen Teils der Prüfung hat der Bereich Behandlungsassistenz gegenüber jedem der übrigen Bereiche das doppelte Gewicht.

1494 Bundesgesetzblatt Jahrgang 2001 Teil I Nr. 33, ausgegeben zu Bonn am 9. Juli 2001

(6) Im praktischen Teil der Prüfung soll der Prüfling zeigen, dass er Patienten vor, während und nach der Behandlung betreuen, Patienten über Behandlungsabläufe und über Möglichkeiten der Prophylaxe informieren und zur Kooperation motivieren kann. Er soll nachweisen, dass er Behandlungsabläufe organisieren, Verwaltungsarbeiten durchführen sowie bei der Behandlung assistieren kann. Dabei soll der Prüfling Sicherheit und Gesundheitsschutz bei der Arbeit, Belange des Umweltschutzes und Hygienevorschriften berücksichtigen. Der Prüfling soll in höchstens 60 Minuten eine komplexe Prüfungsaufgabe bearbeiten und in einem Prüfungsgespräch erläutern. Dabei soll er praxisbezogene Arbeitsabläufe simulieren, demonstrieren, dokumentieren und präsentieren. Innerhalb der Prüfungsaufgabe sollen höchstens 30 Minuten auf das Gespräch entfallen. Dem Prüfling ist eine angemessene Vorbereitungszeit einzuräumen. Für die praktische Aufgabe kommen insbesondere in Betracht:

1. Patientengespräche personenorientiert und situationsgerecht führen,

2. Prophylaxemaßnahmen demonstrieren oder

3. Materialien, Werkstoffe und Arzneimittel vorbereiten und verarbeiten; den Einsatz von Geräten und Instrumenten demonstrieren.

(7) Sind im schriftlichen Teil der Prüfung die Prüfungsleistungen in bis zu zwei Bereichen mit mangelhaft und in den übrigen Bereichen mit mindestens ausreichend bewertet worden, so ist auf Antrag des Prüflings oder nach Ermessen des Prüfungsausschusses in einem der mit mangelhaft bewerteten Bereiche die schriftliche durch

eine mündliche Prüfung von höchstens 15 Minuten zu ergänzen, wenn diese für das Bestehen der Prüfung den Ausschlag geben kann. Der Bereich ist vom Prüfling zu bestimmen. Bei der Ermittlung des Ergebnisses für diesen Bereich sind das bisherige Ergebnis und das Ergebnis der mündlichen Ergänzungsprüfung im Verhältnis 2:1 zu gewichten.

(8) Die Prüfung ist bestanden, wenn jeweils im praktischen und im schriftlichen Teil der Prüfung sowie innerhalb des schriftlichen Teils der Prüfung in mindestens drei Bereichen mindestens ausreichende Prüfungsleistungen erbracht sind. Werden die Prüfungsleistungen in einem Bereich mit „ungenügend" bewertet, ist die Prüfung nicht bestanden.

§ 9

Übergangsregelungen

Auf Berufsausbildungsverhältnisse, die bei Inkrafttreten dieser Verordnung bestehen, sind die bisherigen Vorschriften weiter anzuwenden, es sei denn, die Vertragsparteien vereinbaren die Anwendung der Vorschriften dieser Verordnung.

§ 10

Inkrafttreten, Außerkrafttreten

Diese Verordnung tritt am 1. August 2001 in Kraft. Gleichzeitig tritt die Verordnung über die Berufsausbildung zum Zahnarzthelfer/zur Zahnarzthelferin vom 19. Januar 1989 (BGBl. I S. 124) außer Kraft.

Bonn, den 4. Juli 2001

Die Bundesministerin für Gesundheit
Ulla Schmidt

Abkürzungen

In diesem Buch werden folgende Abkürzungen verwendet:

A.	–	Arteria	ggf.	–	gegebenenfalls	Tab.	–	Tabelle
Abb.	–	Abbildung	gr.	–	griechisch	u.	–	und
Abs.	–	Absatz	lat.	–	lateinisch	u.a.	–	unter anderem
bzw.	–	beziehungsweise	LF	–	Lernfeld	usw.	–	und so weiter
ca.	–	circa	M.	–	Musculus	V.	–	Vena
d.h.	–	das heißt	N.	–	Nervus	vgl.	–	vergleiche
engl.	–	englisch	§	–	Paragraph	z. B.	–	zum Beispiel
ff.	–	folgende	§§	–	Paragraphen	♂	–	Mann, männlich
frz.	–	französisch	sog.	–	so genannt	♀	–	Frau, weiblich

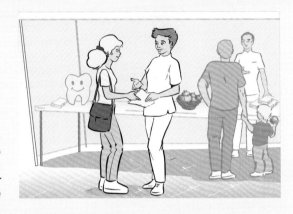

Fallsituation

*Stefanie möchte Zahn-
medizinische Fachange-
stellte werden.*
*An dem Tag der Zahnge-
sundheit erhält sie eine
Informationsbroschüre
der Zahnärztekammer
über ihren angestrebten
Beruf. Dabei erfährt sie,
dass die Zahnarztpraxis ein wesentlicher Bestandteil des Gesundheitswesens
ist, in dem es immer mehr um Vorbeugung und damit den Erhalt der Gesundheit geht. Dadurch entstehen insbesondere für Zahnmedizinische Fachangestellte verantwortungsvolle neue Aufgaben, die Stefanie besonders ansprechen.
Mit großem Interesse hat sie auch die verschiedenen Möglichkeiten der Fort-
und Weiterbildung erfahren, sodass sie sich auch nach der Ausbildung entsprechend ihren Neigungen beruflich weiterentwickeln kann.*

Fragen zur Fallsituation

1. Welche Aufgabenbereiche hat eine Zahnmedizinische Fachangestellte?
2. Wie ist das Gesundheitswesen aufgebaut?
3. Welche Stellung hat die Zahnarztpraxis im Gesundheitswesen?
4. Warum bekommen vorbeugende Maßnahmen immer größere Bedeutung im
   Gesundheitswesen?
5. Welche vorbeugenden Maßnahmen kennen Sie?

→ siehe auch
Libromed-CD
Folie 1.2

1.1 Die Zahnarztpraxis als Dienst-
leistungsunternehmen im
Gesundheitswesen

1.1.1 Aufbau des Gesundheits-
wesens

Das Gesundheitswesen ist aus einer Vielzahl von Einrichtungen zur Vorbeugung,
Erkennung und Behandlung von Gesundheitsstörungen aufgebaut. Man unterscheidet dabei 3 Arbeitsbereiche:

– ambulante Versorgung
– stationäre Versorgung
– öffentlicher Gesundheitsdienst.

In seinem Aufbau ist das Gesundheitswesen in das **Gesamtsystem der sozialen
Sicherung** eingeordnet. Dieses weitgefä-
cherte System bietet unter anderem eine
Absicherung im Fall von Krankheit, Pflege-
bedürftigkeit, Alter, Arbeitslosigkeit und
Arbeitsunfällen.
Grundlage ist die **gesetzliche Sozialversicherung**, die sich aus 5 Versicherungen
zusammensetzt:

– Krankenversicherung
– Pflegeversicherung
– Rentenversicherung
– Arbeitslosenversicherung
– Unfallversicherung.

Einzelheiten zur
gesetzlichen Sozial-
versicherung
→ siehe **Leistungs-
abrechnung Band I**
Lernfeld 2.1, Seite 9

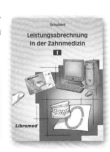

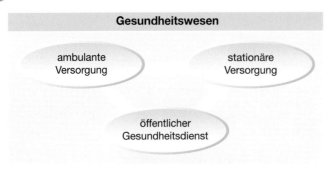

Gesundheitswesen

ambulante
Versorgung

stationäre
Versorgung

öffentlicher
Gesundheitsdienst

Abb. 1.1
Aufbau des Gesund-
heitswesens

Ambulante Versorgung

Die ambulante medizinische Versorgung der Bevölkerung wird vor allem durch niedergelassene Ärzte und Zahnärzte sichergestellt.

Für die **ärztliche Versorgung** haben die Hausärzte eine zentrale Bedeutung. Sie werden bei ihrer Arbeit durch Fachärzte ergänzt und unterstützt, wie z. B. Augenärzte oder Frauenärzte.

Die **zahnärztliche Versorgung** ist deutlich weniger untergliedert als die ärztliche Versorgung. Man unterscheidet jedoch auch hier Zahnärzte mit Fachbezeichnungen, wie z. B. Kieferorthopädie oder Oralchirurgie.

Aufgaben des öffentlichen Gesundheitsdienstes

- **Aufsichtswesen:** Überwachung der Gesundheitseinrichtungen, Aufsicht über die medizinischen Berufe, Kontrolle des Verkehrs mit Arzneimitteln
- **Gutachtertätigkeit:** Forschung und Gutachten auf dem Gebiet der öffentlichen Gesundheitspflege, Erstellung amtsärztlicher Zeugnisse
- **Überwachung und Förderung der allgemeinen Orts- und Umwelthygiene** einschließlich des Verkehrs mit Lebensmitteln
- **Verhütung und Bekämpfung übertragbarer Krankheiten:** Empfehlung von Impfmaßnahmen, Organisation und Durchführung öffentlicher Impftermine, Seuchenbekämpfung, Dokumentation und Statistik
- **Gesundheitshilfe:** Gesundheitshilfe für Mutter und Kind, schulärztlicher Dienst, jugendärztlicher Dienst, AIDS-Beratung, Hilfe bei psychischen Erkrankungen, Fürsorge für Tuberkulosekranke, Geschlechtskranke, körperlich Behinderte und Suchtkranke
- **Gesundheitserziehung:** Aufklärung über gesundheitliche Gefahren, Beratung und Anleitung zu vorbeugenden Maßnahmen

Stationäre Versorgung

Krankenhäuser sind Einrichtungen, in denen Gesundheitsstörungen unter stationären Bedingungen diagnostiziert und therapiert werden. Die zu versorgenden Patienten können dort untergebracht und verpflegt werden.

Grundsätzlich unterscheidet man:
- Krankenhäuser der Regelversorgung
- Schwerpunktkrankenhäuser
- Sonderkrankenhäuser (z. B. Rehabilitationskliniken, psychiatrische Kliniken).

Öffentlicher Gesundheitsdienst

Der Öffentliche Gesundheitsdienst ist ein Oberbegriff für alle **Gesundheitsbehörden**, die für die Überwachung der gesetzlichen Gesundheitsvorschriften und die Sicherung der Gesundheit der Bevölkerung zuständig sind.

Auf **Bundesebene** ist das **Bundesministerium für Gesundheit (BMG)** die oberste Gesundheitsbehörde.

Dem Bundesministerium sind folgende Einrichtungen nachgeordnet:
- **Bundeszentrale für gesundheitliche Aufklärung (BZgA)**, Ostmerheimer Str. 200, 51109 Köln
- **Paul-Ehrlich-Institut (PEI)**, Bundesamt für Sera und Impfstoffe, Paul-Ehrlich-Str. 51-59, 63225 Langen/Hessen
- **Robert-Koch-Institut (RKI)**, Bundesinstitut für Infektionskrankheiten und nicht übertragbare Krankheiten, Nordufer 20, 13353 Berlin
- **Bundesinstitut für Arzneimittel und Medizinprodukte (BfArM)**, Kurt-Georg-Kiesinger-Allee 3, 53175 Bonn
- **Bundesinstitut für Risikobewertung (BfR)**, Thielallee 88-92, 14195 Berlin
- **Deutsches Institut für medizinische Dokumentation und Information (DIMDI)**, Weißhausstr. 27, 50939 Köln.

Auf **Landesebene** wird der öffentliche Gesundheitsdienst von der Gesundheitsabteilung des jeweiligen Innenministeriums oder vom Ministerium für Arbeit, Soziales und Gesundheit geleitet.

In jedem **Kreis** und in jeder **kreisfreien Stadt** nimmt ein **Gesundheitsamt** unter Leitung eines Amtsarztes die Aufgaben des öffentlichen Gesundheitsdienstes wahr.

Auf **internationaler Ebene** bearbeitet die **Weltgesundheitsorganisation (W**orld **H**ealth **O**rganization = **WHO)** Fragen des Gesundheitswesens. Sie ist eine Organisation der Vereinten Nationen (UNO) mit Sitz in Genf. Ihre Tätigkeit erstreckt sich auf die internationale Koordination der Bekämpfung von Volkskrankheiten und Seuchenkatastrophen, Standardisierung von Heilmitteln, Durchführung internationaler Gesundheitsprogramme und gesundheitliche Hilfe in den Entwicklungsländern.

1.1.2 Berufe des Gesundheitswesens

Zahnarzt

Ausbildung
Die zahnärztliche Ausbildung erfolgt in der Bundesrepublik Deutschland an einer wissenschaftlichen Hochschule mit einer Studiendauer von mindestens 5 Jahren.

Die ersten 2½ Jahre sind dem Studium des gesunden Menschen, der naturwissenschaftlichen Grundlagen sowie einer Einführung in Werkstoffkunde, zahntechnisches Arbeiten und Zahnersatzkunde gewidmet. Bereits nach einem Jahr erfolgt während dieser Zeit eine Prüfung in den naturwissenschaftlichen Fächern **(Vorphysikum)**. Zum Abschluss der ersten 2½ Jahre wird eine zahnärztliche Vorprüfung **(Physikum)** durchgeführt.

Nach bestandenem Physikum folgt die 2½-jährige theoretische und praktische Ausbildung in der Zahnheilkunde und den dazugehörigen medizinischen Fächern. Das Studium wird mit der **zahnärztlichen Prüfung (Staatsexamen)** abgeschlossen. Erst nach bestandener zahnärztlicher Prüfung wird vom zuständigen Regierungspräsidenten die **Approbation** (approbatio lat.- Zustimmung, Anerkennung) als Zahnarzt erteilt, die zur Ausübung des zahnärztlichen Berufes berechtigt.

Um den von der Universität verliehenen **Doktortitel** (Dr. med. dent. = doctor medicinae dentariae) führen zu dürfen, muss der Zahnarzt eine wissenschaftliche Arbeit **(Dissertation)** selbst erstellt haben. Studium und Approbation allein reichen zum Führen des Titels nicht aus. Die Erlangung des Doktorgrades wird als **Promotion** (promotio lat. – Beförderung) bezeichnet.

→ siehe auch *Libromed-CD* Folien 1.3, 1.4

Aufgabe des **Zahnarztes** ist die Vorbeugung, Erkennung und Behandlung von **Zahn-, Mund- und Kieferkrankheiten.**

Hauptarbeitsgebiete sind:
– Diagnostik im Zahn-, Mund- und Kieferbereich
– Präventive Zahnheilkunde (vorbeugende Zahnheilkunde)
– Konservierende Zahnheilkunde (Zahnerhaltungskunde: Kariestherapie und Wurzelkanalbehandlung = Endodontie)
– Zahnärztliche Chirurgie und Implantologie
– Parodontologie (Behandlung des Zahnhalteapparates)
– Kieferorthopädie
– Zahnärztliche Prothetik (Zahnersatzkunde)

Fort- und Weiterbildung
Nach der Approbation streben die meisten Zahnärzte zunächst die Zulassung als **Vertragszahnarzt** (früher Kassenzahnarzt) an, um sich anschließend in freier Praxis niederzulassen. Die vertragszahnärztliche Vorbereitungszeit beträgt für deutsche Zahnärzte 2 Jahre.

Jeder Zahnarzt, der seinen Beruf ausübt, ist gesetzlich zur ständigen beruflichen **Fortbildung** verpflichtet, um seine Kenntnisse dem jeweiligen Stand der zahnärztlichen Wissenschaft anzupassen.

Neben dieser allgemeinen Fortbildungspflicht besteht auch die Möglichkeit zur **Weiterbildung** in bestimmten Fachgebieten der Zahnheilkunde. Die Weiterbildung erfolgt im Rahmen der Berufstätigkeit bei hierzu ermächtigten Zahnärzten und dauert im Allgemeinen 3 Jahre. Am Ende der

Fragen, Übungen und Aufgaben zum Thema finden Sie im Arbeitsbuch.

Zahnärztliche Gebietsbezeichnungen
– Kieferorthopädie
– Oralchirurgie
– Parodontologie
– Öffentliches Gesundheitswesen

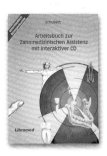

Weiterbildungszeit erhält der Zahnarzt nach bestandener Prüfung von der Zahnärztekammer eine **Gebietsbezeichnung** für das erlernte Fachgebiet.

Die Gebietsbezeichnungen können zum Teil nicht bei allen Zahnärztekammern erlangt werden. In Kammerbereichen, die bestimmte Gebietsbezeichnungen nicht vergeben, dürfen diese Bezeichnungen auch nicht geführt werden.

Berufsorganisation

Es sind 2 Berufsorganisationen zu unterscheiden:

– die **Zahnärztekammer** als Standesvertretung aller Zahnärzte und
– die **Kassenzahnärztliche Vereinigung (KZV)**, die alle Vertragszahnärzte (früher Kassenzahnärzte) vertritt.

Beide Institutionen sind **Körperschaften des öffentlichen Rechts (KdöR)**. Dies bedeutet, sie erfüllen durch Gesetz übertragene Aufgaben unter Aufsicht des Staates. Die Zahnärzte bzw. Vertragszahnärzte sind Pflichtmitglieder dieser Körperschaften, die auf Bezirks-, Landes- und Bundesebene organisiert sind.

Abb. 1.2
Organisation der Zahnärztekammern und Kassenzahnärztlichen Vereinigungen

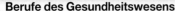

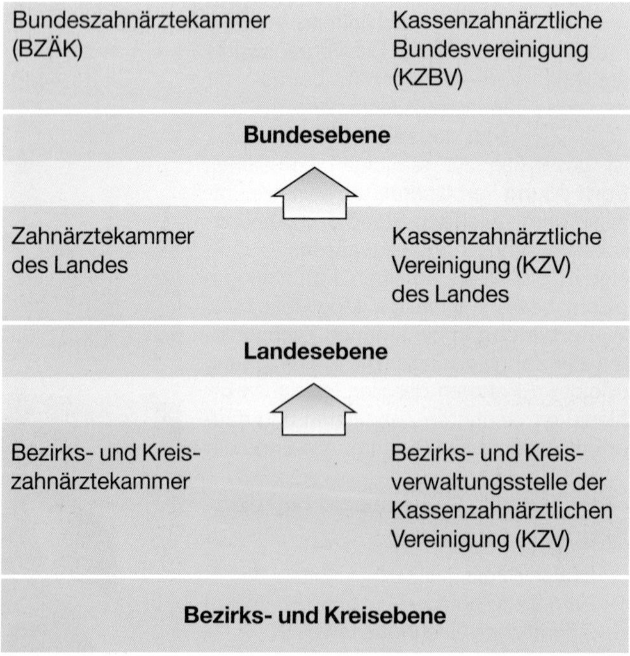

Bundeszahnärztekammer (BZÄK)	Kassenzahnärztliche Bundesvereinigung (KZBV)
Bundesebene	
Zahnärztekammer des Landes	Kassenzahnärztliche Vereinigung (KZV) des Landes
Landesebene	
Bezirks- und Kreiszahnärztekammer	Bezirks- und Kreisverwaltungsstelle der Kassenzahnärztlichen Vereinigung (KZV)
Bezirks- und Kreisebene	

Auf **europäischer Ebene** werden die Interessen der deutschen Zahnärzteschaft durch eine Vertretung der Bundeszahnärztekammer (BZÄK) in Brüssel wahrgenommen.

Die internationale Vereinigung der Zahnärzte **FDI (Fédération Dentaire Internationale)** wurde 1900 in Paris gegründet und hat ihren Sitz in Genf. Sie erarbeitet international gültige Richtlinien und dient damit der Vereinheitlichung von Materialien und Verfahrensweisen sowie einer einheitlichen Fachsprache. Die FDI arbeitet eng mit der **Weltgesundheitsorganisation (WHO)** zusammen.

Arzt

Aufgabe des **Arztes** ist die Vorbeugung, Erkennung und Behandlung von Krankheiten und Leiden des Menschen.

Die Ausbildung besteht aus einem Hochschulstudium von mindestens 6 Jahren Dauer, wobei das letzte Jahr als praktische Ausbildung in Universitäts- oder Lehrkrankenhäusern vorgeschrieben ist. Anschließend folgt eine 18-monatige Ausbildungsphase als **Arzt im Praktikum (AIP)**. Erst danach erhält der Mediziner seine **Approbation**, die eine eigenverantwortliche Ausübung des Berufes erlaubt. Durch wissenschaftliche Tätigkeit kann der Titel Dr. med. (doctor medicinae) erlangt werden.

Die meisten Ärzte streben eine Weiterbildung an, die im Allgemeinen 4-6 Jahre dauert und zu einem vorgeschriebenen Teil im Krankenhaus erfolgen muss. Nach erfolgreich abgeschlossener Weiterbildung erhält der Arzt eine **Gebietsbezeichnung (Facharztbezeichnung)** für das erlernte Fachgebiet.

Mit dieser Gebietsbezeichnung kann sich der Arzt entweder in eigener Praxis niederlassen, er kann jedoch auch weiter am Krankenhaus tätig sein.

Neben den Gebietsbezeichnungen gibt es noch **Schwerpunktbezeichnungen** und **Zusatzbezeichnungen**.

Aufgaben der Zahnärztekammer (ZÄK)

- Wahrnehmung der beruflichen Rechte und Interessen der Zahnärzte
- Erstellung einer Berufsordnung
- Überwachung der Einhaltung der zahnärztlichen Berufspflichten
- Sicherstellung des zahnärztlichen Notfalldienstes
- Förderung der Qualitätssicherung in der Zahnheilkunde
- Errichtung einer zahnärztlichen Stelle zur Qualitätssicherung nach der Röntgenverordnung
- Erfassung von Arzneimittelrisiken
- Förderung der zahnärztlichen Fortbildung
- Regelung der zahnärztlichen Weiterbildung
- Sicherung und Förderung der Ausbildung zu Zahnmedizinischen Fachangestellten sowie der Fort- und Weiterbildung einschließlich Röntgenkunde und Strahlenschutz
- Unterstützung des öffentlichen Gesundheitsdienstes
- Erstattung von Fachgutachten und Benennung von Sachverständigen
- Schlichtung von beruflichen Streitigkeiten zwischen Zahnärzten sowie Zahnärzten und Patienten
- Begutachtung von Behandlungsfehlern
- Unterhalt eines Versorgungswerkes für Zahnärzte

Aufgaben der Kassenzahnärztlichen Vereinigung (KZV)

- Sicherstellung einer ausreichenden, zweckmäßigen und wirtschaftlichen vertragszahnärztlichen Versorgung der sozialversicherten Bevölkerung
- Wahrnehmung der Rechte und Interessen der Vertragszahnärzte gegenüber den Krankenkassen
- Überwachung der vertragszahnärztlichen Pflichten, insbesondere des Gebots der wirtschaftlichen Handlungsweise
- Abschluss von Gesamtverträgen mit den Krankenkassen
- Festsetzung eines Honorarverteilungsmaßstabes (HVM)
- Fortbildung der Vertragszahnärzte auf dem Gebiet der vertragszahnärztlichen Tätigkeit und Abrechnung
- Überprüfung der eingehenden Abrechnungsunterlagen der Vertragszahnärzte auf rechnerische oder sachliche Fehler
- Abrechnung mit den Krankenkassen
- Entgegennahme der Gesamtvergütung von den Krankenkassen und Verteilung an die Vertragszahnärzte (Honorarverteilung)
- Geschäftsführung des Zulassungsausschusses
- Geschäftsführung der Prüfungsausschüsse zur Wirtschaftlichkeitsprüfung
- Führung des Zahnarztregisters

Mund-Kiefer-Gesichtschirurgie
Besondere Bedeutung für den Zahnarzt hat der **Arzt für Mund-Kiefer-Gesichtschirurgie**. Dieser Facharzt hat sowohl ein **abgeschlossenes Medizinstudium** als auch **Zahnmedizinstudium**. Zusätzlich hat er eine 4-jährige Facharztausbildung absolviert. Neben der zahnärztlichen Chirurgie gehört zum Aufgabenbereich des MKG-Chirurgen auch die Behandlung von Fehl- bzw. Missbildungen, Entzündungen, Tumoren und Verletzungen im Mund-Kiefer-Gesichtsbereich.

Weitere Aufgabengebiete sind kieferorthopädische Operationen, Kiefergelenkoperationen, Eingriffe zur Verbesserung des Prothesenlagers (präprothetische Chirurgie) sowie Eingriffe der plastischen und Wiederherstellungschirurgie im Mund-Kiefer-Gesichtsbereich.
Mit diesem Fachwissen kann der MKG-Chirurg die Lücke zwischen Zahnmedizin und Allgemeinmedizin schließen und sowohl Zahnärzte als auch Ärzte auf diesem schwierigen Fachgebiet beraten und unterstützen.

Weitere Informationen zur Mund-Kiefer-Gesichtschirurgie erhalten Sie bei:
Deutsche Gesellschaft für Mund-, Kiefer- und Gesichtschirurgie
Geschäftsstelle
Schoppastr. 4
65719 Hofheim
www.mkg-chirurgie.de

Tierarzt

Aufgabe des **Tierarztes (Veterinärmediziners)** ist die Vorbeugung, Erkennung und Behandlung von Krankheiten der Tiere (veterinarius lat. – Tierarzt).

Weiterhin soll er auch den Menschen vor Gefahren durch Tierkrankheiten und tierische Lebensmittel schützen.
Das Studium der Tiermedizin dauert 5 Jahre. Nach bestandener Prüfung wird die Approbation zum Tierarzt erteilt. Durch eine wissenschaftliche Arbeit kann der Titel Dr. med. vet. (doctor medicinae veterinariae) erlangt werden.

Apotheker

Aufgabe des **Apothekers (Pharmazeuten)** ist die Prüfung, Herstellung und Abgabe von Arzneimitteln (pharmakon gr. – Arzneimittel).

Das Studium des Apothekers dauert 4 Jahre mit einer anschließend einjährigen praktischen Ausbildung. Nach bestandener Prüfung wird die Approbation zum Apotheker erteilt. Durch wissenschaftliche Arbeit kann der Titel Dr. rer. nat. (doctor rerum naturalium) erlangt werden.

Assistenzberufe in der Praxis

Für Zahnarzt-, Arzt- und Tierarztpraxen sowie Apotheken gibt es jeweils entsprechende **Assistenzberufe**:

– **Zahnmedizinische(r) Fachangestellte(r)**
– **Medizinische(r) Fachangestellte(r)**
– **Tiermedizinische(r) Fachangestellte(r)**
– **Pharmazeutisch-kaufmännische(r) Angestellte(r)**

Ausbildung
Die Ausbildung erfolgt auf der Grundlage des **Berufsbildungsgesetzes** parallel (dual) in der Ausbildungspraxis bzw. -apotheke und der Berufsschule.

Für jeden Assistenzberuf gibt es eine eigene Ausbildungsverordnung, die den Ausbildungsgang einschließlich der Prüfungen regelt. Für **Zahnmedizinische Fachangestellte (ZFA)** gilt die am Anfang des Buches abgedruckte Ausbildungsverordnung vom 04.07.2001.
Der Berufsschulunterricht für Zahnmedizinische Fachangestellte erfolgt nach dem Rahmenlehrplan der Kultusministerkonferenz vom 11.05.2001 sowie Lehrplänen der Länder, die mit der Ausbildungsverordnung abgestimmt sind.

Berufsbild
Die Zahnmedizin hat in den letzten Jahren einen deutlichen Wandel vollzogen. Während früher die **Behandlung** von kariesbedingten Defekten und Zahnlücken im Vordergrund stand, hat heutzutage die **Vorbeugung** von Karies und Parodontalerkrankungen sowie die möglichst frühzeitige Erkennung von Erkrankungen der Mundhöhle immer größere Bedeutung bekommen.

Die moderne Zahnarztpraxis hat sich zu einem **patientenorientierten Dienstleistungsunternehmen** mit einem breiten Behandlungsspektrum und individuellen Betreuungskonzepten entwickelt. Dabei erfolgt eine immer engere Zusammenarbeit mit allgemeinmedizinisch tätigen Ärzten (Hausärzten, Internisten, Kinderärzten), Fachärzten (Mund-Kiefer-Gesichtschirurgen, Hals-Nasen-Ohrenärzten, Hautärzten, Orthopäden, Gynäkologen) und spezialisierten Zahnärzten (Kieferorthopäden, Oralchirurgen, Parodontologen).
Im Mittelpunkt steht der Mensch, der nicht nur professionell behandelt, sondern auch persönlich beraten und gezielt über Vorsorgemaßnahmen aufgeklärt werden möchte.
In diesem Umfeld hat sich in den letzten Jahren auch das **Berufsbild der Zahnmedizinischen Fachangestellten** (früher: Zahnarzthelferinnen) deutlich gewandelt.

Neben der klassischen **Behandlungsassistenz** und **Verwaltungstätigkeit** hat die **patientenorientierte Betreuung** immer mehr an Wert gewonnen.

Besondere Bedeutung haben in diesem Zusammenhang die reibungslose Kommunikation im Team, ein professionelles Qualitäts- und Zeitmanagement, die systematische Durchführung der Hygienemaßnahmen und die qualifizierte Aufklärung und Beratung der Patienten.

Gefragt ist somit **Kompetenz**!

Dazu gehört neben der klassischen **Fachkompetenz** auch die Entwicklung **persönlicher Kompetenz** (z. B. Selbstvertrauen, Selbstständigkeit, Kritikfähigkeit, Zuverlässigkeit, Verantwortungs- und Pflichtbewusstsein) und **soziale Kompetenz** (z. B. soziale Beziehungen zu gestalten, im Team zu arbeiten, Spannungen zu erfassen und abzubauen, soziale Verantwortung zu übernehmen).

Aus dem harmonischen Zusammenwirken von Fachkompetenz, persönlicher Kompetenz und sozialer Kompetenz entwickelt sich die Fähigkeit zu kompetentem Handeln in der Praxis. Diese **Handlungskompetenz** ist das angestrebte Ziel der Ausbildung zur Zahnmedizinischen Fachangestellten.

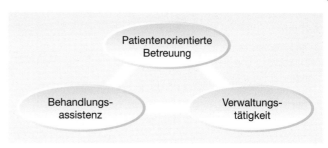

Beschäftigungsmöglichkeiten

Zahnmedizinische Fachangestellte arbeiten vor allem in Zahnarztpraxen, bei Kieferorthopäden, Mund-Kiefer-Gesichtschirurgen und in oralchirurgischen Praxen. Weiterhin werden sie auch in Zahnkliniken, im öffentlichen Gesundheitsdienst, in der Dentalindustrie, bei Krankenkassen und Abrechnungszentren eingesetzt.

Schweigepflicht

Die Zahnmedizinische Fachangestellte unterliegt wie der Zahnarzt der Schweigepflicht **(§ 203 des Strafgesetzbuches)**. Sie hat die Pflicht, Verschwiegenheit über alles zu wahren, was ihr bei der Ausübung ihres Berufes bekannt wird.

Die Verschwiegenheit ist die Grundlage für das Vertrauen zwischen Patient und Zahnarzt!

Fort- und Weiterbildung

Die 3-jährige Ausbildung zur Zahnmedizinischen Fachangestellten ist nur die Grundlage für die Berufsausübung. Um mit ihren Kenntnissen auf dem jeweils aktuellen Stand zu bleiben, muss sich auch die Zahnmedizinische Fachangestellte ständig fort- und weiterbilden. Dazu bieten insbesondere die **Zahnärztekammern** verschiedene Möglichkeiten an.

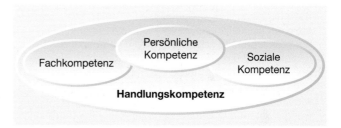

Man unterscheidet:

– **Fortgebildete Zahnmedizinische Fachangestellte**
  Verschiedene Kammern bieten hierzu Fortbildungskurse unter anderem auf den Gebieten der Prophylaxe (Vorbeugung von Krankheiten) sowie Herstellung von Situationsabformungen und Provisorien an.

– **Zahnmedizinische Prophylaxeassistentin (ZMP)**
  Zahnmedizinische Prophylaxeassistentinnen haben eine spezielle Weiterbildung auf dem Gebiet der Vorbeugung, Erkennung und Behandlung von Karies und Parodontalerkrankungen abgeschlossen.

– **Zahnmedizinische Fachassistentin (ZMF)**
  Die ZMF ist eine vielseitig einsetzbare, besonders qualifizierte Mitarbeiterin.

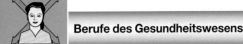
Zahnmedizinische Fachangestellte (ZFA)

– arbeiten im Team.
– betreuen Patienten vor, während und nach der Behandlung.
– führen begleitende Maßnahmen bei Diagnostik und Therapie unter Anleitung und Aufsicht des Zahnarztes durch.
– assistieren bei der zahnärztlichen Behandlung.
– wirken bei der Aufklärung und Beratung der Patienten vor und nach der Behandlung mit.
– führen Hygienemaßnahmen auf der Grundlage eines Hygieneplans durch.
– pflegen das Instrumentarium.
– erstellen Röntgenaufnahmen unter besonderer Berücksichtigung des Strahlenschutzes.
– beugen Zwischenfällen vor und leisten Hilfe bei Notfällen in der Praxis.
– klären Patienten über Möglichkeiten der Karies- und Parodontalprophylaxe auf.
– leiten Patienten zur systematischen Mundhygiene an.
– wirken bei der Gruppenprophylaxe mit.
– dokumentieren Behandlungsabläufe unter Berücksichtigung der gesetzlichen und vertraglichen Regelungen.
– erfassen erbrachte Leistungen für die Abrechnung.
– gestalten und organisieren Praxisabläufe unter Beachtung der Vorschriften zum Arbeitsschutz, Gesundheitsschutz und Umweltschutz.
– wirken bei Maßnahmen zur Qualitätssicherung mit.
– wenden Informations- und Kommunikationssysteme unter Berücksichtigung des Datenschutzes und der Datensicherung an.
– führen Terminplanungen durch.
– erledigen Registratur- und Archivierungsarbeiten unter Beachtung der Aufbewahrungsfristen.
– beschaffen und verwalten Waren und Materialien.
– bereiten Zahlungsvorgänge vor, erfassen und überwachen den Zahlungsverkehr.

Tab. 1.1
Berufsbild der zahnmedizinischen Fachangestellten

Schwerpunkte dieser Weiterbildung sind die Prophylaxe, Verwaltung und Assistenz bei der Behandlung.

– **Zahnmedizinische Verwaltungsassistentin (ZMV)**
Die ZMV ist eine qualifizierte Mitarbeiterin mit dem Schwerpunkt auf dem Gebiet der Verwaltungsarbeiten in der Zahnarztpraxis.

– **Dentalhygienikerin (DH)**
Die Dentalhygienikerin ist eine speziell auf den Gebieten der Gesundheitsvorsorge, Gesundheitserziehung und Gesundheitsaufklärung qualifizierte Zahnmedizinische Assistentin. Besondere Bedeutung hat dabei die professionelle Zahnreinigung mit Entfernung von harten und weichen Belägen.

Berufsorganisationen

Die Zahnmedizinischen Fachangestellten sind zusammen mit den Medizinischen und Tiermedizinischen Fachangestellten in einem gemeinsamen Berufsverband organisiert:
Verband medizinischer Fachberufe e.V.
Postfach 10 04 64
44004 Dortmund
Tel.: 0231/556959-0
Der Berufsverband ist in einzelne Landesverbände und Bezirksstellen untergliedert. Er bietet eine Vielzahl von Fortbildungsmöglichkeiten an, richtet Kongresse für Zahnmedizinische Fachangestellte aus, berät seine Mitglieder in Fragen des Arbeits- und Sozialrechtes und ist Vertragspartner bei den Tarifverhandlungen.
Ein weiterer Partner bei den Tarifverhandlungen der Zahnmedizinischen Fachangestellten ist die Vereinigte Dienstleistungsgewerkschaft (ver.di):
– ver.di – Bundesverwaltung
Abt. Berufsbildungspolitik
Potsdamer Platz 10, 10785 Berlin

Zahntechniker

Die Aufgabenbereiche der Zahntechniker sind:
– Herstellung und Reparatur von festsitzendem und herausnehmbarem Zahnersatz
– Herstellung von Einlagefüllungen (Inlays und Onlays)
– Herstellung und Reparatur von kieferorthopädischen Apparaturen
– Herstellung von individuellen Abformlöffeln, Aufbissschienen und Verbandsplatten.
Zahntechniker arbeiten entweder in einem gewerblichen zahntechnischen Labor oder als Mitglied des Praxisteams im praxiseigenen Labor.

Die Qualität der zahntechnischen Arbeiten hängt in hohem Maße von der guten Zusammenarbeit von Zahnarzt, Zahntechniker und zahnmedizinischem Fachpersonal ab. Dabei kommt es nicht nur auf die Sorgfalt bei der Verarbeitung der unterschiedlichen Materialien im Behandlungszimmer und Labor an, sondern auch auf fachlich präzise Informationen **(Kommunikation)** und abgestimmte Terminplanungen **(Praxisorganisation)**.

Die Ausbildung zum Zahntechniker dauert 3½ Jahre und schließt mit einer Gesellenprüfung ab. Nach weiterer Qualifikation zum Zahntechnikermeister kann man ein eigenes zahntechnisches Labor führen.

Pflegeberufe

Krankenschwester/-pfleger

Aufgabe dieser Berufsgruppe ist die Pflege und medizinische Betreuung von Patienten unter ärztlicher Aufsicht und Anordnung. Die Arbeit erfolgt vor allem in Krankenhäusern, Sanatorien, Pflegeheimen und Sozialstationen.

Die Ausbildung dauert 3 Jahre und schließt mit einer staatlichen Prüfung ab. Es bestehen Weiterbildungsmöglichkeiten zu Fachkrankenschwestern bzw. -pflegern in den Arbeitsbereichen Anästhesie, Intensivpflege, OP, Hygiene, Psychiatrie, Gemeindepflege, Pflegedienstleitung und Pflegedienstunterricht.

Kinderkrankenschwester/ -pfleger

Dieser Beruf wurde für die speziellen Belange der Pflege und Betreuung von Kindern geschaffen. Die Ausbildung entspricht in ihrem Aufbau der von Krankenschwestern/ -pflegern, wobei die besonderen Probleme der Kinderkrankenpflege im Vordergrund stehen.

Krankenpflegehelfer(in)

Aufgabe der Krankenpflegehelfer(in) ist die Hilfe bei der Versorgung der Patienten. Dazu gehören Kenntnisse und Fertigkeiten für die Krankenpflege und die damit verbundenen Assistenzaufgaben. Die Ausbildung dauert 1 Jahr und schließt mit einer staatlichen Prüfung ab.

Altenpfleger(in)

Zur Altenpflege gehört nicht nur die **medizinische Pflege** zum Erhalt der Gesundheit, sondern auch die **soziale Betreuung** und Lebenshilfe im persönlichen Bereich. Dem alten Menschen soll soweit es geht eine eigenverantwortliche Lebensgestaltung ermöglicht werden.

Entsprechend gehören zur Ausbildung nicht nur medizinische und pflegerische Kenntnisse, sondern auch psychologische und soziale Grundlagen. Die Ausbildung dauert 3 Jahre.

Diagnostisch-technische Berufe

Für die technischen Arbeitsbereiche der Medizin, Tiermedizin und Pharmazie gibt es entsprechende Assistenzberufe. Die Ausbildung dauert 2-3 Jahre und schließt mit einer staatlichen Prüfung ab.

Medizinisch-technische Assistenten (MTA)

Bei dieser Berufsgruppe gibt es 3 Ausbildungszweige:

– **Medizinisch-technische Laboratoriumsassistenten** führen technische Arbeiten bei Zell- und Gewebeuntersuchungen sowie auf dem Gebiet der klinischen Chemie, der Hämatologie (Blutuntersuchungen) und Mikrobiologie (siehe Lernfeld 3.2) durch.

– **Medizinisch-technische Radiologieassistenten** führen technische Arbeiten im Rahmen der Röntgendiagnostik durch und wirken bei der Strahlentherapie und Nuklearmedizin (Arbeit mit radioaktiven Stoffen) mit.

– **Medizinisch-technische Assistenten für Funktionsdiagnostik** führen technische Arbeiten im Rahmen der Funktionsdiagnostik des Nervensystems, der Sinnesorgane, der Muskulatur sowie von Herz, Kreislauf und Lunge durch.

Veterinärmedizinisch-technische Assistenten

führen labortechnische Arbeiten zur Untersuchung von Tieren, Tierprodukten und tierischen Lebensmitteln durch.

Pharmazeutisch-technische Assistenten führen technische Arbeiten zur Prüfung, Herstellung und Abgabe von Arzneimitteln durch.

Therapeutisch-rehabilitative Berufe

Masseur und medizinischer Bademeister führen Massagen und Bäderbehandlungen nach ärztlicher Anordnung durch. Dabei unterstützen sie z. B. Behandlungen im Rahmen der Chirurgie und Orthopädie sowie bei inneren Erkrankungen.

Physiotherapeuten führen aktive und passive Bewegungsübungen durch: z. B. Übungsbehandlungen nach Verletzungen, bei Haltungsfehlern, Versteifungen oder bei spastischen Lähmungen, Mobilisation bettlägeriger Patienten, Schwangerschafts- und Wochenbettgymnastik.

Beschäftigungs- und Arbeitstherapeuten mobilisieren und aktivieren Patienten durch ausgewählte handwerkliche, gestalterische oder geistige Tätigkeiten, um ihr Befinden zu bessern und ihre soziale Anpassung zu fördern. Die Beschäftigungs- bzw. Arbeitstherapie wird auch als **Ergotherapie** bezeichnet.

Logopäden unterstützen den Hals-Nasen-Ohrenarzt bei der Behandlung von Stimm- und Sprachstörungen durch gezielte Sprachtherapien.

Orthoptisten unterstützen den Augenarzt bei der Behandlung von Augenmuskelstörungen, insbesondere bei der Schielbehandlung.

Diätassistenten stellen Diätpläne nach Anweisung des Arztes auf und führen Diätberatungen durch.

Hebamme, Rettungssanitäter, Heilpraktiker

Hebamme
Aufgaben der Hebamme sind die Schwangerenbetreuung, Geburtsvorbereitung und -hilfe sowie die Versorgung der Wöchnerin und des Neugeborenen. Der Beruf steht auch Männern unter der Bezeichnung des **Entbindungspflegers** offen. Die Ausbildung dauert 3 Jahre.

Rettungsassistent
Zu den Aufgaben des Rettungsassistenten gehört die Unterstützung des Notarztes, die selbstständige Einleitung lebensrettender Maßnahmen bis zum Eintreffen des Arztes und der Transport des Patienten in ein Krankenhaus.

Heilpraktiker
Der Begriff Heilpraktiker ist eine Berufsbezeichnung für Personen, die eine staatliche Genehmigung zur Ausübung der Heilkunde haben und beim zuständigen Gesundheitsamt registriert sind.
Es gibt keinen staatlich festgelegten Ausbildungsgang zum Heilpraktiker. Grundsätzlich darf sich jeder als Heilpraktiker betätigen, der das 25. Lebensjahr vollendet hat, einen Hauptschulabschluss besitzt und der durch eine vom Gesundheitsamt vorgenommene Überprüfung nachgewiesen hat, dass die Ausübung der Heilkunde durch ihn keine Gefahr für die Volksgesundheit bedeutet.
Heilpraktiker haben nur eine beschränkte Heilerlaubnis. So dürfen sie z. B. keine meldepflichtigen Krankheiten behandeln, keine verschreibungspflichtigen Arzneimittel verordnen, keine Zahnheilkunde ausüben und keine Geburtshilfe betreiben.

1.2 Arbeitsplatz Zahnarztpraxis

1.2.1 Funktionsbereiche und Tätigkeitsfelder

Folgende Berufe können in einer Zahnarztpraxis vertreten sein:

Zahnarzt (ZA)
Zahnmedizinische Fachangestellte (ZFA)
Fortgebildete Zahnmedizinische Fachangestellte
Zahnmedizinische Prophylaxeassistentin (ZMP)
Zahnmedizinische Fachassistentin (ZMF)
Zahnmedizinische Verwaltungsassistentin (ZMV)
Dentalhygienikerin (DH)
Zahntechnikermeister (ZTM)
Zahntechniker (ZT)
Praxissekretärin, Verwaltungshilfe, Laborhilfe, Reinigungshilfe.

Es wird jedoch kaum eine Praxis geben, in der alle oben genannten Berufe vorkommen.

Funktionsbereiche

Aufbau und Ausstattung einer Zahnarztpraxis richten sich nach den Arbeitsabläufen und den damit verbundenen Tätigkeiten.

Bei der Nutzung unterscheidet man unter hygienischen Gesichtspunkten:
- **Räume mit erhöhten hygienischen Ansprüchen** für Diagnostik und Therapie sowie Ver- und Entsorgung. Hier sind desinfizierbare und leicht zu reinigende Materialien mit glatten Oberflächen ohne Schmutznischen erforderlich. Dies gilt für die Behandlungsräume, den Prophylaxeraum sowie den Röntgen- Hygiene- und Laborbereich.
- **Räume mit normalen hygienischen Ansprüchen:** Hierzu gehören der Anmeldebereich, das Wartezimmer, das Büro und der Sozialraum.

Anmeldung

Durch den Anmeldebereich wird der erste Eindruck eines Patienten von der Zahnarztpraxis bestimmt. Dieser Bereich sollte möglichst zentral liegen und nicht allein funktionell, sondern auch freundlich gestaltet sein. Dazu gehört auch eine gute Belüftung, um praxistypische Gerüche vom Empfang fern zu halten.

Im Anmeldebereich werden in erster Linie Verwaltungsaufgaben durchgeführt, wie sie beim Erfassen und Verwalten der Patientendaten, Planen von Terminen und Organisieren von Praxisabläufen anfallen. Entsprechend müssen hier Schreibflächen, Ablagefächer und Möglichkeiten zur Datenverarbeitung und -speicherung vorhanden sein.

Wartezimmer

Das Wartezimmer sollte so gestaltet sein, dass sich der Patient hier gut auf seine Behandlung vorbereiten kann. Dazu gehört eine entsprechend freundliche Gestaltung mit möglichst beruhigenden Ausstattungselementen, wie Blumen oder Bildern. Für Kinder ist die Einrichtung einer Spielecke sinnvoll, um auch ihnen das Warten zu erleichtern.

Behandlungszimmer

Das Behandlungszimmer soll so eingerichtet sein, dass Zahnarzt und Assistenz durch Anordnung und technische Ausrüstung gute Arbeitsbedingungen haben und der Patient durch die Behandlung möglichst wenig belastet wird. Dazu müssen die Instrumente und Hilfsmittel gut erreichbar und alle Bedienungselemente problemlos zu handhaben sein.

Besonderes Augenmerk ist auf die hygienisch einwandfreie Ausgestaltung des Arbeitsplatzes zu legen, damit alle Behandlungselemente leicht zu reinigen und desinfizieren sind.

Prophylaxebereich

Im Rahmen der modernen präventionsorientierten Zahnmedizin ist für die Prophylaxe ein separater Raum zu empfehlen. Neben einem Behandlungsplatz mit vereinfachter Ausrüstung sollte ein spezieller Prophylaxeplatz mit Waschbecken vorhanden sein, wo sich Assistentin und Patient gegenüber sitzen. Hier können Patienten zur systematischen Mundpflege

Fragen, Übungen und Aufgaben zum Thema finden Sie **im Arbeitsbuch.**

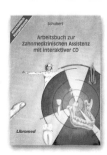

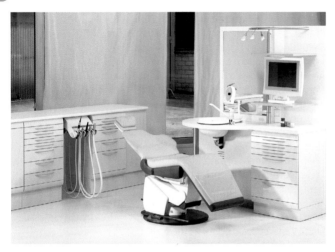

Abb. 1.3
Prophylaxebereich

Röntgenbereich

Der Röntgenbereich kann in einem eigenen Raum mit zusätzlicher Dunkelkammer untergebracht sein. Er kann jedoch auch in das Behandlungszimmer integriert sein, falls lediglich ein Dentalröntgengerät vorhanden ist. Wichtig ist in beiden Fällen, dass alle zum Strahlenschutz erforderlichen Maßnahmen beim Röntgen eingehalten werden (siehe Lernfeld 10.7).

Hygienebereich

Besonders große Bedeutung hat der Hygienebereich. Um die Übertragung von Infektionskrankheiten zu vermeiden, werden hier die Instrumente desinfiziert, gereinigt und – falls erforderlich – sterilisiert. Daneben erfolgt in diesem Bereich auch die Instrumentenpflege und -wartung. In einem Hygieneplan werden die einzelnen hygienischen Maßnahmen festgelegt (siehe Lernfeld 3.4.7).

Praxislabor

Ein Praxislabor ist sinnvoll, um zumindest Modelle sowie Hilfsmittel zur Abformung

angeleitet und Pflegetechniken individuell eingeübt werden. Dazu ist ein Spiegel zur Selbstkontrolle wichtig.

Modelle, Farbatlanten, Videos und elektronische Medien können unterstützend zur Veranschaulichung dienen. Ergänzend kann auch eine intraorale Kamera und ein Plaque-Mikroskop zur Demonstration des Befundes eingesetzt werden.

Abb. 1.4
Grundriss einer
Zahnarztpraxis

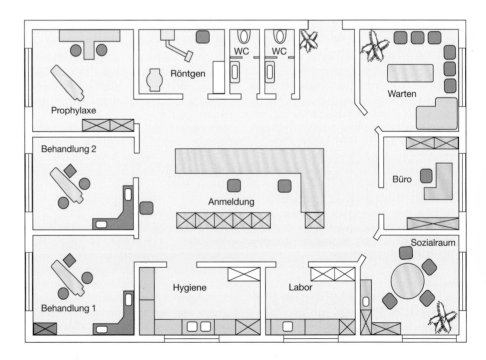

Funktionsbereiche und zugeordnete Tätigkeiten

Tab. 1.2
Funktionsbereiche
und Tätigkeitsfelder
in einer Zahnarzt-
praxis

Anmeldung	– Patienten empfangen und betreuen – Patientendaten erfassen und verwalten – Gespräche mit Patienten führen – Termine planen – Informations- und Kommunikationssysteme unter Beachtung des Datenschutzes anwenden – Praxisabläufe organisieren
Wartezimmer	– Informationen zur Zahngesundheit auslegen – regelmäßig auf Sauberkeit und Ordnung kontrollieren
Behandlungszimmer	– Patienten betreuen und fachkompetent informieren – Hygiene- und Sicherheitsvorschriften beachten – Behandlungsplatz vorbereiten – Patienten behandeln – Instrumente und Materialien fachgerecht anwenden – Behandlungsplatz nach der Behandlung reinigen und desinfizieren – Behandlung im Rahmen der Dokumentationspflicht aufzeichnen – erbrachte Leistungen für die Abrechnung erfassen
Prophylaxebereich	– Patienten betreuen und über Prophylaxemaßnahmen informieren – Hygiene- und Sicherheitsvorschriften beachten – Patienten zur systematischen Mundpflege anleiten – Techniken der Mundpflege einüben – professionelle Zahnreinigung durchführen – zahngesunde Ernährung erläutern – Fluoridierungsmaßnahmen durchführen – Fissuren versiegeln – Prophylaxemaßnahmen im Rahmen der Dokumentationspflicht aufzeichnen – erbrachte Leistungen für die Abrechnung erfassen
Röntgenbereich	– Patienten betreuen und fachkompetent informieren – Hygiene- und Sicherheitsvorschriften beachten – Röntgenaufnahmen unter besonderer Beachtung des Strahlenschutzes erstellen – Film- und Bildverarbeitung durchführen – regelmäßige Maßnahmen zur Qualitätssicherung durchführen – umweltgerechte Entsorgung von Chemikalien veranlassen – Röntgenaufnahmen im Rahmen der Dokumentationspflicht aufzeichnen – erbrachte Leistungen für die Abrechnung erfassen
Hygienebereich	– Hygienemaßnahmen nach schriftlich festgelegtem Hygieneplan durchführen – Arbeits- und Sicherheitsvorschriften beachten – Instrumente desinfizieren, reinigen und – falls erforderlich – sterilisieren – Instrumente pflegen und warten
Praxislabor	– Hygiene- und Sicherheitsvorschriften beachten – Abformungen ausgießen – Modelle herstellen – zahntechnische Arbeiten anfertigen – erbrachte Leistungen für die Abrechnung erfassen
Büro	– Schriftverkehr zeitnah erledigen – Informations- und Kommunikationssysteme unter Beachtung des Datenschutzes anwenden – erbrachte Leistungen abrechnen – Zahlungsverkehr überwachen – Personaleinsatz planen – Waren beschaffen und verwalten
Toiletten	– regelmäßig auf Sauberkeit und Ordnung kontrollieren

und Bissnahme herstellen zu können. Bei entsprechender Einrichtung und personeller Besetzung können hier auch umfangreichere zahntechnische Arbeiten durchgeführt werden. Teilweise arbeiten in Praxislabors auch Zahntechniker.

Sozialraum

Für das Personal muss ab einer bestimmten Zahl von Beschäftigten ein Sozialraum zur Verfügung gestellt werden. Hier muss die Möglichkeit bestehen, die in der Praxis getragene Schutzkleidung getrennt von der privaten Bekleidung aufzubewahren.

Toiletten

Die Berufsgenossenschaft schreibt vor, dass den Beschäftigten gesonderte, für Patienten nicht zugängliche Toiletten zur Verfügung stehen.

1.2.2 Geräte und Arbeitsabläufe

Geräte am zahnärztlichen Behandlungsplatz

Basiskonzepte

Für den zahnärztlichen Behandlungsplatz wurden 4 Basiskonzepte entwickelt, bei denen die Ausrüstung jeweils der Arbeitsweise angepasst ist. Die Arbeitsplätze sind ergonomisch gestaltet, um möglichst günstige Arbeitsbedingungen zu schaffen.

> Die **Ergonomie** strebt eine Anpassung der Arbeitsbedingungen an den Menschen auf wissenschaftlicher Grundlage an.

Bei jedem Basiskonzept sind Arbeitshaltung und Arbeitsposition von Zahnarzt und Zahnmedizinischer Fachangestellten sowie die entsprechende Lagerung des Patienten aufeinander abgestimmt. Die Nummerierung der Basiskonzepte richtet sich dabei nach der **Position des Zahnarztelementes.**

Basiskonzept 1: Das Zahnarztelement befindet sich rechts vom Patientenstuhl.
Basiskonzept 2: Das Zahnarztelement ist hinter dem Patientenstuhl.
Basiskonzept 3: Das Zahnarztelement ist über dem Patienten schwenkbar.
Basiskonzept 4: Das Zahnarztelement ist im Oberteil des Patientenstuhls eingebaut.

Die **Positionen des Assistenzelementes** werden analog zu den Zahnarztelementen bezeichnet:
Position 1: Das Assistenzelement befindet sich links vom Patientenstuhl.
Position 2: Das Assistenzelement ist hinter dem Patientenstuhl.
Position 3: Das Assistenzelement ist über dem Patienten schwenkbar.
Position 4: Das Assistenzelement ist im Oberteil des Patientenstuhls eingebaut.

Die Basiskonzepte sind auf der Grundlage von 2 unterschiedlichen Arbeitsorientierungen entwickelt worden:
– der **technisch-rationellen Orientierung**
– der **psychologisch-einfühlsamen Orientierung**.

Das Basiskonzept 3 ist mit möglichst kurzen Greifwegen auf kleinem Raum vorwiegend technisch-rationell orientiert. Die dadurch dem Patienten vor Augen geführte Technik kann jedoch psychologisch ungünstig sein.
Das Basiskonzept 2 ist dagegen vor allem psychologisch-einfühlsam orientiert. Die Technik befindet sich dabei hinter dem Patienten und ist so seinem Blickfeld entzogen. Der Nachteil von längeren Greifwegen wird hier aus psychologischen Gründen bewusst in Kauf genommen.

Ausrüstung des Behandlungsplatzes

Der Behandlungsplatz muss hygienisch einwandfrei gestaltet sein. Dazu gehören vor allem glatte, fugenlose Flächen, die gut zu desinfizieren sind, ohne dass es zu Verfärbungen oder anderen Materialschäden kommt.

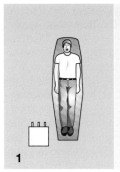
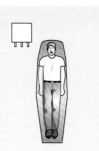
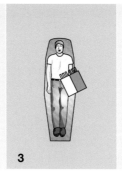
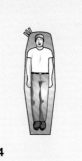

1 **2** **3** **4**

Abb. 1.5
Positionen des Zahn-
arztelementes bei den
4 Basiskonzepten

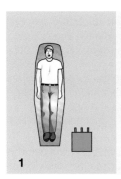
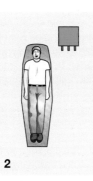
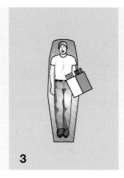
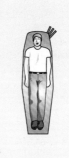

1 **2** **3** **4**

Abb. 1.6
Positionen des Assis-
tenzelementes

Abb. 1.7
Die 4 Basiskonzepte
mit den entsprechen-
den Positionen von:
Zahnarztelement ☐
Assistenzelement ▧

Das **Zahnarztelement** kann als Grundaus-
rüstung z. B. folgende Ausstattung haben:
– Mehrfunktionsspritze für Wasser und Luft
– Turbine
– 2 Mikromotoren
– Ultraschall zur Zahnreinigung.
Ergänzend können folgende Spezial-
geräte hinzukommen:
– Chirurgiemotor
– Elektrochirurgiegerät
– Pulverstrahlgerät zur Zahnreinigung
– Karies-Diagnosegerät
– Parodontal-Diagnosegerät
– Endodontiegerät
– Röntgenbildbetrachter
– OP-Mikroskop
– intraorale Kamera
– Laser
– Multimediasysteme
– Monitor.
Folienbedienelemente und Drehzahlanzei-
gen haben sich als nützliche Hilfen in der
Praxis bewährt. Die Röntgenbildbetrach-
ter werden teilweise durch Multimedia-
monitore ersetzt.

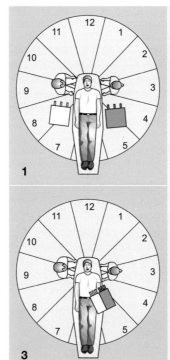

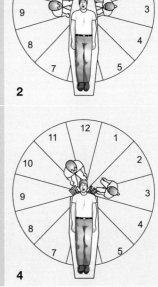

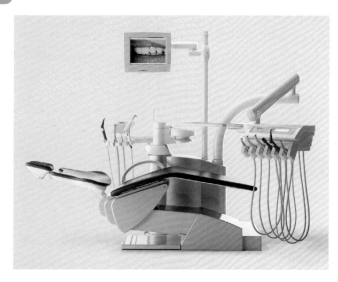

Abb. 1.8
Zahnärztlicher Behandlungsplatz

Das **Assistenzelement** enthält zweckmäßigerweise folgende Grundausrüstung:
– Mehrfunktionsspritze für Wasser und Luft
– Absaugschlauch für Sprühnebel
– Speichelsaugerschlauch.

In zunehmendem Maße werden Lichtpolymerisationsgeräte im Assistenzelement integriert.

Die Handhabung der verschiedenen Arbeitsgeräte des Assistenzelementes muss sorgfältig eingeübt werden. Dabei ist vor allem auf eine systematische Absaug- und Haltetechnik zu achten (siehe Lernfeld 1.2.3).

Abb. 1.9
Assistenzelement des zahnärztlichen Behandlungsplatzes mit integriertem Lichtpolymerisationsgerät

Der **Schwebetisch** ist eine gemeinsame Ablagefläche für Zahnarzt und Assistenz.

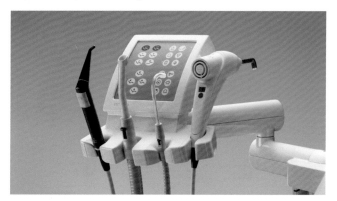

Er sollte gut beweglich sein und Platz für 1 – 2 Trays haben. Ein **Tray** (engl. Tablett, Schale) ist ein vorbereitetes Tablett mit den für einen bestimmten Arbeitsgang erforderlichen Instrumenten.

Zusätzlich kann am Schwebetisch ein Röntgenfilmbetrachter oder Monitor angebracht sein.

Die **Schränke** im Behandlungsraum müssen innen und außen leicht zu reinigen sein. Dazu müssen sie entsprechend belastbar sein und dürfen keine Schmutznischen aufweisen.

Die Schubläden sollen staubdicht sein und leichtgängige Schubladenführungen haben. Die Instrumente muss man aus den Schubläden herausnehmen können, ohne die benachbarten Instrumente zu berühren. Im Schrankbereich können integriert werden:
– Handwaschplatz (siehe Abb 1.12)
– Dosier- und/oder Mischgeräte für Füllungsmaterialien
– Dosier- und/oder Mischgeräte für Abformmaterialien
– Lichtpolymerisationsgeräte
– Mehrfunktionsspritze für Wasser und Luft
– Absaugschlauch für Sprühnebel
– Speichelsaugerschlauch
– Praxis-EDV mit Monitor und Tastatur
– Multimediasysteme.

Die **Behandlungsleuchte** erhellt das Arbeitsfeld. Das Licht sollte seitlich von oben einfallen, darf jedoch nicht zu sehr von der Seite kommen, da sonst ein unerwünschter Schatten durch Zahnarzt oder Assistenz entsteht. Zusätzlich zur Behandlungsleuchte sollten Raumleuchten installiert sein, die das Behandlungszimmer möglichst gleichmäßig ausleuchten.

Händewaschplatz

Die Berufsgenossenschaft schreibt zur Ausrüstung für einen Händewaschplatz vor:
– fließendes warmes und kaltes Wasser
– Direktspender mit schonendem Hautreinigungsmittel und Desinfektionsmittel
– geeignete Hautpflegemittel
– Handtücher zum einmaligen Gebrauch.

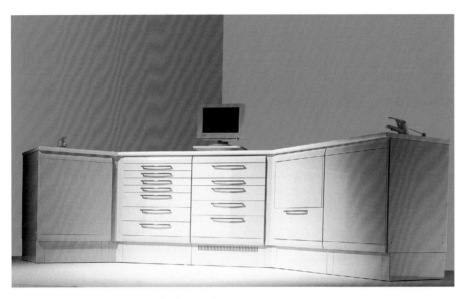

Abb. 1.10
Schrankzeile im Behandlungsraum

Abb. 1.11-unten links
Integration der EDV
im Schrankbereich

Abb. 1.12
Händewaschplatz
im zahnmedizinischen Funktionsbereich mit Fußkontakt

Die im Haushalt üblichen Seifenstücke und Handtücher zum mehrmaligen Gebrauch gehören nicht an einen Händewaschplatz in der Zahnarztpraxis. Um nicht den Wasserhahn mit verschmutzten Händen betätigen zu müssen, empfiehlt sich z. B. ein Fußkontakt. Der Einbau von Mischbatterien ist zweckmäßig.

Geräte im Röntgenbereich
Dentalröntgengeräte können im Behandlungsraum integriert sein. Dieser Arbeitsplatz ist dann jedoch blockiert, wenn eine Röntgenaufnahme gemacht wird. Ein eige-

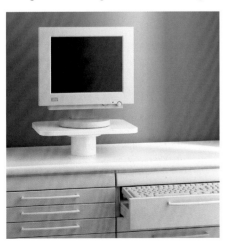

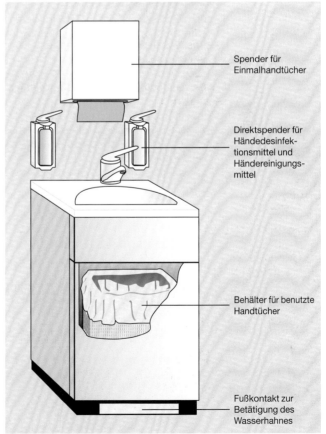

Spender für
Einmalhandtücher

Direktspender für
Händedesinfektionsmittel und
Händereinigungsmittel

Behälter für benutzte
Handtücher

Fußkontakt zur
Betätigung des
Wasserhahnes

ner Röntgenraum ist daher zweckmäßig. Dort kann auch ein Röntgengerät für **Panoramaschichtaufnahmen** (OPG) stehen. Im Röntgenbereich müssen die Vorschriften zum Strahlenschutz beachtet werden. Dazu ist die Kenntnis der **Röntgenverordnung** erforderlich (siehe Lernfeld 10.7).

Geräte im Hygienebereich

Die benutzten Instrumente werden im Hygienebereich entsorgt. Dort werden sie desinfiziert, gereinigt, gepflegt und anschließend sterilisiert. Der Weg vom Behandlungsbereich zum Hygienebereich sollte dabei möglichst kurz sein. Die einzelnen Schritte der Instrumentenwartung sind im Lernfeld 3.4 beschrieben.

Die Instrumentendesinfektion kann auf chemischem Weg in einer entsprechenden **Instrumentenwanne** oder mit Hilfe von Heißwasser in einem **Thermodesinfektor** erfolgen. Der Thermodesinfektor hat den Vorteil, dass er gleichzeitig desinfiziert und reinigt.

Bei der Instrumentenreinigung sind unbedingt feste, flüssigkeitsdichte Handschuhe zu tragen. Die darauf folgende Sterilisation

kann in einem **Dampfsterilisator (Autoklav)** oder einem **Heißluftsterilisator** erfolgen (siehe Lernfeld 3.4.5).

Geräte im Laborbereich

In der Zahnarztpraxis sollte zumindest ein kleiner Laborbereich eingerichtet sein, um einfache zahntechnische Arbeiten durchführen zu können. So können im Praxislabor z. B. Abformungen ausgegossen und Situationsmodelle sowie individuelle Abformlöffel hergestellt werden.

Der **Arbeitsumfang** im Laborbereich ist von Praxis zu Praxis unterschiedlich. Ist ein Zahntechniker angestellt, so können bei entsprechender Ausrüstung auch umfangreiche zahntechnische Arbeiten im Praxislabor hergestellt werden.

Zur **Mindestausstattung** gehört ein Arbeitstisch mit schlag- und feuerfester Arbeitsplatte mit Sitzplatz, Schubläden und genügend Schrankraum. Am zahntechnischen Arbeitsplatz ist ein Technikmotor mit Absaugvorrichtung, ein Gasanschluss und eine Druckluftdüse zum Säubern vorhanden.

Zur **Gipsverarbeitung** ist ein Gipstrimmer mit Wasserzufluss und ein Abfluss in ein

Abb. 1.13 – links Röntgengerät für Panorama-Schichtaufnahmen (Orthopantomograph)

Abb. 1.14 – rechts Dentalröntgengerät

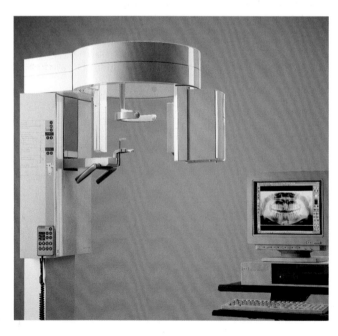

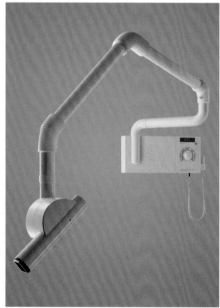

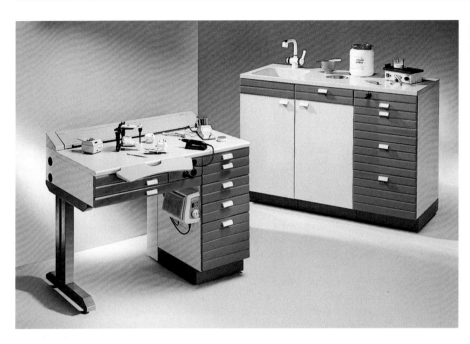

Abb. 1.15
Zahntechnischer
Arbeitsplatz

Becken mit Gipsfanganlage erforderlich.
Zum **Desinfizieren von Abformungen und Prothesen** muss ein entsprechendes Desinfektionsmittelbad bzw. Desinfektionsgerät vorhanden sein. Das Ausgießen der Abformungen erleichtert man sich mit einem Rüttelgerät.
Zur **Prothesenreinigung** ist ein Ultraschallgerät zweckmäßig. Um die zahntechnischen Werkstücke polieren zu können, ist weiterhin noch ein Polierplatz mit Poliermotor erforderlich.

Geräte zur technischen Versorgung
In jeder Zahnarztpraxis gehören zur technischen Versorgung:
– ein **Kompressor** für die Druckluftanlage
– ein **Saugmotor** für die Absauganlage
– ein **Amalgamabscheider**, um die Amalgamteile aus Absauganlage und Speibeckenabfluss abzuscheiden, damit sie nicht das Abwasser belasten.
Die Geräte müssen entsprechend leistungsfähig sein, damit stets:
– genügend **Druckluft** für Luftbläser und Turbine sowie
– **Saugwirkung** für Absauger und Speichelsauger zur Verfügung stehen.

Bei der Druckluft ist darauf zu achten, dass sie trocken, ölfrei, hygienisch einwandfrei und geruchs- bzw. geschmacksneutral ist. Gerade für Kunststofffüllungen ist ölfreie und trockene Luft wichtig, da bereits ein feiner Ölfilm oder geringe Feuchtigkeit die Haftung des Kunststoffs an der Zahnhartsubstanz behindern.

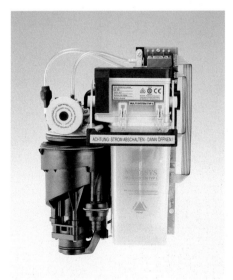

Abb. 1.16
Amalgamabscheider

Abb. 1.17 – links
Saugmaschine

Abb. 1.18 – rechts
Kompressor

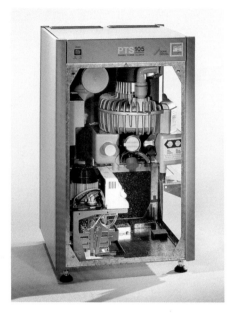

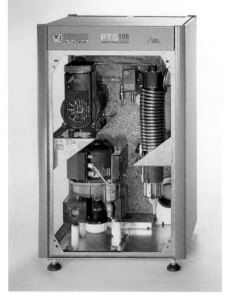

Abb. 1.19
Multimedia in der
Zahnarztpraxis

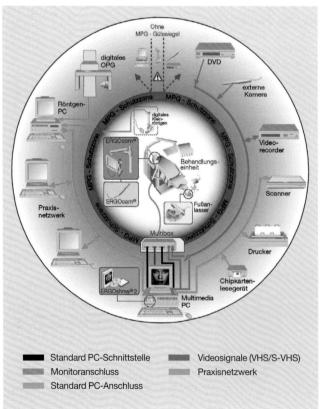

Standard PC-Schnittstelle
Monitoranschluss
Standard PC-Anschluss

Videosignale (VHS/S-VHS)
Praxisnetzwerk

Kommunikation – Praxisvernetzung
In der modernen Zahnarztpraxis bestehen
vielfältige Möglichkeiten, um die elektronische Datenverarbeitung im Behandlungsablauf zu nutzen.
Beispiele hierfür sind:
– elektronische **Erfassung von Patientendaten** zur Dokumentation des Behandlungsablaufs
– elektronische **Leistungsabrechnung**
– **bildgebende Verfahren** (z. B. digitales Röntgen, intraorale Kamera)
– **multimediale Patienteninformation**
– **Kommunikation mit dem zahntechnischen Labor.**
Die verschiedenen elektronischen Medien können miteinander vernetzt am Behandlungsplatz eingesetzt werden (siehe Abb. 1.19). Die bildliche Darstellung erfolgt auf einem Monitor, der in die Behandlungseinheit integriert ist.

1.2.3 Arbeitssystematik am Behandlungsplatz

Patientenlagerung

Eine wichtige Voraussetzung für eine ergonomische Behandlungsweise ist die richtige **Lagerung des Patienten**. Dabei muss man sorgfältig unterscheiden:
– die **sitzende** Position des Patienten bei der Beratung und
– die **liegende** Position des Patienten bei der Behandlung.

Der Patient will im Liegen behandelt, aber im Sitzen beraten werden!

Erst **nach Abschluss der Beratung** wird die ergonomisch günstige **liegende Behandlungsposition** eingestellt.

Das **Arbeitsfeld im Mund** kann beim liegenden Patienten mit richtiger Kopflagerung gut überblickt werden. Dazu ist ein Augenabstand zum Mund des Patienten von ca. 30-40 cm günstig.

Beim liegenden Patienten fällt die Zunge zurück und verschließt so den Zugang zum Rachenraum. Dadurch ist der Schluckreflex weitgehend aufgehoben und die Gefahr des Verschluckens oder Einatmens von Fremdkörpern gering. Eine kleine Menge Speichel bzw. Wasser soll während der Präparation stets im Mund verbleiben und erst am Ende der Behandlung abgesaugt werden.

Es gibt jedoch **Ausnahmen von der Behandlung im Liegen**. So müssen z. B. Patienten mit schwerer Einschränkung der Atmung, schweren Kreislaufstörungen oder Gelenkerkrankungen im Sitzen behandelt werden. Ebenfalls sollten Patientinnen in der zweiten Schwangerschaftshälfte nicht in vollständiger Rücklagerung behandelt werden.

Es können jedoch auch beim gesunden Patienten nicht alle Behandlungsschritte im Liegen durchgeführt werden. So sollte der Patient bei der Abformung, bei Bissregistrierungen und ästhetischen Kontrollen von Zahnersatz sitzen.

Zur entspannten **Lagerung des Patienten** sollte zwischen Rumpf und Oberschenkeln sowie zwischen Ober- und Unterschenkeln jeweils ein Winkel von ca.

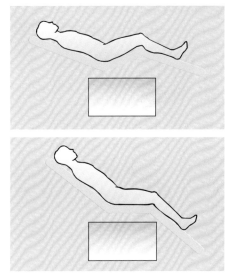

Abb. 1.20
Entspannte Lagerung des Patienten mit einem Winkel von ca. 140° zwischen Rumpf und Oberschenkeln sowie zwischen Ober- und Unterschenkeln.

Abb. 1.21
Einsteigeposition: Richtig ist eine Neigung der Rückenlehne um ca. 140° nach hinten.

140° sein (Abb. 1.20). Bei dieser Lagerung ist die Muskulatur des Patienten am besten entspannt.

Werden die Knie dagegen in Rückenlage durchgedrückt, so kann diese Dehnung insbesondere für ältere Patienten unangenehm sein. Es ist weiterhin schwerer, den Oberkörper bei gestreckten Beinen aus der Rückenlage aufzurichten, als bei angewinkelten Beinen!

Die **Rückenlehne des Stuhls** kann bereits um ca. 140° nach hinten geneigt werden, wenn sich der Patient noch nicht im Behandlungsraum befindet und keine Beratung vorgesehen ist. Die Sitzfläche soll dabei noch in der Grundposition bleiben. Dies hat den Vorteil, dass der Winkel zwischen Oberschenkeln und Rumpf des Patienten bereits in der Einsteigeposition stimmt. Würde der Patient dagegen bei steil aufgerichteter Rückenlehne einsteigen, so müsste die Rückenlehne zu Beginn der Behandlung zunächst zurückgeneigt werden. Dies ist für den Patienten besonders unangenehm. Er kann dabei das Gefühl haben, nach hinten zu fallen und wehrlos der Behandlung ausgeliefert zu sein. Die richtige Einsteigeposition mit Neigung der Rückenlehne um ca. 140° nach hinten ist somit psychologisch besonders günstig.

Fragen, Übungen und Aufgaben zum Thema finden Sie **im Arbeitsbuch.**

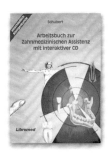

Abb. 1.22
Behandlung im Oberkiefer: Der obere Zahnbogen ist leicht nach hinten geneigt. Der Kopf ist überstreckt, die Schultern werden durch ein Kissen unterstützt.

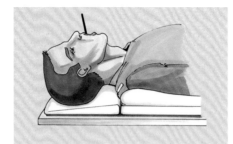

Abb. 1.23
Behandlung im Unterkiefer: Der untere Zahnbogen ist annähernd horizontal mit leichter Neigung nach hinten. Der Kopf wird durch ein entsprechendes Kopfpolster gelagert.

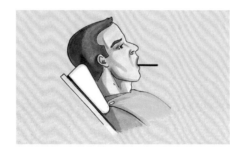

Abb. 1.24
Richtige Sitzhaltung

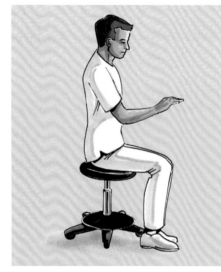

Abb. 1.25
Übliche Beinstellung von Zahnarzt und Assistenz

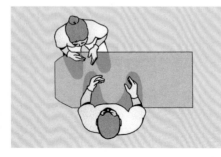

Für die Behandlung im **Oberkiefer** sollte der Kopf so weit überstreckt sein, dass der obere Zahnbogen etwas über die Senkrechte hinaus nach hinten geneigt ist. Für diese Lagerung ist es sinnvoll, ein entsprechendes Schulterkissen unter die Schultern des Patienten zu legen (Abb. 1.22).

Für die Behandlung im **Unterkiefer** sollte der Kopf so gelagert werden, dass der Unterkiefer bei geöffnetem Mund annähernd horizontal mit leichter Neigung nach hinten ist. Diese Kopfhaltung kann mit Hilfe eines entsprechenden Kopfpolsters leicht eingestellt werden (Abb. 1.23).

Arbeitshaltung

In der modernen Zahnarztpraxis hat sich die **Arbeitsweise im Sitzen** durchgesetzt. Die Behandlung ist dabei im Allgemeinen deutlich weniger anstrengend als im Stehen.

Dennoch gibt es verschiedene Behandlungsmaßnahmen, die durchaus gut im Stehen verrichtet werden können, wie z. B. Zahnentfernungen im Unterkiefer, Abformungen und Bissregistrierungen.

Für die sitzende Behandlung müssen entsprechend fachgerechte **Arbeitsstühle** vorhanden sein. Diese Arbeitsstühle sollen folgende Bedingungen erfüllen:

– fahrbar auf 5 Rollen
– stufenlose Höhenverstellung, die aus hygienischen Gründen ohne Handberührung möglich sein muss
– drehbare, horizontale Sitzfläche mit leichter Polsterung und abgerundeten Kanten.

Der Arbeitsstuhl muss so eingestellt werden, dass eine **entspannte Sitzhaltung** eingenommen werden kann. Dabei sollte man sich bemühen, möglichst folgende Sitzhaltung einzunehmen (siehe Abb. 1.24):

– Der Sitz sollte leicht erhöht sein, sodass der Winkel zwischen Ober- und Unterschenkeln ca. 105° beträgt.
– Die Oberschenkel sollten nur zu 2/3 auf der Sitzfläche abgestützt sein. Dadurch wird bei richtiger Sitzhöhe eine Behinderung der Durchblutung vermieden.
– Die Unterschenkel sollen senkrecht ste-

hen und die Füße müssen für eine gute Abstützung festen Kontakt auf dem Fußboden haben.

– Der Rumpf soll leicht nach vorn ohne Neigung zur Seite gebeugt sein.
– Der Augenabstand zum Arbeitsfeld soll ca. 30–40 cm betragen.
– Die Schultern sollen gerade sein und die Oberarme leicht dem Körper anliegen.

Ein Problem ist manchmal die richtige **Beinstellung** von Zahnarzt und Assistenz. Normalerweise befinden sich die Beine von Zahnarzt und Assistenz jeweils gering gespreizt unter der Rückenlehne des Patientenstuhls (Abb. 1.25). Bei dicker Rückenlehne muss diese übliche Beinstellung gegebenenfalls verändert werden.

Absaug- und Haltetechnik

Die sitzende Arbeitsweise am liegenden Patienten erfordert eine **systematische Absaug- und Haltetechnik**.

Ziele der Absaug- und Haltetechnik

– Entfernung von Kühlflüssigkeit, Speichel, Blut und Fremdkörpern
– gute Übersicht für Zahnarzt und Assistenz
– Verringerung des keimhaltigen Aerosols (Sprühnebels)
– reibungsloser Präparationsablauf bei optimaler Kühlung
– Sicherheit beim Arbeiten durch Abhalten von Wange, Lippe und Zunge

---

Der **Speichelsauger** kann lediglich Flüssigkeiten aus dem Mund entfernen, jedoch nicht die **keimhaltige Aerosolwolke**. Die Unfallverhütungsvorschriften bestimmen jedoch, dass technische Maßnahmen zur Abschirmung erforderlich sind, wenn mit Verspritzen oder Versprühen infektiöser Stoffe zu rechnen ist (siehe Lernfeld 3.4.3). Das Absaugen der Aerosolwolke mit einer **Saugkanüle** ist somit eine wichtige Schutzmaßnahme vor Infektionen! Da die Aerosolwolke jedoch nicht vollständig abgesaugt werden kann, sind bei Arbeiten mit aufgewirbeltem Sprühnebel **Mundschutz** und **Schutzbrille** erforder-

lich. Der Mundschutz soll dabei gleichzeitig auch die Nase abdecken. Um ein Beschlagen der Brillengläser zu vermeiden, ist ein Mundschutz mit eingearbeitetem Metallstreifen sinnvoll. Die Maske kann mit diesem Streifen der Hautkontur im Bereich der Nase angepasst werden.

Eine systematische Absaugtechnik ist eine Schutzmaßnahme vor Infektionen.

Die Unfallverhütungsvorschriften schreiben ferner vor, dass **dünnwandige und flüssigkeitsdichte Handschuhe** zu tragen sind, wenn die Hände mit Blut, Ausscheidungen, Eiter oder hautschädigenden Stoffen in Berührung kommen können. Damit ein entsprechender Hautkontakt erst gar nicht entsteht, sollte daher nicht mit den Fingern, sondern stets mit einem Instrument abgehalten werden.

Zur systematischen Absaug- und Haltetechnik gehören:

– **Saugkanüle** aus Kunststoff oder Metall
– **Instrument zum Abhalten** (Mundspiegel oder spezielle Abhalteplatte).

Grundsätze der Absaug- und Haltetechnik

– Die Hände beim Absaugen und Abhalten stets abstützen, um Ermüdungen vorzubeugen und ein Abrutschen zu verhindern.
– Die Instrumente sicher, jedoch nicht verkrampft halten.
– Keinen starken Druck auf Wange, Lippe oder Zunge ausüben.
– Die Absaugkanüle nicht direkt neben die Austrittsöffnungen der Spraykühlung halten, damit der kühlende Spraystrahl nicht durch den Sog der Absauganlage abgelenkt wird.
– Die besonders für Brechreiz empfindlichen Bereiche am weichen Gaumen und Zungengrund nicht berühren oder besprühen.
– Die Mundhöhle nicht vollkommen trocken saugen, sondern die Schleimhaut stets in ihrem natürlichen feuchten Zustand belassen.
– Erst am Ende der Behandlung oder in Behandlungspausen das Restwasser im Rachenbereich absaugen.

Einzelheiten der Absaug- und Haltetechnik sind den nachfolgenden Abbildungen zu entnehmen.

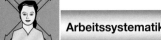
Absaug- und Haltetechnik im Oberkiefer

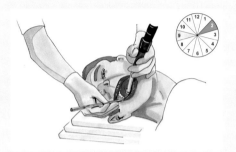

Abb. 1.26

Oberkiefer rechts (Abb. 1.26)

Zahnarzt Position 9   Assistenz Position 2

Mit der **rechten Hand** hält die Assistenz die Wange ab und stützt sich dabei auf der Stirn des Patienten ab.
Mit der **linken Hand** hält die Assistenz die Saugkanüle und stützt sich mit dem Handballen am Patientenkopf ab.

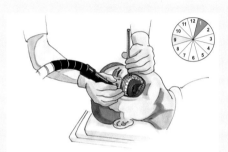

Abb. 1.27

Oberkiefer vorn (Abb. 1.27)

Zahnarzt Position 9   Assistenz Position 1

Mit der **rechten Hand** führt die Assistenz die Saugkanüle um den Patientenkopf herum und stützt sich dabei mit dem Handballen auf der Stirn des Patienten ab.
Mit der **linken Hand hält** die Assistenz die Oberlippe ab.

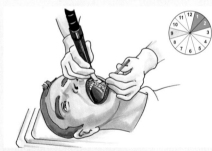

Abb. 1.28

Oberkiefer links bei Zahnpräparation (Abb. 1.28)

Zahnarzt Position 9   Assistenz Position 1-2

Mit der **rechten Hand** hält die Assistenz die Saugkanüle im Mundvorhof oben links.
Mit der **linken Hand** hält die Assistenz die Wange ab.

Diese Kanülenposition ist die Standardhaltung im linken Oberkiefer. Die Aerosolwolke wird dabei dort abgesaugt, wo sie entsteht. Zum Absaugen des sich im Mundboden ansammelnden Wassers muss die Kanüle jedoch in regelmäßigen Abständen in die rechte Wangentasche gehalten werden. Es kann auch zusätzlich ein Speichelsauger in die rechte Wangentasche eingehängt werden.

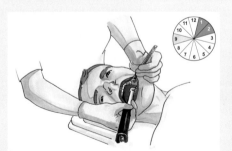

Abb. 1.29

Oberkiefer links zum Absaugen von Füllungsresten (Abb. 1.29)

Zahnarzt Position 9   Assistenz Position 1-2

Mit der **rechten Hand** hält die Assistenz die Saugkanüle im Bereich des Gaumens links.
Mit der **linken Hand** hält die Assistenz die Wange ab.

Absaug- und Haltetechnik im Unterkiefer

Unterkiefer rechts (Abb. 1.30)

Zahnarzt Position 9   Assistenz Position 2

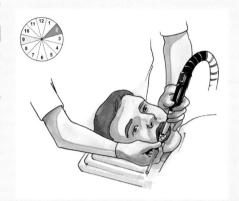

Mit der **rechten Hand** hält die Assistenz die Wange ab und stützt sich dabei mit dem Handballen am Patientenkopf ab.

Mit der **linken Hand** hält die Assistenz die Saugkanüle und stützt sich dabei mit dem Handballen am Jochbein und mit dem kleinen Finger am Unterkiefer des Patienten ab.

Abb. 1.30

Unterkiefer vorn (Abb. 1.31)

Zahnarzt Position 9-10   Assistenz Position 2

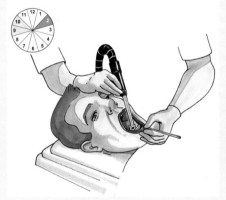

Mit der **rechten Hand** hält die Assistenz die Saugkanüle und stützt sich dabei mit dem Handballen auf der Stirn des Patienten ab.

Mit der **linken Hand** hält die Assistenz die Lippe ab und stützt sich auf dem Unterkiefer des Patienten ab.

Abb. 1.31

Unterkiefer links (Abb. 1.32)

Zahnarzt Position 9-10   Assistenz Position 1-2

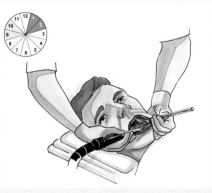

Mit der **rechten Hand** hält die Assistenz die Saugkanüle um den Kopf des Patienten herum und stützt sich mit dem Handballen am Patientenkopf ab.

Mit der **linken Hand** hält die Assistenz die Wange ab, wobei sie sich mit dem Handballen und kleinen Finger am Unterkiefer abstützt.

Abb. 1.32

1.3 Arbeitssicherheit und Gesundheitsschutz am Arbeitsplatz

1.3.1 Rechtliche Grundlagen

Tab. 1.3
Rechtliche Grund-
lagen für den
Arbeitsschutz in
Zahnarztpraxen

Eine Fülle von Gesetzen, Verordnungen, Regeln und Richtlinien ist zum Schutz vor Gesundheitsgefahren am Arbeitsplatz erlassen bzw. herausgegeben worden (siehe Tab. 1.3).

Rechtliche Grundlagen für den Arbeitsschutz in Zahnarztpraxen (Auszug)	
AbfBestV	– Abfallbestimmungsverordnung
ArbMedVV	– Arbeitsmedizinische Vorsorgeverordnung
ArbSchG	– Arbeitsschutzgesetz
ArbStättV	– Arbeitsstättenverordnung
ArbZG	– Arbeitszeitgesetz
ASiG	– Arbeitssicherheitsgesetz
BeschSchG	– Beschäftigtenschutzgesetz
BestbüAbfV	– Bestimmungsverordnung besonders überwachungsbedürftiger Abfälle
BetrSichV	– Betriebssicherheitsverordnung
BGG	– Berufsgenossenschaftliche Grundsätze
BGI	– Berufsgenossenschaftliche Informationen
BGR	– Berufsgenossenschaftliche Regeln
BGV	– Berufsgenossenschaftliche Vorschriften
BildSchArbV	– Bildschirmarbeitsverordnung
BioStoffV	– Biostoffverordnung
BKV	– Berufskrankheitenverordnung
BO	– Berufsordnung
DGHM	– Deutsche Gesellschaft für Hygiene und Mikrobiologie (Richtlinien)
DGUV	– Deutsche Gesetzliche Unfallversicherung
DIN	– Deutsches Institut für Normung
DruckBehV	– Druckbehälterverordnung
EN	– Europäische Norm
GefStoffV	– Gefahrstoffverordnung
GG	– Grundgesetz
GSG	– Gerätesicherheitsgesetz
IfSG	– Infektionsschutzgesetz
ISO	– International Standardization Organization
JArbSchG	– Jugendarbeitsschutzgesetz
KrWG	– Kreislaufwirtschaftsgesetz
LAGA	– Länderarbeitsgemeinschaft Abfall
MedGV	– Medizingeräteverordnung
MPBetreibV	– Medizinprodukte-Betreiberverordnung
MPG	– Medizinproduktegesetz
MuSchG	– Mutterschutzgesetz
RKI	– Robert-Koch-Institut (Richtlinien)
RöV	– Röntgenverordnung
SGB	– Sozialgesetzbuch
StrlSchV	– Strahlenschutzverordnung
TRBA	– Technische Regeln Biologische Arbeitsstoffe
TRGS	– Technische Regeln für Gefahrstoffe
TrinkwV	– Trinkwasserverordnung
UVV	– Unfallverhütungsvorschrift
VBG	– Vorschrift der Berufsgenossenschaft
VDE	– Verband deutscher Elektrotechniker

Grundlage des Arbeitsschutzes sind das **Arbeitsschutzgesetz (ArbSchG)** und das **Siebte Sozialgesetzbuch (SGB VII)**, welches die **gesetzliche Unfallversicherung** zusammenfasst. Dort ist auch die besondere Bedeutung der **Vorbeugung (Prävention)** verankert zur Verhütung von:
– Arbeitsunfällen,
– Berufskrankheiten und
– arbeitsbedingten Gesundheitsgefahren.
Arbeitsschutz ist nicht allein durch technische Verbesserungen an Maschinen und Anlagen zu erzielen, da die überwiegende **Mehrzahl der Arbeitsunfälle verhaltensbedingt** ist! Es kommt eben nicht allein darauf an, Vorschriften und Regeln zu kennen, sondern sie auch Tag für Tag gewissenhaft einzuhalten. Dazu gehören **Fachkompetenz, persönliche Kompetenz** (Zuverlässigkeit, Verantwortungsbewusstsein) und **soziale Kompetenz** (Zusammenarbeit im Team).
In den folgenden Abschnitten werden die wichtigsten Gesetze und Verordnungen aus fachlicher Sicht dargestellt und erläutert.

1.3.2 Unfallverhütungsvorschriften

Für das Gesundheitswesen ist die **Berufsgenossenschaft für Gesundheitsdienst und Wohlfahrtspflege (BGW)** als **Träger der gesetzlichen Unfallversicherung** zuständig. Sie ist als Pflichtvereinigung der Unternehmer die gesetzliche Versicherung gegen Arbeitsunfälle und Berufskrankheiten aller nicht selbstständig Beschäftigten. Damit sind auch alle **Zahnmedizinischen Fachangestellten** über diese **Berufsgenossenschaft (BG)** unfallversichert, obwohl sie selbst keinen Beitrag zahlen müssen. Der Versicherungsbeitrag wird allein vom Zahnarzt als Unternehmer geleistet.
Zur Vorbeugung von Arbeitsunfällen, Berufskrankheiten und arbeitsbedingten Gesundheitsgefahren geben die Berufsgenossenschaften **Unfallverhütungsvorschriften (BG-Vorschriften)** heraus, die nach dem **Siebten Sozialgesetzbuch (SGB VII)** rechtlich bindend sind.
Die Unfallverhütungsvorschriften sind den Beschäftigten in der Praxis an geeigneter Stelle zugänglich zu machen (§ 12 BGV A1 Grundsätze der Prävention). Die Beschäftigten sind weiterhin über Sicherheit und Gesundheitsschutz bei der Arbeit, insbesondere über die mit ihrer Arbeit verbundenen Gefährdungen und die Maßnahmen zu ihrer Verhütung zu unterweisen.
Die **Unterweisung** muss mindestens einmal jährlich erfolgen und muss dokumentiert werden (§ 4 BGV A1).
Im Rahmen dieses Buches wird in den folgenden Abschnitten insbesondere auf die BG-

Vorschriften Grundsätze der Prävention, Betriebsärzte und Fachkräfte für Arbeitssicherheit sowie Biologische Arbeitsstoffe im Gesundheitswesen und in der Wohlfahrtspflege eingegangen.

BG – Berufsgenossenschaft
BGW – Berufsgenossenschaft für Gesundheitsdienst und Wohlfahrtspflege

Für die Zahnarztpraxis wichtige Unfallverhütungsvorschriften	
BGV A1	Grundsätze der Prävention
BGV A2	Betriebsärzte und Fachkräfte für Arbeitssicherheit
BGV A3	Elektrische Anlagen und Betriebsmittel
BGV A4	Arbeitsmedizinische Vorsorge
BGV A8	Sicherheits- und Gesundheitsschutzkennzeichnung am Arbeitsplatz
BGV B2	Laserstrahlung
TRBA 250	Biologische Arbeitsstoffe im Gesundheitswesen und in der Wohlfahrtspflege

Biologische Arbeitsstoffe im Gesundheitswesen und in der Wohlfahrtspflege (TRBA 250)

Berufsgenossenschaftliche Regeln (BG-Regeln) richten sich in erster Linie an den Unternehmer. Sie sollen ihm bei der Umsetzung seiner Pflichten aus staatlichen Arbeitsschutzvorschriften und Unfallverhütungsvorschriften helfen.

In den Unfallverhütungsvorschriften wird die **Zahnarztpraxis** stets als Unternehmen und der **Zahnarzt**, der die Praxis führt, als Unternehmer bezeichnet.

Die Beschäftigten im Gesundheitswesen führen in der Regel keine besonders gefährlichen Arbeiten aus. Allerdings erfordern die Tätigkeiten, bei denen sie mit biologischen Arbeitsstoffen Kontakt haben, Schutzmaßnahmen. Hierzu gehören technische, bauliche, organisatorische und hygienische Schutzmaßnahmen.

Unter **biologischen Arbeitsstoffen** versteht man **Mikroorganismen** (z. B. Bakterien, Viren, Pilze), die beim Menschen Infektionen, sensibilisierende Wirkungen (z. B. Allergien) oder toxische (giftige) Wirkungen hervorrufen können. Mikroorganismen können unter anderem im Blut, Speichel oder auch im Aerosol (Sprühnebel) in der Zahnarztpraxis vorkommen.

Schutzstufe 1

Tätigkeiten, bei denen

- kein Umgang oder sehr selten geringfügiger Kontakt mit potentiell infektiösem Material, wie Körperflüssigkeiten, -ausscheidungen oder -gewebe und
- auch keine offensichtliche Ansteckungsgefahr durch Aerosol (Spühnebel) besteht, sodass eine Infektionsgefährdung unwahrscheinlich ist

sind der **Schutzstufe 1** zuzuordnen. Bei diesen Tätigkeiten sind die folgenden Maßnahmen anzuwenden.

4.1 Schutzmaßnahmen bei Tätigkeiten der Schutzstufe 1

4.1.1 Bauliche und technische Maßnahmen

4.1.1.1 Den Versicherten sind leicht erreichbare **Händewaschplätze** mit fließendem warmen und kalten Wasser, **Direktspender** für Händedesinfektionsmittel, **hautschonende Waschmittel**, geeignete **Hautschutz- und Hautpflegemittel** und **Einmalhandtücher** zur Verfügung zu stellen.

4.1.1.2 Den Versicherten sind gesonderte, **für Patienten nicht zugängliche Toiletten** zur Verfügung zu stellen.

4.1.1.3 Oberflächen (Fußböden, Arbeitsflächen, Oberflächen von Arbeitsmitteln) sollen **leicht zu reinigen** und **beständig gegen die verwendeten Reinigungsmittel** und gegebenenfalls **Desinfektionsmittel** sein.

4.1.1.4 Für das **Sammeln von spitzen oder scharfen Gegenständen** müssen **Abfallbehältnisse** bereitgestellt und verwendet werden, die **stich- und bruchfest** sind und den **Abfall sicher umschließen**.

4.1.1.5 Alle eingesetzten Verfahren sollen so erfolgen, dass die **Bildung von Aerosolen minimiert** wird, z. B. kann die Minimierung bzw. Verminderung der Aerosolbildung bei zahnärztlichen Behandlungen durch entsprechende **Absaugtechnik** oder bei der Reinigung von Geräten im **Ultraschallbad** durch **Abdecken oder Absaugung** erreicht werden.

4.1.2 Organisatorische und hygienische Maßnahmen

4.1.2.1 Der Unternehmer darf Tätigkeiten im Anwendungsbereich dieser BG-Regel nur **Personen** übertragen, die eine **abgeschlossene Ausbildung** in Berufen des Gesundheitswesens haben **oder die** von einer fachlich geeigneten Person **unterwiesen sind und beaufsichtigt werden**.

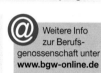

@ Weitere Info zur Berufsgenossenschaft unter www.bgw-online.de

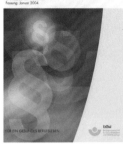

BGV A1 Unfallverhütungsvorschrift
Grundsätze der Prävention
Fassung: Januar 2004

FÜR EIN GESUNDES BERUFSLEBEN

bgw vorschriften

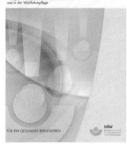

BGR 250/TRBA 250
Biologische Arbeitsstoffe im Gesundheitswesen
und in der Wohlfahrtspflege

FÜR EIN GESUNDES BERUFSLEBEN

bgw vorschriften

Abb. 1.33
BGV A1 Grundsätze
der Prävention und
BGR 250/TRBA 250
Biologische Arbeits-
stoffe im Gesundheits-
wesen und in der
Wohlfahrtspflege

4.1.2.2 Der Unternehmer darf **Jugendliche, werdende oder stillende Mütter** mit Tätigkeiten mit biologischen Arbeitsstoffen nur beschäftigen, soweit dies mit den Bestimmungen des **Jugendarbeitsschutzgesetzes** und des **Mutterschutzgesetzes** und dessen zugehörigen Verordnungen, insbesondere der Mutterschutzrichtlinienverordnung, vereinbar ist.

4.1.2.3 Der Unternehmer hat für die einzelnen Arbeitsbereiche entsprechend der Infektionsgefährdung Maßnahmen zur **Desinfektion, Reinigung und Sterilisation** sowie zur **Ver- und Entsorgung** schriftlich festzulegen **(Hygieneplan)** und zu überwachen.

4.1.2.4 Versicherte dürfen an Arbeitsplätzen, an denen die Gefahr einer Kontamination durch **biologische Arbeitsstoffe** besteht, **keine Nahrungs- und Genussmittel** zu sich nehmen und lagern. Hierfür sind vom Unternehmer geeignete Bereiche zur Verfügung zu stellen.

4.1.2.5 Getragene **Schutzkleidung** ist von anderer Kleidung getrennt aufzubewahren. Der Unternehmer hat für vom Arbeitsplatz getrennte **Umkleidemöglichkeiten** zu sorgen.

4.1.2.6 Bei Tätigkeiten, die eine **hygienische Händedesinfektion** erfordern, dürfen an **Händen und Unterarmen keine Schmuckstücke, Uhren, Eheringe** getragen werden. Derartige Gegenstände können die Wirksamkeit der Händedesinfektion vermindern.

4.1.2.7 Nach Patientenkontakt und **nach Kontakt mit infektiösem oder potenziell infektiösem Material** ist vor Verlassen des Arbeitsbereichs eine **hygienische Händedesinfektion** durchzuführen. Danach sind verschmutzte Hände zu waschen.

4.1.2.8 Beim **Umgang mit benutzten Instrumenten und Geräten** sind Maßnahmen zu ergreifen, die eine Verletzungs- und Infektionsgefahr minimieren.
Insbesondere
• sind benutzte spitze, scharfe oder zerbrechliche Arbeitsgeräte zur einmaligen Verwendung unmittelbar nach Gebrauch in stich- und bruchsicheren Behältnissen nach Abschnitt 4.1.1.4 zu sammeln,
• dürfen gebrauchte Kanülen nicht in die Plastikschutzhüllen zurückgesteckt, verbogen oder abgeknickt werden. Dies gilt nicht, wenn Verfahren angewandt werden, die ein sicheres Zurückstecken der Kanüle in die Kanülenschutzkappe **mit einer Hand** erlauben.

4.1.2.9 Diagnostische Proben für den Versand sind entsprechend den transportrechtlichen Regelungen zu verpacken.

4.1.3   Persönliche Schutzausrüstungen

4.1.3.1 Der Unternehmer hat erforderliche **Schutzkleidung** und sonstige **persönliche Schutzausrüstungen**, insbesondere **dünnwandige, flüssigkeitsdichte, allergenarme Handschuhe** in ausreichender Stückzahl zur Verfügung zu stellen. Er ist verantwortlich für deren regelmäßige Desinfektion, Reinigung und gegebenenfalls Instandhaltung der Schutzausrüstungen. Falls Arbeitskleidung mit Krankheitserregern kontaminiert ist, ist sie zu wechseln und vom Unternehmer wie Schutzkleidung zu desinfizieren und zu reinigen.

4.1.3.2 Die **Versicherten haben** die zur Verfügung gestellten **persönlichen Schutzausrüstungen zu benutzen**. Die Schutzkleidung darf von den Versicherten nicht zur Reinigung nach Hause mitgenommen werden.

4.1.3.3 Pausen- und Bereitschaftsräume dürfen nicht mit Schutzkleidung betreten werden.

Schutzstufe 2
Tätigkeiten, bei denen es regelmäßig und in größerem Umfang zum Kontakt mit Körperflüssigkeiten, -ausscheidungen oder -gewebe kommen kann, sodass eine Infektionsgefährdung durch Erreger der **Risikogruppe 2 bzw. 3** (siehe 1.3.11 Biostoffverordnung S.47) bestehen kann, sind in der Regel der **Schutzstufe 2** zuzuordnen. Tätigkeiten, die der Schutzstufe 2 zugeordnet werden, sind z.B.:
• Injektionen,
• Wundversorgung,
• Instrumentieren,
• Umgang mit benutzten Instrumenten, z.B. auch Kanülen, Skalpelle,
• Entsorgung und Transport von potentiell infektiösen Abfällen,
• Reinigung und Desinfektion von kontaminierten Flächen und Gegenständen
• Reparatur/Wartung/Instandsetzung von kontaminierten medizinischen Geräten.

4.2   Schutzmaßnahmen bei Tätigkeiten der Schutzstufe 2

4.2.1   Zusätzlich zu den Maßnahmen des Abschnittes 4.1 sind die nachfolgenden Schutzmaßnahmen einzuhalten.

4.2.2 Oberflächen (Fußböden, an Arbeitsflächen angrenzende Wandflächen, Arbeitsflächen, eingebaute Einrichtungen, Oberflächen von Arbeitsmitteln) sollen zusätzlich zu den Anforderungen nach Abschnitt 4.1.1.3 auch **wasserdicht** und **beständig gegen Desinfektionsmittel** sein.

4.2.3 In Arbeitsbereichen, in denen weitgehend Tätigkeiten der Schutzstufe 2 durchgeführt werden, sind die **Handwaschbecken** nach Abschnitt 4.1.1.1 zusätzlich mit **Armaturen** auszustatten, welche ohne **Handberührungen** bedienbar sind.

4.2.4 Um Beschäftigte vor **Verletzungen bei Tätigkeiten mit spitzen oder scharfen medizinischen Instrumenten** zu schützen, sind diese Instrumente – soweit technisch möglich – durch geeignete **sichere Arbeitsgeräte** zu ersetzen, bei denen **keine oder eine geringere Gefahr von Stich- und Schnittverletzungen** besteht. [...]

4.2.5 Der Unternehmer hat den Beschäftigen zusätzlich folgende **persönliche Schutzausrüstungen** zur Verfügung zu stellen:
- **Feste flüssigkeitsdichte und allergenarme Handschuhe** zum Desinfizieren und Reinigen benutzter Instrumente, Geräte und Flächen; die Handschuhe müssen beständig gegenüber den eingesetzten Desinfektionsmitteln sein,
- **flüssigkeitsdichte und allergenarme Handschuhe mit verlängertem Schaft zum Stulpen** für Reinigungsarbeiten, damit das Zurücklaufen der kontaminierten Reinigungsflüssigkeit unter den Handschuh verhindert wird,
- **Baumwoll-Unterziehhandschuhe** für Tätigkeiten mit längerer Tragezeit,
- **flüssigkeitsdichte Schürzen**, wenn damit zu rechnen ist, dass die Kleidung durchnässt wird,
- **flüssigkeitsdichte Fußkleidung**, wenn mit Durchnässen des Schuhwerks zu rechnen ist,
- **Augen- oder Gesichtsschutz**, wenn mit Verspritzen oder Versprühen infektiöser oder potenziell infektiöser Materialien oder Flüssigkeiten zu rechnen ist und technische Maßnahmen keinen ausreichenden Schutz darstellen.

Die Versicherten haben die zur Verfügung gestellten persönlichen Schutzausrüstungen zu benutzen.

4.2.6 Tätigkeiten mit möglichem Handkontakt zu Körperflüssigkeiten oder -ausscheidungen sind z.B. Verbandswechsel, Anlage von Verweilkanülen, Blutabnahmen, Anlage von Blasenkathetern. Statt Baumwoll-Unterziehhandschuhen können auch **Unterziehhandschuhe aus anderen Geweben** eingesetzt werden, wenn diese vergleichbar günstige Eigenschaften (Saugfähigkeit, Hautverträglichkeit) aufweisen.

4.2.7 Der **Zugang** zu Arbeitsbereichen, die insgesamt der **Schutzstufe 2** zugeordnet sind, ist **auf die berechtigten Personen zu beschränken**.

1.3.3 Arbeitsmedizinische Vorsorge
Arbeitsmedizinische Vorsorgeuntersuchungen dienen der Gesunderhaltung der Beschäftigten. Durch sie sollen arbeitsbedingte gesundheitliche Beeinträchtigungen frühzeitig erkannt und vermieden werden.

Allgemeine arbeitsmedizinische Vorsorge
Das Arbeitssicherheitsgesetz (ASiG) schreibt vor, dass der Arbeitgeber **Betriebsärzte** zu bestellen hat, die ihn beim Arbeitsschutz und bei der Unfallverhütung unterstützen. Sie haben insbesondere die Arbeitnehmer zu untersuchen, arbeitsmedizinisch zu beurteilen und zu beraten. Dazu gehört z.B. die Beratung zur Vorbeugung von Infektionskrankheiten durch Schutzimpfungen und Verwendung von Schutzausrüstung.
Einzelheiten sind in der Unfallverhütungsvorschrift **BGV A2** festgelegt (siehe Lernfeld 1.3.4).

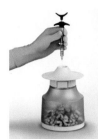

Abb. 1.34
Gerät zum Entfernen von benutzten Kanülen

Spezielle arbeitsmedizinische Vorsorgeuntersuchungen
Bei besonderen Gefährdungen am Arbeitsplatz ist eine spezielle arbeitsmedizinische Vorsorge vorgeschrieben. Sie ist in der BG-Vorschrift **Arbeitsmedizinische Vorsorge (BGV A4)** geregelt.
Grundsätzlich haben technische und organisatorische Maßnahmen zur Vermeidung von Gefahren stets Vorrang. Können Gefahren jedoch durch diese Maßnahmen nicht ausgeschlossen werden, so sind zusätzlich spezielle arbeitsmedizinische Vorsorgeuntersuchungen durchzuführen.
Hierzu gehören:
- arbeitsmedizinische Erstuntersuchungen **vor** Aufnahme der Tätigkeit
- arbeitsmedizinische Nachuntersuchungen **während** dieser Tätigkeit
- arbeitsmedizinische Untersuchungen **nach** Beendigung der Tätigkeit.

1.3.4 Betriebsärztliche und sicherheitstechnische Betreuung (BuS-Dienst)

Das Gesetz über Betriebsärzte, Sicherheitsingenieure und andere Fachkräfte für Arbeitssicherheit **(Arbeitssicherheitsgesetz – ASiG)** verpflichtet den Arbeitgeber (den Zahnarzt)
– Betriebsärzte und
– Fachkräfte für Arbeitssicherheit
zu bestellen, die ihn beim **Arbeitsschutz** und bei der **Unfallverhütung** unterstützen. In der Praxis wird diese Verpflichtung in der Regel durch Abschluss eines Vertrages mit einem betriebsärztlichen und sicherheitstechnischen Dienst (BuS-Dienst) einer entsprechenden Fachfirma erfüllt.

Der **Umfang der betriebsärztlichen und sicherheitstechnischen Betreuung** richtet sich nach
– der Betriebsart und den damit verbundenen Unfall- und Gesundheitsgefahren
– der Zahl der Beschäftigten
– der Betriebsorganisation.

Die **Betriebsärzte und Fachkräfte für Arbeitssicherheit** sind bei der Anwendung ihrer arbeitsmedizinischen und sicherheitstechnischen Fachkunde **weisungsfrei**. Selbstverständlich sind

die Betriebsärzte nur ihrem ärztlichen Gewissen unterworfen und haben die Regeln der ärztlichen **Schweigepflicht** zu beachten.

Die Berufsgenossenschaften haben zur Erfüllung der sich aus dem Arbeitssicherheitsgesetz ergebenden Pflichten die Unfallverhütungsvorschrift **BGV A2 Betriebsärzte und Fachkräfte für Arbeitssicherheit** erlassen.

1.3.5 Jugendarbeitsschutzgesetz

Das **Jugendarbeitsschutzgesetz (JArbSchG)** gilt für die Beschäftigung von Personen, die noch nicht 18 Jahre alt sind. Es enthält unter anderem:
– Beschäftigungsverbot für Kinder und Jugendliche unter 15 Jahren mit einigen genau beschriebenen Ausnahmen
– Regelungen zur Arbeitszeit und Freizeit
– Freistellung für die Teilnahme am Berufsschulunterricht
– Beschäftigungsverbote und -beschränkungen
– Pflichten des Arbeitgebers
– Bestimmungen zur gesundheitlichen Betreuung.

Aushänge und Verzeichnisse

Wird regelmäßig mindestens ein Jugendlicher beschäftigt, muss das Jugendarbeitsschutzgesetz und die Anschrift der zuständigen Aufsichtsbehörde zur Einsicht in der Praxis ausgelegt oder ausgehändigt werden. Es ist ein Verzeichnis der beschäftigten Jugendlichen zu führen.
Werden regelmäßig mindestens 3 Jugendliche beschäftigt, muss ein Plan mit Beginn und Ende der regelmäßigen Arbeitszeit und der Pausen der Jugendlichen in der Praxis aushängen.

Vorsorgeuntersuchungen

– Erstuntersuchung: Ein Jugendlicher, der in das Berufsleben eintritt, darf nur beschäftigt werden, wenn er innerhalb der letzten 9 Monate von einem Arzt untersucht worden ist (Erstuntersuchung) und dem Arbeitgeber eine von diesem Arzt ausgestellte Bescheinigung vorliegt.
– **Erste Nachuntersuchung:** Ein Jahr nach Aufnahme der ersten Beschäftigung hat sich der Arbeitgeber die Bescheinigung eines Arztes darüber vorlegen zu lassen, dass der Jugendliche nachuntersucht worden ist.
– **Weitere Nachuntersuchungen:** Nach Ablauf jedes weiteren Jahres nach der ersten Nachuntersuchung kann sich der Jugendliche erneut untersuchen lassen.

Die Kosten der Untersuchungen trägt das Land.

Aufgaben des BuS-Dienstes

Die **Betriebsärzte** haben die Aufgabe, den Arbeitgeber beim Arbeitsschutz und bei der Unfallverhütung in allen Fragen des **Gesundheitsschutzes** zu unterstützen. Sie haben insbesondere:
– die Arbeitnehmer zu untersuchen, arbeitsmedizinisch zu beurteilen und zu beraten
– sowie die Untersuchungsergebnisse zu erfassen und auszuwerten.

Die **Fachkräfte für Arbeitssicherheit** haben die Aufgabe, den Arbeitgeber beim Arbeitsschutz und bei der Unfallverhütung in allen Fragen der **Arbeitssicherheit einschließlich der menschengerechten Gestaltung der Arbeit** zu unterstützen. Sie haben:
– die Betriebsanlage und die technischen Arbeitsmittel insbesondere vor der Inbetriebnahme
– und Arbeitsverfahren insbesondere vor ihrer Einführung sicherheitstechnisch zu überprüfen.

Gemeinsam haben Betriebsärzte und Fachkräfte für Arbeitssicherheit:
– den Arbeitgeber und die sonst für den Arbeitsschutz und die Unfallverhütung verantwortlichen Personen zu beraten
– die Durchführung des Arbeitsschutzes und der Unfallverhütung zu beobachten und im Zusammenhang damit die Arbeitsstätten in regelmäßigen Abständen zu begehen
– darauf hinzuwirken, dass sich alle im Betrieb Beschäftigten den Anforderungen des Arbeitsschutzes und der Unfallverhütung entsprechend verhalten.

1.3.6 Mutterschutzgesetz

Das **Mutterschutzgesetz (MuSchG)** regelt den Schutz der werdenden oder stillenden Mutter. Es enthält:

– Vorschriften zur Gestaltung des Arbeitsplatzes und zur Arbeitszeit
– Beschäftigungsverbote für werdende Mütter
– Mitteilungspflichten für Beschäftigte und Arbeitgeber
– Bestimmungen zum Kündigungsschutz
– Regelungen zu Arbeitsentgelt, Mutterschaftsgeld und sonstigen Leistungen bei Schwangerschaft und Mutterschaft.

Beschäftigungsverbote

Werdende Mütter dürfen nicht mit Arbeiten beschäftigt werden, bei denen sie schädlichen Einwirkungen von gesundheitsgefährdenden Stoffen oder Strahlen, von Staub, Gasen oder Dämpfen ausgesetzt sind oder bei denen Berufskrankheiten entstehen können.

Dies bedeutet, dass **schwangere Zahnmedizinische Fachangestellte** nur mit Tätigkeiten beschäftigt werden dürfen, bei denen sie keiner Verletzungs- oder Infektionsgefahr ausgesetzt sind.

In den **letzten 6 Wochen vor der Entbindung** dürfen werdende Mütter nicht beschäftigt werden, es sei denn, dass sie sich ausdrücklich zur Arbeitsleistung bereit erklären. In den **ersten 8 Wochen nach der Entbindung** – bei Früh- und Mehrlingsgeburten **12 Wochen** – dürfen Wöchnerinnen nicht beschäftigt werden.

Mitteilungspflicht

Werdende Mütter sollen dem Arbeitgeber ihre Schwangerschaft und den mutmaßlichen Tag der Entbindung mitteilen, sobald ihnen ihr Zustand bekannt ist. Auf Verlangen des Arbeitgebers sollen sie das Zeugnis eines Arztes oder einer Hebamme vorlegen. Der Arbeitgeber hat die Aufsichtsbehörde unverzüglich von der Schwangerschaft der Arbeitnehmerin zu benachrichtigen.

1.3.7 Medizinproduktegesetz und -Betreiberverordnung

Medizinproduktegesetz (MPG)

Das **Medizinproduktegesetz (MPG)** regelt den Verkehr mit Medizinprodukten und sorgt für

– **Sicherheit, Eignung und Leistung der Medizinprodukte** sowie
– **Gesundheit und Schutz** von Patienten, Anwendern und Dritten (§1 MPG).

Das **Medizinproduktegesetz (MPG)** ist am 01.01.1995 in Kraft getreten und wurde bislang zweimal überarbeitet (novelliert).

Die konkrete Durchführung des Medizinproduktegesetzes regelt die **Medizinprodukte-Betreiberverordnung (MPBetreibV)**.

Medizinprodukte

Medizinprodukte sind **Instrumente, Apparate, Vorrichtungen, Stoffe** und **Zubereitungen aus Stoffen** oder **andere Gegenstände** (einschl. eingesetzer Software), die

• **zur Anwendung am Menschen bestimmt** sind zum Zweck der
  – Erkennung, Verhütung, Überwachung, Behandlung oder Linderung von Krankheiten,
  – Erkennung, Überwachung, Behandlung, Linderung oder Kompensierung von Verletzungen oder Behinderungen,
  – Untersuchung, Ersetzung oder Veränderung des anatomischen Aufbaus oder eines physiologischen Vorgangs oder
  – Empfängnisregelung
• und deren **Hauptwirkung nicht** durch pharmakologisch oder immunologisch wirkende Mittel (→ siehe **Arzneimittel**, LF 8.4, Seite 271) oder durch Stoffwechselvorgänge erreicht wird (§ 3 MPG).

Entsprechend sind **Arzneimittel** im Sinne des Arzneimittelgesetzes **keine Medizinprodukte**.

Das Medizinproduktegesetz gilt nach §2 MPG jedoch für Produkte, die zur **Verabreichung von Arzneimitteln** verwendet werden (z.B. Spritzen, Kanülen, Infusionsbestecke).

Das Medizinproduktegesetz gilt auch für **Sonderanfertigungen und Zubehör**.

Eine **Sonderanfertigung** ist ein Medizinprodukt, das

– nach schriftlicher Verordnung
– nach spezifischen Auslegungsmerkmalen
– eigens angefertigt
– und zur **ausschließlichen Anwendung** bei einem **namentlich benannten Patienten** bestimmt ist (§3 MPG).

Hierzu gehört also z.B. **Zahnersatz** (siehe S. 42).

Das serienmäßig hergestellte Medizinprodukt, das angepasst werden muss, um den spezifischen Anforderungen des Arztes oder Zahnarztes zu entsprechen, gilt nicht als Sonderanfertigung.

Zubehör für Medizinprodukte sind Gegenstände, Stoffe, Zubereitungen aus Stoffen sowie Software, die selbst keine Medizinprodukte sind, aber vom Hersteller dazu bestimmt sind, mit einem Medizinprodukt verwendet zu werden, damit dieses angewendet werden kann (§3 MPG).

Abb. 1.35
CE-Kennzeichen

CE-Kennzeichnung

Medizinprodukte dürfen – mit wenigen Ausnahmen, z. B. für Sonderanfertigungen – nur mit **CE-Kennzeichnung** in Verkehr gebracht und in Betrieb genommen werden (§6 MPG).
Durch das **CE-Kennzeichen** (**CE** frz. – **C**onformité **E**uropéenne) wird die **Übereinstimmung (Konformität)** des Produkts mit den Vorschriften des Medizinproduktegesetzes bestätigt. Der Umfang der dazu erforderlichen Prüfungen wird durch die Klasse des Medizinprodukts bestimmt.

Produktklassen

Medizinprodukte werden nach ihrem Gefahrenpotenzial in **4 Produktklassen** eingeteilt. Die Klassifizierung erfolgt durch den Hersteller (siehe Übersicht).

Produktklassen des Medizinproduktegesetzes (MPG)

Klasse I	z. B. Spiegel, Sonden, Pinzetten, Abformlöffel, Abformmaterialien, Matrizenbänder und -halter
Klasse II a	z. B. Füllungsmaterialien, Zahnersatz, rotierende Instrumente, Mikromotoren
Klasse II b	z. B. Röntgengeräte, Elektrochirurgiegeräte, Lasereinrichtungen, Dentalimplantate
Klasse III	z. B. resorbierbare chirurgische Nahtmaterialien, resorbierbares Knochenersatzmaterial, Herzschrittmacher

Zahnersatz

Zahnersatz (z. B. Kronen, Prothesen) gilt nach dem Medizinproduktegesetz (MPG) als **Sonderanfertigung**. Hierbei sind folgende Bestimmungen zu erfüllen:
– Das zahntechnische Labor oder Praxislabor muss der zuständigen Behörde angezeigt sein.
– Im Labor muss ein **Sicherheitsbeauftragter** ernannt worden sein.
– Es muss eine **Konformitätserklärung** vorliegen, die Patient und behandelnden Zahnarzt benennt, das Produkt exakt beschreibt und die Übereinstimmung des Produkts mit den Anforderungen des Medizinproduktegesetzes bestätigt. Diese Erklärung ist 5 Jahre aufzubewahren.
– Im Labor ist eine **Dokumentation** durchzuführen mit Angaben zu den Produktmerkmalen, verwendeten Materialien und Arbeitsschritten zur Herstellung.

Medizinprodukte-Betreiberverordnung (MPBetreibV)

Die **Medizinprodukte-Betreiberverordnung** gilt für das **Errichten, Betreiben, Anwenden und Instandhalten von Medizinprodukten** nach §3 des Medizinproduktegesetzes (§1 MPBetreibV).

Allgemeine Anforderungen (§2 MPBetreibV)

- **Medizinprodukte** dürfen nur ihrer **Zweckbestimmung** entsprechend nach den **Vorschriften der MPBetreibV**, den allgemein **anerkannten Regeln der Technik** sowie den **Arbeitsschutz- und Unfallverhütungsvorschriften** errichtet, betrieben, angewendet und in Stand gehalten werden.
- Medizinprodukte dürfen nur von **Personen** errichtet, betrieben, angewendet und in Stand gehalten werden, die dafür die **erforderliche Ausbildung oder Kenntnis und Erfahrung** haben.
- Miteinander verbundene Medizinprodukte sowie mit Zubehör einschließlich Software oder mit anderen Gegenständen verbundene Medizinprodukte dürfen nur betrieben und angewendet werden, wenn sie dazu geeignet sind.
- Der **Betreiber** darf nur Personen mit dem Errichten und Anwenden von Medizinprodukten beauftragen, die die hierfür erforderliche Ausbildung oder Kenntnis und Erfahrung haben.
- Der **Anwender** hat sich **vor der Anwendung** eines Medizinproduktes von der **Funktionsfähigkeit** und dem **ordnungsgemäßen Zustand** des Medizinproduktes zu überzeugen und die **Gebrauchsanweisung** sowie die sonstigen beigefügten sicherheitsbezogenen Informationen und Instandhaltungshinweise zu beachten.
- **Medizinprodukte mit Messfunktionen** dürfen nur betrieben und angewendet werden, wenn sie die **Fehlergrenzen** nach §11 MPBetreibV **einhalten**.
- Sofern Medizinprodukte in Bereichen errichtet, betrieben oder angewendet werden, in denen die Atmosphäre aufgrund der örtlichen oder betrieblichen Verhältnisse explosionsfähig werden kann, findet die **Verordnung über elektrische Anlagen in explosionsgefährdeten Bereichen** Anwendung.

> **Betreiber** – Besitzer der Gegenstände, z. B. Inhaber der Zahnarztpraxis
> **Anwender** – Person, die ein Medizinprodukt einsetzt bzw. bedient, z. B. Zahnmedizinische Fachangestellte.

Meldung von Vorkommnissen (§3 MPBetreibV)

Die **Meldepflichten** und sonstigen Verpflichtungen für Betreiber und Anwender im Zusammenhang mit dem Beobachtungs- und -Meldesystem für Medizinprodukte ergeben sich aus der **Medizinprodukte-Sicherheitsplanverordnung**.

Vorkommnisse, die zu Gesundheitsschäden geführt haben oder hätten führen können, werden gemeldet an:

Arzneimittelkommission Zahnärzte
BZÄK/KZBV
Chausseestraße 13, 10115 Berlin.

Die Meldung wird von der Arzneimittelkommission unverzüglich weitergeleitet an:

Bundesinstitut für Arzneimittel
u. Medizinprodukte
Abteilung Medizinprodukte
Kurt-Georg-Kiesinger-Allee 3
53175 Bonn
Telefax: 0228/207-5300.

In den **Zahnärztlichen Mitteilungen (ZM)**, dem Mitteilungsorgan der Bundeszahnärztekammer und der Kassenzahnärztlichen Bundesvereinigung, wird regelmäßig ein Formblatt für die Meldung von Vorkommnissen durch Zahnärzte und zahnmedizinische Einrichtungen nach §3 Abs. 2-4 der Medizinprodukte-Sicherheitsplanverordnung veröffentlicht.

Instandhaltung (§ 4 MPBetreibV)

- Der **Betreiber** darf nur Personen, Betriebe oder Einrichtungen mit der **Instandhaltung** (Wartung, Inspektion, Instandsetzung und Aufbereitung) von Medizinprodukten beauftragen, die die **Sachkenntnis, Voraussetzungen** und die **erforderlichen Mittel** zur ordnungsgemäßen Ausführung dieser Aufgabe besitzen.
- Die **Aufbereitung** von bestimmungsgemäß **keimarm oder steril** zur Anwendung kommenden Medizinprodukten ist
  – unter Berücksichtigung der **Angaben des Herstellers**
  – mit geeigneten **validierten Verfahren** so durchzuführen, dass
  – der **Erfolg** dieser Verfahren **nachvollziehbar gewährleistet** ist und
  – die **Sicherheit und Gesundheit** von Patienten, Anwendern oder Dritten nicht gefährdet wird.
  Dies gilt auch für Medizinprodukte, die vor der erstmaligen Anwendung desinfiziert oder sterilisiert werden.
- Eine ordnungsgemäße Aufbereitung der Medizinprodukte wird vermutet, wenn die gemeinsame Empfehlung der Kommission für Krankenhaushygiene und Infektionsprävention am Robert-Koch-Institut und des Bundesinstitutes für Arzneimittel und Medizinprodukte zu den **Anforderungen an die Hygiene bei der Aufbereitung von Medizinprodukten** beachtet wird.
  In der Zahnmedizin sind die Empfehlungen **Infektionsprävention in der Zahnheilkunde – Anforderungen an die Hygiene** zu beachten.

- Die Voraussetzungen für eine ordnungsgemäße Instandhaltung werden erfüllt, wenn die beauftragten Personen
  – aufgrund ihrer Ausbildung und praktischen Tätigkeit über die **erforderlichen Sachkenntnisse** bei der Instandhaltung von Medizinprodukten und
  – über die hierfür **erforderlichen Räume** einschließlich deren Beschaffenheit, Größe, Ausstattung und Einrichtung sowie über die **erforderlichen Geräte und sonstigen Arbeitsmittel**
  verfügen und in der Lage sind, diese nach Art und Umfang ordnungsgemäß und nachvollziehbar durchzuführen.
- Nach Wartung oder Instandsetzung an Medizinprodukten müssen die für die Sicherheit und Funktionstüchtigkeit wesentlichen konstruktiven und funktionellen Merkmale geprüft werden, soweit sie durch die Instandhaltungsmaßnahmen beeinflusst werden können.

Validierung – ist der **dokumentierte Nachweis**, dass ein Prozess oder System die vorher festgelegten **Anforderungen reproduzierbar im praktischen Einsatz erfüllt.**
Die **Validierung eines Sterilisationsverfahrens** weist dessen Eignung nach und bescheinigt die beständige Wirksamkeit unter den Betriebsbedingungen.

Spezielle Vorschriften für aktive Medizinprodukte

Betreiben und Anwenden von aktiven Medizinprodukten (§5 MPBetreibV)

Aktive Medizinprodukte sind Medizinprodukte, die durch eine Strom- oder andere Energiequelle betrieben werden.

- Der **Betreiber** darf ein in der **Anlage 1 der MPBetreibV** aufgeführtes Medizinprodukt nur betreiben, wenn zuvor der **Hersteller oder eine dazu befugte Person**
  – dieses Medizinprodukt **am Betriebsort einer Funktionsprüfung** unterzogen hat und
  – die vom **Betreiber beauftragte Person** anhand der Gebrauchsanweisung sowie beigefügter sicherheitsbezogener Informationen und Instandhaltungshinweise **in die sachgerechte Handhabung eingewiesen** hat.
  Eine Einweisung ist nicht erforderlich, wenn sie für ein baugleiches Medizinprodukt bereits erfolgt ist.
- **Medizinprodukte**, die in der Anlage 1 MPBetreibV aufgeführt sind, dürfen **nur von Personen angewendet** werden, die

– die **erforderliche Ausbildung oder Kenntnis und Erfahrung** haben
– und die durch den Hersteller oder eine dazu befugte Person **in die sachgerechte Handhabung** des Medizinproduktes **eingewiesen** worden sind.
• Die Durchführung der Funktionsprüfung und die Einweisung sind zu belegen.

Sicherheitstechnische Kontrollen von aktiven Medizinprodukten (§6 MPBetreibV)

• Der Betreiber hat bei Medizinprodukten, für die der Hersteller **sicherheitstechnische Kontrollen** vorgeschrieben hat, diese nach den Angaben des Herstellers und den allgemein anerkannten Regeln der Technik sowie in den vom Hersteller angegebenen Fristen durchzuführen oder durchführen zu lassen.
• Über die sicherheitstechnische Kontrolle ist ein **Protokoll** anzufertigen, das
– das Datum der Durchführung
– und die Ergebnisse der sicherheitstechnischen Kontrolle enthält.
Das Protokoll hat der Betreiber zumindest bis zur nächsten sicherheitstechnischen Kontrolle aufzubewahren.

Medizinproduktebuch (§7 MPBetreibV)

Für die in den **Anlagen 1 und 2 der MPBetreibV** aufgeführten Medizinprodukte hat der Betreiber ein **Medizinproduktebuch** zu führen.
In das Medizinproduktebuch sind folgende **Angaben zu dem jeweiligen Medizinprodukt** einzutragen:
1. Bezeichnung und sonstige Angaben zur Identifikation des Medizinproduktes,
2. Beleg über Funktionsprüfung und Einweisung,
3. Name der vom Betreiber zur Einweisung beauftragten Person, Zeitpunkt der Einweisung sowie Namen der eingewiesenen Personen,
4. Fristen und Datum der Durchführung sowie das Ergebnis von vorgeschriebenen sicherheits- und messtechnischen Kontrollen und Datum von Instandhaltungen sowie der Name der verantwortlichen Person oder der Firma, die diese Maßnahme durchgeführt hat,
5. soweit mit Personen oder Institutionen Verträge zur Durchführung von sicherheits- oder messtechnischen Kontrollen oder Instandhaltungsmaßnahmen bestehen, deren Namen oder Firma sowie Anschrift,
6. Datum, Art und Folgen von Funktionsstörungen und wiederholten gleichartigen Bedienungsfehlern,
7. Meldungen von Vorkommnissen an Behörden und Hersteller.

Für das Medizinproduktebuch sind **alle Datenträger zulässig**, sofern die Angaben während der Dauer der Aufbewahrungsfrist verfügbar sind.
Für **elektronische Fieberthermometer als Kompaktthermometer** und **Blutdruckmessgeräte** mit Quecksilber- oder Aneroidmanometer **zur nichtinvasiven Messung** ist kein Medizinproduktebuch zu führen.
Der zuständigen Behörde ist auf Verlangen am Betriebsort jederzeit Einsicht in die Medizinproduktebücher zu gewähren.

Bestandsverzeichnis (§8 MPBetreibV)

Der Betreiber hat für alle **aktiven, nicht implantierbaren Medizinprodukte** der jeweiligen Betriebsstätte ein Bestandsverzeichnis zu führen. Die Aufnahme in ein Verzeichnis, das aufgrund anderer Vorschriften geführt wird, ist zulässig.
In das Bestandsverzeichnis sind **für jedes Medizinprodukt folgende Angaben** einzutragen:
1. Bezeichnung, Art und Typ, Loscode oder die Seriennummer, Anschaffungsjahr des Medizinproduktes,
2. Name oder Firma und die Anschrift des für das jeweilige Medizinprodukt Verantwortlichen nach §5 des Medizinproduktegesetzes,
3. die der CE-Kennzeichnung hinzugefügte Kennnummer der Benannten Stelle, soweit diese nach den Vorschriften des Medizinproduktegesetzes angegeben ist,
4. soweit vorhanden, betriebliche Identifikationsnummer,
5. Standort und betriebliche Zuordnung,
6. die vom Hersteller angegebene Frist für die sicherheitstechnische Kontrolle oder die vom Betreiber festgelegte Frist für die sicherheitstechnische Kontrolle.

Für das Bestandsverzeichnis sind **alle Datenträger zulässig**, wenn die Angaben innerhalb einer angemessenen Frist lesbar gemacht werden können.
Der zuständigen Behörde ist auf Verlangen beim Betreiber jederzeit Einsicht in das Bestandsverzeichnis zu gewähren.

Aufbewahrung der Gebrauchsanweisungen und der Medizinproduktebücher (§ 9 MPBetreibV)

Die **Gebrauchsanweisungen** und die **dem Medizinprodukt beigefügten Hinweise** sind so aufzubewahren, dass die für die Anwendung des Medizinproduktes erforderlichen Angaben **dem Anwender jederzeit zugänglich** sind.
Das **Medizinproduktebuch** ist so aufzubewahren, dass die Angaben dem Anwender **während der Arbeitszeit zugänglich** sind.
Nach der Außerbetriebnahme des Medizinproduktes ist das Medizinproduktebuch noch 5 Jahre aufzubewahren.

Anlage 1 der MPBetreibV
Aktive Medizinprodukte, bei denen ein Medizinproduktebuch vorgeschrieben ist
In der Zahnmedizin ist insbesondere Nr. 1.3 für Elektrochirurgiegeräte zu beachten (siehe Seite 251)

1	Nicht implantierbare aktive Medizinprodukte zur
1.1	Erzeugung und Anwendung elektrischer Energie zur unmittelbaren Beeinflussung der Funktion von Nerven und/oder Muskeln bzw. der Herztätigkeit einschließlich Defibrillatoren,
1.2	intrakardialen Messung (Messung im Herz) elektrischer Größen oder Messung anderer Größen unter Verwendung elektrisch betriebener Messsonden in Blutgefäßen bzw. an freigelegten Blutgefäßen,
1.3	Erzeugung und Anwendung jeglicher Energie zur unmittelbaren **Koagulation, Gewebezerstörung oder Zertrümmerung von Ablagerungen in Organen**,
1.4	unmittelbaren Einbringung von Substanzen und Flüssigkeiten in den Blutkreislauf unter potenziellem Druckaufbau,
1.5	maschinellen Beatmung mit oder ohne Anästhesie,
1.6	Diagnose mit bildgebenden Verfahren nach dem Prinzip der Kernspinresonanz,
1.7	Therapie mit Druckkammern,
1.8	Therapie mittels Hypothermie (künstliche Absenkung der Körpertemperatur)
2.	Säuglingsinkubatoren
3.	externe aktive Komponenten aktiver Implantate (z. B. bei Herzschrittmachern)

Anlage 2 der MPBetreibV
Medizinprodukte, die messtechnischen Kontrollen nach § 11 MPBetreibV unterliegen

		Nachprüffristen in Jahren
1.1	Medizinprodukte zur Bestimmung der Hörfähigkeit	1
1.2	Medizinprodukte zur Bestimmung von Körpertemperaturen (mit Ausnahme von Quecksilberglasthermometern mit Maximumvorrichtung)	
1.2.1	– medizinische Elektrothermometer	2
1.2.2	– mit austauschbaren Temperaturfühlern	2
1.2.3	– Infrarot-Strahlungsthermometer	1
1.3	Messgeräte zur nichtinvasiven Blutdruckmessung	2

1.4-1.7 Die Medizinprodukte nach Nrn. 1.4-1.7 haben wie Nr. 1.1 (Medizinprodukte zur Bestimmung der Hörfähigkeit) keinen Bezug zur Zahnmedizin.

Patienteninformation bei aktiven implantierbaren Medizinprodukten (§10 MPBetreibV)
Der §10 MPBetreibV hat **für die Zahnmedizin keine direkte Bedeutung**. Er betrifft z. B. Ärzte, die Herzschrittmacher implantieren.
Der §10 MPBetreibV besagt, dass dem Patienten, dem ein aktives Medizinprodukt implantiert wurde, nach Abschluss der Implantation eine schriftliche Information auszuhändigen ist, in der die für die Sicherheit nach der Implantation notwendigen Verhaltensanweisungen in allgemein verständlicher Weise enthalten sind.

Messtechnische Kontrollen
(§11 MPBetreibV)
Der Betreiber hat **messtechnische Kontrollen**
– für die in der Anlage 2 aufgeführten Medizinprodukte,
– für die Medizinprodukte, die nicht in der Anlage 2 aufgeführt sind und für die jedoch der Hersteller solche Kontrollen vorgesehen hat,
auf der Grundlage der anerkannten Regeln der Technik durchzuführen oder durchführen zu lassen.

Durch die messtechnischen Kontrollen wird festgestellt, ob das Medizinprodukt die **zulässigen maximalen Messabweichungen (Fehlergrenzen)** einhält.
Muss ein **Medizinproduktebuch** nach §7 MPBetreibV geführt werden, so sind die Erkenntnisse der messtechnischen Kontrolle in das Medizinproduktebuch einzutragen.

1.3.8 Medizingeräteverordnung
Die **Medizingeräteverordnung (MedGV)** trat am 01.01.1986 in Kraft. Sie hat Verpflichtungen für Hersteller, Betreiber und Anwender von medizinisch-technischen Geräten festgelegt, bis sie durch das **Medizinproduktegesetz** und die **-Betreiberverordnung** ersetzt wurde. Hierbei sind jedoch Übergangsvorschriften zu beachten. **Bestandsverzeichnisse** und **Gerätebücher**, die nach der Medizingeräteverordnung begonnen wurden, dürfen weitergeführt werden und gelten als Bestandsverzeichnis und Medizinproduktebuch der Medizinprodukte-Betreiberverordnung (§14 MPBetreibV).

Gefahren-bezeichnung	Gefahrensymbole alt neu	Art der Gefahren	Beispiele
Sehr giftig (T+) Giftig (T)		• Bereits kleine Mengen können beim Einatmen, Verschlucken oder Berühren mit der Haut schwere Gesundheitsschäden hervorrufen oder zum Tod führen. • Die Stoffe können auch Krebs erzeugend, Erbgut verändernd und Frucht schädigend sein.	• Quecksilber • Formaldehyd
Gesundheits-schädlich (Xn)		• Durch Einnahme, Verschlucken oder Berühren mit der Haut können Gesundheitsschäden entstehen. • Die Stoffe können auch sensibilisierend beim Einatmen wirken.	• Abformmaterialien • Instrumenten-desinfektionsmittel • Flächen-desinfektionsmittel
Hoch entzündlich (F+) Leicht entzündlich (F)		• Hoch entzündliche Stoffe können bereits bei Temperaturen unter 0°C brennen. • Leicht entzündliche Stoffe können bereits bei Raumtemperatur in Brand geraten.	• Kunststoffe für Abform-löffel, Provisorien • Händedesinfektions-mittel
Brand fördernd (O)		• Zum Brennen muss eine Zündquelle vorhanden sein.	• Wasserstoffperoxid (konzentriert)
Ätzend (C)		• Die Stoffe können Verätzungen an Materialien und lebendem Gewebe verursachen. Die Reaktion kann dabei durch Feuchtigkeit oder Nässe ausgelöst werden.	• Rohrreiniger • Entkalker • Wasserstoffperoxid
Reizend (Xi)		• Bei wiederholter Berührung können Haut- und Schleimhautschäden entstehen. • Die Stoffe können auch sensibilisierend bei Hautkontakt wirken.	• Kunststoffe für Abform-löffel, Provisorien • Desinfektionsmittel • Röntgenchemikalien

Tab. 1.4
Bedeutung der
Gefahrensymbole

1.3.9 Betriebssicherheitsverordnung

Die **Betriebssicherheitsverordnung (Betr-SichV)** ersetzt seit 01.01.2003 die **Druck-behälterverordnung (DruckBehV)**.
Die Betriebssicherheitsverordnung gilt in der Zahnarztpraxis und im zahntechnischen Labor für:
– **Kompressoren** zur Drucklufterzeugung,
– (größere) **Autoklaven** und für **Chemiclaven**, wenn dort ätzende oder giftige Gase ver-dampft werden
– und gegebenenfalls für **Gasflaschen**.
Der Betreiber eines Druckbehälters ist für den ordnungsgemäßen Zustand und Betrieb des Druckbehälters verantwortlich.
Die Druckbehälter werden nach dem zulässigen Betriebsüberdruck und Volumen in Prüfgrup-pen eingeteilt. Von der Zugehörigkeit zu diesen Prüfgruppen hängen Prüfpflicht und -umfang **vor Inbetriebnahme** und bei den **wiederkeh-renden Prüfungen** ab.

1.3.10 Gefahrstoffverordnung

Die **Gefahrstoffverordnung (GefStoffV)** dient dazu, Mensch und Umwelt vor Schädigungen durch Gefahrstoffe zu schützen. In Zahnarzt-praxen gebräuchliche Gefahrstoffe mit den zu-gehörigen Gefahrensymbolen sind in Tab. 1.4 aufgeführt.

Die Umsetzung der Gefahrstoffverordnung er-folgt in 6 Schritten:

1. Ermitteln der Gefahrstoffe
Es muss zunächst bei allen in der Praxis einge-setzten Arbeitsstoffen geprüft werden, ob es sich um Gefahrstoffe handelt.
– Eine erste Orientierung hierzu gibt die **Kenn-zeichnung der Gefahrstoffe** (siehe Tab. 1.4).
– Genauere Angaben enthalten die **Sicher-heitsdatenblätter der Gefahrstoffe**, die vom Hersteller oder Lieferanten angefordert wer-den können.

2. Prüfen von Ersatzstoffen bzw. Ersatzverfahren

Nachdem alle Gefahrstoffe in der Praxis erfasst worden sind, muss geprüft werden, ob auf diese Gefahrstoffe verzichtet werden kann oder ob weniger gefährliche Ersatzstoffe bzw. Ersatzverfahren angewendet werden können.
– Sprühdesinfektion ist so weit wie möglich durch Wischdesinfektion zu ersetzen.
– Sensibilisierend wirkende Stoffe sind durch alternative Stoffe zu ersetzen.

3. Erstellen eines Gefahrstoffverzeichnisses

Alle in der Praxis verwendeten Gefahrstoffe werden anschließend in einem Gefahrstoffverzeichnis mit folgenden Angaben aufgeführt:
– Bezeichnung der Gefahrstoffe
– Einstufung der Gefahrstoffe bzw. Angabe der gefährlichen Eigenschaften
– Menge der Gefahrstoffe in der Praxis
– Arbeitsbereiche, wo mit den Gefahrstoffen gearbeitet wird.

4. Beurteilen von Gefahren am Arbeitsplatz

Um die Gefahren am Arbeitsplatz zu beurteilen, sind folgende Punkte zu beachten:
– Mit welchen Gefahrstoffmengen wird gearbeitet?
– Haben die Beschäftigten unmittelbaren Kontakt mit den Gefahrstoffen?
– Gibt es Grenzwerte für die verwendeten Gefahrstoffe?
– Werden die Grenzwerte eingehalten?

5. Ergreifen von Schutzmaßnahmen

In den Unfallverhütungsvorschriften der Berufsgenossenschaft und den Sicherheitsdatenblättern der Hersteller sind Schutzmaßnahmen aufgeführt, die beim Umgang mit den Gefahrstoffen zu ergreifen sind.
– Vorrangig sind Arbeitsverfahren zu wählen, die keine Gefahrstoffe freisetzen. So ist z. B. die Thermodesinfektion der Instrumentendesinfektion im Tauchbad vorzuziehen.
– Kann die Freisetzung von gefährlichen Gasen, Dämpfen oder Schwebstoffen nicht unterbunden werden, so sind die Gefahrstoffe am Entstehungsort zu erfassen und gefahrlos zu beseitigen oder es ist eine ausreichende Lüftung zu gewährleisten (z. B. bei Narkosegasen).
– Kann eine Gefährdung trotz der vorgenannten Maßnahmen nicht ausgeschlossen werden, so ist **persönliche Schutzausrüstung** zu tragen, z. B. Schutzhandschuhe, Schutzbrille, Schutzkleidung.
– Für Jugendliche unter 18 Jahren sowie schwangere und stillende Frauen gelten besonders strenge Schutzvorschriften (siehe Lernfeld 1.3.5 u. 1.3.6).

6. Informieren der Beschäftigten

Beschäftigte, die Umgang mit Gefahrstoffen haben, sind auf mögliche Gesundheitsgefahren, erforderliche Schutzmaßnahmen und Verhaltensregeln im Schadensfall hinzuweisen. Dies erfolgt durch eine schriftliche Betriebsanweisung sowie mündliche Erst- und Wiederholungsunterweisungen.

1.3.11 Biostoffverordnung

Die **Biostoffverordnung (BioStoffV)** dient dem Schutz der Beschäftigten vor **biologischen Arbeitsstoffen**. Hierzu gehört z. B. der Kontakt mit **Bakterien, Viren und Pilzen** beim Umgang mit Patienten, Materialien und Gegenständen.
Die Biostoffverordnung unterscheidet:
– **gezielte Tätigkeiten**, die bewusst auf einen bekannten Erreger ausgerichtet sind (z. B. in einem mikrobiologischen Labor) und
– **nicht gezielte Tätigkeiten**, bei denen die Erreger nicht bekannt sind und die Tätigkeit nicht gezielt auf bestimmte Erreger ausgerichtet ist (z. B. in Zahnarztpraxen).

Die **Einstufung der biologischen Arbeitsstoffe** erfolgt in **4 Risikogruppen** mit entsprechender Zuordnung von Schutzstufen und zu ergreifenden Sicherheitsmaßnahmen.

Die Biostoffverordnung schreibt eine **Gefährdungsbeurteilung vor Aufnahme der Tätigkeit** vor, um Schutzmaßnahmen festzulegen. In der Zahnarztpraxis und im zahntechnischen Labor werden nach der Definition der **Biostoffverordnung (BioStoffV)** in der Regel **nicht gezielte Tätigkeiten mit biologischen Arbeitsstoffen** verrichtet, die den Risikogruppen 1–3 zuzuordnen sind. Entsprechend sind nach der **TRBA 250** in der Regel Schutzmaßnahmen der **Schutz-**

Abb. 1.36
Gefahrensymbol für biologische Arbeitsstoffe

siehe auch
Hygieneplan
→ Lernfeld 3.4.7
S. 109

Risikogruppen für biologische Arbeitsstoffe nach der Biostoffverordnung

Risikogruppe 1 – Biologische Arbeitsstoffe, bei denen es **unwahrscheinlich** ist, **dass sie beim Menschen eine Krankheit verursachen.**

Risikogruppe 2 – Biologische Arbeitsstoffe, die eine **Krankheit beim Menschen hervorrufen können** und eine **Gefahr** für Beschäftigte darstellen können; eine Verbreitung des Stoffes in der Bevölkerung ist unwahrscheinlich; eine **wirksame Vorbeugung oder Behandlung ist normalerweise möglich.**

Risikogruppe 3 – Biologische Arbeitsstoffe, die eine **schwere Krankheit beim Menschen hervorrufen können** und eine **ernste Gefahr** für Beschäftigte darstellen können; die Gefahr einer Verbreitung in der Bevölkerung kann bestehen, doch ist normalerweise eine **wirksame Vorbeugung oder Behandlung möglich.**

Risikogruppe 4 – Biologische Arbeitsstoffe, die eine **schwere Krankheit beim Menschen hervorrufen** und eine **ernste Gefahr** für Beschäftigte darstellen; die Gefahr einer Verbreitung in der Bevölkerung ist unter Umständen groß; normalerweise ist eine **wirksame Vorbeugung oder Behandlung nicht möglich.**

stufen **1** bzw. **2** anzuwenden (siehe S.37–39). Zusätzlich sind arbeitsmedizinische Vorsorge-untersuchungen durchzuführen. Hierzu gehören insbesondere Blutuntersuchungen auf Hepatitis-B-Viren (HBV) und Hepatitis-C-Viren (HCV, siehe Lernfeld 3.3.2).

1.3.12 Infektionsschutzgesetz

Weitere Info unter:
www.rki.de
→ Infektionsschutz
→ Infektionsschutz-
gesetz

Das **Infektionsschutzgesetz (IfSG)** ist am 01.01.2001 in Kraft getreten und hat damit das **Bundesseuchengesetz (BseuchG)** und das **Geschlechtskrankheitengesetz (GeschlKrG)** abgelöst.

Das Infektionsschutzgesetz beschränkt sich nicht allein auf den Schutz der Beschäftigten – wie z.B. die Unfallverhütungsvorschriften – sondern dient dem Schutz aller Menschen (siehe Übersicht).

Zweck des Infektionsschutzgesetzes

– Vorbeugung übertragbarer Krankheiten beim Menschen
– frühzeitige Erkennung von Infektionen
– Verhinderung der Ausbreitung von Infektionen

Das **Infektionsschutzgesetz (IfSG)** bestimmt entsprechend auch:
– welche **Krankheiten meldepflichtig** sind (§§ 6 und 7),
– **wer** zur Meldung verpflichtet ist (§ 6) und
– **wie** die Meldung zu erfolgen hat (§§ 9ff).
Die Meldung erfolgt in der Regel durch den **feststellenden Arzt** an das zuständige **Gesundheitsamt**. Meldepflichtig ist z. B. der Nachweis von Krankheitserregern bei Virushepatitis (→ S.91), HIV-Infektion (→ S.93) und Tuberkulose.

Inhalt des Infektionsschutzgesetzes

– Vorbeugung durch Aufklärung als öffentliche Aufgabe
– Koordination des Infektionsschutzes und Früherkennung von Infektionen durch das **Robert-Koch-Institut (RKI)** als zentrale Stelle
– Vorschriften bei meldepflichtigen Krankheiten
– behördliche Maßnahmen (z. B. Entseuchung, Quarantäne)
– vorbeugende Maßnahmen (z. B. Schutzimpfungen)
– Unterrichtungspflicht bei infizierten Blut- und Organspendern
– Vorschriften für Schulen und Gemeinschaftseinrichtungen
– infektionshygienische Überwachung von Krankenhäusern, Arzt- und Zahnarztpraxen
– Beschaffenheit von Trink- und Badewasser
– Abwasserbeseitigung
– Tätigkeits- und Beschäftigungsverbote beim Umgang mit Lebensmitteln (z. B. für Ausscheider von Erregern)
– Versorgung bei Impf- und Gesundheitsschäden
– Aufgaben der Gesundheitsämter

1.3.13 Brandschutz

Die Brandgefahr ist in einer Zahnarztpraxis im Allgemeinen nicht größer als in einer Wohnung. Einige Geräte, Apparate und Materialien können jedoch zu einer besonderen Gefährdung führen. Die Zahnmedizinische Fachangestellte muss daher einige Regeln kennen:
• Vorsicht beim Umgang mit offenem Feuer. Nie eine offene Flamme unbeaufsichtigt lassen.
• Kein offenes Feuer in der Nähe brennbarer Flüssigkeiten (z. B. Alkohol, Benzin) oder Gase verwenden. Eine besondere Gefährdung besteht beim Versprühen alkoholischer Desinfektionsmittel, da der Sprühnebel entzündet werden kann.
• Brennbare feste, flüssige und gasförmige Stoffe von Zündquellen fernhalten. Zündquellen sind:
– offene Flammen
– glimmende Stoffe (Aschenbecher)
– heiße Oberflächen (z. B. Infrarotstrahler)
– elektrische Kontaktfunken (z. B. bei Schaltern, Elektromotoren)
• Spraydosen nicht in der Nähe von Wärmequellen lagern, da sie bei Überhitzung explodieren können. Der Inhalt von Spraydosen kann brennbar sein.
• Laufende Elektrogeräte (wie z. B. Elektroöfen) nicht unbeaufsichtigt lassen.
• Flure und Treppen müssen als Flucht- und Rettungswege stets freigehalten werden.

Verhaltensregeln im Brandfall

• **Ruhe bewahren**
• **Gefahr beurteilen**
– Größe des Brandes?
– Explosionsgefahr?
– Personen gefährdet?
– Gefährliche Substanzen in der Nähe des Brandes?
• **Maßnahmen ergreifen**
– Personen in Sicherheit bringen
– Ausbreitung des Brandes verhindern und Feuerwehr benachrichtigen
– Strom und Gas abstellen
– Fenster und Türen geschlossen halten, damit Zugluft vermieden wird
– Fahrstühle nicht benutzen, da sie stecken bleiben und zur Falle werden können
– Gasflaschen und Gefäße mit leicht brennbaren Flüssigkeiten aus der Nähe des Brandherdes entfernen, wenn keine Gefahr für Leben und Gesundheit besteht.

2 Patienten empfangen und begleiten

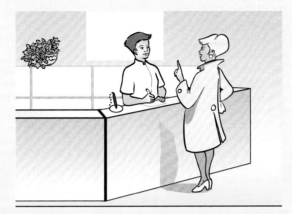

Fallsituation

Die Patientin Frau B. kommt ungeduldig zur Rezeption. Die Zahnmedizinische Fachangestellte Nicole muss sie aufgrund einer Notfallbehandlung noch um eine Viertelstunde Geduld bitten.

Lautstark protestiert Frau B., sie hätte schließlich einen Termin gehabt. Anderswo werde man ganz anders behandelt. Dort müsse man nie warten. Man hätte sie doch vorher anrufen können. Das würde sie sich nicht bieten lassen...
Nicole reagiert höflich und professionell.

Fragen zur Fallsituation

1. Was kann der Grund sein, dass die Patientin so heftig protestiert?
2. Wie reagiert man in so einem Fall?
3. Wie darf man auf keinen Fall reagieren?
4. Wie würden Sie antworten?

→ siehe auch
***Libromed*-CD**
Folie 2.1

2.1 Patientenbetreuung

2.1.1 Grundlagen

Im Mittelpunkt der Arbeit steht der Mensch, genauer – der kranke Mensch. Er kommt, weil er Hilfe braucht. Sie sind da, weil Sie helfen wollen. Eigentlich sind dies gute Voraussetzungen für eine erfolgreiche Behandlung. Wenn da nicht auch einige Stolpersteine wären!
Der **Patient** ist krank, hat vielleicht Schmerzen, ist nervös, unsicher, gereizt, hat Angst.
Sie sind als **Zahnmedizinische Fachangestellte** oft im Stress, müssen unter Termindruck konzentriert arbeiten, müssen für einen reibungslosen Ablauf sorgen, dabei aber auch auf die Wünsche und Be-

dürfnisse der Patienten eingehen. Ein einfacher Job? – Nein! Aber wollten Sie nur einen einfachen Job oder einen Beruf, der Sie herausfordert? Wollten Sie nicht Zahnmedizinische Fachangestellte werden, weil Sie den Umgang mit Menschen lieben?

Der **Patient möchte**, dass man
– ihn ernst nimmt.
– sich wirklich um ihn kümmert.
– sich Zeit für ihn nimmt.
– ihm kompetent hilft.
Dabei ist es für den Patienten oft gar nicht so einfach. Der Gang zum Zahnarzt zählt ja bekanntlich nicht unbedingt zu den angenehmen Dingen des Lebens, auch wenn es im Rahmen der regelmäßigen Prävention (Vorbeugung) gar nicht mehr

Grundlagen zur Patientenbetreuung
→ siehe auch
Leistungsabrechnung Band I, Lernfeld 2 :
z. B. gesetzliche Sozialversicherung, Krankenversichertenkarte, private Krankenversicherung

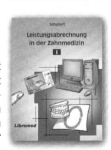

schlimm sein muss! Und doch gibt der Patient in der Zahnarztpraxis einiges auf:

– seine Unabhängigkeit, da er sich anderen anvertrauen muss.
– seine Distanz, da er sich anderen nähern muss.
– seine Sicherheit, da er nicht unbedingt weiß, was auf ihn zukommt.
– seinen persönlichen Schutz, da er bei der Behandlung in Rücklage anderen ausgeliefert ist.

Er braucht deshalb eine vertrauensvolle Atmosphäre, Zuwendung, Verständnis, vielleicht auch Hilfe. Der Patient möchte als eigenständige Person angenommen, ja im besten Sinne des Wortes gut behandelt werden.

Dazu gehört mehr als nur unsere **fachliche Kompetenz**, dazu gehört auch **persönliche und soziale Kompetenz**. Der Patient ist eben mehr als nur die Karies an Zahn 16 oder der verlagerte Weisheitszahn unten links.

Den Wert der fachlichen Leistung können die meisten Patienten nicht beurteilen, sehr wohl aber Umgang und Stil in der Praxis. Dabei ist gerade der **erste Eindruck** beim Betreten der Praxis oder bereits vorher bei der telefonischen Terminvereinbarung entscheidend. Die Zahnmedizinische Fachangestellte an der Rezeption repräsentiert die Praxis nach außen und bestimmt wesentlich das äußere Erscheinungsbild.

Rolle der Zahnmedizinischen Fachangestellten

Der Mensch ist ein **soziales Wesen**. Er kann nicht allein als einzelnes Individuum leben, sondern ist in ein **soziales Umfeld** eingebettet. Dazu gehören seine Familie, Nachbarn, Arbeitskollegen, Freunde und Bekannte (socialis lat. – die Gemeinschaft, Gesellschaft betreffend).

In dieser Gemeinschaft hat jeder Einzelne eine Reihe von unterschiedlichen **sozialen Positionen**. So hat eine Zahnmedizinische Fachangestellte z. B. :

– am Arbeitsplatz die Position der Mitarbeiterin des Zahnarztes
– in der Familie die Position der Tochter, Schwester, Ehefrau oder Mutter
– in der Freizeit z. B. die Position des Mitglieds in einer Jugendgruppe oder einem Verein.

Mit jeder sozialen Position sind bestimmte **Verhaltenserwartungen** der Gemeinschaft verbunden. So erwartet man z. B. von einer Zahnmedizinischen Fachangestellten:

– fachliches Können
– Einsatzbereitschaft
– umsichtiges Handeln
– Hilfsbereitschaft
– Freundlichkeit
– Verantwortungsbewusstsein
– Zuverlässigkeit
– Teamfähigkeit
– Sauberkeit
– gepflegtes Äußeres.

Die Erwartungen an eine soziale Position bestimmen die **soziale Rolle**. Werden die Erwartungen erfüllt, so spielt man die Rolle, die der Position gerecht wird.

Die persönliche Übereinstimmung mit der sozialen Rolle ermöglicht professionelles Handeln. Sie gibt Sicherheit bei der täglichen Arbeit.

Zur **Professionalität** der Zahnmedizinischen Fachangestellten gehört neben den oben genannten Verhaltenserwartungen:

– die eigene Person bei der Arbeit zurück zu nehmen.
– sich auf die Patienten einstellen zu können.
– Überblick auch in schwierigen Situationen zu bewahren.
– die eigenen Grenzen zu kennen.
– sich stets loyal für die Belange der Praxis einzusetzen.

Die **Erwartungen** von Zahnarzt, Kolleginnen und Patienten an eine Zahnmedizinische Fachangestellte können zum Teil sehr verschieden sein. So wird dem Zahnarzt vor allem fachliches Können, gewissenhafte Verrichtung der täglichen Arbeit, organisatorisches Geschick, freundlicher Umgang mit Patienten und Einordnung in das Praxisteam wichtig sein. Die Kolleginnen können demgegenüber z. B. besonderen

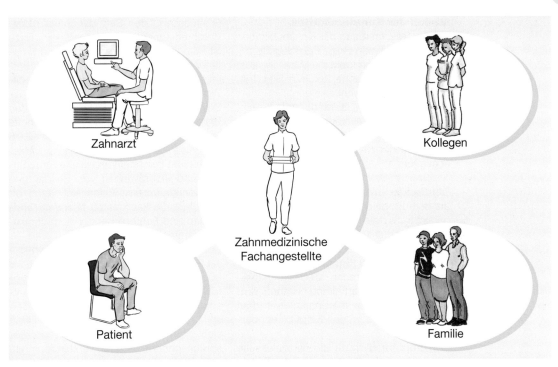

Zahnarzt

Kollegen

Zahnmedizinische
Fachangestellte

Patient

Familie

Wert auf gegenseitige Hilfe, gemeinsame Interessen und geselligen Umgang legen. Die Patienten wiederum erwarten vielfach eine besondere Aufmerksamkeit für ihr persönliches Befinden und eine entsprechend individuelle Behandlung.

Aus diesen unterschiedlichen Rollenerwartungen an eine Zahnmedizinische Fachangestellte kann sich ein **Rollenkonflikt** entwickeln. Ein derartiger Konflikt liegt z. B. vor, wenn man versucht, jedem Patienten eine intensive und umfassende, sorgsam auf seine persönlichen Wünsche ausgerichtete Behandlung zukommen zu lassen, man dazu aber unter dem Zeitdruck und der großen Anzahl von Patienten gar nicht in der Lage ist. Hierbei handelt es sich um einen **Konflikt innerhalb einer Rolle**, nämlich der als Zahnmedizinische Fachangestellte.

Es kann jedoch auch zu einem **Konflikt zwischen zwei verschiedenen Rollen** kommen, z. B.
– der Rolle als Zahnmedizinische Fach-
 angestellte und
– der Rolle als Familienmitglied.

Auf der einen Seite stehen die beruflichen Anforderungen, auf der anderen die Interessen und Verpflichtungen gegenüber der Familie. Häufig entstehen dabei Konflikte, wenn regelmäßig viele Überstunden geleistet werden müssen und sich dann Familie und Freundeskreis vernachlässigt fühlen. Zur **Konfliktlösung** wird man sich um einen Ausgleich zwischen den unterschiedlichen Erwartungen bemühen.

Kommunikation

Als **Kommunikation** bezeichnet man die **Verständigung untereinander**, wobei Gedanken oder Empfindungen mitgeteilt werden (communicatio lat. – Mitteilung).

Die Kommunikation kann mündlich oder schriftlich mit Hilfe der **Sprache**, mit vereinbarten speziellen **Zeichen** oder durch **Mimik**, **Gestik** und **Körperhaltung** erfolgen.
Die Kommunikation kann unmittelbar oder mit Hilfe von Medien (z. B. Broschüren, Schautafeln, Videos, Internet) erfolgen.

Abb. 2.1
Rolle der Zahnmedizinischen Fachangestellten im sozialen Umfeld

→ siehe auch
Libromed-CD
Folie 2.2

Modell der Kommunikation

Bei der Beschreibung der Kommunikation unterscheidet man einige Fachbegriffe:
- **Sender** (von ihm geht die Mitteilung aus)
- **Kode** (z. B. Sprache, Zeichen, Bild, Ton)
- **Kodierung** (Verschlüsselung)
- **Signalisierung** (Übermittlung)
- **Dekodierung** (Entschlüsselung, Interpretation)
- **Empfänger** (nimmt die Mitteilung entgegen)

Der **Sender** muss die Information, die er an den Empfänger übermitteln will, zunächst in Signale oder Worte umsetzen (in Worte fassen). Dies wird als **Verschlüsseln (Kodieren)** bezeichnet.

Die **Übermittlung (Signalisierung)** erfolgt mit Hilfe von Sprache, Zeichen, Mimik, Gestik oder Körperhaltung. Hierbei wird die verschlüsselte Information mit dem gewählten **Kode** an den Empfänger übermittelt.

Der **Empfänger** muss die verschlüsselte Information aufnehmen und die Signale bzw. Worte **entschlüsseln (dekodieren)**.

Er muss also den Sinn der Signale bzw. Worte erkennen bzw. interpretieren. Dazu ist es notwendig, dass Sender und Empfänger Sinn und Bedeutung der übermittelten Worte bzw. Zeichen in gleicher Weise verstehen.

Beim Kodieren bzw. Dekodieren fließen Wortschatz, Erfahrung und Vorstellungen von Sender bzw. Empfänger ein (Abb. 2.2). Die gewählten Worte bzw. Signale sind jedoch nicht immer eindeutig. Die Erfahrungen und Vorstellungen von Sender und Empfänger unterscheiden sich auch oft erheblich. So kann es zu **Missverständnissen** und **Fehlern** bei der Kommunikation kommen (Abb. 2.3).

Deshalb ist eine **Rückmeldung** wichtig – ein **Feedback** (Abb. 2.4).

Dadurch erfährt der Sender, was der Empfänger verstanden hat. Er kann dann entsprechend korrigieren. Ein typisches Beispiel hierfür ist die **Rückfrage**. Wenn man sich nicht sicher ist, ob man den Gesprächspartner richtig verstanden hat, sollte man den Sachverhalt durch eine Rückfrage klären.

Abb. 2.2
Modell der sprachlichen Kommunikation

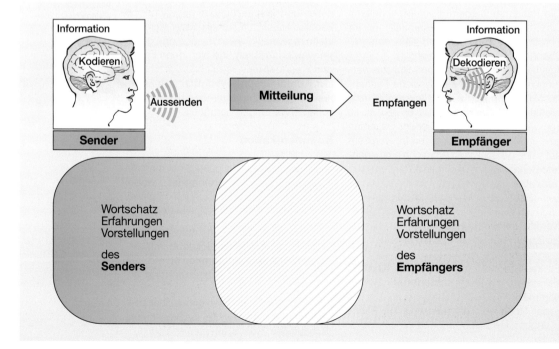

Wenn man dem Gesprächspartner erklärt, was man verstanden hat, spricht man von einer **Rückmeldung (Feedback)**. Dadurch können Missverständnisse vermieden werden.

Bei Unklarheiten ist es besser, nachzufragen als zu interpretieren!

Neben dem **Inhalt der Mitteilung** spielt auch die **Art der Übertragung** eine wichtige Rolle. So wird eine höflich ausgesprochene Bitte im Allgemeinen leichter erfüllt, als eine unfreundlich ausgesprochene Forderung, auch wenn dabei das gleiche gewünscht wird. Man sagt dazu: „Der Ton macht die Musik".

Formen der Kommunikation

Immer wenn Menschen zusammen sind, findet Kommunikation statt.

Kommunikation ist nicht allein auf die Sprache beschränkt. Auch ohne Worte findet Kommunikation statt, z. B durch Mimik, Gestik, Kleidung und Körperhaltung. Entsprechend unterscheidet man:

– **verbale Kommunikation** (verbal – mit Worten)

– **nonverbale Kommunikation** (ohne Worte).

Die nonverbale Kommunikation erfolgt zum Teil unbewusst. Sie kann den ersten Eindruck eines Menschen bestimmen. So besteht z. B. ein großer Unterschied, ob ein selbstsicherer Patient mit aufrechter

Abb.2.3
Kommunikations-störung durch unterschiedliche Vorstellungen und Erfahrungen von Sender (Zahnarzt) und Empfänger (Patient)

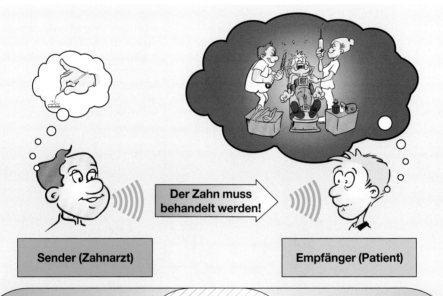

Der Zahn muss behandelt werden!

Sender (Zahnarzt)

Empfänger (Patient)

Der **Sender** hat eine klare Vorstellung von dem, was er mitteilen will. Er übermittelt diese Information mit seinem Wortschatz. Dabei fließen seine Erfahrungen ein – in diesem Fall insbesondere seine zahnärztlichen Fachkenntnisse.

Der **Empfänger** hört die Worte und versucht, sich davon ein Bild zu machen. Um die Information zu verstehen, nutzt er dazu seine Erfahrungen und Kenntnisse – in diesem Fall aus der Sicht des zahnmedizinischen Laien.

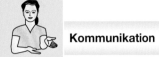
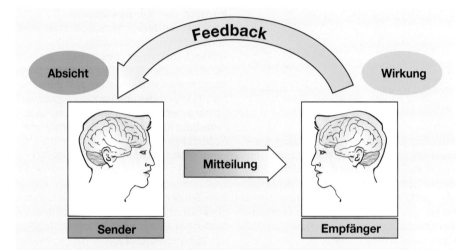

Feedback

Absicht

Wirkung

Mitteilung

Sender

Empfänger

Abb. 2.4
Modell eines
Feedbacks

Haltung die Praxis betritt oder ein ängstlicher Patient mit gesenktem Kopf.

Auch die Zahnmedizinische Fachangestellte sendet nonverbale Botschaften aus. Trommelt sie z. B. an der Rezeption nervös mit den Fingern auf den Schreibtisch, während sie mit einem Patienten einen Termin vereinbart, so signalisiert sie ihm bewusst oder unbewusst, dass sie ungeduldig ist und die Terminabsprache möglichst schnell erledigt haben will. Eine Fachangestellte, die sich einem Patienten zuwendet, ihn bei der Terminabsprache anschaut und dabei freundlich lächelt, signalisiert dem Patienten dagegen, dass er willkommen ist und kann ihm damit vielleicht den Weg zum Zahnarzt zukünftig erleichtern.

Abb. 2.5
Nonverbale
Kommunikation

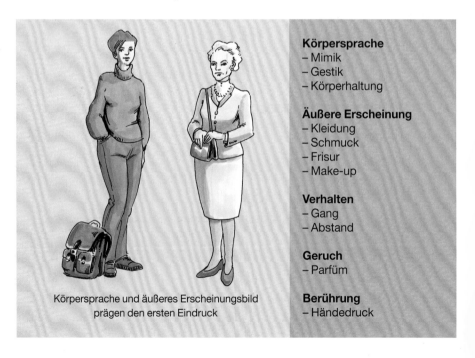

Körpersprache
– Mimik
– Gestik
– Körperhaltung

Äußere Erscheinung
– Kleidung
– Schmuck
– Frisur
– Make-up

Verhalten
– Gang
– Abstand

Geruch
– Parfüm

Berührung
– Händedruck

Körpersprache und äußeres Erscheinungsbild
prägen den ersten Eindruck

2.1.2 Umgang mit Patienten

Umgangsformen

Die meisten Patienten befinden sich beim Gang zum Zahnarzt in einer psychisch angespannten Situation. Der Umgang mit Patienten muss daher mit besonderem **Einfühlungsvermögen** erfolgen.

Man verhalte sich gegenüber dem Patienten stets so, wie man selbst als Patient behandelt werden möchte. Dazu gehören vor allem **Freundlichkeit** und **Höflichkeit**. Bereits Schopenhauer (Philosoph 1788-1860) schrieb: „Höflichkeit ist wie ein Luftkissen, es mag wohl nichts drin sein, aber es mildert die Stöße des Lebens."

Es ist nicht einfach, immer höflich zu bleiben. Gerade in einer angespannten Situation erfordert Höflichkeit ein hohes Maß an **Selbstdisziplin**. Bringt man diese Selbstdisziplin nicht auf, so bedenke man stets, dass ein mühevoll aufgebautes Vertrauensverhältnis bereits durch einen einzigen Misston wieder zerstört werden kann. Gerade der kranke Mensch reagiert besonders empfindlich auf Unfreundlichkeit und Unhöflichkeit.

> *Wenn die Worte nicht stimmen,*
> *misslingen die Werke!*
> *(Konfuzius)*

Eine Zahnmedizinische Fachangestellte muss dabei auch **gut zuhören** können. Wenn sie sich die Wünsche und Sorgen der Patienten in Ruhe anhört, so kann sie bereits dadurch Vertrauen schaffen und die Angst vor der zahnärztlichen Behandlung mindern.

Viele Patienten sprechen sich gerne mit der Fachangestellten aus, wenn sie Schmerzen oder Beschwerden haben. Die Fachangestellte sollte dann dem Zahnarzt diese **Vorinformation** mitteilen, bevor der Patient das Behandlungszimmer betritt. So kann sich der Zahnarzt bereits vor Behandlungsbeginn ein ungefähres Bild von den Wünschen des Patienten machen und sich darauf einstellen.

Beim Umgang mit Patienten bedenke man stets, dass die Zahnmedizinische Fachangestellte – wie der Zahnarzt – der **Schweigepflicht** unterliegt (§ 203 des Strafgesetzbuches). Sie hat die Pflicht, Verschwiegenheit über alles zu wahren, was ihr bei der Ausübung ihres Berufes bekannt wird. Diese Verschwiegenheit bzw. Diskretion ist die Grundlage für das Vertrauen zwischen Patient und Zahnarzt. Ein Patient sollte daher auch nicht im Beisein anderer Patienten nach seinen Beschwerden befragt werden. Wer möchte schon gerne, dass Fremde erfahren, was einem fehlt!

Eine Anmerkung noch zu **Hygienemaßnahmen** im Umgang mit Patienten. Während der Behandlung müssen bei Infektionsgefährdung Handschuhe und Mund-Nasenschutz getragen werden (siehe Lernfeld 3.4.3). Es besteht aber keine Infektionsgefährdung bei der Begrüßung und Verabschiedung des Patienten. Zwischen der Behandlung verschiedener Patienten sind die Handschuhe auch zu wechseln. Also begrüßt und verabschiedet man den Patienten selbstverständlich auch ohne Handschuhe mit heruntergezogenem Mund-Nasenschutz. Schließlich wollen wir einen offenen Dialog mit dem Patienten und können ihm auch unser Gesicht zeigen!

Erst nach der Begrüßung wird der Mund-Nasenschutz übergezogen. Dann erfolgt eine hygienische Händedesinfektion und anschließend werden Handschuhe während der Behandlung getragen. So lassen sich patientenorientierte Umgangsformen und einwandfreie Hygienemaßnahmen gut in Einklang bringen. Der Patient soll die sorgfältigen Hygienemaßnahmen nach der Begrüßung ruhig sehen. Auch dies schafft Vertrauen!

Sprachliche Ausdrucksweise

Beim Gespräch mit Patienten sollten nur fachlich richtige Begriffe der Zahnheilkunde verwendet werden. Dabei sollte man für die Patienten verständlich sprechen und möglichst wenige Fremdwörter benutzen. Die deutsche Sprache bietet genügend Möglichkeiten, sich verständlich und dabei fachlich korrekt auszudrücken!

Hier einige Ausdrücke die man in der Praxis nicht mehr anwenden sollte:

– **plombieren:**
In der Zahnheilkunde werden keine Zähne plombiert, sondern Füllungen gelegt. Plomben werden aus Blei hergestellt (plumbum lat. – Blei). In der Zahnheilkunde wird jedoch kein Blei für Füllungen verwendet (siehe Lernfeld 4).

– **Zahnnerv:**
Den Begriff Zahnnerv verbindet der Patient häufig mit Schmerzen und unangenehmen Zahnbehandlungen.
Dabei meint man in der Regel jedoch nicht den Zahnnerv alleine, sondern die Zahnpulpa in ihrer Gesamtheit als ernährendes Organ des Zahnes. Man sollte daher gegenüber Patienten nur von Zahnmark oder Pulpa sprechen.

– **Zahnziehen:**
Zähne werden in der Regel nicht einfach gezogen, sondern durch hebelnde oder drehende Bewegungen entfernt. Darum sollte man nur von einer Zahnentfernung oder Zahnextraktion sprechen.

– **Nervnadel:**
Der Begriff Nervnadel hat für Patienten etwas Bedrohliches. Man sollte daher während der Behandlung nur den wissenschaftlich korrekten Begriff Exstirpationsnadel verwenden.

Eine korrekte Ausdrucksweise ist von großer Bedeutung für das Ansehen der Zahnheilkunde. Die Zeiten des „Zahnziehens" und „Plombierens" sollten daher endgültig vorbei sein.

Vom Empfang bis zur Verabschiedung

Der erste Patientenkontakt

Der erste Kontakt eines Patienten mit der Praxis erfolgt meist telefonisch bei der Terminvereinbarung, die erste persönliche Begegnung findet in der Regel an der Rezeption statt. Der Patient gewinnt dabei den **ersten Eindruck von der Praxis**, der große Bedeutung für die gesamte spätere Behandlung hat.

Bereits nach dem ersten Kontakt hat der Patient eine Vorstellung, ob er in der Praxis persönlich ernst genommen und fachlich kompetent behandelt wird. Der Patient will an der Rezeption im wahrsten Sinn des Wortes empfangen und nicht nur zur Kenntnis genommen und verwaltet werden.

> Für den ersten Eindruck
> gibt es keine zweite Chance!

Entsprechend soll die Rezeption nicht nur zweckmäßig, sondern auch einladend gestaltet sein. Der Tresen sollte dazu nicht zu hoch sein, ein frischer Blumenstrauß kann das Ambiente auflockern, farbenfrohe Bilder können für eine freundliche Atmosphäre sorgen.

Die Rezeption sollte – wie die gesamte Praxis – **sauber und aufgeräumt** sein. Berge von Papier und herumliegende Karteikarten wirken unorganisiert und chao-

---

Grundregeln für den Umgang mit Patienten

– Begrüßen Sie die Patienten stets freundlich und hören Sie sich ihre Wünsche in Ruhe an!
– Geben Sie den Patienten Ihre ungeteilte Aufmerksamkeit!
– Wenden Sie sich den Patienten beim Gespräch zu und halten Sie freundlichen Blickkontakt!
– Versuchen Sie, eine vertrauensvolle Atmosphäre zu schaffen, und reden Sie die Patienten mit ihren Namen an!
– Vermitteln Sie Sicherheit durch Ruhe und Gelassenheit!
– Bleiben Sie auch in angespannten Situationen höflich und freundlich! Gebrauchen Sie dazu häufig die Worte „bitte" und „danke"!
– Nehmen Sie insbesondere auf ältere Menschen und Kinder Rücksicht! Bleiben Sie dabei geduldig, auch wenn die Behandlung mal etwas länger dauert!
– Bewahren Sie sich stets ein Lächeln und loben Sie die Patienten auch, wenn sie gut mitarbeiten!
– Sprechen Sie stets laut und deutlich! Überschütten Sie die Patienten dabei nicht mit Fachausdrücken!
– Achten Sie auf Ordnung und Sauberkeit am Arbeitsplatz!
– Seien Sie selbst stets gut gepflegt!
– Informieren Sie die Patienten eingehend über die Behandlungszeiten und den Praxisablauf!
– Achten Sie stets auf die in einer Zahnarztpraxis erforderliche Diskretion und Schweigepflicht!

Denken Sie positiv!

tisch. Unbewusst überträgt der Patient diesen Eindruck auch auf die Behandlungsweise in der Praxis. Ordnung und Sauberkeit am Empfang und im Wartebereich verbindet der Patient auch mit Hygiene und Sorgfalt bei der Behandlung. Entsprechend sollten Formulare, Behandlungsunterlagen und Arbeitsmaterialien griffbereit in entsprechenden Ablagefächern und Schränken untergebracht sein und nicht herumliegen.

Bei der **Begrüßung** soll der Patient persönlich angesprochen werden. Dazu wendet man sich dem hereinkommenden Patienten zu und nimmt freundlichen Blickkontakt auf. Lächeln Sie – ein Lächeln vermittelt Sympathie! Stellen Sie sich selbst mit Namen vor (tragen Sie bitte ein Namensschild) und sprechen Sie den Patienten nach Möglichkeit mit seinem Namen an! Geben Sie dem Patienten Ihre ungeteilte Aufmerksamkeit und gehen Sie auf sein Anliegen ein!

Zur **Eröffnung des Gesprächs** eignet sich eine so genannte offene Frage, wie zum Beispiel: „Was kann ich für Sie tun?" Der Patient kann dann offen seinen Wunsch äußern. Sollte dabei etwas unklar bleiben, so fragt man gezielt nach. So kann man das Anliegen konkretisieren und Missverständnisse ausräumen.

Bleiben Sie stets ruhig – auch wenn viel zu tun ist!
In der Ruhe liegt die Kraft!

Aufnahme der Personalien

Von jedem neuen Patienten müssen die persönlichen Daten aufgenommen werden. Bei gesetzlich versicherten Patienten ist dies mit der Krankenversichertenkarte relativ einfach.

Wenn keine Versichertenkarte vorliegt, werden die persönlichen Daten selbstverständlich nicht im Wartezimmer oder im Beisein anderer Patienten erhoben, da hier **Schweigepflicht** und **Datenschutz** zu beachten sind. Medizinische Einzelheiten werden aus diesem Grund auch nicht an der Rezeption, sondern im Behandlungszimmer besprochen.

Persönliche Daten, Anliegen und Wünsche der Patienten werden nicht im Beisein anderer Patienten erfragt!

Verhalten am Telefon

Das Telefonieren ist ein wichtiges Hilfsmittel in einer gut organisierten Zahnarztpraxis. Beim Telefonieren repräsentiert die Zahnmedizinische Fachangestellte die Praxis nach außen und stellt dabei häufig den **ersten Kontakt** mit einem neuen Patienten her.

Man muss daher am Telefon stets **freundlich und höflich** sein, auch wenn der Anruf vielleicht gerade zu einem ungünstigen

Regeln zum Verhalten am Telefon

– Lassen Sie das Telefon nicht länger klingeln als nötig!
– Melden Sie sich am Telefon mit dem Namen der Praxis, dem eigenen Namen und ggf. einem freundlichen Gruß (z. B. „Praxis Dr. Schmitz -, mein Name ist Petra Müller, Guten Tag")!
– Lächeln Sie! Ein Lächeln vermittelt Sympathie – auch am Telefon!
– Merken Sie sich den Namen des Gesprächspartners! Falls Sie den Namen nicht verstanden haben, so fragen Sie nach! Lassen Sie sich den Namen bei Unklarheiten buchstabieren!
– Hören Sie aufmerksam zu! Lassen Sie den Patienten ausreden!
– Schreiben Sie sich wichtige Einzelheiten sofort auf (Gesprächspartner, Datum, Inhalt des Gesprächs, Vereinbarungen)!
– Sprechen Sie den Gesprächspartner persönlich an – also mit seinem Namen!
– Sprechen Sie laut und deutlich! Geben Sie sich dabei besondere Mühe bei älteren und nicht deutschsprachigen Patienten!
– Bleiben Sie stets höflich und freundlich!
– Ist der Zahnarzt gerade nicht abkömmlich, so notieren Sie sich Namen und Telefonnummer des Anrufers, damit der Zahnarzt zurückrufen kann!
– Geben Sie am Telefon keine Auskünfte, die der Schweigepflicht unterliegen!
– Wollen Sie selbst ein Gespräch führen, so besorgen Sie sich vorher alle dazu nötigen Unterlagen! Bereiten Sie das Telefonat vor!

Es kommt auf Sie an! Mit Ihrem Verhalten am Telefon stellen Sie **Kompetenz und Professionalität** der Praxis nach außen dar!

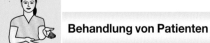
Zeitpunkt kommt. Damit keine Informationen verloren gehen, trägt man telefonisch vereinbarte Termine und Bestellungen direkt in den Terminkalender bzw. das Bestellbuch ein.

Vorsichtig muss man sein, wenn am Telefon Auskünfte über einen Patienten gewünscht werden. Da man der **Schweigepflicht** unterliegt, dürfen keine Auskünfte über Patienten an Unbefugte gegeben werden. In Zweifelsfällen sollte das Gespräch an den Zahnarzt weitergeleitet werden.

Im Wartezimmer

Auch im Wartezimmer ist kompetente Betreuung wichtig:

– Ist das Wartezimmer aufgeräumt?
– Sind der Fußboden und alle Ablageflächen sauber?
– Sind die Zeitschriften sortiert oder liegen sie überall herum?
– Liegt Informationsmaterial über die Praxis und besondere Behandlungsschwerpunkte aus?
– Sind Kinderbücher und ansprechendes, sauberes Spielzeug vorhanden?
– Werden die Patienten rechtzeitig informiert, wenn sich eine geplante Behandlung aufgrund eines Notfalls verzögert?
– Sind die Blumen gepflegt? Werden sie regelmäßig gegossen?

Rufen Sie die Patienten bitte nicht über die Sprechanlage auf! Die Patienten möchten **persönlich angesprochen** und betreut werden. Sie sollten entsprechend jeden Patienten persönlich aus dem Wartezimmer holen und ins Behandlungszimmer begleiten!

Beachten Sie bitte, dass der Patient im Wartezimmer Zeit hat, sich alles in Ruhe anzuschauen. Ist das Wartezimmer unaufgeräumt und unsauber, so fällt dies auf das gesamte Praxisteam zurück. Kontrollieren Sie daher bitte regelmäßig das Wartezimmer auf **Sauberkeit** und **Ordnung**, zumindest morgens vor Beginn der Sprechstunde sowie mittags und abends nach Verlassen des letzten Patienten!

Setzen Sie sich in einer ruhigen Minute mal selbst ins Wartezimmer! Wie wirkt das Wartezimmer auf Sie aus der Sichtweise des Patienten? Wann waren Sie zuletzt im Wartezimmer?

Im Behandlungszimmer

Das Behandlungszimmer muss **aufgeräumt und sauber** sein. Es ist hilfreich, wenn zur Ablenkung des Patienten an der Decke über dem Behandlungsstuhl ein beruhigendes Bild oder Ähnliches hängt. Auch dies muss natürlich regelmäßig gereinigt werden.

Der Patient sollte im Behandlungszimmer **nicht zu lange warten** müssen. Er weiß, dass die Behandlung jetzt jederzeit beginnen kann. Eine längere Wartezeit im Behandlungszimmer kann den Patienten daher unsicher und unruhig machen.

Im Behandlungszimmer sollte ausreichend **Informationsmaterial** für ein Beratungsgespräch vorhanden sein. Dazu gehören Patientenbroschüren, Merkblätter, Schaumodelle und Grafiken, gegebenenfalls auch Farbatlanten, Videokassetten und Computeranimationen.

Doch Vorsicht, zuviel des Guten kann den Patienten auch überfordern! Bei der Vorführung von Filmaufnahmen besteht grundsätzlich die Gefahr, dass der Patient allein gelassen wird. Der Patient kann dann das Gefühl bekommen, dass man es sich in dieser Praxis sehr einfach macht

Abb. 2.6
Die ideale Zahnmedizinische Fachangestellte

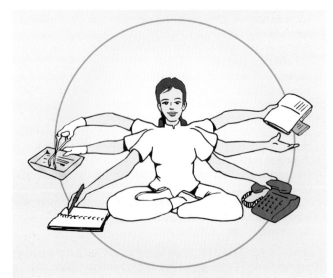

und das persönliche Gespräche durch Technik ersetzt.

Bei der **Behandlung** sollte man dem Patienten so weit es geht helfen. Dazu gehören ausreichend lange Pausen, Erklärungen zum Behandlungsablauf und Hinweise zu Verhaltensregeln nach der Behandlung. Selbstverständlich ist der Patient zum Schluss sorgfältig von Abformmaterialien und Zementresten zu befreien. Helfen Sie dem Patienten beim Aufstehen und begleiten Sie ihn anschließend zur Rezeption, wo gegebenenfalls noch ein weiterer Termin zu vereinbaren ist.

Im Prophylaxeraum

Hier muss Informationsmaterial über Karies und Parodontalerkrankungen, richtige Zahnpflege, zahnfreundliche Ernährung und regelmäßige Fluoridierung zur Verfügung stehen.

Neben den klassischen Broschüren, Schautafeln und Modellen sind hier auch moderne Medien sinnvoll. Dazu können Videokassetten, Computersimulationen und auch eine intraorale Kamera eingesetzt werden.

An erster Stelle steht jedoch – im wahrsten Sinn des Wortes – **das Begreifen**. Der Patient soll hier Zahnputztechniken unter Anleitung einüben können. Er soll die Möglichkeit haben, selbst auszuprobieren, zu fühlen, zu machen und so zu verstehen. Hierzu gehört auch, in Ruhe fragen zu können, um es unter geduldiger Anleitung immer besser zu machen.

> *Wenn ihr's nicht fühlt,*
> *ihr werdet's nicht erjagen!*
> *(Goethe)*

Die Patiententoilette

Die Reinigungskraft macht die Patiententoilette in der Regel nur abends nach Ende der Sprechstunde sauber. Die Patiententoilette sollte aber auch **tagsüber auf Sauberkeit und Ordnung kontrolliert** werden!

– Liegen Einzelzahnbürsten sowie Portionspackungen Zahnpaste und Zahnseide aus?

– Ist ein Informationsblatt zur richtigen Zahnpflege gut sichtbar angebracht?
– Sind noch genügend Einmalhandtücher, Waschlotion und Toilettenpapier vorhanden?

Das stille Örtchen sollte im Rahmen der Praxisorganisation nicht zum vergessenen Örtchen werden!

Umgang mit bestimmten Patientengruppen

Ängstliche Patienten

Viele Patienten haben Angst vor dem Zahnarztbesuch. Die Angst wird vor allem dadurch ausgelöst, dass die Patienten nicht wissen, was auf sie zukommt: Wird der Zahnarzt Karies finden? Wird er bohren? Wird es weh tun?

Die Angst hat 3 Komponenten:

– **Gedanken und Gefühle:**
 Der Patient macht sich Gedanken, was sein könnte. Er stellt sich vor, wie schlimm es werden könnte (siehe Abb. 2.3). Dabei kann er ein Gefühl der Hilflosigkeit bekommen.

– **Körperliche Reaktionen:**
 Der Puls beschleunigt sich, die Atmung wird schneller. Der Patient fängt an zu schwitzen, kann sich verkrampfen, bekommt vielleicht ein flaues Gefühl im Magen, der Mund kann trocken werden.

– **Verhalten:**
 Der Patient wird unruhig und kann aggressiv werden (will „Dampf ablassen"). Es kommt zu typischen Veränderungen von Mimik, Gestik und Sprechweise.

Durch die tägliche Routine kann es mit der Zeit kommen, dass man das Gefühl für die Ängste und Sorgen der Patienten verliert. Man sollte sich deshalb immer wieder in die Lage der Patienten versetzen. Wie fühlte man sich z. B. selbst beim letzten Zahnarztbesuch?

Die Zahnarztpraxis sollte kein seelenloser Reparaturbetrieb sein, sondern ein Kompetenzzentrum für die Zahn- und Mundgesundheit der Patienten. Gerade im zunehmend von moderner Technik geprägten Umfeld werden die menschlichen

Seien Sie freundlich! Lächeln Sie!

Ein Lächeln ist oft das Wesentliche. Man wird mit einem Lächeln belohnt oder belebt.

Antoine de Saint-Exupéry

Faktoren immer wichtiger, wie z. B. Einfühlungsvermögen, Hilfsbereitschaft und Freundlichkeit. Hinzu muss ein patientenorientierter Service kommen, der durch Zuverlässigkeit, Pünktlichkeit, Diskretion und Eingehen auf die Belange der Patienten gekennzeichnet ist.

Deshalb sollte man sorgfältig auf Zeichen der Angst bei Patienten achten und individuell darauf eingehen. Dazu gehört es, sich persönlich um den ängstlichen Patienten zu kümmern und sich Zeit für ihn zu nehmen.

Faktoren, die Angst machen können

- Ungewissheit über die bevorstehende Behandlung
- Gefühl der Wehrlosigkeit (sich ausgeliefert fühlen), insbesondere bei der Behandlungsposition in Rücklage
- Erzählungen anderer Patienten von schmerzhaften Behandlungen
- lange Wartezeiten (der Mut wird mit der Zeit kleiner)
- räumliche Enge, schlechte Luft
- Geräusche aus dem Nebenzimmer
- Schmerzen schon vor der Behandlung
- gefährlich aussehende Geräte und Instrumente
- Hektik in der Praxis
- unfreundliches Praxisteam und gereizte Stimmung in der Praxis
- unpersönliche Behandlung (Praxisteam kennt den Patienten nicht, Name wird falsch ausgesprochen oder mehrfach nachgefragt)
- Mangel an Diskretion
- unverständliche Fachausdrücke
- unklare Diagnose
- weißer Kittel (Erinnerung an frühere Behandlungen)
- erkennbar schlechter Hygienestandard
- Aufklärung des Patienten über mögliche Risiken und Gefahren von Behandlungsmaßnahmen
- Aufzählung möglicher Nebenwirkungen im Beipackzettel von Arzneimitteln

Schwangere Patienten
→ siehe Lernfeld 7.6, S.234

Kinder

Kinder lassen sich in ihrem Verhalten sehr von positiven oder negativen Gefühlen gegenüber Personen und Situationen beeinflussen. Man bemühe sich daher, für die Kinder ein **positives Umfeld** zu schaffen, das ihnen den Gang zum Zahnarzt erleichtert. Der natürliche Spiel- und Betätigungstrieb sowie die naturgemäße Neugierde der Kinder können dabei zur Gewöhnung an die ungewohnte Umgebung in der Zahnarztpraxis genutzt werden.

Kinder erfordern viel **Zeit und Zuspruch**. Sie benötigen unsere Zuneigung und Anerkennung. Dabei hüte man sich jedoch vor falschen Versprechungen, da nicht eingehaltene Zusagen zu einem tiefen Vertrauensbruch führen können. Man sage daher niemals, der Zahnarzt werde bestimmt nicht bohren und die Behandlung werde bestimmt nicht weh tun. Ist die Behandlung anschließend dann doch schmerzhaft, so stellt dies einen glatten Vertrauensbruch dar, den das Kind für lange Zeit nicht vergisst.

Nur ein ehrlicher Umgang bringt auf lange Sicht Erfolg – nicht nur bei der Behandlung von Kindern. Dabei muss man sich Zeit nehmen, um die Kinder an die Praxis zu gewöhnen. Es dauert lange, bis man das Vertrauen der Kinder hat, wobei es wichtig ist, den Kindern einzelne **Behandlungsschritte verständlich zu erklären**. Dabei muss man naturgemäß von der üblichen Fachsprache abweichen und kindgerechte Ausdrücke gebrauchen, wie z. B.:
- „die schwarzen Punkte entfernen" für Exkavieren einer Karies
- „Zahn füllen" für Legen einer Füllung
- „mit einem Lichtfön trocknen" für Lichtpolymerisation einer Füllung
- „den Zahn fotografieren" für Röntgen eines Zahnes
- „einen kleinen Piekser machen" für Durchführung einer Injektion.

Die Sprache muss dem Alter des Kindes angepasst sein. Ältere Kinder können beleidigt reagieren, wenn sie noch wie kleine Kinder angesprochen werden. Man kann daher keine festen Altersangaben machen, wie man welches Kind in welchem Alter zu behandeln hat. Vielmehr kommt es auf das Fingerspitzengefühl des Zahnarztes und der Zahnmedizinischen Fachangestellten an.

Frühzeitig sind die Kinder als eigenständige Persönlichkeiten zu akzeptieren. Sie haben ihren eigenen Willen, müssen jedoch auch lernen, dass die Zahnbehandlung wichtig für ihre Gesundheit ist. Dabei sollten sie stets auch auf die Notwendigkeit einer regelmäßigen, sorgfältigen Zahnpflege hingewiesen werden.

Umgang mit Kindern

- Planen Sie ausreichend Zeit ein!
- Geben Sie dem Kind Zeit zum Eingewöhnen!
- Nehmen Sie dem Kind die Angst vor dem Unbekannten, indem Sie Schritt für Schritt erklären!
- Versprechen Sie nichts, was Sie nicht einhalten können!
- Hantieren Sie nicht mit Spritzen oder Zangen vor den Augen des Kindes!
- Halten Sie sich an Absprachen!
- Verwenden Sie eine altersgerechte Sprache! Nutzen Sie die Phantasie des Kindes!
- Stärken Sie das Selbstbewusstsein des Kindes! Deshalb loben Sie es bei jedem noch so kleinen Erfolg!
- Beenden Sie jede Behandlung positiv! Das Kind soll gerne wieder kommen!

Kinder sind unsere Zukunft – unsere Chance!

Ältere Patienten

Der Anteil älterer Patienten nimmt in der täglichen Praxis stetig zu. Gründe hierfür sind:

- Anstieg der durchschnittlichen Lebenserwartung und
- Rückgang der Geburtenrate.

Die zu Beginn des vorigen Jahrhunderts noch typische Alterspyramide mit einer breiten Basis aufgrund des hohen Anteils junger Menschen wird zunehmend auf den Kopf gestellt (Abb. 2.7).

Die veränderte Altersstruktur wird auch die zukünftige Entwicklung der Zahnheilkunde erheblich beeinflussen. Dabei wird es ein wesentliches Ziel sein, die Lebensqualität auch im Alter noch lange auf einem zufriedenstellenden Niveau zu halten.

Geriatrie – Altersheilkunde:
Aufgabe ist die Vorbeugung, Erkennung und Behandlung von Krankheiten des alternden und alten Menschen (geros gr. – Alter, Greis)

Gerontologie – Altersforschung:
Lehre vom Altern des Menschen und den damit verbundenen körperlichen, seelischen und sozialen Veränderungen (logos gr. – Lehre)

Gerostomatologie – Alterszahnheilkunde:
Zweig der Zahnheilkunde mit besonderer Berücksichtigung des alten Menschen und den im Alter auftretenden Veränderungen im Zahn-, Mund- und Kieferbereich (stoma gr. – Mund)

Abb. 2.7
Bevölkerungsentwicklung in Deutschland von 1910 bis 2030 (geschätzt)

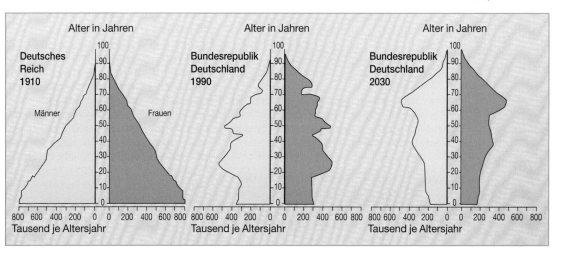

Im Alter treten oft **mehrere Krankheiten gleichzeitig** auf, die häufig nur gelindert aber nicht geheilt werden können. Typische Erkrankungen im Alter sind:
– Krankheiten von Herz und Kreislauf
– Stoffwechselkrankheiten (z. B. Diabetes mellitus)
– Gefäßkrankheiten (z. B. Durchblutungsstörungen)
– Lungenkrankheiten (z.B. Asthma, Bronchitis)
– bösartige Tumoren
– Krankheiten des Nervensystems
– Krankheiten des Halte- und Bewegungsapparates (z. B. Rheuma, Arthrose)

Aufgrund dieser Erkrankungen müssen oft mehrere Medikamente eingenommen werden, die wiederum bei der zahnärztlichen Behandlung zu berücksichtigen sind. Viele Medikamente haben dabei die unangenehme Nebenwirkung, dass sie zu einer **Mundtrockenheit** führen. Dies kann insbesondere bei herausnehmbarem Zahnersatz sehr belastend sein.

Das Alter geht nicht zwangsläufig mit körperlichem und geistigem Verfall einher. Es ist insbesondere zwischen dem **kalendarischen Alter** (Geburtsdatum) und dem **biologischen Alter** zu unterscheiden, also dem tatsächlichen Alterungsprozess, der von Mensch zu Mensch sehr verschieden sein kann. Es gibt viele jung gebliebene Alte, die weitgehend gesund sind und keine Hilfe benötigen.

Typische **Veränderungen im Alter** sind:
– Nachlassen der Sinneswahrnehmungen (Sehen, Hören, Riechen)
– Minderung der Geschicklichkeit und Feinmotorik.

Dies kann an der schlechter werdenden Zahnpflege besonders deutlich werden und zu Entzündungen von Zahnfleisch und Mundschleimhaut führen.

Manche ältere Patienten sehen den Zahnbelag nicht, sie riechen ihn nicht, sie schmecken ihn nicht und sie können ihn durch nachlassende Geschicklichkeit auch nicht vollständig entfernen!

Der Umgang mit älteren Patienten erfordert ein hohes Maß an Takt und Einfühlungsvermögen. Bei der Behandlung älterer Patienten ist vor allem die langsamere Aufnahme und Umsetzung von neuen Informationen zu berücksichtigen. Man muss dem Patienten also genügend Zeit geben.

Informationen sollten möglichst erklärt werden, da der Patient eher bereit ist etwas zu tun, wenn er von dessen Sinn überzeugt ist. Sprechen Sie ihn dazu direkt an und nicht über eine Begleitperson. Er muss schließlich selbst entscheiden und möchte deshalb auch persönlich angesprochen werden.

Durch unsere Behandlung soll auch der ältere Patient in die Lage versetzt werden, sich selbst aktiv und eigenverantwortlich um seine Gesundheit zu kümmern. Das persönliche Gespräch ist dazu die Basis!

Umgang mit älteren Patienten

– Der ältere Patient sollte stets direkt angesprochen werden (nicht über die Begleitperson).
– Auch der alte Mensch verdient Respekt und Anerkennung. Deshalb bitte keine Verniedlichungen bei der Anrede!
– Langsam und deutlich sprechen!
– Informationen dosiert vermitteln, sodass der Patient dem Gespräch folgen kann! Dabei geduldig das verzögerte Aufnahmevermögen des Patienten beachten!
– Sinnzusammenhänge erklären, da der ältere Patient eher bereit ist etwas zu befolgen, wenn er von dessen Sinn überzeugt ist!
– Wichtige Informationen zusätzlich als Gedächtnisstütze aufschreiben!
– Hilfe beim Hinsetzen, Aufstehen und Gehen anbieten! Drängen Sie sich jedoch nicht auf, sondern lassen Sie den Patienten alles selber machen, was er selber kann!
– Sicheren Rücktransport aus der Praxis nach Hause oder zum Pflegeheim organisieren!

Wir werden alle mal alt – hoffentlich!

Lösung von Konflikten

So sehr man sich auch bemüht, ein Konflikt kann leider nicht immer vermieden werden. Häufig lassen die Patienten dabei ihren Ärger bei der Zahnmedizinischen Fachangestellten aus.

Zur **Konfliktlösung** muss man generell unterscheiden:
– den Grund der Beschwerde und
– die Art und Weise der Darstellung.

Ist der Patient erregt, so versuche man zunächst, eine **sachliche Ebene** für ein Gespräch zu erreichen. Der Konflikt sollte daher nicht durch eine unbedachte Äußerung gesteigert werden. Vielmehr bemühe man sich, den Patienten zu beruhigen und die angespannte Situation zu entkrampfen. Dies erfolgt am besten, indem man **freundlich auf die Beschwerde eingeht**. Dazu ist es oft sinnvoll, den Patienten in ein Nebenzimmer zu bitten, wo man in Ruhe ohne Zuhörer mit dem Patienten sprechen kann.

Wenn der Patient nun merkt, dass man sachlich auf sein Problem eingeht, so ist der erste Schritt zur Konfliktlösung bereits getan. Hat der Patient mit seinem Anliegen Recht, so sollte man die Größe haben, sich für den Fehler zu entschuldigen. Schließlich sind wir nur Menschen und können uns auch irren. Wir können aber **Fehler auch zugeben!**

Ist das Problem anschließend gelöst und der Patient zufrieden, so sollte man wieder zur Tagesordnung übergehen und dem Patienten auch in Zukunft unvoreingenommen entgegentreten.

> Wer die Selbstbeherrschung verliert, verliert auch sein Gesicht!

True ♡

2.2 Vorbereitung der Behandlung

Eine systematische Behandlung erfordert eine sorgfältige Vorbereitung. Der **Behandlungsablauf** gliedert sich dazu in folgende Abschnitte:

Anamnese	– Krankenvorgeschichte (anamnesis gr. – Erinnerung)
Befunderhebung	– Untersuchung des Patienten
Diagnose	– Erkennung und Benennung einer Krankheit (diagnosis gr. – Entscheidung)
Therapie	– Behandlung einer Krankheit

Während Befunderhebung, Diagnose und Therapie fachbezogen in den jeweiligen Lernfeldern erläutert werden, folgen hier die Grundlagen zur Anamnese.

> **Befunderhebung und Diagnostik**
> → siehe Lernfeld 4.4, S.128

Aufbau der Anamnese

Bei der Erhebung der **Anamnese (Krankenvorgeschichte)** wird der Patient nach Allgemeinerkrankungen **(allgemeine Anamnese)** und über Beschwerden im Zahn-Mund-Kieferbereich **(spezielle Anamnese)** befragt.

Bei Verdacht auf eine erblich bedingte Erkrankung (z. B. bei Anomalien der Zahnhartsubstanzen, Kieferfehlstellungen oder Gerinnungsstörungen) kann ergänzend nach entsprechenden Erkrankungen in der Familie gefragt werden **(Familienanamnese)**.

Allgemeine Anamnese

Bei Patienten, die zum ersten Mal die Praxis aufsuchen, muss zunächst eine allgemeine Anamnese erhoben werden. Dazu ist ein vorgedruckter **Anamnesebogen** hilfreich (Abb. 2.8). Der Patient kann diesen Fragebogen bereits vor der Behandlung im Wartezimmer in einer entsprechenden Schreibecke ausfüllen.

Der Anamnesebogen sollte **mit Datum versehen** und später regelmäßig aktualisiert werden. Patienten, die bereits längere Zeit nicht mehr in der Praxis waren, sollten deshalb routinemäßig nach zwischenzeitlich aufgetretenen Erkrankungen befragt werden.

> Der **Anamnesebogen** muss **regelmäßig aktualisiert** werden:
> → neue Erkrankungen?
> → neue Medikamente?
> → Allergien?

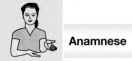

Der Zahnarzt kann sich zu Beginn der Untersuchung anhand des Anamnesebogens über das Allgemeinbefinden des Patienten orientieren und dann gezielt weitere Fragen stellen.

Sollte ein Patient Hilfe beim Ausfüllen des Anamnesebogens benötigen, so sollte man die Fragen mit ihm gemeinsam durchgehen. Aus Gründen des Datenschutzes und der erforderlichen Diskretion geht man dazu mit dem Patienten am besten in ein Behandlungszimmer.

Der **Wert der allgemeinen Anamnese** ist im Rahmen der modernen, den ganzen Menschen betrachtenden Zahnheilkunde nicht zu unterschätzen. Schließlich ist die Zahnmedizin ein Teilgebiet der Medizin. Bei vielen Allgemeinerkrankungen liegen typische Befunde im Zahn-Mund-Kieferbereich vor!

Die sorgfältige Erhebung der allgemeinen Anamnese dient dazu:
- **wechselseitige Einflüsse** von Allgemeinerkrankungen und Erkrankungen im Zahn-Mund-Kieferbereich **zu erkennen** und
- **gesundheitliche Risiken** durch Allgemeinerkrankungen **zu erfassen**, um sie bei der zahnärztlichen Behandlung entsprechend berücksichtigen zu können.

Hierbei ist zum Beispiel an folgende Zusammenhänge zu denken:
- **Anästhesierisiken** durch Herz- oder Schilddrüsenerkrankungen
- **Blutungsneigung** bei Gerinnungsstörungen
- **Endokarditisrisiko** (Entzündung der Herzinnenschicht mit Gefahr einer Herzklappenschädigung) bei Entzündungen oder Behandlungen im Mundbereich
- **Wundheilungsstörungen** bei Diabetes mellitus (Zuckerkrankheit)
- **Rauchen** als Risikofaktor für Mundhöhlenkrebs, Parodontalerkrankungen und Wundheilungsstörungen
- **Parodontalerkrankungen** als Risikofaktor für Herz-Kreislauf-Krankheiten, Diabetes und Frühgeburten

- **Kopf- bzw. Gesichtsschmerz** durch funktionelle Störungen des Kauorgans
- **Allergien** durch zahnmedizinische Materialien
- **Zahnfleischwucherungen** (Gingivahyperplasien) und **Mundtrockenheit** durch Arzneimittel.

Spezielle Anamnese

Bei der speziellen Anamnese werden Beschwerden und Erkrankungen im Zahn-Mund-Kieferbereich erfragt.
- Warum sucht der Patient die Praxis auf?
  (Kommt er nur zur routinemäßigen Kontrolluntersuchung oder wünscht er die Beseitigung eines speziellen Problems? Benötigt er eine umfassende Gesamtsanierung?)
- Hat er Schmerzen?
  (Wo sind die Schmerzen? Seit wann und wie stark? Tritt der Schmerz auch in Ruhe auf oder nur bei Belastung? Ist der Schmerz durch einen äußeren Reiz auslösbar? Nimmt der Patient deshalb Medikamente ein?)
- Wann war der Patient zuletzt beim Zahnarzt?
- Sind Röntgenaufnahmen oder andere Befundunterlagen vorhanden?
- Wie pflegt der Patient sein Gebiss? Wie sind seine Mundhygienegewohnheiten?

Bei **Unfällen und Verletzungen** ist es besonders wichtig, Ort, Zeit und Unfallhergang zu erfragen und sorgfältig festzuhalten, da in diesen Fällen oft später Anfragen von Versicherungen oder anderen Stellen kommen.

Bei erhöhtem Kariesrisiko kann ergänzend ein spezieller **Ernährungsfragebogen** sinnvoll sein. Im Einzelfall kann die Reihenfolge von allgemeiner und spezieller Anamnese auch umgekehrt werden. Bei einem neuen Patienten kann es z. B. wichtig sein, zunächst den Grund für den Zahnarztbesuch zu erfahren und dann erst die allgemeine Anamnese zu erheben.

Beachte bei der Anamnese

- Bei Patienten mit einem **Herzfehler** oder einer **künstlichen Herzklappe** kann **vor** der Behandlung eine **Endokarditisprophylaxe** erforderlich sein (siehe S.251).
- Bei Patienten mit einem **Herzschrittmacher** darf **kein Elektrochirurgiegerät** verwendet werden (siehe S.251).
- Nehmen Patienten Medikamente zur **Hemmung der Blutgerinnung** ein, so ist dies insbesondere bei **chirurgischen Maßnahmen** zu berücksichtigen.

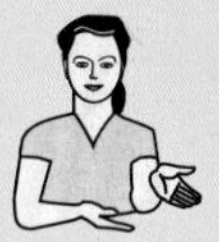

Abb. 2.8
Beispiel für einen
Anamnesebogen

→ siehe auch
Libromed-CD
Folie 2.8

Sehr geehrter Patient,
beantworten Sie bitte die folgenden Fragen, sodass wir uns über bestehende
Allgemeinerkrankungen orientieren können.

Name des Patienten   Vorname   geb. am

Anschrift   Telefon-Nr.

Name des Hausarztes   Anschrift

Kreuzen Sie bitte die zutreffenden Antworten an!   ja   nein

1. Befinden Sie sich in **ärztlicher Behandlung**? Wenn ja, weshalb?

2. Nehmen Sie regelmäßig **Medikamente** ein? Wenn ja, welche?

3. Haben Sie eine **Allergie?** _____
   (z. B. Heuschnupfen, Überempfindlichkeit gegen Medikamente)?

4. Wurden bei Ihnen schon **Operationen** durchgeführt? Wenn ja, welche?

5. Haben Sie eine **Blutgerinnungsstörung**?
   Nehmen Sie gerinnungshemmende Mittel ein (z. B. Marcumar)?

6. Haben Sie eine der folgenden Krankheiten?
   zu hoher Blutdruck
   zu niedriger Blutdruck
   Durchblutungsstörungen (z. B. Krampfadern, Thrombosen)
   Kreislaufstörungen
   Herzerkrankungen
   (z. B. Herzfehler, Herzklappenersatz, Herzinfarkt, Rhythmusstörungen)

   Lungen- oder Atemwegserkrankungen
   (z. B. Tuberkulose, Asthma, Bronchitis)
   Lebererkrankungen (z. B. Gelbsucht - Hepatitis, Leberzirrhose)
   Magen-Darm-Erkrankungen (z. B. Magenschleimhautentzündungen)
   Nierenerkrankungen (z. B. Nierenentzündungen, Nierensteine)
   Stoffwechselstörungen (z. B. Zuckerkrankheit - Diabetes, Gicht)

   Schilddrüsenerkrankungen
   Nerven- oder Gemütsleiden
   (z. B. Anfallsleiden, Lähmungen, Depressionen)

7. Leiden Sie an einer **sonstigen Erkrankung**
   (z. B. Infektionskrankheit, Immunschwäche)? Wenn ja, welche?

8. Haben Sie einen **Herzschrittmacher**?

9. **Rauchen Sie**? Wenn ja, wie viel durchschnittlich pro Tag? _____

10. Gab es **früher Komplikationen** bei zahnärztlichen Behandlungen?

11. Für weibliche Patienten: Besteht eine **Schwangerschaft**?

12. Wann erfolgte die **letzte Röntgenuntersuchung** im
    Zahn-Mund-Kieferbereich? _____

Datum   Unterschrift

2.3 Zähne und Zahnbezeichnungen

2.3.1 Aufbau des Gebisses

Die **Zähne (dens lat. – Zahn)** sind ein Teil des Kauorgans, das vom Ober- und Unterkiefer, dem Kiefergelenk, den Kaumuskeln und dem umliegenden Weichgewebe gebildet wird.

Zahnaufbau
→ siehe Lernfeld 4.1, S.115

Abb. 2.9
Äußerer Aufbau eines Zahnes

→ siehe auch
Libromed-CD
Folien 2.9-2.11

Abb. 2.10
Milchzähne im Oberkiefer

Abb. 2.11
Bleibendes Gebiss im Oberkiefer

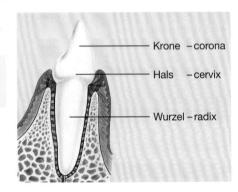

Krone – corona

Hals – cervix

Wurzel – radix

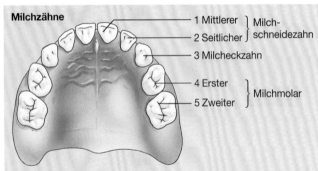

Milchzähne

1 Mittlerer } Milch-
2 Seitlicher } schneidezahn
3 Milcheckzahn
4 Erster } Milchmolar
5 Zweiter }

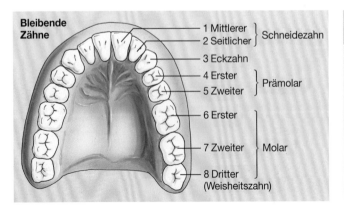

Bleibende Zähne

1 Mittlerer } Schneidezahn
2 Seitlicher }
3 Eckzahn
4 Erster } Prämolar
5 Zweiter }
6 Erster
7 Zweiter } Molar
8 Dritter (Weisheitszahn)

Die Zähne dienen der Nahrungsaufnahme und -zerkleinerung, indem die Speisen mit den Schneidezähnen abgebissen, mit den Eckzähnen festgehalten und mit den Seitenzähnen zermahlen werden. Weiterhin haben die Zähne große Bedeutung für die Sprache.

Man unterscheidet an den Zähnen:
– eine in die Mundhöhle hineinragende **Krone (corona lat. – Krone)** und
– eine im Alveolarfortsatz des Kiefers durch den Zahnhalteapparat befestigte **Wurzel (radix lat. – Wurzel).**
Am Übergang der Krone zur Wurzel befindet sich der normalerweise vom Zahnfleisch bedeckte **Zahnhals (cervix lat. – Hals).**

Das Gebiss im Kindesalter, auch **Milchgebiss** genannt, besteht aus 20 Zähnen.
Die ersten Milchzähne erscheinen mit dem **6. Lebensmonat.** Mit **ca. 2½ Jahren** ist das Milchgebiss in der Regel vollständig ausgebildet.

Das **Milchgebiss** enthält in jeder Kieferhälfte:

2 Milchschneidezähne
1 Milcheckzahn
2 Milchmahlzähne (Milchmolaren)
(Einzahl: Molar)

Vom **6. Lebensjahr** an brechen die Zähne des **bleibenden Gebisses** durch. Es enthält insgesamt 32 Zähne, sodass in jeder Kieferhälfte 8 Zähne liegen.

Das **bleibende Gebiss** enthält in jeder Kieferhälfte:

2 Schneidezähne
Incisivi (Einzahl: Incisivus)
1 Eckzahn
Caninus (Mehrzahl: Canini)
2 kleine Mahlzähne
Prämolaren (Vormahlzähne)
(Einzahl: Prämolar)
3 Mahlzähne
Molaren (Einzahl: Molar)

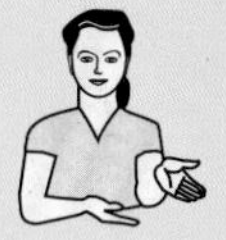

2.3.2 Zahnschemata

Es gibt verschiedene Zahnschemata. Das Gebiss wird dabei stets in **vier Quadranten** unterteilt, die jeweils einer Kieferhälfte entsprechen. Die einzelnen Zähne werden so aufgeschrieben, wie der Untersucher sie beim vor ihm sitzenden Patienten sieht. Die Zähne im rechten Oberkiefer des Patienten werden also entsprechend im Zahnschema links oben eingetragen.

Internationales Zahnschema (F.D.I.-Zahnschema)

International hat man sich auf das Zahnschema der **F.D.I. (Fédération Dentaire Internationale)** geeinigt. Dies ist ein zweiziffriges Schema, bei dem:
– die erste Zahl den Quadranten (die Kieferhälfte) und
– die zweite Zahl den Zahn innerhalb des Quadranten angibt.

Der Quadrant oben rechts hat die Ziffer 1, oben links 2, unten links 3 und unten rechts 4. Innerhalb der Quadranten werden die Zähne jeweils von der Mittellinie ausgehend durchnummeriert. Zuerst wird stets die Zahl des Quadranten genannt, dann die Zahl des Zahnes.

Auch die **Milchzähne** können nach diesem Schema unterschieden werden. Der Quadrant oben rechts hat im Milchgebiss die Zahl 5, oben links 6, unten links 7 und unten rechts 8.

Andere Zahnschemata sind
– das Winkelhaken-Zahnschema und
– das Zahnschema nach Haderup.

Winkelhaken-Zahnschema

Die bleibenden Zähne werden in arabischen Ziffern (1-8) und die Milchzähne in römischen Ziffern (I-V) geschrieben. In jedem Quadranten werden die Zähne wie beim internationalen Zahnschema jeweils von der Mitte durchnummeriert. Will man einen einzelnen Zahn bezeichnen, so wird er nach seiner Stellung im Zahnkreuz mit einem entsprechenden Winkelzeichen aufgeschrieben.

Zahnschema nach Haderup

Auch in diesem Zahnschema werden die Zähne in jedem Quadranten von der Mittellinie aus nach hinten durchnummeriert. Zur Kennzeichnung des Quadranten erhalten die Zähne jeweils noch als Zusatz die Symbole + oder -. Das Plus (+) oder Minus (-) steht jeweils mesial vom Zahn. Im Oberkiefer erhalten die Zähne stets ein Pluszeichen, im Unterkiefer ein Minuszeichen. Die Milchzähne werden von den bleibenden Zähnen durch eine hinzugefügte 0 unterschieden.

Abb. 2.12
Zahnschemata

Internationales Zahnschema (FDI-Zahnschema)

Bleibende Zähne

R | 18 17 16 15 14 13 12 11 | 21 22 23 24 25 26 27 28 | L
48 47 46 45 44 43 42 41 | 31 32 33 34 35 36 37 38

Milchzähne

R | 55 54 53 52 51 | 61 62 63 64 65 | L
85 84 83 82 81 | 71 72 73 74 75

14 Erster Prämolar, oben rechts (sprich: eins–vier)
73 Milcheckzahn, unten links (sprich: sieben–drei)
42 Seitlicher bleibender Schneidezahn, unten rechts (sprich: vier–zwei)

Winkelhaken-Zahnschema

Bleibende Zähne

R | 8 7 6 5 4 3 2 1 | 1 2 3 4 5 6 7 8 | L
8 7 6 5 4 3 2 1 | 1 2 3 4 5 6 7 8

Milchzähne

R | V IV III II I | I II III IV V | L
V IV III II I | I II III IV V

4| Erster Prämolar, oben rechts
|III Milcheckzahn, unten links
2| Seitlicher bleibender Schneidezahn, unten rechts

Zahnschema nach Haderup

Bleibende Zähne

R | 8+ 7+ 6+ 5+ 4+ 3+ 2+ 1+ | +1 +2 +3 +4 +5 +6 +7 +8 | L
8- 7- 6- 5- 4- 3- 2- 1- | -1 -2 -3 -4 -5 -6 -7 -8

Milchzähne

R | 05+ 04+ 03+ 02+ 01+ | +01 +02 +03 +04 +05 | L
05- 04- 03- 02- 01- | -01 -02 -03 -04 -05

4+ Erster Prämolar, oben rechts
-03 Milcheckzahn, unten links
2- Seitlicher bleibender Schneidezahn, unten rechts

2.3.3 Lage- und Richtungsbezeich- nungen in der Mundhöhle

Um sich in der Mundhöhle exakt orientieren zu können, gibt es eine Reihe von Lage- und Richtungsbezeichnungen.

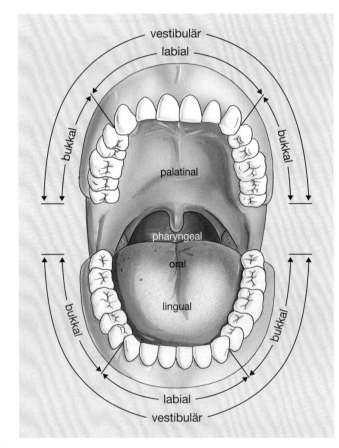

Abb. 2.13
Lage- und Richtungs- bezeichnungen in der Mundhöhle

→ siehe auch
Libromed-CD
Folie 2.14

Abb. 2.14
Lage- und Richtungs- bezeichnungen an den Zähnen

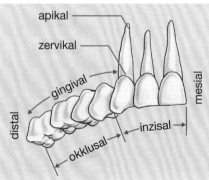

labial	– zur Lippe
bukkal	– zur Wange
vestibulär	– zum Mundvorhof
lingual	– zur Zunge
palatinal	– zum Gaumen
oral	– zur Mundhöhle
pharyngeal	– zum Rachen
mesial	– zur Mitte des Zahnbogens hin
distal	– von der Mitte des Zahnbogens weg
approximal	– zum Nachbarzahn
interdental	– zwischen den Zähnen
inzisal	– zur Schneidekante
okklusal	– auf der Kaufläche
koronal	– an der Zahnkrone
zervikal	– am Zahnhals
radikulär	– an der Wurzel
apikal	– an der Wurzelspitze
gingival	– am Zahnfleisch
subgingival	– unter dem Zahnfleisch
supragingival	– über dem Zahnfleisch
zentral	– in der Mitte
lateral	– seitlich
horizontal	– waagerecht
vertikal	– senkrecht
sagittal	– von vorn nach hinten
transversal	– quer verlaufend

2.3.4 Gemeinsame Zahnmerkmale

Es gibt bei den Zähnen charakteristische Merkmale, mit deren Hilfe man die einzelnen Zähne genau bestimmen kann. Dazu gehören das Wurzelmerkmal, Krümmungsmerkmal und Winkelmerkmal sowie die Kronenflucht bei den Unterkieferzähnen.

Wurzelmerkmal

Die Wurzel weicht im Allgemeinen von der Krone nach distal ab.

Winkelmerkmal

Bei den Schneidezähnen ist der Winkel, den die Schneidekante mit den Seitenflächen der Krone bildet, mesial spitzer als distal. Die Kronenecke ist distal stärker abgerundet als mesial.

Krümmungsmerkmal

Die vestibuläre Fläche der Zähne weist mesial eine stärkere Krümmung auf als distal. Der größte Durchmesser liegt also nicht in der Mitte der Zähne, sondern weiter mesial. Dies ist insbesondere an den Schneide- und Eckzähnen, aber auch an den Prämolaren zu erkennen.

Kronenflucht

Bei den Unterkieferzähnen sind die Kronen im Vergleich zu den Wurzeln nach lingual geneigt. Dadurch unterscheiden sich die Unterkieferzähne in typischer Weise von den Oberkieferzähnen.

2.3.5 Bleibende Zähne

Im bleibenden Gebiss sind in jedem Quadranten:
- 2 Schneidezähne
- 1 Eckzahn
- 2 Prämolaren
- 3 Molaren.

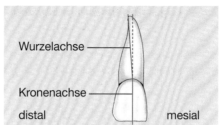
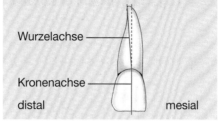

Abb. 2.15
Wurzelmerkmal

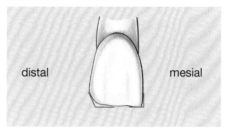

Abb. 2.16
Winkelmerkmal

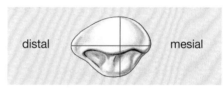

Abb. 2.17
Krümmungsmerkmal

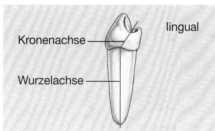
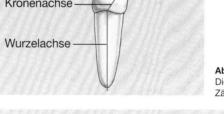

Abb. 2.18
Kronenflucht

Abb. 2.19
Die bleibenden Zähne

Höcker, Wurzeln und Wurzelkanäle der bleibenden Zähne (Durchschnittszahlen)

Zahn	Zahl der Höcker	Zahl der Wurzeln	Zahl der Wurzelkanäle
Oberkiefer			
11	–	1	1
12	–	1	1
13	–	1	1
14	2	2 (60%) 1 (40%)	2
15	2	1	1-2
16	4	3	3-4
17	4	3	3-4
Unterkiefer			
41	–	1	1-2
42	–	1	1-2
43	–	1	1-2
44	2	1	1
45	2-3	1	1
46	5	2	3-4
47	4	2	3-4

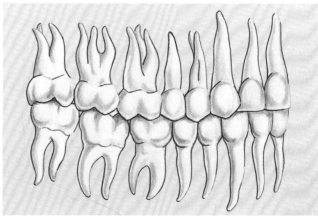

Abb. 2.20
Mittlerer
Schneidezahn
oben rechts

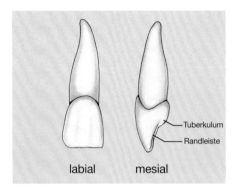

labial   mesial

Tuberkulum
Randleiste

Abb. 2.21
Mittlerer
Schneidezahn
unten rechts

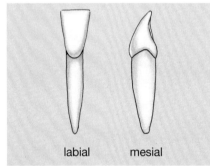

labial   mesial

Abb. 2.22
Eckzahn
oben rechts

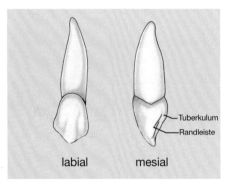

labial   mesial

Tuberkulum
Randleiste

Abb. 2.23
Eckzahn
unten rechts

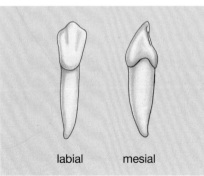

labial   mesial

Die Schneidezähne und Eckzähne werden gemeinsam als **Frontzähne** bezeichnet, die Prämolaren und Molaren als **Seitenzähne**.

Schneidezähne

Die einwurzeligen Schneidezähne haben eine schaufelförmige Krone, die sich zum Zahnhals hin verjüngt. Die Schneidekante ist bei Jugendlichen durch zwei senkrechte Einschnitte unterteilt. Bei Erwachsenen sind diese Einschnitte dagegen durch Gebrauch in der Regel abgeschliffen, sodass eine glatte Schneidekante entsteht. Auf der Rückseite hat die Krone 2 **Randleisten**, die sich zum Zahnhals hin in einem kleinen Höckerchen, dem **Tuberkulum**, treffen. Über dem Tuberkulum befindet sich insbesondere bei den oberen seitlichen Schneidezähnen häufig eine kleine Einziehung, das **Foramen caecum**.

Im Oberkiefer ist der mittlere Schneidezahn breiter als der seitliche Schneidezahn. Die Schneidezähne im Unterkiefer sind deutlich kleiner, wobei der mittlere etwas schmaler ist als der seitliche.

Eckzähne

Die einwurzeligen Eckzähne bilden einen Eckpfeiler am Übergang der Frontzähne zu den Seitenzähnen. Ihre Wurzeln sind im Verhältnis zur Krone besonders kräftig ausgebildet. Die Schneidekante weist die charakteristische Eckzahnspitze auf. Die mesial dieser Spitze gelegene Schneidekante ist kürzer als die distale Schneidekante.

Auf der Rückseite hat die Krone zwei **Randleisten** sowie eine **Mittelleiste**, die sich zum Zahnhals hin in einem ausgeprägten **Tuberkulum** treffen.

Die unteren Eckzähne sind kleiner als die oberen Eckzähne.

Prämolaren

Die Prämolaren haben in der Regel eine Kaufläche mit zwei Höckern. Lediglich der zweite untere Prämolar kann auch drei Höcker haben. Die einzelnen Höcker sind durch **Fissuren** voneinander getrennt. Zu den Nachbarzähnen hin wird die Kaufläche jeweils durch eine **Randleiste** begrenzt.

Prämolaren sind in der Regel einwurzelig, mit Ausnahme der ersten oberen Prämolaren, die meistens zwei Wurzeln haben. Eine Wurzel liegt dabei bukkal, die andere palatinal. Die Gabelung zwischen den Wurzeln nennt man **Bifurkation**. Die beiden Wurzeln der ersten oberen Prämolaren können auch miteinander zu einer Wurzel verschmolzen sein, die jedoch dann in der Regel zwei Wurzelkanäle hat.

Molaren

Die Molaren haben in der Regel vier Höcker. Nur der erste untere Molar hat fünf Höcker, wobei drei Höcker bukkal und zwei lingual liegen. Die **Fissuren** bilden bei den Molaren im Oberkiefer ein schräg liegendes H und im Unterkiefer bei den zweiten und dritten Molaren ein Kreuz.

Obere Molaren haben drei Wurzeln, zwei Wurzeln bukkal und eine Wurzel palatinal. Die Gabelung der drei Wurzeln nennt man **Trifurkation**.

Die unteren Molaren haben zwei Wurzeln, eine mesial und eine distal. Die Gabelung der beiden Wurzeln nennt man – wie bei den ersten Prämolaren im Oberkiefer – **Bifurkation**.

Die Weisheitszähne entsprechen weitgehend den übrigen Molaren. Die Form der Kronen und Wurzeln kann dabei jedoch teilweise recht unterschiedlich sein.

2.3.6 Milchzähne

Im Milchgebiss sind in jedem Quadranten zwei Schneidezähne, ein Eckzahn und zwei Molaren.

Die Milchzähne ähneln weitgehend den entsprechenden bleibenden Zähnen in verkleinerter Form. Die zweiten Milchmolaren haben dabei ein ähnliches Aussehen wie die ersten bleibenden Molaren. Die Krone der ersten Milchmolaren stellt dagegen eine Zwischenform zwischen der bleibenden Prämolaren- und Molarenkrone dar.

Die Milchfrontzähne sind einwurzelig. Die Molaren im Oberkiefer haben drei, im Un-

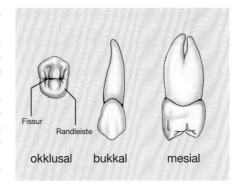

Abb. 2.24
Erster Prämolar
oben rechts

okklusal   bukkal   mesial

Fissur   Randleiste

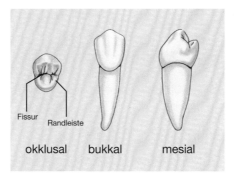

Abb. 2.25
Erster Prämolar
unten rechts

okklusal   bukkal   mesial

Fissur   Randleiste

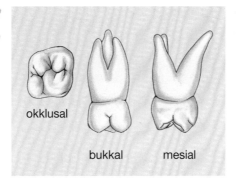

Abb. 2.26
Erster Molar
oben rechts

okklusal

bukkal   mesial

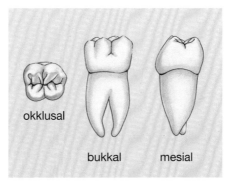

Abb. 2.27
Erster Molar
unten rechts

okklusal

bukkal   mesial

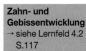

Zahn- und Gebissentwicklung
→ siehe Lernfeld 4.2
S. 117

terkiefer zwei Wurzeln. Die Wurzeln der Milchmolaren sind dabei stark gespreizt, da sich die Keime der nachfolgenden Prämolaren des bleibenden Gebisses zwischen den Wurzeln der Milchmolaren entwickeln.

Abb. 2.28
Regelrechte Verzahnung im Frontzahnbereich

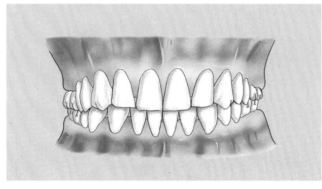

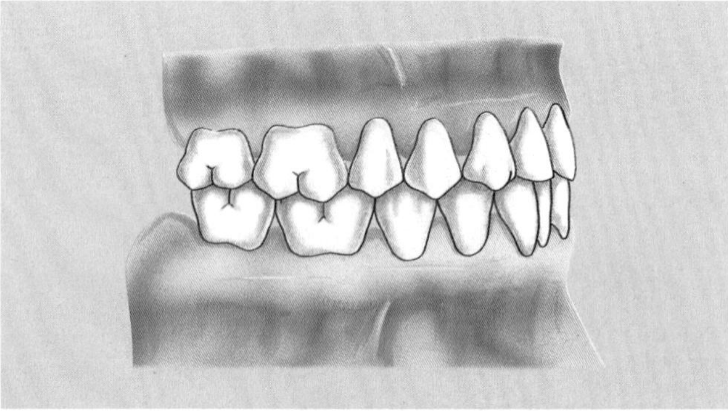

Abb. 2.29
Regelrechte Verzahnung im Seitenzahnbereich

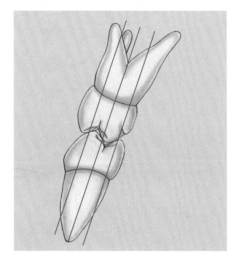

Abb. 2.30
Verzahnung der Seitenzähne: Die Zähne haben jeweils punktförmige Kontakte an den Höckerabhängen

Insgesamt fällt bei den Milchzähnen eine bläulich-weißliche Farbe gegenüber der mehr gelblichen Farbe der bleibenden Zähne auf. Im Bereich des Zahnhalses haben die Milchzähne in der Regel einen ausgeprägten Schmelzwulst. Insgesamt sind die Milchzähne etwas weicher als die bleibenden Zähne.

2.3.7 Okklusion und Artikulation

Der Kontakt zwischen den Ober- und Unterkieferzähnen beim Schließen der Zähne wird als **Okklusion** (occludere lat. – verschließen) bezeichnet. Die Zähne, die aufeinander beißen, nennt man **Antagonisten** (antagonistes gr. – Gegner). Mit Ausnahme der unteren mittleren Schneidezähne sowie der letzten oberen Molaren haben die Zähne jeweils zwei Antagonisten, einen Haupt- und einen Nebenantagonisten. Der Hauptantagonist ist stets der gleichnamige Zahn im Gegenkiefer (Abb. 2.29).

Bei regelrechter Okklusion greifen die Schneidekanten der oberen Frontzähne über die unteren Frontzähne. Die Mittellinie des Oberkiefers stimmt dabei mit der Mittellinie des Unterkiefers überein (Abb. 2.28).

Im Seitenzahnbereich liegen die bukkalen Höcker der Oberkieferzähne weiter vestibulär als im Unterkiefer. Die palatinalen Höcker der Oberkieferzähne haben dadurch sowohl mit den bukkalen als auch lingualen Höckern der Unterkieferzähne Kontakt. Sie werden deshalb auch als **tragende Höcker** bezeichnet. Im Unterkiefer sind die bukkalen Höcker die tragenden Höcker. Die Berührungspunkte sind dabei nicht die Höckerspitzen selbst, sondern Kontaktpunkte an den Höckerabhängen (Abb. 2.30).

Die Bewegung des Unterkiefers unter Kontakt mit den Gegenzähnen wird als **Artikulation** (articulus lat. – Gelenk) bezeichnet. Die Form der Gleitbewegungen hängt unter anderem von der Zahnstellung, der Höckerform und der Gelenkbahn im Kiefergelenk ab.

2.4 Mundhöhle und Rachen

2.4.1 Mundhöhle (Cavum oris)

Die Mundhöhle (cavum lat. – Höhle; os, oris lat. – Mund) stellt den **ersten Abschnitt des Verdauungssystems** dar. Sie dient der Aufnahme und Vorbereitung der Nahrung für die weitere Verdauung im Magen-Darm-Trakt.

Vorne wird die Mundhöhle von den Lippen, seitlich von den Wangen, unten von Zunge und Mundboden und oben vom Gaumen begrenzt. Nach hinten geht der Mund im Bereich der Gaumenbögen in den mittleren Rachenabschnitt über.

Die Mundhöhle ist von einer **Schleimhaut (Mukosa)** ausgekleidet, die aus einem mehrschichtigen Plattenepithel besteht. Durch Drüsenabsonderungen wird diese Schleimhaut feucht gehalten. An Stellen mit besonders starker mechanischer Beanspruchung, vor allem im Bereich der Gingiva (dem Zahnfleisch), ist die Schleimhaut verhornt.

Aufgaben der Mundschleimhaut

- Schutz vor mechanischen, chemischen und thermischen Einflüssen
- Sekretabsonderung, um die Mundhöhle anzufeuchten, die Nahrung gleitfähig zu machen und ihre chemische Aufspaltung einzuleiten
- Sinnesfunktion mit Geschmacks-, Temperatur- und Tastempfinden.

Lippen (Labia)

Die Lippen (labium lat. – die Lippe; labia lat. – die Lippen) werden von einem ringförmigen Schließmuskel gebildet, der außen von der Gesichtshaut und innen von der Mundschleimhaut bedeckt wird. Am Übergang der Gesichtshaut zur Mundschleimhaut befindet sich das nur gering verhornte Lippenrot, dessen Farbe von den durchscheinenden Blutgefäßen bestimmt wird. Eine dunkle Verfärbung des Blutes bei Sauerstoffmangel wird am Lippenrot daher deutlich sichtbar. Zwischen den Lippen befindet sich die Mundspalte.

Die Lippenschleimhaut geht im Bereich der **Umschlagfalte (Fornix)** in die Schleimhaut des Kiefers über. Im mittleren Bereich von Ober- und Unterlippe befindet sich jeweils ein **Lippenbändchen (Frenulum labii)**, das zum Alveolarfortsatz zieht.

Wange (Bucca)

Die Wange (bucca lat. – Backe, Wange) wird wie die Lippe von einer mittleren Muskelschicht gebildet, die innen von Schleimhaut und außen von Gesichtshaut bedeckt ist. Zwischen äußerer Haut und Muskulatur befindet sich ein Fettpolster.

Von der Wangenschleimhaut ziehen vereinzelte Wangenbänder zum Alveolarfortsatz **(Wangenbändchen = Frenulum buccale)**. Diese Schleimhautbänder können bei zahnlosen Patienten den Sitz einer Vollprothese beeinträchtigen.

Gegenüber vom zweiten oberen Molaren mündet der Ausführungsgang der Ohrspeicheldrüse in die Wange. Man kann ihn leicht an einer kleinen Erhebung (Papille) erkennen.

Mundvorhof (Vestibulum)

Der Mundvorhof (vestibulum lat. – Vorhalle) wird vorne durch die Lippen, seitlich durch die Wangen und innen durch die Zahnreihen mit den Alveolarfortsätzen begrenzt.

Abb. 2.31
Mundhöhle mit Blick auf die Zungenunterseite

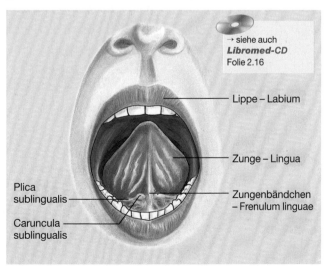

→ siehe auch
Libromed-CD
Folie 2.16

Lippe – Labium

Zunge – Lingua

Zungenbändchen – Frenulum linguae

Plica sublingualis

Caruncula sublingualis

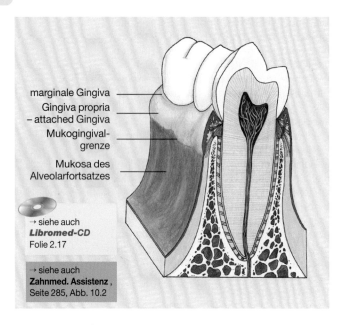

marginale Gingiva
Gingiva propria
– attached Gingiva
Mukogingival-
grenze
Mukosa des
Alveolarfortsatzes

→ siehe auch
Libromed-CD
Folie 2.17

→ siehe auch
Zahnmed. Assistenz ,
Seite 285, Abb. 10.2

Abb. 2.32
Schleimhaut im
Mundvorhof

Abb. 2.33
Harter und weicher
Gaumen

Die auskleidende Schleimhaut ist im Bereich der Zähne fest mit dem Alveolarknochen verwachsen. Diese dem Knochen anhaftende Schleimhaut wird als **Gingiva propria** oder **attached Gingiva** bezeichnet. Die Gingiva propria geht zum Zahn hin in die freie **marginale Gingiva** über.

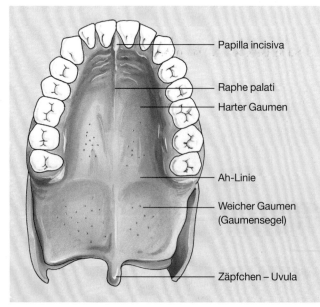

Papilla incisiva

Raphe palati

Harter Gaumen

Ah-Linie

Weicher Gaumen
(Gaumensegel)

Zäpfchen – Uvula

Zwischen den Zähnen befinden sich Zahnfleischpapillen. Die blassrosa erscheinende Gingiva propria bildet eine scharfe Grenzlinie zur dunkleren beweglichen Schleimhaut (Mukosa). Diese Grenze wird **Mukogingivalgrenze** genannt.
Die bewegliche Schleimhaut des Alveolarfortsatzes geht im Bereich der **Umschlagfalte (Fornix)** in die Lippen- und Wangenschleimhaut über.

Gaumen (Palatum)

Der Gaumen (palatum lat. – Gaumen) bildet das Dach der Mundhöhle und damit gleichzeitig die Abgrenzung zur Nasenhöhle. Der Gaumen hat im Bereich der Zähne eine knöcherne Basis (harter Gaumen), während er im hinteren Anteil von Muskulatur gebildet wird (weicher Gaumen). Der Übergang vom harten zum weichen Gaumen wird in der Regel erst bei Bewegung der Gaumenmuskulatur deutlich sichtbar.

Harter Gaumen (Palatum durum)

Die knöcherne Grundlage des harten Gaumens wird zum größten Teil vom Gaumenfortsatz des Oberkiefers und nur im hinteren Bereich zusätzlich vom Gaumenbein gebildet. Die dem Knochen fest anliegende, straffe Schleimhaut enthält zahlreiche Falten. In der Mitte verläuft eine Längsfalte, die **Raphe palati**. Hinter den mittleren Schneidezähnen geht diese Längsfalte in einen stärkeren Wulst über, die **Papilla incisiva**. Zur Seite hin ziehen mehrere leicht gewundene Querfalten zu den Alveolarfortsätzen hin.

Weicher Gaumen (Palatum molle)

Der weiche Gaumen, auch **Gaumensegel (Velum palatinum)** genannt, ist beweglich. Er besteht aus einer mit Schleimhaut überzogenen Muskelschicht, die beim Schlucken für eine Abdichtung der Mundhöhle zur Nasenhöhle sorgt.
Am Hinterrand des Gaumensegels befindet sich das **Zäpfchen (Uvula)**. Rechts und links vom Gaumensegel ziehen beidseits jeweils zwei **Gaumenbögen** nach unten. Zwischen den Gaumenbögen liegt

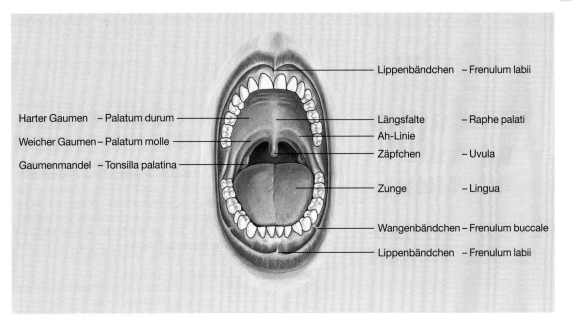

Lippenbändchen – Frenulum labii

Harter Gaumen – Palatum durum

Weicher Gaumen – Palatum molle

Gaumenmandel – Tonsilla palatina

Längsfalte – Raphe palati

Ah-Linie

Zäpfchen – Uvula

Zunge – Lingua

Wangenbändchen – Frenulum buccale

Lippenbändchen – Frenulum labii

auf jeder Seite eine **Gaumenmandel (Tonsilla palatina)**.

Der Übergang vom harten zum weichen Gaumen wird besonders deutlich, wenn man den Mund weit öffnet und „Ah" sagt. Man bezeichnet diese Grenzlinie zwischen hartem und weichem Gaumen deshalb auch als **Ah-Linie**. Diese Grenze wird jedoch besser sichtbar, wenn man bei geöffnetem Mund und geschlossener Nase versucht, durch die Nase auszuatmen. Man kann dann einen deutlichen Knick am Übergang vom unbeweglichen harten Gaumen zum beweglichen weichen Gaumen erkennen. Der Hinterrand von Oberkiefer-Vollprothesen soll im Bereich der Ah-Linie liegen.

Mundboden

Der Mundboden ist die untere Begrenzung der Mundhöhle. Der flächige, zwischen Unterkiefer und Zungenbein ausgespannte **Musculus mylohyoideus** bildet dabei die Grundlage des Mundbodens. Im vorderen Mundboden zieht das **Zungenbändchen (Frenulum linguae)** vom Unterkiefer zur Zunge. Rechts und links davon münden die Ausführungsgänge der unteren Speicheldrüsen. An ihrer Aus-

mündung unter der Zunge befindet sich jeweils eine kleine Erhebung, die als **Caruncula sublingualis** bezeichnet wird. Seitlich von dieser Erhebung liegt eine gleichnamige Schleimhautfalte im Mundboden, die **Plica sublingualis**.

Bänder im Mundbereich	
Frenulum labii	– Lippenbändchen
Frenulum buccale	– Wangenbändchen
Frenulum linguae	– Zungenbändchen

Zunge (Lingua, Glossa)

Die Zunge (lingua lat. – Zunge; glossa gr. – Zunge) ist ein von Schleimhaut bedecktes Muskelorgan. Sie wirkt beim Kauen, Schlucken und Saugen mit, enthält Sinneszellen für das Geschmacks-, Temperatur- und Tastempfinden und ist maßgeblich an der Sprachbildung beteiligt.

Die große Beweglichkeit der Zunge wird durch ein System von ineinander verflochtenen Muskeln ermöglicht. Man unterscheidet dabei die **inneren Zungenmuskeln**, die innerhalb der Zunge in den drei Raumrichtungen verlaufen, von den **äußeren Zungenmuskeln**, die von den umgebenden Knochen einstrahlen.

Abb. 2.34
Mundhöhle mit Blick auf Gaumen und Rachenhinterwand

→ siehe auch
Libromed-CD
Folie 2.18

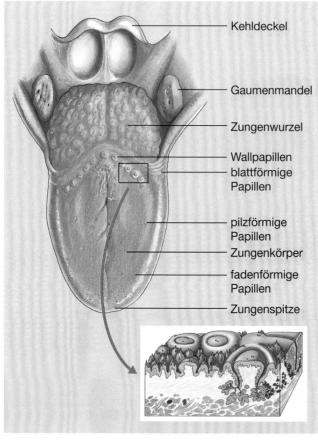

| Kehldeckel
| Gaumenmandel
| Zungenwurzel
| Wallpapillen
| blattförmige Papillen
| pilzförmige Papillen
| Zungenkörper
| fadenförmige Papillen
| Zungenspitze

Abb. 2.35
Zunge von oben mit dem Kehldeckel

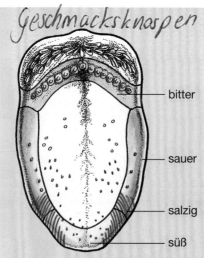

Geschmacksknospen

| bitter
| sauer
| salzig
| süß

Abb. 2.36
Verteilung des Geschmacksempfindens auf der Zunge

Die Zunge ist in die frei bewegliche **Zungenspitze**, den **Zungenkörper** mit der Hauptmuskelmasse und die nach hinten, zum Rachen reichende **Zungenwurzel** gegliedert.

Die Oberfläche im Bereich von Zungenspitze und Zungenkörper wird **Zungenrücken** genannt. Er enthält unterschiedlich geformte Zungenpapillen mit den Geschmacksknospen und wird nach hinten durch die V-förmig angeordneten Wallpapillen begrenzt. Hinter den Wallpapillen liegt der zum Kehldeckel reichende, zerklüftete **Zungengrund**. Hier liegen die von Lymphgewebe umgebenen Zungenbälge, die zusammen die **Zungenmandel (Zungentonsille)** bilden.

Geschmackssinn

Der Geschmackssinn wird durch kleine **Geschmacksknospen** vermittelt. Sie befinden sich beim Erwachsenen zum größten Teil auf dem Zungenrücken und in geringerem Ausmaß auch am weichen Gaumen, im Rachenbereich und auf dem Kehldeckel. Auf dem Zungenrücken liegen die Geschmacksknospen in den unterschiedlich geformten **Zungenpapillen**. Dabei werden folgende Papillen unterschieden:

- **Wallpapillen** in V-förmiger Anordnung am Übergang vom Zungenrücken zum Zungengrund
- **blattförmige Papillen** beidseits am hinteren Zungenrand
- **pilzförmige Papillen** auf dem Zungenrücken verstreut
- **fadenförmige Papillen**, die dem Zungenrücken ein samtartiges Aussehen verleihen.

Nur die ersten drei genannten Papillenarten enthalten Geschmacksknospen. Die fadenförmigen Papillen dienen dagegen vor allem dem **Tastempfinden**.

Man unterscheidet 4 Geschmacksrichtungen, die in unterschiedlichen Zungenbereichen erkannt werden: süß, sauer, salzig, bitter.

Mit dem Geschmackssinn wird die Nahrung überprüft und das Verdauungssystem angeregt. Er wird dabei durch den Geruchssinn der Nase ergänzt.

Speicheldrüsen

Insgesamt münden drei große, paarig angelegte Speicheldrüsen und zahlreiche kleine Drüsen in die Mundhöhle.

Man unterscheidet:

Ohrspeicheldrüse (Glandula parotis)

Die vor und unter dem Ohr gelegene Glandula parotis ist die größte Speicheldrüse. Ihren Speichel entleert sie über einen Ausführungsgang, der gegenüber vom 2. oberen Molaren im Bereich der Wange endet.

Unterkieferspeicheldrüse (Glandula submandibularis)

Sie liegt unterhalb des Unterkiefers unter dem Mundbodenmuskel (Musculus mylohyoideus). Ihr Ausführungsgang biegt um den Hinterrand des Musculus mylohyoideus herum und endet unter der Zunge auf einer kleinen Erhebung, der Caruncula sublingualis.

Unterzungenspeicheldrüse (Glandula sublingualis)

Sie liegt seitlich unter der Zunge auf dem Musculus mylohyoideus und wirft dabei am Mundboden eine Schleimhautfalte auf (Plica sublingualis). Ihren Speichel entleert sie über mehrere kleinere, auf der Plica sublingualis mündende Ausführungsgänge sowie einen größeren, auf der Caruncula sublingualis mündenden Ausführungsgang.

Speichel

Alle Speicheldrüsen bilden beim Erwachsenen zusammen täglich 0,5-1,5 Liter Speichel. Der zu ca. 99 % aus Wasser bestehende Speichel feuchtet die gekaute Nahrung an, löst Geschmacksstoffe aus ihr heraus und macht sie gleitfähig für den Schluckvorgang (siehe auch S. 121).

Speichel enthält das Verdauungsenzym α-**Amylase (=Ptyalin)** mit dem Stärke in Malzzucker (Maltose) gespalten werden kann. Bei gründlichem Kauen kann somit bereits in der Mundhöhle die Verdauung von Kohlenhydraten beginnen. Weiterhin hat Speichel noch eine geringe antibakterielle Wirkung.

2.4.2 Rachen (Pharynx)

Der Rachen bzw. Schlund (Pharynx) ist ein mit Schleimhaut ausgekleideter Muskelschlauch. Er ist in 3 Etagen gegliedert, wobei er im oberen Bereich nach vorne in die Nasenhöhle und im mittleren Bereich nach vorne in die Mundhöhle übergeht.

Abb. 2.37
Die großen Speicheldrüsen der Mundhöhle

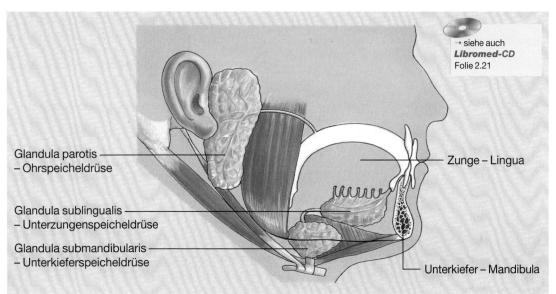

→ siehe auch
Libromed-CD
Folie 2.21

Glandula parotis
– Ohrspeicheldrüse

Glandula sublingualis
– Unterzungenspeicheldrüse

Glandula submandibularis
– Unterkieferspeicheldrüse

Zunge – Lingua

Unterkiefer – Mandibula

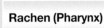

siehe auch
Rachen
→S.221, 222,
Abb. 7.22

Nach unten geht der Rachen in die Speiseröhre über. Im unteren Bereich liegt dabei
nach vorne der Übergang zum Kehlkopf.

Nasenrachen (Nasopharynx bzw. Epipharynx)

Dieser obere Rachenabschnitt ist nach
vorne zur Nasenhöhle hin offen. Im Ra-
chendach liegt die Rachenmandel, ein
lymphatisches Organ, das vor allem in der
Kindheit Bedeutung hat. Seitlich liegt im
Nasenrachen beidseits der Zugang zur
**Ohrtrompete (Tuba auditiva, Eustachio-
Röhre)**, die eine Verbindung zum Mittelohr
bildet. Sie ermöglicht einen Druckaus-
gleich zwischen Mittelohr und Außenluft.
Dazu wird sie beim Schlucken jeweils kurz
geöffnet.

Mundrachen (Oropharynx bzw. Mesopharynx)

Dieser mittlere Rachenabschnitt ist nach
vorne zur Mundhöhle hin offen. Am Übergang der Mundhöhle zum Mundrachen
liegen beidseits die Gaumenmandeln zwischen den Gaumenbögen.
Der Atemweg aus der Nase und der Speiseweg aus dem Mund kreuzen sich im
mittleren Rachenabschnitt.

Damit keine Speisen in den Atemweg gelangen, hebt sich das Gaumensegel beim
Schlucken und verschließt so den Zugang
zum oberen Rachenabschnitt und zur Nasenhöhle. Außerdem wird der Kehldeckel
auf den sich hebenden Kehlkopfeingang
gedrückt und somit der Atemweg auch
nach unten hin verschlossen. Die Speisen
können so ohne Gefährdung des Atem-
wegs von der Mundhöhle durch den Rachen in die Speiseröhre gelangen.
Will man bei geöffnetem Mund nur durch
die Nase ein- und ausatmen, so kann die
Mundhöhle zum mittleren Rachenabschnitt hin verschlossen werden, indem
das Gaumensegel gesenkt und gleichzeitig der hintere Anteil der Zunge angehoben wird.

Unterer Rachenraum (Hypopharynx)

Im unteren Rachenabschnitt trennen sich
Atem- und Speiseweg wieder. Der Atemweg wird im vorne gelegenen Kehlkopf
fortgeführt, während der Speiseweg in die
Speiseröhre übergeht.

Abb. 2.38
Schnittbild des
Rachens

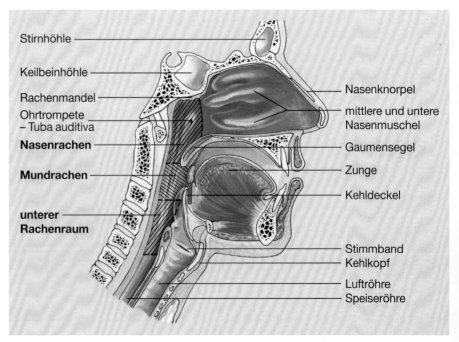

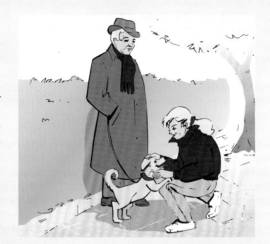

Fallsituation

Heike ist Auszubildende in der Zahnarztpraxis Dr. Müller. Nach der Mittagspause kommt sie um 14.30 Uhr wieder in die Praxis.

Heike war in der Pause beim Bäcker. Dort stand sie neben einer stark erkälteten Frau, die mehrfach kräftig geniest hat. Auf dem Rückweg ist sie ihrem Nachbarn Herrn Jansen be-
gegnet, dessen Hund freudig auf sie zugekommen ist. Sie hat Herrn Jansen die Hand gegeben und den Hund gestreichelt.
Als Heike nun die Praxis betritt, hat sie nicht nur gute Laune mitgebracht, sondern auch einige unliebsame Mitbringsel.

Fragen zur Fallsituation

1. Welche Art von Mitbringseln ist gemeint?
2. Welche Infektionsquellen und -wege sind im Text aufgeführt?
3. Welche Infektionsquellen und -wege kennen Sie in der Praxis?
4. Wie kann man sich und andere vor Infektionen in der Zahnarztpraxis schützen?

→ siehe auch
***Libromed*-CD**
Folie 3.1

3.1   Gesundheit

3.1.1 Grundbegriffe

Gesundheit ist nach der Definition der Weltgesundheitsorganisation (WHO) der **Zustand völligen körperlichen, geistigen, seelischen und sozialen Wohlbefindens.**

Gesundheit ist demnach ein komplexer Begriff. Nicht nur körperliche Fitness, sondern auch geistiges Wohlbefinden, seelisches Gleichgewicht und intakte soziale Beziehungen haben große Bedeutung für die Gesundheit. Viele körperliche Krankheitssymptome haben sogar ihre Ursache im seelischen oder sozialen Bereich.

Krankheit ist eine Störung der normalen Lebensvorgänge durch einen **krankmachenden Reiz** und die **Reaktion des Körpers** darauf.
Bestimmte Symptome können die Krankheit kennzeichnen.

Die Hygiene beschäftigt sich vor allem mit der Vorbeugung von Krankheiten. Dazu gehören auch die wichtigen Teilgebiete der Umwelt-, Sozial- und Psychohygiene.

Hygiene (hygieinos gr. – gesund) ist die Lehre von der **Erhaltung und Förderung der Gesundheit.**

Die **Umwelthygiene** befasst sich mit den Einflüssen der Umwelt auf die Gesundheit

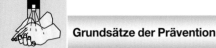
Einzelheiten zur zahnärztlichen Prävention
→ siehe Lernfeld 11, ab Seite 347

Abb. 3.1
Formen der Prävention

des Menschen, wie z. B. Wasser, Boden, Luft, Nahrung, Kleidung und Wohnung. Sie steht dabei in engem Zusammenhang mit dem **Umweltschutz**, da nicht nur der Mensch vor der Umwelt, sondern auch die Umwelt vor dem Menschen geschützt werden muss.

Themen der Umwelthygiene sind unter anderem die Festlegung von Grenzwerten für Schadstoffe und Lärm, Verbot von gesundheitsgefährdenden Stoffen (z. B. Asbest), umweltschonende Beseitigung von Abfall und Abwasser, Förderung der Wiederverwendung von Rohstoffen, Kennzeichnung von umweltfreundlichen Produkten und allgemeine Aufklärung zur Schaffung eines Umweltbewusstseins.

Die **Sozialhygiene** (socialitas lat. – Gemeinschaft, Geselligkeit) beschäftigt sich mit den Einflüssen gesellschaftlicher Beziehungen auf die Gesundheit des Einzelnen. Soziale Probleme sind als Ursachen von Krankheiten nicht zu unterschätzen!

Die **Psychohygiene** (psyche gr. – Seele) dient der Pflege der geistig-seelischen Gesundheit. Zu ihren Aufgaben gehört die Förderung der persönlichen Entfaltung des Einzelnen und die Vorbeugung von seelischen Störungen.

3.1.2 Grundsätze der Prävention (Vorbeugung)

Unter **Prävention** versteht man **vorbeugende Maßnahmen** zur Verhütung von Krankheiten (praevenire lat.–zuvorkommen). Gleichbedeutend wird auch der Begriff **Prophylaxe** verwendet.

Prävention ist mehr als nur zahnärztliche Vorsorge. Es ist vielmehr ein umfassender Ansatz, der viele Verbindungen zur Medizin aufweist. Dabei unterscheidet man **primäre, sekundäre** und **tertiäre Prävention** (Abb. 3.1).
Eine wichtige Maßnahme im Rahmen der **primären Prävention** ist die Ausschaltung von Risikofaktoren.

> **Risikofaktor** – gesundheitsgefährdender Faktor, der mit einem **erhöhten Risiko für eine Erkrankung** verbunden ist.

Bluthochdruck, erhöhte Blutfettwerte, Zuckerkrankheit, Rauchen, Übergewicht, Bewegungsmangel und Stress sind zum Beispiel Risikofaktoren für chronische Herz-Kreislauf-Krankheiten.

Prävention	Maßnahmen	Gesundheitszustand
Primäre Prävention	alle Maßnahmen zur Erhaltung der Gesundheit (z. B. gesunde Lebensweise, einwandfreie Hygiene, Schutzimpfungen, Ausschalten von Risikofaktoren)	**gesund**
Sekundäre Prävention	möglichst frühzeitige Erkennung und Behandlung von Krankheiten (Vorsorgeuntersuchungen, Früherkennungsuntersuchungen, Frühbehandlungen)	**Vor- oder Frühstadium einer Krankheit**
Tertiäre Prävention	Behandlung einer Krankheit, um eine Verschlimmerung zu verhindern, Krankheitsfolgen auszugleichen und ein erneutes Auftreten der Krankheit zu verhüten **(Rehabilitation)**	**krank**

Prävention hat zum Ziel, ein **Absinken** auf einen schlechteren Gesundheitszustand **zu verhindern**.
Durch **Behandlungsmaßnahmen** und **Rehabilitation** wird dagegen die **Anhebung** auf einen besseren Gesundheitszustand **angestrebt**.

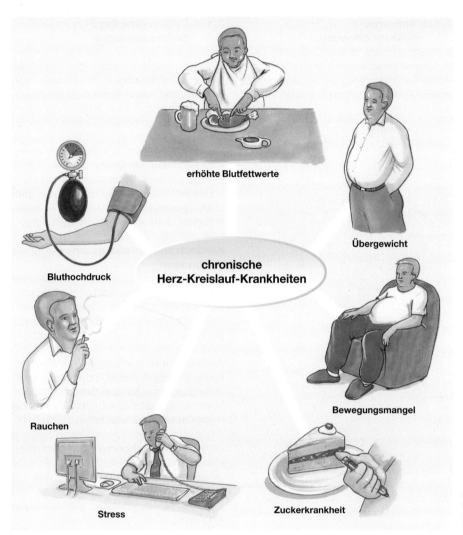

erhöhte Blutfettwerte

Übergewicht

Bluthochdruck

chronische
Herz-Kreislauf-Krankheiten

Rauchen

Bewegungsmangel

Stress

Zuckerkrankheit

Abb. 3.2
Risikofaktoren für
chronische Herz-
Kreislauf-Krankheiten

Eine gesunde Lebensweise mit vollwertiger Ernährung und regelmäßiger sportlicher Betätigung ist daher eine wesentliche Grundlage zur Erhaltung der Gesundheit.

Behandlung und Rehabilitation

Alle medizinischen Maßnahmen zur Heilung eines erkrankten Patienten werden unter dem Begriff der **kurativen Medizin** zusammengefasst (curare lat. – pflegen, heilen).

Die kurative Medizin strebt die medizinische Wiederherstellung sowie berufliche und soziale Wiedereingliederung eines Patienten an. Man bezeichnet dies auch als **Rehabilitation** des Patienten (re- lat. – wieder, zurück; habilis lat. – passend, tauglich).

Kurative Medizin
– auf Heilung ausgerichtete Medizin
Rehabilitation
– medizinische, berufliche und soziale Maßnahmen zur Wiedereingliederung eines Patienten in die Gesellschaft

3.1.3 Vorsorge-
untersuchungen

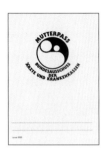

Abb. 3.3
Mutterpass

Vorsorgeuntersuchungen sind gezielte medizinische Untersuchungen zur **Vorbeugung und Früherfassung von Krankheiten.**

Zu den Vorsorgeuntersuchungen gehören:
– Mutterschaftsvorsorge
– Arbeitsmedizinische Vorsorge
– Vorsorgeuntersuchungen nach dem Jugendarbeitsschutzgesetz
– Verhütung von Zahnerkrankungen durch Gruppen- und Individualprophylaxe.

Die arbeitsmedizinischen Vorsorgeuntersuchungen sind bereits im Lernfeld 1.3.3, die Vorsorgeuntersuchungen nach dem Jugendarbeitsschutzgesetz im Lernfeld 1.3.5 beschrieben worden.

Die Maßnahmen zur Erkennung und Verhütung von Zahnerkrankungen im Rahmen der Gruppen- und Individualprophylaxe sind Thema von Lernfeld 11.

Mutterschaftsvorsorge

Zur systematischen **Mutterschaftsvorsorge (=Schwangerenvorsorge)** wird eine regelmäßige ärztliche Beratung der Schwangeren und Überwachung der Schwangerschaft empfohlen und von den Krankenkassen bezahlt. Abweichungen vom normalen Schwangerschaftsverlauf können dadurch frühzeitig erkannt und Behandlungsmaßnahmen eingeleitet werden. Man unterscheidet:
– **Erstuntersuchung** zu Beginn der Schwangerschaft
– **Kontrolluntersuchungen** im Verlauf der Schwangerschaft.

Bei jeder Untersuchung wird eine Reihe von Mindestmaßnahmen durchgeführt, die abhängig vom Gesundheitszustand durch weitere Untersuchungen ergänzt werden können. Zur Dokumentation werden die Untersuchungsergebnisse in den Mutterpass eingetragen.

3.1.4 Früherkennungs-
untersuchungen

Früherkennungsuntersuchungen dienen der möglichst **frühzeitigen Erkennung von Krankheiten und Entwicklungsstörungen.**
Zu den Früherkennungsuntersuchungen gehören:
– Kinderfrüherkennungsuntersuchungen (ärztlich und zahnärztlich)
– Jugendgesundheitsuntersuchung
– Gesundheitsuntersuchungen ab dem 36. Lebensjahr
– Krebsfrüherkennungsuntersuchungen.

Kinderfrüherkennungsunter–
suchungen

Zur Früherkennung von Krankheiten, die eine normale körperliche oder geistige Entwicklung des Kindes gefährden, werden routinemäßig Untersuchungen bis zur Vollendung des 6. Lebensjahres durchgeführt.

Ärztliche Untersuchungen

Es sind insgesamt 9 Früherkennungsuntersuchungen vorgesehen (U1-U9).
Unmittelbar nach der Geburt erfolgt die **Neugeborenen-Erstuntersuchung (U1).** Am 3.-10. Lebenstag wird dann die eingehende **Neugeborenen-Basisuntersuchung (U2)** durchgeführt. Bis zum vollendeten 6. Lebensjahr folgen 7 weitere Untersuchungen **(U3-U9).**
Zur Dokumentation werden alle Befunde in ein Kinderuntersuchungsheft eingetragen.

Zahnärztliche Untersuchungen

Man unterscheidet 3 Früherkennungsuntersuchungen **(FU1-FU3).** Einzelheiten sind Lernfeld 11 zu entnehmen.

Jugendgesundheitsuntersuchung

Zwischen dem vollendeten 13. und 14. Lebensjahr ist eine **Jugendgesundheitsuntersuchung** zur Früherkennung von Krankheiten vorgesehen, die eine normale körperliche, geistige und soziale Entwicklung gefährden.
Durch frühzeitige Erkennung **psychischer und psychosozialer Risikofaktoren** so-

wie **gesundheitsgefährdender Verhaltensweisen** soll eine Fehlentwicklung in der Pubertät verhindert und eine Behandlung rechtzeitig eingeleitet werden. Die Jugendlichen sind über gesundheitliche Gefährdungen frühzeitig aufzuklären.
Die Befunde und veranlassten Maßnahmen werden in einem **Berichtsvordruck** aufgezeichnet.

Gesundheitsuntersuchungen ab dem 36. Lebensjahr

Die gesetzlich Versicherten haben vom 36. Lebensjahr an jedes zweite Jahr Anspruch auf eine **ärztliche Gesundheitsuntersuchung.**
Sie dient der Früherkennung von häufig auftretenden Krankheiten, wie Herz-Kreislauf-Erkrankungen, Nierenerkrankungen und Diabetes mellitus (Zuckerkrankheit).
Zur Gesundheitsuntersuchung gehören folgende Leistungen:
- Erhebung der **Anamnese** (Krankenvorgeschichte) mit Erfassung von Risikofaktoren
- **körperliche Untersuchung**
- **Laboruntersuchungen**
- **Beratung** des Patienten mit Hinweisen zur Vermeidung von Risikofaktoren
- Einleitung einer **weitergehenden Diagnostik** bei Vorliegen einer Erkrankung oder Verdacht auf eine Erkrankung.

Krebsfrüherkennungsuntersuchungen

Krebs ist eine allgemeine Bezeichnung für bösartige Neubildungen (siehe LF 10.3.2).

Kennzeichen von Krebs
- schnelles, ungeordnetes Wachstum
- zerstörendes Eindringen in Nachbargewebe
- Entstehung atypischer Zellen
- Bildung von Tochtergeschwülsten (Metastasen)

Die Heilungsaussichten hängen entscheidend von einer möglichst frühzeitigen Erkennung der Erkrankung ab. Aufgrund der besonderen Gefährdung haben Versicherte daher Anspruch auf eine jährliche Untersuchung zur Krebsfrüherkennung:
- **Frauen** ab dem 20. Lebensjahr
- **Männer** ab dem 45. Lebensjahr.

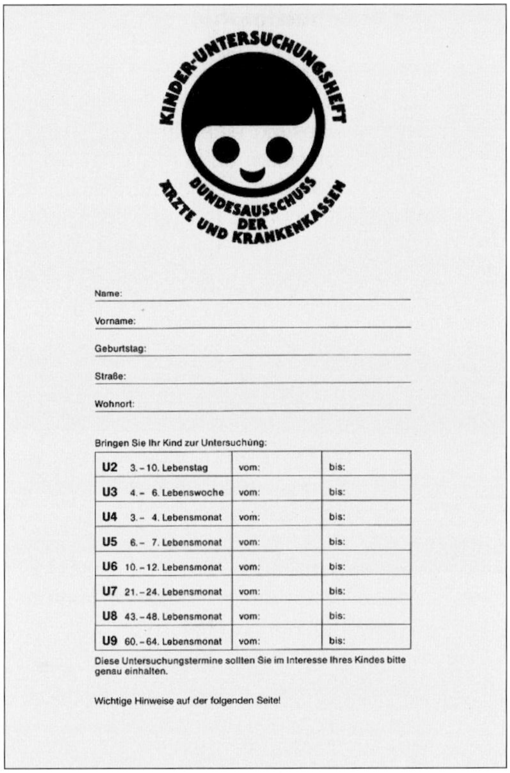
KINDER-UNTERSUCHUNGSHEFT
BUNDESAUSSCHUSS DER ÄRZTE UND KRANKENKASSEN

Name:
Vorname:
Geburtstag:
Straße:
Wohnort:

Bringen Sie Ihr Kind zur Untersuchung:

U2	3.–10. Lebenstag	vom:	bis:
U3	4.– 6. Lebenswoche	vom:	bis:
U4	3.– 4. Lebensmonat	vom:	bis:
U5	6.– 7. Lebensmonat	vom:	bis:
U6	10.–12. Lebensmonat	vom:	bis:
U7	21.–24. Lebensmonat	vom:	bis:
U8	43.–48. Lebensmonat	vom:	bis:
U9	60.–64. Lebensmonat	vom:	bis:

Diese Untersuchungstermine sollten Sie im Interesse Ihres Kindes bitte genau einhalten.

Wichtige Hinweise auf der folgenden Seite!

Abb. 3.4
Kinderuntersuchungsheft

Mögliche Symptome einer Krebserkrankung
- nicht heilende Wunden und Geschwüre
- Pigmentveränderungen und auffallende Verdickungen der Haut (auch an bereits bestehenden Muttermalen)
- auffällige Knoten insbesondere im Bereich der Brust und der Lymphknoten
- anhaltende Magen-, Darm- und Schluckbeschwerden
- ungewollter Gewichtsverlust
- anhaltende Heiserkeit und hartnäckiger Husten, insbesondere mit blutigem Auswurf
- andauernde Beschwerden beim Wasserlassen
- ungewöhnliche Absonderungen aus Körperöffnungen, insbesondere aus der Scheide

3.1.5 Schutzimpfungen

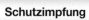
Weitere Info unter:
www.rki.de
→ Infektionsschutz
→ Impfen

Viele Infektionskrankheiten (z. B. Masern, Mumps) hinterlassen beim Patienten nach seiner Genesung einen lang anhaltenden Schutz vor einem erneuten Auftreten der Erkrankung. Man bezeichnet dies als **Immunität** (immunitas lat. – frei sein) gegenüber dem betreffenden Krankheitserreger. Eine Immunität kann auch künstlich durch eine **Schutzimpfung (Immunisierung)** erzeugt werden. Dadurch kann eine Erkrankung verhindert oder der Verlauf zumindest deutlich gemildert werden.

> **Immunität** – Unempfindlichkeit des Organismus gegenüber Krankheitserregern oder Giftstoffen

> **Schutzimpfung** – künstliche Erzeugung einer Immunität (wird auch als **Immunisierung** bezeichnet)

Schutzimpfungen werden im Kindesalter nach einem festgelegten Impfplan durchgeführt. Im Erwachsenenalter erfolgen Schutzimpfungen vor allem bei erhöhter persönlicher Gefährdung. So wird den Beschäftigten im Gesundheitswesen eine freiwillige Schutzimpfung gegen Hepatitis B dringend angeraten (siehe 3.3.2 Virushepatitis).

> **Man unterscheidet 3 Arten von Schutzimpfungen:**
>
> – aktive Schutzimpfung
> – passive Schutzimpfung
> – Simultanimpfung

Aktive Schutzimpfung

Bei der aktiven Schutzimpfung verwendet man als Impfstoff:
– abgetötete Krankheitserreger
– abgeschwächte Krankheitserreger oder
– Gifte **(Toxine)** in einer unschädlichen Form **(Toxoid)**.

Der Körper des Geimpften wird durch den Impfstoff zur Bildung von Abwehrstoffen angeregt, so genannten Antikörpern (siehe Lernfeld 7.2). Diese Antikörper bilden einen lang andauernden Schutz vor den Krankheitserregern bzw. Giften und führen somit zu einer **Immunität** des Patienten.

Da der Organismus des Patienten bei der aktiven Schutzimpfung einige Zeit zur Bildung der Antikörper benötigt, besteht im Allgemeinen erst nach einigen Wochen ein wirksamer Schutz. Viele Impfungen müssen sogar mehrmals wiederholt werden, bevor sie wirksam vor einer Erkrankung schützen. Sie werden daher nach einem festen Impfschema verabreicht. Man nennt dies eine **Grundimmunisierung** (siehe 3.3.2: Virushepatitis). Wenn der Impfschutz nachlässt, werden nach einiger Zeit **Auffrischungsimpfungen** durchgeführt.

Passive Schutzimpfung

Bei der passiven Schutzimpfung muss der Organismus nicht selbst (aktiv) Antikörper bilden. Stattdessen werden ihm **körperfremde Antikörper** von außen zugeführt, sodass ein Impfschutz innerhalb von Minuten besteht.

Da die Antikörper jedoch nur begrenzt lange wirksam sind, lässt der Impfschutz bereits nach wenigen Wochen wieder nach.

Abb. 3.5
Vergleich der aktiven und passiven Schutzimpfung

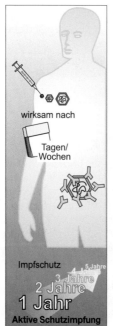
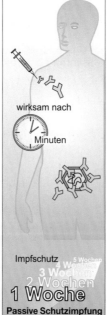

→ siehe auch
Libromed-CD
Folien 3.4, 3.5

Zur Schutzimpfung nach Nadelstichverletzung → siehe
Lernfeld 7, S. 240.

Simultanimpfung

Bei einer Simultanimpfung wird gleichzeitig (simultan) eine **aktive und passive Schutzimpfung** durchgeführt. Man verbindet damit die Vorteile der aktiven Impfung (lang anhaltende Wirkung) mit der passiven Impfung (schnell einsetzender Schutz).

Eine Simultanimpfung ist z. B. häufig bei verletzten Personen zur Vorbeugung von **Wundstarrkrampf (Tetanus)** erforderlich, wenn bei ihnen kein ausreichender Tetanusschutz besteht.

3.1.6 Persönliche Hygiene

Persönliche Hygiene ist wichtig, um die Gesundheit zu erhalten, Erkrankungen vorzubeugen und das Wohlbefinden zu fördern.

Hygiene ist mehr als nur die Reinigung des Körpers. Körperlicher und geistiger Ausgleich zum Berufsleben, geeignete Kleidung, Meidung von Genussgiften und regelmäßige Bewegung gehören genauso zur persönlichen Hygiene wie die tägliche Körperpflege. Die persönliche Hygiene ist dabei eine wichtige Voraussetzung für eine optimale Hygiene am Arbeitsplatz.

Körperreinigung

Die tägliche Körperreinigung ist eine Grundvoraussetzung für die persönliche Hygiene. Man verwendet dazu – wie allseits bekannt - vor allem **Wasser und Seife**. Mit der Seife werden die Verschmutzungen von der Haut abgelöst, damit sie anschließend mit dem Wasser abgespült werden können. Es ist dabei sinnvoller, sich unter fließendem als in stehendem Wasser zu waschen, damit sich der gelöste Schmutz nicht erneut auf der gereinigten Haut absetzen kann.

Bei übermäßigem Gebrauch von Seife kann jedoch der natürliche Schutz der Haut zerstört werden. Die Hautoberfläche weist nämlich einen leicht **sauren pH-Wert** auf, der einen **Säureschutz der Haut** vor Krankheitserregern darstellt. Steigt der pH-Wert durch übermäßigen Gebrauch von Seife an, so wird die Haut rau und anfällig

pH-Wert

– Maßzahl für die Konzentration von Wasserstoffionen (H^+) in Lösungen

(pH lat. – potentia hydrogenii = Stärke des Wasserstoffs)

Der pH-Wert ist ein Maß für den Säuregrad einer Lösung:
– **Saure Lösungen** haben einen pH-Wert unter 7.
– **Neutrale Lösungen** haben einen pH-Wert von 7,0.
– **Basische (=alkalische) Lösungen** haben einen pH-Wert über 7.

Je kleiner also der pH-Wert ist, desto saurer ist die Lösung. Der pH-Bereich geht von 0-14.

Der pH-Wert kann mit Hilfe von **Indikatoren** (indicare lat. – anzeigen) bestimmt werden. Als einfache Methode für die Praxis eignet sich hierzu so genanntes **Indikatorpapier**, das seine Farbe in Abhängigkeit vom pH-Wert ändert. Der pH-Wert kann mit Hilfe einer Farbvergleichsskala bestimmt werden.

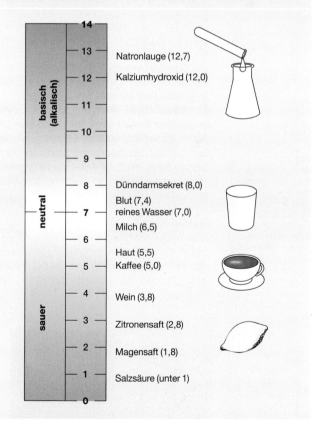

für Erkrankungen. Zur Reinigung sollten daher nur pH-neutrale Mittel verwendet werden, die den natürlichen Schutz der Haut nicht zerstören.

Abb. 3.6
Die pH-Skala mit Beispielen

Selbstverständlich müssen die Hände nach jedem Aufsuchen der Toilette gewaschen werden, da sich auf ihnen Bakterien befinden können. Jedes Familienmitglied muss dazu eigene Handtücher und Waschlappen haben.

Finger- und Zehennägel werden häufig vernachlässigt. Bakterien können sich jedoch besonders gut unter den Nägeln vermehren und so zu Infektionen führen. Bei dem Gebrauch von Nagelbürsten ist darauf zu achten, dass man keine zu harten Borsten verwendet, damit Nagelfalzverletzungen vermieden werden. Es können sonst Eintrittspforten für Krankheitserreger entstehen.

Fußnägel dürfen erst dann rund geschnitten werden, wenn sie vollständig aus dem Nagelbett herausgewachsen sind. Die Nägel können sonst in die Haut einwachsen und so zu Nagelbettentzündungen führen.

Der **Genitalbereich** sollte mindestens einmal am Tag mit warmem Wasser und Seife gewaschen werden.

Ein besonderes Problem sind für viele Jugendliche die Pickel und Mitesser bei **Akne**. Betroffene sollten besonders gründlich bei der Hautreinigung sein, da mangelnde Sauberkeit die Akne verschlimmert. In schweren Fällen ist selbstverständlich ein Arzt aufzusuchen.

Bekleidung

Eine bequeme Kleidung ist wichtig für das persönliche Wohlbefinden. Sie darf weder die Atmung behindern, noch die Bewegungsfreiheit einschränken. Durch ihre isolierende Wirkung soll die Bekleidung vor übermäßigen Wärmeverlusten schützen. Dabei muss sie jedoch auch luftdurchlässig sein, damit Feuchtigkeit abgegeben werden kann und eine Wärmestauung verhindert wird.

Günstige Bekleidungsstoffe sind vor allem Wolle und Baumwolle. Kunstfasern haben den Nachteil, dass sie eine feuchte Kammer bilden können und damit gute Wachstumsbedingungen für Bakterien schaffen.

Arbeit und Freizeit

Die körperliche und geistige **Leistungsfähigkeit** unterliegt deutlichen Schwankungen im Tagesablauf.

Morgens ist die Leistungsfähigkeit gegen 09.00 Uhr am höchsten. Anschließend fällt sie bis ca. 14.00 Uhr ab, worauf ein zweites Leistungshoch am Nachmittag folgt. Gegen 19.00 Uhr abends lässt die Leistungsfähigkeit wieder nach und ist gegen 03.00 Uhr morgens am niedrigsten (Abb. 3.7).

Bei der **Arbeitszeitgestaltung** sollten die Schwankungen der Leistungsfähigkeit im Tagesablauf berücksichtigt werden. Der Hauptanteil der Arbeit sollte daher in den Vormittagsstunden liegen. Anschließend sollte nach einer Mittagspause eine zweite Arbeitszeit mit geringerer Belastung folgen. Zur Erhaltung der Leistungs- und Konzentrationsfähigkeit sind während der Arbeitszeit **kurze Pausen** von jeweils ca. 5 Minuten Dauer sinnvoll. Durch 5-minütige Pausen wird der Arbeitsrhythmus im Allgemeinen weniger gestört, als durch Pausen von 15 Minuten Dauer.

Neben einer vernünftigen Arbeitsgestaltung ist zur Einhaltung der Gesundheit auch ein ausgewogenes **Freizeit- und Urlaubsverhalten** wichtig. So kann Bewegungsmangel während der Arbeit durch Sport in der Freizeit ausgeglichen werden. Dies darf jedoch nicht zu hektischer Freizeitbelastung werden.

Ein einzelner längerer Urlaub ist weiterhin zur Erholung besser als mehrere Kurzurlaube. Gerade intensiv genutzte verlängerte Wochenenden können zu Überanstrengungen führen.

Abb. 3.7
Schwankungen der Leistungsfähigkeit im Laufe eines Tages: Der Kurvenverlauf gibt die Abweichung vom Tagesdurchschnitt in Prozent an.

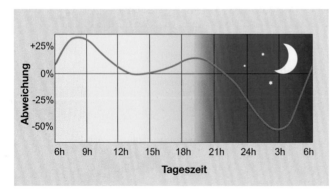

3.2 Medizinische Mikrobiologie

3.2.1 Grundbegriffe

Mikrobiologie (mikros gr. – klein, bios gr. Leben) ist die Lehre von den Kleinlebewesen (Mikroorganismen).

Die Mikroorganismen werden eingeteilt in:
– Bakterien
– Viren
– Pilze
– Protozoen (tierische Einzeller).

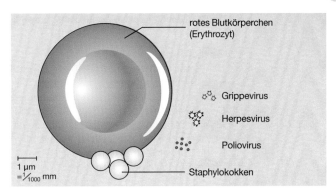

rotes Blutkörperchen (Erythrozyt)

Grippevirus

Herpesvirus

Poliovirus

1 µm
= 1/1000 mm

Staphylokokken

3.2.2 Bakterien

Mikroorganismen (Einzahl: Mikroorganismus) werden auch als **Mikroben** bezeichnet. Sie sind im Allgemeinen erst unter dem Mikroskop sichtbar, Viren sogar erst unter dem Elektronenmikroskop.

In der Natur sind Mikroorganismen weit verbreitet. So sind zum Beispiel Bakterien beim Menschen sowohl auf der äußeren Haut als auch auf den Schleimhäuten im Bereich der Mundhöhle und des Dickdarms nachweisbar. Die Bakterien des Dickdarms haben sogar eine besondere Bedeutung für die Verdauung und bilden das für die Blutgerinnung wichtige **Vitamin K**. Ein derartiges Zusammenleben verschiedener Lebewesen (hier: Mensch und Bakterien) wird als **Symbiose** bezeichnet. Lebewesen, die dagegen auf Kosten eines anderen Organismus leben, nennt man **Parasiten** (parasitos gr. – Schmarotzer, Mitesser).

Grundsätzlich unterscheidet man zwischen **pathogenen** (krankheitserregenden) und **apathogenen** (nicht krankheitserregenden) Mikroorganismen.

Die pathogenen Mikroorganismen sind die Erreger von **Infektionskrankheiten** (siehe Lernfeld 3.3). Dazu gehören neben den Bakterien, Viren, Pilzen und Protozoen auch mehrzellige tierische Lebewesen, wie z. B. die Saug-, Band- und Fadenwürmer.

pathogen – krankheitserregend
apathogen – nicht krankheitserregend

Bakterien sind einzellige Mikroorganismen, die sich durch Zellteilung vermehren. Sie haben einen eigenen Stoffwechsel und sind auf Nährböden züchtbar.

Aufbau
Bakterien sind von einer **Zellmembran** und einer **starren Zellwand** umgeben. Während die Zellmembran große Bedeutung für den Bakterienstoffwechsel hat, verleiht die Zellwand dem Bakterium seine Form und Stabilität. Zusätzlich haben einige Bakterien noch eine schützende Kapsel.

Das **Erbmaterial** liegt bei Bakterien im Gegensatz zu pflanzlichen oder tierischen Zellen nicht in einem Zellkern, sondern ohne Abgrenzung kettenförmig in der Zelle vor.

Viele Bakterien können sich aktiv mit Hilfe von Fortsätzen **(Geißeln)** fortbewegen. Einzelne Bakterienarten können **widerstandsfähige Dauerstadien** gegen ungünstige Umweltbedingungen (z. B. Kälte, Hitze, Austrocknung) bilden, so genannte **Sporen**. Sie sind dann nur sehr schwer

Abb. 3.8
Größe verschiedener Mikroorganismen im Vergleich zu einem roten Blutkörperchen

1 µm = 1 Mikrometer
= 1/1000 Millimeter

→ siehe auch
Libromed-CD
Folie 3.7

Abb. 3.9
Bakterienaufbau

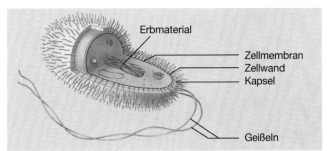

Erbmaterial

Zellmembran
Zellwand
Kapsel

Geißeln

durch Desinfektionsmaßnahmen angreifbar.

Vermehrung

Bakterien vermehren sich durch **Zellteilung**. Unter optimalen Bedingungen beträgt die Zeit zwischen zwei Zellteilungen bei einigen Bakterienarten nur 20 Minuten. Es kommt dann also alle 20 Minuten zu einer Verdopplung der Zellzahl (siehe Abb. 3.10). Dieser Zeitfaktor ist bei Hygienemaßnahmen zu berücksichtigen.

Einteilung

Bakterien werden nach Größe, Form, Beweglichkeit, Stoffwechseleigenschaften, Verhalten beim Anfärben mit Farbstoffen und Wachstumsverhalten auf künstlichen Nährböden eingeteilt.

Nach der **Form** unterscheidet man:
– kugelförmige Bakterien (Kokken)
– stäbchenförmige Bakterien
– spiralförmige Bakterien (Spirochäten).

Nach dem **Verhalten gegenüber Sauerstoff** unterscheidet man:
– **aerobe Bakterien** (aer gr. – Luft), die Sauerstoff zum Leben benötigen
– **anaerobe Bakterien**, die ohne Sauerstoff leben.

Nach dem **Verhalten beim Anfärben** kann man verschiedene Bakterienarten unterscheiden. Die wichtigste Färbemethode ist die **Gram-Färbung**, bei der sich die Bakterien abhängig vom Aufbau der Zellwand unterschiedlich anfärben lassen:
– Grampositive Bakterien werden blau
– gramnegative Bakterien dagegen rot angefärbt.

3.2.3 Viren

> **Viren** (Einzahl: **das Virus**) sind keine Zellen. Sie bestehen lediglich aus einem **Eiweißmantel (Kapsid)**, **Nukleinsäuren** und gegebenenfalls einer **Hülle**. Die Nukleinsäuren enthalten die Erbinformationen.

– Viren haben **keinen eigenen Stoffwechsel** und können nicht wachsen.
– Viren können sich **nur in lebenden Zellen vermehren**. Sie dringen dazu mit ihren Nukleinsäuren in die Zellen ein und verändern den normalen Zellstoffwechsel so, dass er neue Viren bildet. Viren nennt man daher auch **Zellparasiten**. Die betroffenen Zellen werden als **Wirtszellen** bezeichnet. Sie gehen infolge der Virusinfektion in der Regel zugrunde.
– Viren haben eine Größe von nur 8 – 800 nm (nm = Nanometer, 1/1 000 000 mm). Sie sind damit deutlich kleiner als Bakterien und **nur im Elektronenmikroskop sichtbar**.
– Viren enthalten stets nur eine Art von Nukleinsäuren (DNS oder RNS). Entsprechend unterscheidet man **DNS-Viren** und **RNS-Viren**.

Abb. 3.10
Bakterienvermehrung: Einige Bakterienarten teilen sich unter optimalen Bedingungen alle 20 Minuten.

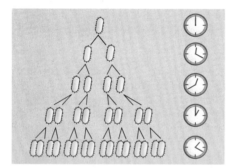

Abb. 3.11
Übersicht der Bakterienformen

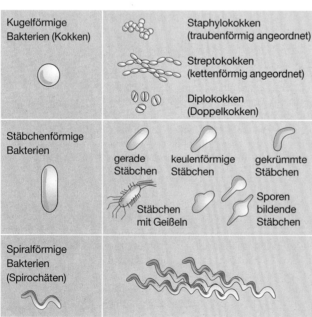

| Kugelförmige Bakterien (Kokken) | Staphylokokken (traubenförmig angeordnet) |
| Streptokokken (kettenförmig angeordnet) |
| Diplokokken (Doppelkokken) |

Stäbchenförmige Bakterien

gerade Stäbchen keulenförmige Stäbchen gekrümmte Stäbchen

Stäbchen mit Geißeln Sporen bildende Stäbchen

Spiralförmige Bakterien (Spirochäten)

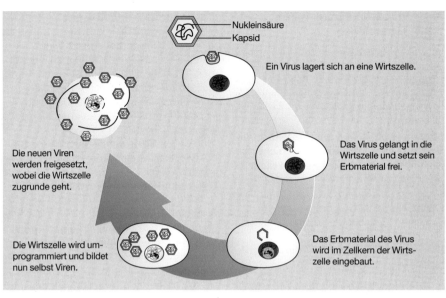

Nukleinsäure
Kapsid

Ein Virus lagert sich an eine Wirtszelle.

Das Virus gelangt in die Wirtszelle und setzt sein Erbmaterial frei.

Das Erbmaterial des Virus wird im Zellkern der Wirtszelle eingebaut.

Die Wirtszelle wird umprogrammiert und bildet nun selbst Viren.

Die neuen Viren werden freigesetzt, wobei die Wirtszelle zugrunde geht.

Abb. 3.12
Virusinfektion und -vermehrung in einer Wirtszelle

DNS – **D**esoxyribo**n**ukleins**ä**ure
(engl. DNA – desoxyribonucleic acid)

RNS – **R**ibo**n**ukleins**ä**ure
(engl. RNA – ribonucleic acid)

3.2.4 Pilze

Pilze (Fungi) haben wie die Pflanzen eine starre Zellwand, einen Zellkern und sind bewegungsunfähig. Im Gegensatz zu den Pflanzen sind sie jedoch nicht zur Fotosynthese fähig, d. h. sie können Licht nicht zum Aufbau energiereicher Verbindungen verwerten.

Pilze sind ungefähr 10-mal größer als Bakterien. Es gibt insgesamt weit über 120.000 verschiedene Pilzarten, von denen aber nur ca. 100 Arten beim Menschen Krankheiten hervorrufen.
Pilzerkrankungen werden als **Mykosen** bezeichnet. Sie deuten häufig auf eine Abwehrschwäche des Patienten hin.

3.2.5 Protozoen

Protozoen (Einzahl: **das Protozoon**) sind tierische Einzeller mit einem deutlich abgegrenzten Zellkern.

Durch Protozoen werden vor allem tropische Krankheiten wie die **Malaria** verursacht. Zur Gruppe der Protozoen gehört jedoch auch der Erreger der **Toxoplasmose**, einer Infektionskrankheit, die in der Schwangerschaft zu einer schweren Schädigung des Kindes führen kann.

3.2.6 Prionen

Prionen (Einzahl: **das Prion**) sind keine Mikroorganismen sondern **infektiöse Eiweißmoleküle**. Im Gegensatz zu Viren enthalten sie keine Erbinformationen in Form von Nukleinsäuren.

Prion engl. – **p**roteinaceous **i**nfectious particle (mit der Endung **-on**) (übersetzt: infektiöses Proteinpartikel)

Prionen sind sehr klein (ca. 5 Nanometer) und haben keinen eigenen Stoffwechsel. Sie können aber krankhafte Veränderungen im Zentralnervensystem (siehe S.181) bei Mensch und Tier hervorrufen, die sog. **Prionkrankheiten**.
Dabei kommt es zu schwammartigen Veränderungen des Gehirns mit ausgedehntem Verlust von Nervenzellen.

Zu den **Prionkrankheiten** gehören z. B.:

BSE – **b**ovine **s**pongiforme **E**nzephalopathie (beim Rind, sog. „Rinderwahnsinn")

CJK – **C**reutzfeldt-**J**akob-**K**rankheit (beim Mensch mit geistigem Verfall, Lähmungen und Krämpfen).

1 µm = 1 Mikrometer
= $\frac{1}{1000}$ Millimeter

1 nm = 1 Nanometer
= $\frac{1}{1000}$ Mikrometer

3.3   Infektionskrankheiten
3.3.1 Grundlagen

Bei einer **Infektion** (inficere lat. – hineintun, anstecken) dringen Mikroorganismen (Bakterien, Viren, Pilze, Protozoen) bei Mensch, Tier oder Pflanze ein und vermehren sich dort.

Man muss zwischen einer **Infektion** und einer **Infektionskrankheit** unterscheiden. Die meisten Infektionen bleiben durch eine sofortige Abwehrreaktion des Immunsystems symptomlos. Erst wenn sichtbare Krankheitszeichen auftreten, spricht man von einer Infektionskrankheit.

Die Entstehung einer **Infektionskrankheit** hängt von folgenden Faktoren ab:

– **infektiöse Eigenschaften** der Erreger (z. B. Übertragbarkeit, Eindringungsvermögen in den Körper und Vermehrungsfähigkeit der Erreger)
– **krankmachende Eigenschaften** der Erreger
– **Menge der Erreger**
– **Ansiedlungsort** der Erreger (viele Mikroorganismen befinden sich z. B. auf der Haut, im Mund oder im Dickdarm, ohne den Körper zu schädigen)
– **Abwehrlage** des Körpers

Krankheiten, die durch Mikroorganismen verursacht werden (Auswahl)

Bakterien	Viren
– Karies	– Herpes simplex
– Furunkel (eitrige Haarbalgentzündung)	– Schnupfen (Rhinitis)
– Scharlach	– Grippe (Influenza)
– Diphtherie	– Masern
– Keuchhusten	– Röteln
– Tetanus	– Windpocken
– Tuberkulose	– Gürtelrose (Zoster)
– Typhus	– Mumps
– Salmonellose	– Poliomyelitis (Kinderlähmung)
– Syphilis (=Lues)	– Virushepatitis
– Gonorrhö	– AIDS

Pilze	Protozoen
– Candidose (Soor)	– Malaria
– Tinea pedum (Fußpilz)	– Toxoplasmose

Pathogenität und Virulenz

Als **Pathogenität** bezeichnet man die grundsätzliche **Eigenschaft** eines Erregers, **eine Krankheit auslösen zu können**. Da nicht alle Mikroorganismen Krankheitserreger sind, unterscheidet man
– **pathogene** (krankmachende) und
– **apathogene** (nicht krankmachende) Mikroorganismen.
Der Begriff **Virulenz** bezeichnet die **Stärke der krankmachenden Eigenschaften** eines Erregers. Ein besonders virulenter Keim ist besonders gefährlich.

Krankheitsverlauf

Zwischen dem Eindringen eines Erregers in den Körper und dem Ausbruch der Infektionskrankheit vergeht im Allgemeinen eine mehr oder minder lange Zeitspanne, in der sich der Erreger im Organismus zunächst ohne Krankheitssymptome vermehrt. Man bezeichnet dies als **Inkubationszeit** (incubare lat. – brüten). Sie beträgt z. B. für Masern 10-14 Tage.
Die Infektionskrankheit beginnt anschließend in den meisten Fällen mit einem Vorstadium (z. B. Kopfschmerzen vor einem grippalen Infekt). Dieses Vorstadium nennt man **Prodromalstadium** (prodromos gr. – Vorläufer).
Im Durchschnitt ca. 1-3 Tage später bricht die **Infektionskrankheit** dann aus.
Die Phase der Genesung nach einer überstandenen Krankheit wird als **Rekonvaleszenz** bezeichnet (reconvalescere lat. – genesen).

Ablauf einer Infektionskrankheit

Inkubationszeit – Zeit zwischen Ansteckung (Eindringen des Krankheitserregers in den Körper) und Auftreten erster Krankheitssymptome
Prodromalstadium – Vorstadium, das der eigentlichen Krankheit vorausgeht
Infektionskrankheit – Erkrankung mit meist typischen Krankheitssymptomen
Rekonvaleszenz – Genesungsphase bis zur endgültigen Heilung

3.3.2 Hepatitis (Leberentzündung)

Unter einer **Hepatitis** versteht man eine **Entzündung der Leber** (hepar gr. – Leber).

Nach dem Verlauf unterscheidet man:
- **akute Hepatitis** (meist durch Hepatitis-Viren hervorgerufen und dann als **akute Virushepatitis** bezeichnet)
- **chronische Hepatitis** (Hepatitis, die nach 6 Monaten nicht ausgeheilt ist).

Akute Hepatitis

Einteilung
Man unterscheidet folgende Ursachen:
- Hepatitis-Viren (Virushepatitis)
- Hepatitis im Rahmen anderer Infektionskrankheiten (z. B. infektiöse Mononukleose, Malaria)
- Medikamente
- Alkohol
- Gallestauung
- Hepatitis im Rahmen anderer Lebererkrankungen (z. B. Tumoren, Stoffwechselkrankheiten).

Die häufigste akute Hepatitisform ist die **Virushepatitis**. Man unterscheidet dabei 5 Virusarten, die nach dem Alphabet mit den Großbuchstaben A - E bezeichnet werden.

Krankheitsverlauf
Der Verlauf einer Virushepatitis hängt vom Virus und der Abwehrlage des Körpers ab. Zwischen den einzelnen Virusarten gibt es dabei erhebliche Unterschiede (siehe Tab. 3.1).

Eine Virushepatitis ist zu Beginn oft symptomlos. Falls Symptome auftreten, so sind Abgeschlagenheit, Appetitlosigkeit, Übelkeit, Brechreiz, Fieber und häufig auch grippeähnliche Beschwerden typisch. Durch eine Schädigung der Leberzellen kann es im weiteren Verlauf zu einer Gelbfärbung der Haut kommen, was auch als **Gelbsucht (Ikterus)** bezeichnet wird. Der Harn kann dabei dunkel gefärbt sein, während der Stuhl entfärbt ist.

Chronische Hepatitis
Eine akute Hepatitis kann in eine chronische Hepatitis übergehen. Dabei treten oft über Jahre nur geringe Symptome auf, wie z. B. eine Lebervergrößerung mit einer nur geringen Einschränkung der Leistungsfähigkeit. Sie kann auch nach Jahren noch reizlos ausheilen, Es kann jedoch auch eine **Leberzirrhose** oder ein **Leberkarzinom (Leberkrebs)** daraus entstehen.

Leberzirrhose
Bei einer Leberzirrhose wird das Lebergewebe durch eine **bindegewebige Narbenbildung** ersetzt. Die Stoffwechselfunktion der Leber lässt dabei nach, sodass es
- zu einer **Ansammlung ausscheidungspflichtiger Substanzen** im Blut und
- zu einer **ungenügenden Bildung von Gerinnungsfaktoren** kommt.

Gleichzeitig entsteht durch den bindegewebigen Umbau der Leber eine Blutstauung in der Pfortader (siehe Abb. 7.15). Zur Umgehung der Pfortader wird das Blut dann vermehrt über Speiseröhrenvenen geleitet. Bei Überlastung dieser Venen können Krampfadern (Varizen) in der Speiseröhre entstehen.

Im Endstadium führt eine Leberzirrhose durch einen Zusammenbruch der Stoffwechselleistungen der Leber oder häufig auch durch massive Blutungen aus geplatzten Krampfadern der Speiseröhre zum Tod.

Häufigste Ursache einer Leberzirrhose ist jedoch keine Virushepatitis, sondern ein chronischer **übermäßiger Alkoholkonsum!**

Schutzimpfung (Immunisierung)
Zahnarzt und zahnmedizinisches Personal sind überdurchschnittlich stark gefährdet, an einer Hepatitis B zu erkranken. Deshalb wird eine **aktive Schutzimpfung (Immunisierung) dringend empfohlen**, da sie einen großen Schutz vor einer Hepatitis-B-Infektion bietet. Diese freiwillige Impfung ist nach § 4 der **Unfallverhütungsvorschrift Gesundheitsdienst** vom Arbeitgeber kostenlos zu ermöglichen. Für die Zahnarztpraxis bedeutet dies, dass der Zahnarzt in der Regel die Impf-

	Hepatitis A	Hepatitis B	Hepatitis C	Hepatitis D	Hepatitis E
Erreger	Hepatitis-A-Virus (HAV)	Hepatitis-B-Virus (HBV)	Hepatitis-C-Virus (HCV)	Hepatitis-D-Virus (HDV)	Hepatitis-E-Virus (HEV)
Infektionsweg	Aufnahme von verunreinigter Nahrung, z. B. Wasser, Meeresfrüchte (oft auf Reisen in südliche Länder)	-Geschlechtsverkehr -Blutkontakte (verunreinigte Nadeln beim Drogenkonsum, Blutübertragung, med. Personal) -während der Geburt auf das Kind	-Blutkontakte (wie bei HBV) -Geschlechtsverkehr (seltener) -während der Geburt auf das Kind	-wie bei HBV -nur in Kombination mit HBV möglich (simultan oder als Zweitinfektion später)	-wie bei HAV (kommt vor allem außerhalb Europas vor)
Inkubationszeit	15-45 Tage	30-180 Tage	15-180 Tage	30-180 Tage	15-60 Tage
Verlauf	-heilt in der Regel aus -anschließend lebenslange Immunität	-zu Beginn meist symptomlos -Ausheilung möglich -bei ca. 10 % der Infizierten Übergang in chronische Hepatitis **mögl. Spätfolgen:** -Leberzirrhose -Leberkarzinom	-zu Beginn meist symptomlos -Ausheilung möglich -bei ca. 70-80 % der Infizierten Übergang in chronische Hepatitis **mögl. Spätfolgen:** -Leberzirrhose -Leberkarzinom	-als Simultaninfektion oft symptomlos mit späterer Ausheilung -als Zweitinfektion fast immer chronisch, meist schwerer Verlauf **mögl. Spätfolgen:** -Leberzirrhose -Leberkarzinom	-in der Regel wie bei HAV -bei ca. 20 % der Schwangeren schwerer akuter Verlauf
allgemeine Vorbeugung	-Nahrungsmittel- bzw. Trinkwasserhygiene -allgemeine Hygienemaßnahmen (z. B. Händedesinfektion)	-Schutz beim Geschlechtsverkehr -systematische Hygiene in der Praxis (z. B. Schutzhandschuhe bei der Assistenz)	-wie bei HBV	-wie bei HBV	-wie bei HAV
Schutzimpfung	-aktive und passive Impfung möglich	-aktive und passive Impfung möglich	-keine Impfung möglich	-aktive und passive Impfung möglich	-keine Impfung möglich

Tab. 3.1
Formen der Virushepatitis

kosten für das zahnmedizinische Personal übernehmen muss.

Bei der aktiven Schutzimpfung gegen Hepatitis B wird das Hepatitis-B-Antigen des Virus als Impfstoff verwendet, wobei durch aufwändige Reinigungs- und Desinfektionsverfahren gewährleistet ist, dass der Impfstoff keine aktiven Hepatitis-B-Viren oder andere Erreger enthält.

Die injizierten Antigene regen den Körper an, Antikörper gegen das Hepatitis-B-Virus zu bilden, sodass anschließend ein Schutz gegen Hepatitis B entsteht (siehe Abb. 3.5).

Zur **Grundimmunisierung** werden in der Regel drei Impfungen durchgeführt:
– Anfangsdosis
– 1 Monat später die zweite Impfung
– 6 Monate nach der ersten Impfung die dritte.

Nach den bisherigen Erfahrungen wird nach 5 Jahren eine **Auffrischungsimp-** **fung** durchgeführt. Diese Auffrischungsimpfung hängt jedoch im Einzelfall von der Zahl der noch vorhandenen Antikörper im Blut ab.

Bei der Hepatitis-B-Schutzimpfung treten nur selten Nebenwirkungen auf. Es können lediglich lokale Unverträglichkeiten, wie leichte Schmerzen an der Impfstelle, eine Rötung oder örtliche Schwellung auftreten. In seltenen Fällen ist leichtes Fieber für kurze Zeit beobachtet worden. Wie bei Impfungen allgemein üblich sollte auch die Hepatitis-B-Schutzimpfung nicht bei bestehenden anderen Infektionskrankheiten durchgeführt werden.

Die **Berufsgenossenschaft empfiehlt** den gefährdeten Beschäftigten im Gesundheitsdienst dringend, von der Möglichkeit der für sie freiwilligen aktiven **Schutzimpfung gegen Hepatitis B** Gebrauch zu machen!

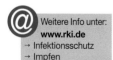

Weitere Info unter:
www.rki.de
→ Infektionsschutz
→ Impfen

3.3.3 AIDS (erworbenes Immun-defektsyndrom)

AIDS (engl. – **A**equired **I**mmune **D**eficiency **S**yndrome) ist eine Infektionskrankheit mit einem ausgeprägten, durch Viren verursachten **Immundefekt**. Dadurch kommt es zu schweren Erkrankungen mit normalerweise leicht vom Körper zu beherrschenden Erregern sowie charakteristischen bösartigen Tumoren.
Der Erreger ist das **HIV** (engl. – **H**uman **I**mmunodeficiency **V**irus), wobei man zwei Virusarten unterscheidet, **HIV-1** und **HIV-2**.

Krankheitsentstehung
Die **Viren (HIV)** befallen verschiedene Blutzellen, wobei sie vor allem die **T-Helfer-Zellen** schädigen, die eine zentrale Bedeutung für das Immunsystem haben (siehe Lernfeld 7.2). Durch AIDS wird somit die körpereigene Abwehr geschwächt, sodass Krankheitskeime, mit denen der Organismus sonst leicht fertig wird, zu schweren Erkrankungen und sogar zum Tod führen können.

Krankheitsverlauf
Die meisten Patienten bleiben **nach einer Infektion zunächst symptomlos**. Einige Patienten haben jedoch wenige Wochen nach einer Infektion uncharakteristische Beschwerden, wie z. B. Fieber, Kopf- und Gliederschmerzen, Lymphknotenschwellungen und Durchfälle. Diese akuten Beschwerden gehen im Allgemeinen nach einigen Wochen wieder zurück.
Sowohl bei den Patienten mit als auch ohne Symptomen bildet der Körper in der Regel nach einigen Wochen Antikörper gegen HIV, die durch einen **AIDS-Test** nachgewiesen werden können. Die Patienten sind somit infektiös, auch wenn sie viele Jahre symptomlos sein können.
Nach einer mehr oder minder langen Zeit kann es durch eine **zunehmende Schwächung** des **Immunsystems** zu hartnäckigen Lymphknotenschwellungen, Fieber, Nachtschweiß, starkem Gewichtsverlust, Leistungsabfall, Müdigkeit, Durchfällen und Hauterkrankungen kommen.
Beim **Vollbild der AIDS-Erkrankung** tre-

ten schließlich lebensbedrohliche Infektionen durch ansonsten harmlose Keime auf. Weiterhin kommen sonst seltene bösartige Tumoren im Haut- und Lymphknotenbereich vor. Die fortschreitende Abwehrschwäche führt schließlich zum Tod.

Übertragung
Die Viren werden durch direkten Kontakt mit infektiösen Körperflüssigkeiten übertragen. Größere Mengen der Viren kommen in **Blut**, **Sperma** und **Vaginalsekret** vor, sodass Sexualkontakte und direkte Blutkontakte die Hauptübertragungswege sind.
Es gibt keine Tröpfcheninfektion und keine Infektion über Nahrungsmittel. Eine Ansteckung von Säuglingen durch infizierte Muttermilch ist jedoch denkbar.
Das Infektionsrisiko ist bei AIDS generell deutlich niedriger als bei Hepatitis B. Die üblichen Schutzmaßnahmen vor Hepatitis B reichen somit auch zur Vorbeugung einer Übertragung von HIV aus (siehe Lernfeld 3.4). Im Gegensatz zur Hepatitis B gibt es gegen AIDS keine Impfung.

Schlussfolgerungen
AIDS ist eine tödliche Infektionskrankheit, vor der man sich durch Einhalten geeigneter Verhaltensmaßregeln schützen kann.
Jeder von uns sollte sich davor hüten, HIV-infizierte Patienten aufgrund der bekannten Risikogruppen zu diskriminieren. Dazu gehört auch, dass die **Behandlung von infizierten Patienten** in der Praxis **nicht abgelehnt wird**.

Aufgrund der bekannten Übertragungswege kann man folgende **Risikogruppen für AIDS** feststellen:

1. **durch Sexualkontakt**
– Frauen und Männer mit häufig wechselnden Sexualkontakten (vor allem homo- und bisexuelle Männer)
2. **durch infiziertes Blut**
– Drogenabhängige, durch wechselseitigen Gebrauch von Spritzbestecken
– Neugeborene von infizierten Müttern
– Patienten, die infiziertes Blut übertragen bekommen haben (vor allem Bluter). Seit dem 01.10.1985 werden jedoch alle Blutspenden auf HIV-Antikörper getestet.

3.4 Infektionsvorbeugung in der Praxis

Bei einer Infektion dringen Mikroorganismen (Bakterien, Viren, Pilze, Protozoen) bei Mensch, Tier oder Pflanze ein und vermehren sich dort. Zur **Infektionsvorbeugung** muss man die Infektionsquellen und -wege aufspüren und durch geeignete Maßnahmen ausschalten.

3.4.1 Infektionsquellen

In der Zahnarztpraxis gibt es eine Fülle von Infektionsquellen. Dazu zählen alle Personen in der Praxis, wobei nicht nur die Patienten, sondern auch das gesamte Praxisteam in Betracht kommen.
Von den Personen und ihrer Kleidung können Krankheitserreger auf die Geräte und Instrumente und letztlich auch auf die Fußböden und Wände übergehen.

Personen
Bei den Personen sind vor allem die Hände und die Ausatemluft eine wichtige Infektionsquelle. Dabei können z. B. die Hände des Zahnarztes oder der Zahnmedizinischen Fachangestellten sogar Infektionen von einem Patienten zum nächsten Patienten übertragen (siehe Abb. 3.14). Daher ist vor bzw. nach jeder Behandlung eine sorgfältige Händedesinfektion erforderlich.

Kleidung
Krankheitserreger können sich nicht nur auf der Haut, sondern auch auf der Kleidung befinden. Insbesondere lange Ärmel werden leicht mit Keimen verschmutzt, wenn sie über unsaubere Flächen streichen. Der unbekleidete Unteram ist dagegen aus hygienischen Gründen günstiger, da er weniger berührt und einfacher gereinigt und desinfiziert werden kann.

Blut und Eiter
Blut und Eiter sind die Körperflüssigkeiten mit dem größten Infektionsrisiko. Direkter Kontakt mit Blut und Eiter ist daher stets zu vermeiden!

Geräte und Instrumente
Selbstverständlich stellen auch verschmutzte Geräte und Instrumente Infektionsquellen in der Praxis dar. Sie müssen daher nach Benutzung desinfiziert, gereinigt und – falls erforderlich – sterilisiert werden.

Fußböden und Wände
Insbesondere die Ecken und Fugen stellen Infektionsquellen dar, da sie schlechter als glatte Flächen zu reinigen sind.

Abfälle
Benutzte Einmalartikel wie Handschuhe, Masken, Tupfer oder Watterollen sowie Materialreste können zusammen mit dem normalen Hausmüll entsorgt werden.
Scharfkantige oder spitze Gegenstände wie Einmalkanülen oder Skalpelle dürfen zur Ausschaltung von Verletzungsgefahren jedoch nur sicher umschlossen in den Abfall gegeben werden (siehe Lernfeld 3.5).

3.4.2 Infektionswege

Man unterscheidet grundsätzlich 4 mögliche **Infektionswege:**

– **Tröpfcheninfektion**
Infektion durch kleine, erregerhaltige Tröpfchen, die von infizierten Personen beim Husten oder Niesen ausgestoßen werden

– **Schmierinfektion**
Übertragung von Krankheitserregern durch Verschmieren von keimbeladenem Material (z. B. Eiter)

– **Wasser- und Nahrungsmittelinfektion**
Übertragung von Krankheitserregern durch Wasser bzw. Nahrungsmittel

– **Perkutane Infektion**
Übertragung von Krankheitserregern durch die Haut (perkutan) durch Injektionen oder Bisse bzw. Stiche (per lat. – durch; cutis lat. – Haut)

In der Praxis spielen als mögliche **Infektionsüberträger** der Zahnarzt, das zahnmedizinische Personal, das Instrumentarium, die Einrichtung und das Aerosol (Sprühnebel) im Behandlungsbereich eine Rolle.

Zahnarzt und zahnmedizinisches Personal müssen sich immer bewusst sein, dass vor allem sie Krankheitserreger übertragen können. Die Keimübertragung erfolgt dabei insbesondere mit den Händen, aber auch mit der Kleidung und Gegenständen. Die Verunreinigung bzw. Verschmutzung von Gegenständen, Räumen oder Personen mit Krankheitserregern, chemischen Substanzen oder radioaktiven Stoffen wird als **Kontamination** bezeichnet.

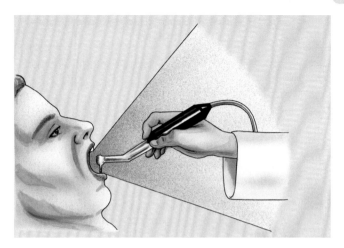

Kontamination – Verunreinigung, Verschmutzung

Zur Vorbeugung von Keimübertragungen muss man sich stets überlegen, welche Instrumente, Gegenstände oder Arbeitsflächen in der Praxis mit Mikroorganismen kontaminiert sein können. Durch eine **systematische Arbeitsweise** sind solche Infektionsquellen auf ein Minimum zu reduzieren **(Grundregel der Nichtkontamination)** und durch entsprechende **Hygienemaßnahmen** zu beseitigen **(Dekontamination)**.

Nichtkontamination
– Vermeidung einer Verunreinigung bzw. Verschmutzung

Dekontamination
– Beseitigung einer Verunreinigung bzw. Verschmutzung

Abb. 3.13
Keimbeladener Sprühnebel (Aerosol) bei hochtourigem Bohren oder Schleifen

Abb. 3.14
Mögliche Übertragungswege in der Zahnarztpraxis

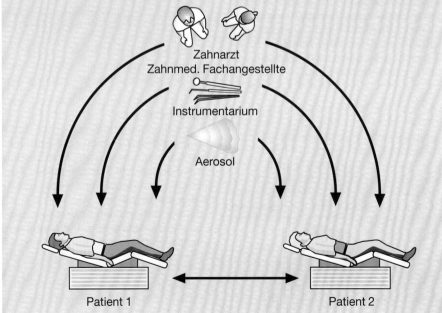

3.4.3 Grundzüge des Infektions-schutzes

→ siehe auch
Arbeitsbuch
Seite 32

Zum Infektionsschutz in einer Zahnarzt-praxis gehören:
– sorgfältige Anamnese,
– durchdachte Hygienemaßnahmen
– und eine systematische Arbeitsweise.

Anamnese

Zum Schutz von Patient und Behand-lungsteam ist eine sorgfältige Anamnese erforderlich (siehe Lernfeld 2.2). Anhand der Anamnese muss entschieden werden, ob bei der geplanten Behandlung beson-dere, über das übliche Maß hinausgehen-de hygienische Maßnahmen ergriffen wer-den müssen.

Besondere hygienische Anforderungen sind einzuhalten:

– **zum Schutz vor Wundinfektionen**, wenn umfangreiche zahnärztlich-chirur-gische Eingriffe durchgeführt werden (z. B. Implantation oder Wurzelspitzen-resektion).

– **zum allgemeinen Schutz der Patien-ten**, wenn sie ein erhöhtes Infektionsri-siko haben (z. B. bei Patienten mit Im-munschwäche).

– **zum Schutz des Behandlungsteams**, wenn Patienten mit ansteckenden Krankheiten behandelt werden.

Nur durch eine gewissenhafte Anamnese können entsprechende Hygienemaßnah-men bereits vor der Behandlung eingelei-tet werden.

Abb. 3.15
In der Zahnarztpraxis werden Ringe, Uhren und Armbänder abge-legt, lange Haare zu-sammengebunden und Praxiskleidung sowie Praxisschuhe angezogen.

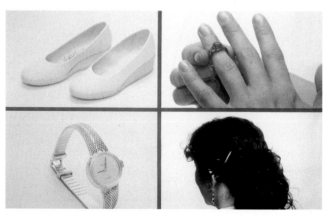

Persönliche Hygiene

Bei Tätigkeiten, die eine **hygienische Hände-desinfektion** erfordern, dürfen an **Händen und Unterarmen keine Schmuckstücke, Uhren, Ringe** getragen werden. Derartige Gegenstände können die Wirksamkeit der Händedesinfektion vermindern.

Fingernägel dürfen die Fingerkuppe nicht überragen. Sie sind rund zu schneiden und dürfen nicht lackiert werden.

Lange Haare, die beim Arbeiten ins Ge-sicht fallen können, müssen am Kopf an-liegend festgesteckt werden.

Schutzmaßnahmen für das Team

Zum Schutz des Behandlungsteams vor Infektionen gehören:

• **direkte Maßnahmen**
  – **p**ersönliche **S**chutz**a**usrüstung **(PSA)** Dazu gehören Handschuhe, Mund-Nasenschutz, Schutzbrille und Schutzkleidung
  – Abdeckmaterialien.

• **indirekte Maßnahmen**
  – systematische Absaug- und Halte-technik (siehe LF 1.2.3)
  – diszipliniertes Arbeiten, wobei die Kon-tamination von nicht benötigten Instru-menten und Gegenständen vermieden wird (Grundregel der Nichtkontamina-tion)
  – rationelles Instrumentieren (siehe LF 4)
  – Kofferdamanwendung (siehe LF 4.5.3)
  – unfallsichere Abfallentsorgung (siehe LF 3.5).

Handschuhe

Bei **Infektionsgefährdung** müssen Hand-schuhe getragen werden. Handschuhe sind auch dann zu tragen, wenn mit Blut, Eiter oder Speichel **kontaminierte Ober-flächen** oder **hautschädigende Stoffe** berührt werden.

• Bei der **Behandlung** sind **dünnwandi-ge, flüssigkeitsdichte Handschuhe** zu tragen. Zwischen der Behandlung ver-schiedener Patienten sind die Hand-schuhe zu wechseln.

• **Sterile Handschuhe** sind erforderlich:
  – bei umfangreichen zahnärztlich-chirurgischen Eingriffen und

– bei zahnärztlich-chirurgischen Maßnahmen bei Patienten mit erhöhtem Infektionsrisiko.
- Bei der **Desinfektion und Reinigung** benutzter Instrumente, Geräte und Flächen sind **feste, flüssigkeitsdichte Handschuhe** zu tragen.

Mund-Nasenschutz und Schutzbrille

Zum Schutz vor Infektionen durch keimhaltige Aerosole sowie Blut- und Speichelspritzer sollen
– ein **Mundschutz**, der gleichzeitig auch die **Nase** abdeckt,
– und eine **Brille mit seitlichem Schutz** getragen werden.
Um ein Beschlagen der Brillengläser zu vermeiden, ist ein Mundschutz mit eingearbeitetem Metallstreifen sinnvoll, mit dem die Maske der Hautkontur im Nasenbereich angepasst werden kann.

Schutzkleidung

Die Berufsgenossenschaft für Gesundheitsdienst und Wohlfahrtspflege hat in den Unfallverhütungsvorschriften festgelegt, dass der Unternehmer (in der Praxis ist dies der Zahnarzt) den Beschäftigten geeignete **Schutzkleidung in ausreichender Stückzahl** zur Verfügung stellen muss.
Der Unternehmer (Zahnarzt) hat für die Desinfektion, Reinigung und Instandhaltung der Schutzkleidung zu sorgen und die **getrennte Aufbewahrung** der getragenen Schutzkleidung und der anderen Kleidung zu ermöglichen.
Die Beschäftigten sind verpflichtet, die zur Verfügung gestellte Schutzkleidung zu tragen. Vor dem Betreten ihres Aufenthaltraumes müssen sie die getragene Schutzkleidung ablegen.
Die Schutzkleidung soll:
– die Vorderseite des Rumpfes bedecken und
– zur besseren Reinigung und Desinfektion der Hände und Unterarme im Allgemeinen kurzärmelig sein.
Bei **besonderer Infektionsgefahr** kann jedoch **langärmelige Schutzkleidung** mit Handschuhen zweckmäßig sein, die vollständig die Haut bedecken.

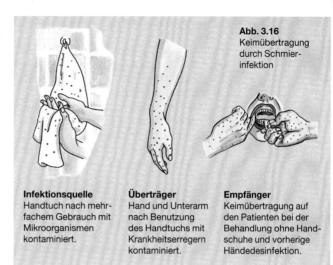

Abb. 3.16
Keimübertragung durch Schmierinfektion

Infektionsquelle
Handtuch nach mehrfachem Gebrauch mit Mikroorganismen kontaminiert.

Überträger
Hand und Unterarm nach Benutzung des Handtuchs mit Krankheitserregern kontaminiert.

Empfänger
Keimübertragung auf den Patienten bei der Behandlung ohne Handschuhe und vorherige Händedesinfektion.

Schutzkleidung ist jede Kleidung, die dazu bestimmt ist, Beschäftigte vor schädigenden Einwirkungen bei der Arbeit oder deren Arbeits- oder Privatkleidung vor einer Kontamination durch biologische Arbeitsstoffe zu schützen.

Arbeitskleidung ist eine Kleidung, die anstelle oder in Ergänzung zur Privatkleidung bei der Arbeit getragen wird. Sie hat keine spezifische Schutzfunktion gegen schädigende Einflüsse. Zur Arbeitskleidung zählt auch **Berufskleidung**.

Schutz vor Verletzungen

Alle Instrumente, die mit Blut oder Speichel in Kontakt gekommen sind, müssen als kontaminiert angesehen werden. Der Umgang mit kontaminierten Instrumenten muss so erfolgen, dass dabei möglichst

Abb. 3.17
Handschuhe bei Hygienemaßnahmen und während der Behandlung

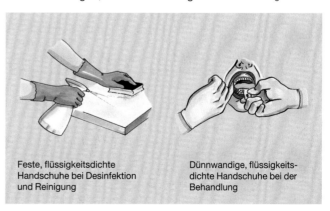

Feste, flüssigkeitsdichte Handschuhe bei Desinfektion und Reinigung

Dünnwandige, flüssigkeitsdichte Handschuhe bei der Behandlung

Zur Schutzimpfung nach Nadelstich-verletzung → siehe Lernfeld 7, S.240

kein Verletzungs- und somit Infektionsrisiko besteht.

Das Zurückschieben von benutzten Kanülen in die Schutzkappe mit beiden Händen gilt als die häufigste Verletzungsursache bei **Nadelstichverletzungen**. Das Einführen einer benutzten Kanüle in ein Sammelgefäß oder in eine Schutzhülle darf deshalb nur mit einer Hand erfolgen. Die zweite Hand darf das Sammelgefäß oder die Schutzhülse dabei nicht festhalten.

3.4.4 Desinfektion

Begriffsbestimmung

→ siehe auch
Arbeitsbuch
Seite 37-39

→ siehe auch
Libromed-CD
Folie 3.16

Eine **Desinfektion** hat zum Ziel, totes oder lebendes Material in einen Zustand zu versetzen, dass es nicht mehr infizieren kann. Es müssen **alle Krankheitserreger** durch Abtötung, Inaktivierung oder Entfernung unschädlich gemacht werden. Man unterscheidet dazu:
– chemische Desinfektionsmittel und
– physikalische Desinfektionsverfahren.
Eine **Sterilisation** hat dagegen eine völlige **Keimfreiheit** zum Ziel.

> **Desinfektion** – Maßnahme, um alle Krankheitserreger unschädlich zu machen
>
> **Sterilisation** – Maßnahme, um eine völlige Keimfreiheit zu erzielen

Geschichte

Die Geschichte der Hygiene wurde in starkem Maße von Semmelweis, Lister und Pasteur geprägt.

Der Geburtshelfer **Ignaz Semmelweis** (1818-1865) erkannte 1847 die Schmierinfektion als Ursache des gefürchteten Wochenbettfiebers. Er veranlasste deshalb, dass jeder seine Hände vor dem Betreten der Säle der Gebärklinik in einem vor dem Eingang angebrachten Becken mit Chlorwasser waschen musste. Damit führte er die **Antisepsis** (anti gr. – gegen; sepsis gr. – Fäulnis) in die Wundbehandlung ein. Durch diese einfache hygienische Maßnahme ging die Zahl der Todesfälle durch Wochenbettfieber deutlich zurück.

Der englische Chirurg **Lister** (1827-1912) führte 1867 die antiseptische Wundbehandlung mit Karbolsäure (Phenol) ein. Hierbei berücksichtigte er die Entdeckung des französischen Chemikers und Biologen **Pasteur** (1822-1895), dass Bakterien die Ursache für Krankheiten bei Mensch und Tier sein können, und besprengte bei Operationen Instrumente, Wunden und sogar den Chirurg mit Karbolsäure. Er konnte dadurch die Zahl der Wundinfektionen drastisch verringern.

Durch die Verfahren der Antisepsis kann nur eine Verringerung der Keimanzahl, jedoch keine Keimfreiheit erzielt werden. Die Antisepsis ist daher in der modernen Medizin weitgehend durch die **Asepsis** ersetzt worden. Dabei strebt man eine Keimfreiheit aller Gegenstände an, die mit einer Wunde in Berührung kommen. Erst die durch Sterilisation erreichte Keimfreiheit hat die Entwicklung der modernen Chirurgie bis zum heutigen Standard möglich gemacht.

> **Antisepsis – Hemmung bzw. Vernichtung von Krankheitserregern** an Körperteilen mit chemischen Mitteln (z. B. Hände des Operateurs bzw. Wunden)
>
> **Asepsis – Keimfreiheit** zur Vermeidung einer Infektion oder Kontamination

Chemische Desinfektionsmittel

Für die verschiedenen Erfordernisse in der Zahnarztpraxis gibt es verschiedene chemische Desinfektionsmittel. Im Einzelnen unterscheidet man Präparate für Hände, Instrumente, Geräte und Flächen.

Je nachdem, welche Keime durch ein Desinfektionsmittel abgetötet werden, verwendet man folgende Bezeichnungen:

bakterizid	– Bakterien abtötend
tuberkulozid	– Tuberkelbakterien abtötend
viruzid	– Viren inaktivierend
fungizid	– pilzabtötend

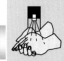
Diese Eigenschaften hängen jedoch nicht nur vom verwendeten Mittel allein ab; sondern auch stark von:
– **Konzentration** und
– **Einwirkungszeit**.

Dosierung

Wenn die Desinfektionsmittel vom Handel als Konzentrat geliefert werden, müssen sie vor Gebrauch zunächst nach Angaben des Herstellers verdünnt werden. Im Allgemeinen kann man dazu beiliegende Messbecher oder andere Dosierhilfen verwenden. Fehlen diese, so kann man die Desinfektionslösungen auch nach der folgenden Tabelle ansetzen.

Dosiertabelle

Lösung	Desinfektionsmittel	Wasser
0,5 %	5 ml	995 ml
1,0 %	10 ml	990 ml
1,5 %	15 ml	985 ml
2,0 %	20 ml	980 ml
3,0 %	30 ml	970 ml
4,0 %	40 ml	960 ml
5,0 %	50 ml	950 ml

Die Desinfektionsmittel müssen stets gewissenhaft dosiert werden. Sowohl eine Über- als auch Unterdosierung kann die Desinfektionswirkung vermindern. Bei einer Überdosierung können zusätzlich Materialschäden entstehen.

Chemische Wirkstoffe

Von der Industrie wird eine Fülle von verschiedenen Desinfektionsmitteln angeboten.

Die **Deutsche Gesellschaft für Hygiene und Mikrobiologie (DGHM)** hat Richtlinien zur Prüfung chemischer Desinfektionsmittel ausgearbeitet.

Desinfektionsverfahren sind geeignet, wenn sie durch den Verbund für Angewandte Hygiene (VAH) nach den Anforderungen der Deutschen Gesellschaft für Hygiene und Mikrobiologie (DGHM) und der Deutschen Vereinigung zur Verhütung und Bekämpfung von Viruskrankheiten (DVV) zertifiziert sind.

Chemische Wirkstoffe zur Desinfektion

Alkohole z. B. Äthanol – Weingeist (er wird vor allem in verdünnter Form (z. B. 70 %ig) verwendet und dann als **Spiritus dilutus** bezeichnet)
Aldehyde z. B. Formaldehyd
Phenole und Phenolabkömmlinge z. B. Kresol
Oxidationsmittel z. B. Wasserstoffperoxid (H_2O_2)
Schwermetallverbindungen z. B. Silbersalze
Säuren z. B. Peressigsäure
oberflächenaktive Stoffe z. B. Tenside

Physikalische Desinfektionsverfahren

Von den physikalischen Desinfektionsverfahren hat in der Praxis vor allem die **Thermodesinfektion** für die Instrumentenaufbereitung Bedeutung. Man verwendet dazu Geräte, die ähnlich wie Geschirrspülautomaten arbeiten, das Wasser aber auf 93°C aufheizen und diese Temperatur für mindestens 10 Minuten halten (Abb. 3.20). Die Thermodesinfektoren haben den großen Vorteil, dass sie neben einer **sicheren Desinfektion** gleichzeitig eine **gründliche Reinigung** durchführen. Sie entlasten dadurch das Personal und verringern die Verletzungsgefahr bei der Instrumentenreinigung erheblich. Aus diesem Grund wird die Thermodesinfektion mit gleichzeitiger Desinfektion und Reinigung ausdrücklich vom **Robert-Koch-Institut** für die Instrumentendesinfektion **empfohlen**.

Händehygiene

Eine sorgfältige **Händehygiene** ist die Grundlage zur Verhütung von Infektionen und Hautschäden. Sie dient sowohl dem Schutz der Patienten als auch dem Schutz des Behandlungsteams.

Nach der Unfallverhütungsvorschrift BGV C8 müssen Händedesinfektionsmittel und hautschonende Händewaschmittel in Direktspendern sowie geeignete Hautpflegemittel und Einmalhandtücher an leicht erreichbaren **Händewaschplätzen** vorhanden sein (siehe Abb. 1.12).

Händewaschen

Bei sichtbarer Verschmutzung müssen die Hände gewaschen werden. Dies erfolgt

Händewaschen
→ siehe auch
Arbeitsbuch
Seite 36

→ siehe auch
Libromed-CD
Folie 3.14

Abb. 3.18
Abklatschpräparat einer nicht desinfizierten Hand:
Man sieht deutlich die auf einem Nährmedium gewachsenen Bakterienkolonien.

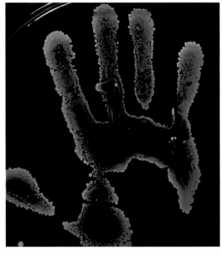

Hygienische Händedesinfektion

Man unterscheidet die hygienische und die chirurgische Händedesinfektion.

Eine **hygienische Händedesinfektion** ist erforderlich:
– vor jeder Behandlung
– bei Behandlungsunterbrechung
– bei Behandlungsende.

Die Notwendigkeit der Händedesinfektion ist dabei unabhängig davon, ob Handschuhe getragen werden bzw. getragen wurden.

Für die Händedesinfektion werden vorzugsweise **Einreibepräparate auf Alkoholbasis** verwendet. Die Desinfektionsmittel sollen dazu in Wandspendern zur Verfügung stehen, die durch Fuß- oder Ellenbogendruck zu betätigen sind.

grundsätzlich zu Beginn der Sprechstunde, nach Toilettenbenutzung, nach dem Naseputzen und nach Bedarf vor bzw. nach der Behandlung.

Dazu werden **flüssige Waschpräparate aus Direktspendern** verwendet. Der beim Waschen entstehende Schaum und die abgelösten Schmutzteile werden mit kaltem Wasser abgespült. Eine niedrige Wassertemperatur ist wichtig, damit die Hautporen geschlossen bleiben und der Haut damit kein Fett zusätzlich entzogen wird. Die niedrige Wassertemperatur beugt damit spröden Händen vor.

> Zur **hygienischen Händedesinfektion** werden die trockenen Handoberflächen je nach Präparat 30-60 Sekunden mit 3-4 ml Desinfektionslösung eingerieben.

Beim praktischen Vorgehen muss das Desinfektionsmittel sorgfältig im Bereich der Innen- und Außenflächen der Hände, der Handgelenke und Flächen zwischen den Fingern eingerieben werden. Dabei ist insbesondere auf eine gründliche Desinfektion der Fingerkuppen und Nagelfalze zu achten. Während der gesamten vorgeschriebenen Einwirkungszeit müssen die Hände mit dem Desinfektionsmittel feucht gehalten werden.

Chirurgische Händedesinfektion

Eine **chirurgische Händedesinfektion** in Verbindung mit **sterilen Handschuhen** ist erforderlich:
– bei umfangreichen zahnärztlich-chirurgischen Eingriffen
– bei Patienten mit erhöhtem Infektionsrisiko.

Auch bei der chirurgischen Händedesinfektion werden bevorzugt **Einreibepräparate auf Alkoholbasis** verwendet, wie bereits bei der hygienischen Händedesinfektion beschrieben. Dabei wird eine **möglichst weitreichende Keimreduzierung** der Hände und Unterarme angestrebt.

Abb. 3.19
Bedienung eines Wandspenders

Händedesinfektion
→ siehe auch
Arbeitsbuch
Seiten 34-35

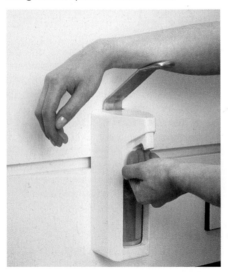

→ siehe auch
Libromed-CD
Folien 3.12-3.15

Chirurgische Händedesinfektion nach den RKI-Richtlinien für die Zahnheilkunde

– Hände mit Wasser und Waschlotion aus einem Direktspender reinigen.
– Abtrocknen mit Einmalhandtuch.
– Hände und Unterarme mit einem Desinfektionsmittel aus einem Direktspender einreiben und feucht halten (meist 3 Minuten).
– Zum Schluss Hände und Unterarme durch Verdunstung des Desinfektionsmittels vollständig trocknen lassen, bevor sterile Handschuhe angezogen werden.

Bei Aufeinanderfolge kurzer operativer Eingriffe (Dauer bis zu etwa 60 Min.) mit geringer Kontamination kann auf das Händewaschen vor der nächsten chirurgischen Händedesinfektion verzichtet werden. Nach Eingriffen von über 1 Std. Dauer sollten die Hände nochmals gewaschen werden.

Instrumentendesinfektion

Bei der **Reinigung und Desinfektion von Instrumenten** unterscheidet man:
– **maschinelle Reinigung und Desinfektion** im **R**einigungs- und **D**esinfektions**g**erät **(RDG)** (= thermische Instrumentendesinfektion) und
– **manuelle Reinigung und Desinfektion** im **Tauchbad** (= chemische Instrumentendesinfektion).

Instrumente, die weder Haut noch Schleimhäute durchdringen und nicht mit Wunden in Berührung kommen, müssen bei der Anwendung nicht steril sein.

Maschinelle Reinigung und Desinfektion

Die **maschinelle Instrumentendesinfektion** im **R**einigungs- und **D**esinfektionsgerät **(RDG)** wird vom **Robert-Koch-Institut** ausdrücklich empfohlen. Man verwendet dazu **Thermodesinfektoren**, die ähnlich wie Geschirrspülautomaten arbeiten, die Reinigungslösung dabei jedoch für mindestens 10 Minuten auf 93°C aufheizen. Sie führen gleichzeitig eine **Reinigung und Desinfektion** der Instrumente durch.

Dieses maschinelle Verfahren wird auch als **thermische Instrumentendesinfektion** bezeichnet. Die maschinelle Reinigung entlastet nicht nur das Personal, sondern verringert auch die Verletzungsgefahr bei der Instrumentenreinigung. Deshalb ist der maschinellen Aufbereitung gegenüber der manuellen Reinigung und chemischen Desinfektion der Vorzug zu geben (RKI-Richtlinien 2006).

Arbeitsablauf der maschinellen Reinigung und Desinfektion

– kontaminationsgeschützter Transport vom Behandlungsplatz zum Aufbereitungsbereich
– zerlegbare Instrumente auseinander nehmen (auf Verletzungsgefahr achten)
– Reinigung/Desinfektion, Spülung und Trocknung im RDG nach Herstellerangaben
– Prüfung auf Sauberkeit und Unversehrtheit der Instrumente, Pflege, Instandhaltung, Funktionsprüfung
– falls erforderlich: Kennzeichnung der Anzahl der Aufbereitungen
– je nach Erfordernis: dokumentierte Freigabe zur Anwendung oder Verpackung und Sterilisation

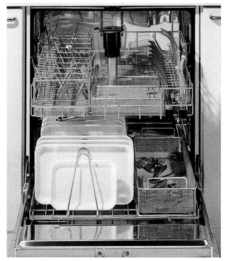

Abb. 3.20
Reinigungs- und **D**esinfektions**g**erät (Thermodesinfektor)

Den thermischen Verfahren von Desinfektions- und Reinigungsautomaten ist, soweit nach Art des Objektes anwendbar, der Vorrang vor chemischen Verfahren zu geben. Bei der Beschaffung von Instrumenten sind solche zu bevorzugen, die sich mit thermischen Verfahren reinigen und desinfizieren lassen. (RKI-Richtlinie 2006)

Grundregeln für die Thermodesinfektion im RDG

- Nur ausreichend korrosions- und temperaturbeständige Instrumente verwenden.
- Instrumente unmittelbar nach Gebrauch in den Thermodesinfektor geben. Sie können dort bis zu 6 Stunden gesammelt werden.
- Instrumente richtig einordnen, sodass sie sich nicht gegenseitig beschädigen.
- Empfindliche Instrumente sichern.
- Instrumente mit Gelenken geöffnet in das Gerät legen.

Manuelle Reinigung und Desinfektion
Bei der **manuellen Reinigung mit chemischer Instrumentendesinfektion** werden kombinierte Desinfektions- und Reinigungsmittel in speziellen Instrumentenwannen **(Tauchbädern)** verwendet.

Abb. 3.21
Instrumentenwanne
mit Siebeinsatz

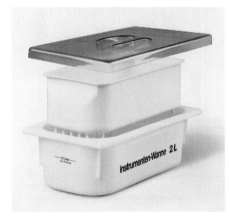

Dabei muss beachtet werden:
- Nur Desinfektionsmittel mit nachgewiesener **bakterizider, fungizider und viruzider Wirksamkeit** verwenden.
- **Richtige Konzentration** des Desinfektionsmittels benutzen.
- **Vorgeschriebene Einwirkungszeit** einhalten.

Die **Instrumentenwanne** soll einen **herausnehmbaren Siebeinsatz** haben, mit dem die Instrumente nach der Desinfektion zum Abspülen aus der Lösung herausgenommen werden können. Das Abspülen unter fließendem Wasser muss sehr sorgfältig erfolgen, damit alle Desinfektionsmittelreste von den Instrumenten entfernt werden. Anschließend können die Instrumente mit einer Bürste gereinigt werden.
Nach der Reinigung werden die Instrumente mit Einmaltüchern gut abgetrocknet. Daraufhin können sie verpackt und sterilisiert werden.

Instrumentenpflege
Nach der Desinfektion und Reinigung werden die Instrumente gepflegt:
- Gelenke von Instrumenten, wie Zangen und Scheren, werden geölt.
- Die Funktion der Instrumente wird geprüft. Stumpfe, verbogene oder anders beschädigte Instrumente werden ausgesondert. Dabei ist auch zu bedenken, dass korrodierte Instrumente die übrigen einwandfreien Instrumente schädigen können.
- Schneidende Instrumente (z. B. Parodontalinstrumente) werden in regelmäßigen Abständen nachgeschärft.

Desinfektion von Übertragungsinstrumenten (Hand- und Winkelstücke, Turbinen)
Hand- und Winkelstücke sowie Turbinen werden zusammen als **Übertragungsinstrumente** bezeichnet, da sie die Drehbewegung auf die Bohrer bzw. Schleifkörper übertragen.
Die Aufbereitung der Übertragungsinstrumente muss besonders sorgfältig erfolgen, da sie sowohl **innen als auch außen kontaminiert** sein können.

Grundregeln für die chemische Instrumentendesinfektion

- Alle Instrumente unmittelbar nach Gebrauch in das Desinfektionsbad einlegen.
- Instrumente sorgfältig einlegen und nicht werfen, um Beschädigungen zu vermeiden.
- Instrumente mit Gelenken vor dem Einlegen in die Lösung öffnen.
- Zerlegbare Instrumente auseinander nehmen (auf Verletzungsgefahr achten).
- Die Instrumente müssen vollständig von der Lösung bedeckt sein. Hohlkörper so einlegen, dass Luftblasen vermieden werden.
- Einwirkungszeit von mindestens 60 Minuten auch bei dem zuletzt eingelegten Instrument einhalten.
- Instrumente nicht zu lange in die Desinfektionslösung legen, um Materialschäden zu vermeiden (nicht über Nacht einlegen!).
- Täglich frische Lösungen ansetzen, bei Verschmutzung häufiger.
- Desinfektionslösung richtig dosieren.
- Nicht mit der bloßen Hand in die Lösung greifen! Hat man die Lösung jedoch berührt, dann die Hände sofort mit fließendem Wasser abspülen.
- Instrumente nach der Desinfektion unter fließendem Wasser gründlich abspülen.
- Gespülte Instrumente sofort trocknen.
- Hand- und Winkelstücke sowie Turbinen dürfen nicht in Desinfektions- und Reinigungslösungen eingetaucht werden.
- Rotierende Instrumente dürfen nur in spezielle Desinfektions- und Reinigungslösungen eingelegt werden.
- Wurzelkanalinstrumente sind besonders empfindlich und sollten deshalb separat desinfiziert werden.
- Wird ein Ultraschallbad verwendet, so sind geeignete Desinfektions- und Reinigungslösungen zu gebrauchen. Mit Wasser allein ist keine Desinfektion möglich.

Richtig	Falsch
<ul><li>Instrumente sind vollständig von der Lösung bedeckt</li><li>Deckel schützt vor Desinfektionsmitteldämpfen und verhindert Verdunstung</li></ul>	<ul><li>Instrumente sind nicht vollständig von der Lösung bedeckt (überstehende Teile und Hohlräume mit Luftblasen)</li><li>Deckel fehlt</li></ul>

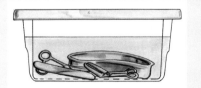 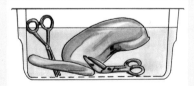

Abb. 3.22
Chemische Instrumentendesinfektion

Übertragungsinstrumente sind möglichst maschinell aufzubereiten, d. h. innen und außen zu reinigen und zu desinfizieren. Hierzu wird die **Thermodesinfektion** empfohlen.

Eine Desinfektion nur der Außenflächen der Übertragungsinstrumente gewährt keine Sicherheit und ist abzulehnen.

Sind Übertragungsinstrumente nicht thermisch desinfizierbar, so kann stattdessen ein chemisches Desinfektions- und Reinigungsverfahren angewendet werden, wenn seine Eignung und Wirksamkeit nachgewiesen ist.

Chirurgische Übertragungsinstrumente sind ergänzend zu **sterilisieren**.

Desinfektion von rotierenden und oszillierenden Instrumenten

Bohrer, Fräser, Schleifkörper und Wurzelkanalinstrumente müssen wie das übrige Instrumentarium unmittelbar nach Gebrauch desinfiziert werden. Auch hierfür wird die **Thermodesinfektion** empfohlen, z. B. in einem speziellen Siebkorb, wenn vom Hersteller keine anderen Angaben gemacht werden.

Wenn die Instrumente nicht maschinell aufbereitet werden können, so empfiehlt sich die reinigende Desinfektion mit speziellen Desinfektions- und Reinigungsmitteln in einem

– **Ultraschallbad** oder
– **Bohrerbad**.

Ein Bohrerbad hat wie die Instrumentenwannen einen Siebeinsatz, mit dem die Instrumente nach einer Einwirkungszeit von mindestens 60 Minuten aus der Desinfektionslösung herausgenommen werden können. Nach der Desinfektion kippt man die Instrumente aus dem Siebeinsatz zum Trocknen auf eine saugfähige Unterlage. Hartnäckige Verschmutzungen können jetzt mit einer kleinen Drahtbürste entfernt werden. Da unter starken Verschmutzungen noch Krankheitserreger sein können, empfiehlt sich in diesen Fällen, die Desinfektion zu wiederholen.

Für die verschiedenen rotierenden und oszillierenden Instrumente ist stets im Einzelnen zu prüfen, ob sie in die Desinfektionslösung hineingelegt werden dürfen.

Abb. 3.23
Desinfektion von kontaminierten Abformungen, Werkstücken und Hilfsmitteln zwischen zahnärztlichem und zahntechnischem Bereich

Chirurgische Bohrer und **Fräser** sowie **Wurzelkanalinstrumente** sind ergänzend zu **sterilisieren**.

Desinfektion von Abformmaterialien und zahntechnischen Werkstücken

Abformmaterialien, Zahnersatz und kieferorthopädische Apparaturen sind mit einer Vielzahl von Keimen übersät, wenn sie aus dem Mund des Patienten genommen werden.

Zur Verringerung des Infektionsrisikos im Dentallabor müssen alle kontaminierten Materialien, Werkstücke und Hilfsmittel erst desinfiziert werden, bevor sie aus dem zahnärztlichen Bereich ins zahntechnische Labor gehen. Gleiches gilt für den umgekehrten Weg vom Labor in die Zahnarztpraxis.

Die Industrie bietet heutzutage zuverlässige Mittel und Verfahren zur Desinfektion und Reinigung von Abformungen, Zahnersatz und kieferorthopädischen Apparaturen an. Dabei sind sorgfältig die Angaben der Hersteller zu beachten, um

– eine **sichere Desinfektion und Reinigung** zu erzielen
– und gleichzeitig eine **Schädigung der Materialien zu vermeiden**.

Insbesondere Abformungen sind immer mit Speichel und häufig mit Blut sowie sonstigen Verunreinigungen kontaminiert. Einfaches Abspülen unter fließendem Wasser genügt hier nicht. Eine wirksame Desinfektion ist jedoch sehr schwierig, da hierbei weder die Formstabilität noch die Gipsverträglich-

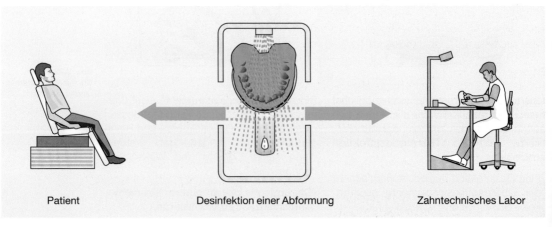

Patient   Desinfektion einer Abformung   Zahntechnisches Labor

keit beim späteren Ausgießen beeinflusst werden darf. Zur Lösung dieses Problems bietet sich die standardisierte Abdruckdesinfektion und -reinigung in einem speziellen Desinfektionsgerät an (siehe Abb. 3.24).

Flächendesinfektion

Behandlungsbereich
Grundsätzlich sind die durch Kontakt oder Aerosol kontaminierten **patientennahen Oberflächen nach jeder Behandlung** zu desinfizieren und zu reinigen (z. B. Schwebetisch, Leuchtengriff, Außenflächen der Schläuche und Kupplungen im Greifbereich).
Weitere **gezielte Desinfektionsmaßnahmen** sind **bei sichtbarer Kontamination** auch **patientenferner Flächen** (z. B. Fußboden) mit Blut, Speichel oder Eiter erforderlich. Dies gilt auch bei besonderer Risikosituation.
Täglich nach Behandlungsende ist eine Flächendesinfektion der Arbeitsflächen vorzunehmen.
Alle Desinfektionsmaßnahmen sind als **Scheuer-/Wischdesinfektion** durchzuführen. Die von der Industrie angebotenen Sprühflaschen können nur zum Auftragen des Desinfektionsmittels verwendet werden. Die **alleinige Sprühdesinfektion** ist in ihrer Wirkung jedoch **unsicher**. Deshalb sind die Oberflächen ergänzend mit Desinfektionsmittel und einem Tuch zum einmaligen Gebrauch abzuwischen.
Bei elektrischen Geräten ist besondere Vorsicht geboten. Zur eigenen Sicherheit sollte man dort vor der Desinfektion erst den Stecker aus der Steckdose ziehen.

Röntgenbereich
Kontaminierte Teile der Röntgeneinrichtung sind nach jedem Patienten zu desinfizieren. Intraorale Röntgenfilme müssen so verpackt sein, dass sie nach der Entnahme aus der Mundhöhle desinfiziert werden können.

Fußböden
Für Fußböden ist am Ende eines Arbeitstages eine **Feuchtreinigung ohne Zusatz**

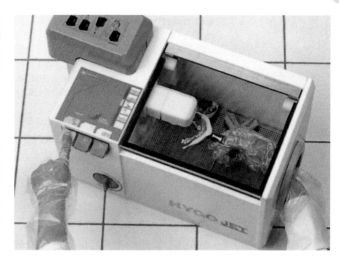

Abb. 3.24
Gerät zur Desinfektion von Abformungen

von Desinfektionsmitteln ausreichend. Bei **sichtbarer Kontamination des Fußbodens** im Behandlungsbereich (z. B. mit Blut, Speichel oder Eiter) ist unmittelbar nach Abschluss der Behandlung des Patienten eine **Wischdesinfektion** erforderlich.
Bei der Fußbodenreinigung wird die **2-Eimer-Methode** angewendet. Dazu wird **ein Eimer** mit der Reinigungslösung gefüllt, während der **zweite** zunächst leer bleibt. Die Reinigungslösung wird auf dem Boden verteilt und der Überschuss anschließend wieder aufgenommen und in den leeren Eimer gefüllt. Statt eines Lappens sollte dazu eine Reinigungshilfe verwendet werden, die durch eine Mechanik ausgewrungen werden kann.

 Vorsicht bei nassem Fußboden Rutschgefahr!

Grundregeln für die Flächendesinfektion
– Schutzhandschuhe tragen
– Desinfektionsmittel richtig dosieren
– Scheuer-/Wischdesinfektion statt Sprühdesinfektion durchführen
– vorgeschriebene Einwirkungszeit einhalten
– Räume gut lüften

3.4.5 Sterilisation

Während bei einer Desinfektion nur alle Krankheitserreger unschädlich zu machen sind, wird bei einer Sterilisation anschließend eine völlige Keimfreiheit gefordert.

Sterilisation – Maßnahme, um eine völlige **Keimfreiheit** zu erzielen

Für die Zahnarztpraxis hat vor allem die **Dampfsterilisation** im Autoklav Bedeutung.

Dampfsterilisation
Physikalisches Prinzip

Erhitzt man Wasser in einem offenen Gefäß, so siedet es bei normalem Luftdruck in Meereshöhe (= 1013 hPa) bei einer Temperatur von 100°C.

Die gesetzliche Einheit für Druck ist:
Pa = Pascal
100 Pa = 1 hPa (Hektopascal)
(siehe auch Anhang Maßeinheiten)

Erhitzt man Wasser jedoch in einem geschlossenen Gefäß, sodass der entstehende Wasserdampf nicht entweichen kann, so entsteht ein Überdruck. Man spricht dann von **gespanntem Dampf**.
Durch den zunehmenden Druck erhöht sich die Siedetemperatur des Wassers. Während Wasser unter normalem Luftdruck (= 1013 hPa) bei 100°C siedet, steigt der Siedepunkt unter doppeltem Druck (= 2026 hPa) auf ca. 121°C und unter dreifachem Druck sogar auf ca. 134°C an. Der Wasserdampf hat dann ebenfalls nicht eine Temperatur von 100°C, sondern von 121°C bzw. 134°C.

Druckverhältnisse	Siedepunkt von Wasser
1013 hPa (normaler Luftdruck)	100°C
2026 hPa (doppelter Druck)	ca. 121°C
3039 hPa (dreifacher Druck)	ca. 134°C

Diese physikalische Gesetzmäßigkeit nutzt man bei der Dampfsterilisation aus. Der wärmere, unter Druck stehende Wasserdampf hat nämlich eine erheblich bessere keimabtötende Wirkung als Dampf mit 100°C. In der Praxis ist es dabei wichtig, dass der Druckkessel vollständig mit Dampf ohne Restluft gefüllt ist. Man bezeichnet dies auch als **gesättigten Dampf**.

Praktische Durchführung

Die Dampfsterilisation wird in einem Druckkessel mit verriegelbarer Tür durchgeführt. Das Gerät wird daher auch als **Autoklav** bezeichnet (autos gr. – selbst, clavis lat. – Riegel).
Da normales Leitungswasser im Gerät zu Ablagerungen und Korrosionsschäden führen kann, verwendet man zur Dampferzeugung im Autoklav nur:
– **demineralisiertes Wasser** (Aqua dem. = voll entsalzt) oder
– **destilliertes Wasser** (Aqua dest.)
Nach der Funktionsweise unterscheidet man 3 Geräteklassen:

N-Sterilisatoren

Dies sind die klassischen Dampfsterilisatoren. Bei diesen Geräten treibt der durch Erhitzen entstehende Wasserdampf die im Druckkessel enthaltene Luft über ein Ventil hinaus. Sobald Dampf an dem Auslassventil erscheint, ist die gesamte Luft aus dem Gerät entwichen. Das Ventil wird dann ge-

Abb. 3.25
Autoklav

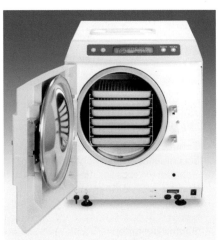

schlossen. Erst jetzt kann ein Druck im Gerät aufgebaut werden und der Dampf so die zur Sterilisation erforderliche Temperatur von 121°C bzw. 134°C erreichen.

Für eine einwandfreie Sterilisation muss der Druckkessel vollständig mit Dampf ohne Restluft ausgefüllt sein. Wird das Auslassventil zu früh verschlossen, so lässt die Sterilisierleistung durch den Restluftgehalt deutlich nach. Andererseits kann auch zu wenig und damit ungesättigter Dampf entstehen, wenn im Vorratsbehälter des Gerätes nicht genügend Wasser vorhanden ist. Vor der Sterilisation ist daher stets die Füllmenge des Vorratsbehälters zu überprüfen.

> Für eine einwandfreie Sterilisation ist gesättigter Dampf ohne Restluft erforderlich!

S-Sterilisatoren

Bei diesen Geräten wird der Dampf mit hohem Druck in die Sterilisationskammer geleitet und verdrängt dort die Luft. Durch wiederholten Aufbau von Dampfüberdruck wird hierbei auch verpacktes Sterilisationsgut mit Dampf durchströmt und sterilisiert.

B-Sterilisatoren

Diese Sterilisatoren sind technisch besonders aufwändig. Durch ein wiederholtes Vakuum im Wechsel mit nachströmendem Dampf wird hierbei auch in engen Hohlräumen eine vollständige Entfernung der Luft erreicht. Dadurch wird eine sichere Sterilisation auch der Innenflächen von Hohlkörpern gewährleistet.

In der Praxis werden zur Arbeitserleichterung vorwiegend automatisch arbeitende Autoklaven verwendet.

Sterilisiergut

Im Autoklaven können Metallinstrumente, Glasartikel, Porzellan, Textilien, Gummi, viele Kunststoffe sowie Watte und Zellstoff sterilisiert werden. Unter anderem werden chirurgische Bohrer und Fräser, Endodontieinstrumente und entsprechend geeignete Absaugkanülen im Autoklaven sterilisiert.

Ablauf der Sterilisation

Anheizzeit	– Zeit vom Beginn der Erwärmung bis zum Erreichen der Siedetemperatur von 100°C
Entlüftungszeit	– Zeit, bis die Luft vollständig aus dem Gerät entwichen ist
Steigzeit	– Zeit vom Ende der Entlüftung bis zum Erreichen der Betriebstemperatur (121°C bzw. 134°C)
Ausgleichzeit	– Zeit vom Erreichen der Betriebstemperatur bis zum Temperaturausgleich innerhalb des Sterilisierguts. Die Ausgleichzeit hängt vom Gerätetyp und Sterilisiergut ab. Sie ist bei Metallinstrumenten kurz, da Metalle gute Wärmeleiter sind, bei Textilien dagegen lang.
Abtötungszeit	– Zeit, in der alle Keime abgetötet werden. Sie beträgt einschließlich eines Sicherheitszuschlags:

20 Minuten bei 121°C
5 Minuten bei 134°C

Abkühlzeit	– Zeit vom Ende der Keimabtötung bis zum Temperaturabfall auf 80°C

Bei Hand- und Winkelstücken sowie Turbinen sind die Herstellerangaben zu beachten, da nicht alle Geräte dampfsterilisiert werden können.

Instrumente aus nicht rostfreien Stählen (z. B. Stahlbohrer) dürfen nicht im Autoklaven sterilisiert werden, da sie durch den Wasserdampf korrodieren können.

Grundregeln für die Sterilisation mit einem Autoklav

– Im Autoklav darf nur demineralisiertes (voll entsalztes) oder destilliertes Wasser verwendet werden. Leitungswasser führt zu Belägen und Korrosionsschäden.

– Durch Öl, Chemikalien, Metallspäne oder Rost verunreinigtes Wasser führt zu unsauberem Dampf und kann Schäden an Instrumenten sowie am Autoklav verursachen. Das Wasser ist daher regelmäßig zu wechseln und das Gerät zu reinigen.

– Es sind nur dampfsterilisierbare Teile einzulegen, also keine Instrumente aus nicht rostfreien Stählen. Bei Hand- und Winkelstücken sowie Turbinen ist zu prüfen, ob sie für die Dampfsterilisation geeignet sind.

– Das Gerät ist während der Sterilisation nicht zu öffnen, da der Dampf dann explosionsartig entweichen kann und die Gefahr schwerer Verbrühungen besteht.

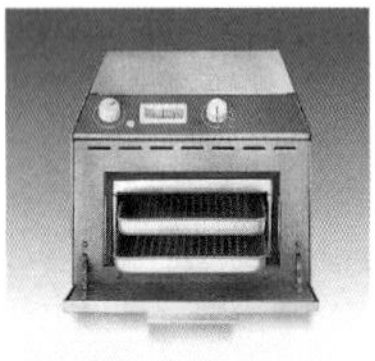

Abb. 3.26
Heißluftsterilisator

Heißluftsterilisation

Zur Heißluftsterilisation werden elektrisch beheizte Geräte verwendet, wobei die erhitzte Luft zur gleichmäßigen Verteilung umgewälzt wird. Da die meisten Mikroorganismen in trockenem Zustand sehr hitzebeständig sind, muss bei der Heißluftsterilisation mit höheren Temperaturen als bei der Dampfsterilisation gearbeitet werden.

In der Praxis werden zur Arbeitserleichterung vorwiegend automatisch arbeitende Heißluftsterilisatoren verwendet.

Sterilisiergut

Im Heißluftsterilisator können grundsätzlich alle Metallinstrumente sterilisiert werden. Scheren, Skalpelle, Metallbohrer und Wurzelkanalinstrumente werden jedoch bei wiederholter Sterilisation stumpf. Zusätzlich besteht bei Wurzelkanalinstrumenten eine erhöhte Bruchgefahr nach Heißluftsterilisation. Glasartikel und Porzellan dürfen nur dann mit Heißluft sterilisiert werden, wenn sie entsprechend hitzebeständig sind.

Ungeeignet für die Heißluftsterilisation sind Textilien, Gummi, die meisten Kunststoffe, Spritzen ohne Aufschrift "200°C", emaillierte Gefäße sowie Watte und Zell-

stoff, da diese Materialien nicht hitzebeständig sind. Hand- und Winkelstücke sowie Turbinen sind ebenfalls in den meisten Fällen nicht mit Heißluft zu sterilisieren.

Gassterilisation

Es gibt verschiedene Möglichkeiten zur Gassterilisation:

Die **Gassterilisation mit Äthylenoxid** erfolgt bei niedrigen Temperaturen (ca. 55°C), weshalb man hierbei auch von einer **Kaltsterilisation** spricht. Dieses Verfahren wird daher vor allem bei besonders hitzeempfindlichen Instrumenten verwendet. Für die Zahnarztpraxis ist dieses Verfahren jedoch im Allgemeinen zu aufwändig.

Äthylenoxid ist ein keimabtötendes Gas, das mit Sauerstoff explosive Gemische bildet. Aus Sicherheitsgründen ist daher bei der Anwendung ein explosionshemmender Zusatz von Kohlendioxid (CO_2) erforderlich.

Bereits geringe Mengen von Äthylenoxid können zu schweren Haut- und Schleimhautreizungen führen. Nach der Sterilisation muss das Sterilisiergut daher sorgfältig entgast werden. Diese Entgasungszeit dauert z. B. bei Gummi 24 Stunden.

Freigabe der Medizinprodukte

Die **Sterilisation** ist ein Verfahren, bei dem die Wirksamkeit nicht durch direkte Kontrolle und Prüfung am Produkt vor dessen Anwendung bestätigt werden kann. Um die Wirkung der Sterilisation dennoch nachzuweisen, muss

- der **Sterilisator nachweislich** für die Medizinprodukte **geeignet** sein und
- eine **laufende Überwachung** des korrekten Sterilisationsablaufs erfolgen.

Hierzu dient die **Validierung des Sterilisationsverfahrens** und die **ständige Kontrolle und Dokumentation** der einzelnen Schritte der Instrumentenaufbereitung.

Nur wenn alle Arbeitsschritte korrekt abgelaufen und dokumentiert sind, kann die **Freigabe des Medizinproduktes** zur Lagerung oder erneuten Anwendung erfolgen.

Ablauf der Sterilisation mit einem Heißluftsterilisator	
Anheizzeit	– Zeit vom Beginn der Erwärmung bis zum Erreichen der Betriebstemperatur (180°C bzw. 200°C).
Ausgleichszeit	– Zeit vom Erreichen der Betriebstemperatur bis zum Temperaturausgleich innerhalb des Sterilisierguts. Sie hängt vom Gerätetyp, sowie von Art, Menge und Packung des Sterilisierguts ab. Bei zu dichter Packung des Sterilisierguts wird der Temperaturausgleich behindert.
Abtötungszeit	– Zeit, in der alle Keime abgetötet werden. Sie beträgt einschließlich eines Sicherheitszuschlags: **30 Minuten bei 180°C** **10 Minuten bei 200°C**
Abkühlzeit	– Zeit vom Ende der Keimabtötung bis zum Temperaturabfall auf 80°C

Validierung → siehe Seite 43

3.4.6 Aufbewahrung der Instrumente

Allgemeine Lagerung

Die Instrumente sind trocken und staubgeschützt zu lagern. Weiterhin sollten keine Temperaturschwankungen (z. B. in Heizungsnähe) auftreten.

Die Instrumente sind in Schubläden oder Schränken aufzubewahren, die desinfizierbar sein müssen. In den Schubläden müssen die Instrumente in so großem Abstand voneinander gelagert werden, dass man beim Entnehmen nicht daneben liegende Instrumente berührt.

Alle Instrumente, die nicht steril gelagert werden müssen, werden grundsätzlich mit desinfizierten Händen in die Schubläden oder Schränke eingeordnet.

Sterile Lagerung

Sterile Instrumente müssen so gelagert werden, dass jeder Kontakt mit Keimen ausgeschlossen ist. Dazu werden sie vor der Sterilisation in Metallkassetten, Sterilisierbeutel oder Schlauchverpackungen gelegt. Die Verpackung muss dabei sowohl die Sterilisation als auch anschließend die sterile Lagerung gewährleisten.

Durch so genannte **Behandlungsindikatoren** wird zwischen sterilisiertem und nicht sterilisiertem Instrumentarium unterschieden. Diese Indikatoren weisen einen Farbumschlag nach der Sterilisation auf.

Für die Praxis ist es sinnvoll, sterile Trays für bestimmte Behandlungen zusammenzustellen. Instrumente, die seltener gebraucht werden, können einzeln steril verpackt werden.

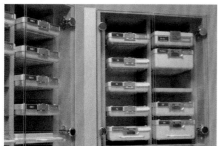

Lagerung von sterilen Instrumenten in Metallcontainern

3.4.7 Hygieneplan

In der Zahnarztpraxis und im zahntechnischen Labor werden nach der Definition der **Biostoffverordnung** (BioStoffV) **nicht gezielte Tätigkeiten mit biologischen Arbeitsstoffen** verrichtet, die in der Regel den **Schutzstufen 1 bzw. 2** zuzuordnen sind (siehe S. 37-39).

Für die einzelnen Arbeitsbereiche und Tätigkeiten müssen auf der Grundlage einer Gefährdungsbeurteilung

- **Betriebsanweisungen**
- und ein **Hygieneplan**

ausgearbeitet werden, in denen

- Verhaltensregeln und Maßnahmen
  - zur **Reinigung, Desinfektion und Sterilisation**,
  - zur **Ver- und Entsorgung**,
  - zum **Tragen von Schutzausrüstung**
- sowie Anweisungen
  - für **Notfälle** und
  - für die **arbeitsmedizinische Vorsorge**

festgelegt werden müssen.

siehe auch
BGR 250/TRBA 250
→ S.37-39 und
Biostoffverordnung
→ Lernfeld 1.3.11, S.47

Weitere Info unter:
www.rki.de
▸ Infektionsschutz
und
www.schuelke-mayr.com
▸ Service
  ▸ Infos, Hinweise
  ▸ Dental
  ▸ Hygienepläne

Abb. 3.27
Aufbereitung von
Medizinprodukten

Reine Seite	Unreine Seite
	Risikobewertung und Einstufung der Medizinprodukte
Behandlung	
Lagerung	Transport zum Aufbereitungsbereich
Bei Abweichungen vom korrekten Ablauf erneute Aufbereitung	Abfallbeseitigung
Freigabe	Vorbereitung (Vorreinigen, Zerlegen)
ggf. Sterilisation	Reinigung, Desinfektion, Spülung, Trocknung
ggf. Sterilgutverpackung	Kontrolle, Funktionsprüfung und Pflege
Kennzeichnung (bei begrenzter Anzahl von Aufbereitungszyklen)	ggf. Wiederholung

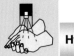
Auszug aus einem Hygieneplan für die Zahnarztpraxis (Händedesinfektion)

Was Objekt	Wie Maßnahme	Womit Arbeitsmittel	Wann Zeitpunkt	Wer Person
Hände	**Waschen** (Reinigen)	Flüssigwaschpräparat aus Direktspender Trocknen mit Einmalhandtuch (Box, Spender)	• vor Arbeitsbeginn • bei Bedarf • nach Arbeitsende	alle Beschäftigten
	Desinfizieren (ausreichende Menge, um die Hände während der Einwirkzeit feucht zu halten)	Händedesinfektionsmittel aus Direktspender		
	Hygienische Händedesinfektion	Desinfektionsmittel: Dosierung: Einwirkzeit: (Dosierung und Einwirkzeit nach Herstellerangabe)	• vor der Arbeitsvorbereitung • vor und nach jeder Behandlung • bei Unterbrechung der Behandlung • nach Arbeitsplatzwartung • vor dem Anziehen bzw. nach dem Ausziehen von Handschuhen	alle Beschäftigten im Untersuchungs-, Behandlungs- und Wartungsbereich
	Chirurgische Händedesinfektion	Desinfektionsmittel: Dosierung: Einwirkzeit: (Dosierung und Einwirkzeit nach Herstellerangabe)	• vor umfangreichen zahnärztlich- chirurgischen/oralchirurgischen Eingriffen, • vor allen zahnärztlich-chirurgischen/ oralchirurgischen Eingriffen bei Patienten mit erhöhtem Infektionsrisiko: Waschen, Trocknen, anschließend Desinfi- zieren der Hände und Unterarme (besondere Sorgfalt an Fingerkuppen und Nagelfalzen). Anziehen (steriler) Handschuhe. Nach der chirurgischen Behandlung: Ablegen der Handschuhe, hygienische Händedesinfektion	nur unmittelbar an der chirurgischen Behandlung Beteiligte
	Pflegen	Hautpflegemittel aus Spender oder Tube	• bei Bedarf	alle Beschäftigten

Den vollständigen **Hygieneplan für die Zahnarztpraxis** von **Bundeszahnärztekammer (BZÄK)** und **Deutschem Arbeitskreis für Hygiene in der Zahnarztpraxis (DAHZ)** in der jeweils aktuellen Fassung findet man im Internet unter **www.bzaek.de** und **www.zm-online.de**.
Da es sich um einen Musterplan handelt, muss er durch entsprechende Eintragungen in den Feldern an die Belange der Praxis angepasst werden.

Es ist möglich, die Betriebsanweisungen und den Hygieneplan zu kombinieren. Die Beachtung der festgelegten Verhaltens-regeln und Maßnahmen ist zu überprüfen. Die **Beschäftigten** müssen bei der Ein-stellung, bei Veränderung im Aufgaben-bereich und bei Einführung neuer Arbeits-mittel oder -verfahren durch geeignete Erläuterungen **in den Hygieneplan einge-wiesen** werden. Diese Unterweisungen müssen regelmäßig wiederholt und doku-mentiert werden.

Der **Hygieneplan** muss für die Beschäf-tigten **zur Einsichtnahme** ausliegen oder ausgehängt werden.

Aufbereitung von Medizinprodukten

Die Aufbereitung von keimarm oder steril anzuwendenden Medizinprodukten ist nach der **Medizinprodukte-Betreiberver-ordnung (MPBetreibV)** unter Berück-sichtigung der Angaben des Herstellers mit geeigneten validierten Verfahren durchzuführen (siehe Seite 43).

Eine ordnungsgemäße Aufbereitung wird vermutet, wenn die gemeinsame Empfehlung des Robert-Koch-Instituts (RKI) und des Instituts für Arzneimittel und Medizinprodukte (BfArM) zu den **Anforderungen an die Hygiene bei der Aufbereitung von Medizinprodukten** beachtet wird (§ 4 MPBetreibV).

Die **Aufbereitung von Medizinprodukten** setzt voraus, dass
– der **Hersteller** Angaben zur Aufbereitung der Medizinprodukte zur Verfügung stellt
– und eine **Risikobewertung und Einstufung der Medizinprodukte** vor der Aufbereitung erfolgt (unkritisch, semikritisch oder kritisch).

Bei der Reinigung und Desinfektion von Medizinprodukten ist grundsätzlich der maschinellen Aufbereitung in **Reinigungs- und Desinfektionsgeräten (RDG)** der Vorzug zu geben.

Die verwendeten **Desinfektionsverfahren** müssen nachweislich **bakterizid**, **fungizid** und **viruzid** (auch gegen HBV, HCV, HIV) sein. Desinfektionsverfahren sind geeignet, wenn sie durch den **Verbund für Angewandte Hygiene (VAH)** nach den Anforderungen der Deutschen Gesellschaft für Hygiene und Mikrobiologie (DGHM) und der Deutschen Vereinigung zur Verhütung und Bekämpfung von Viruskrankheiten (DVV) zertifiziert sind.

Die Bundeszahnärztekammer (BZÄK) und der Deutsche Arbeitskreis für Hygiene in der Zahnarztpraxis (DAHZ) haben einen **Rahmen-Hygieneplan** für die Zahnarztpraxis herausgegeben. Dieser Hygieneplan ist individuell an die jeweilige Praxissituation anzupassen.

Risikobewertung von Medizinprodukten in der Zahnmedizin

Vor der Aufbereitung von Instrumenten (Medizinprodukten) zur erneuten Anwendung ist eine Risikobewertung und Einstufung der Medizinprodukte vorzunehmen. Hierbei ist festzulegen, ob es sich um unkritische, semikritische oder kritische Medizinprodukte handelt.

- **Unkritische Medizinprodukte:**
  Medizinprodukte, die lediglich mit intakter Haut in Berührung kommen.
- **Semikritische Medizinprodukte:**
  Medizinprodukte, die mit Schleimhaut oder krankhaft veränderter Haut in Berührung kommen.
- **Kritische Medizinprodukte:**
  Medizinprodukte zur Anwendung von Blut, Blutprodukten und anderen sterilen Arzneimitteln und Medizinprodukten, die die Haut oder Schleimhaut durchdringen und dabei in Kontakt mit Blut, inneren Geweben oder Organen kommen, einschließlich Wunden.

Konstruktive und materialtechnische Merkmale des Produkts können erhöhte Anforderungen an die Aufbereitung stellen. Semikritische und kritische Medizinprodukte werden deshalb weiter eingeteilt in Produkte, bei denen die Aufbereitung

A – ohne besondere Anforderungen

B – mit erhöhten Anforderungen

C – mit besonders hohen Anforderungen

durchgeführt werden muss.

Erhöhte Anforderungen an die Aufbereitung von Medizinprodukten liegen vor, wenn

– die Effektivität der Reinigung nicht durch Inspektion unmittelbar beurteilbar ist (z. B. bei langen, engen Röhren oder Hohlräumen mit nur einer Öffnung, die nicht durchgespült werden können),
– die Anwendungs- oder Funktionssicherheit des Medizinproduktes durch die Aufbereitung oder den Transport beeinträchtigt werden kann (z. B. bei knickempfindlichen Medizinprodukten und empfindlichen Oberflächen)
– oder die Anzahl der Anwendungen bzw. Aufbereitungen durch den Hersteller begrenzt ist.

Die Einstufung eines Medizinproduktes kann vom Einsatzgebiet abhängen. So ist ein Mundspiegel in einem chirurgischen Set ein kritisches Medizinprodukt, da er intraoperativ verwendet wird. Der gleiche Mundspiegel in einem Untersuchungsset für eine zahnärztliche Vorsorgeuntersu-

siehe auch
- **BGR 250/ TRBA 250**
  Seite 37-39
- **Medizinproduktegesetz (MPG)**
  Seite 41, 42
- **Medizinprodukte-Betreiberverordnung**
  Seite 42-45

Desinfektionsmittelliste des Verbunds für Angewandte Hygiene (ehemalige DGHM-Liste) kann bestellt werden bei:
- mhp-Verlag
  Marktplatz 13
  65183 Wiesbaden
  Tel. 0611/505 93-31
  Fax 0611/505 93-11
  info@mhp-verlag.de
  www.mhp-verlag.de

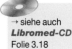

→ siehe auch
Libromed-CD
Folie 3.18

Risikobewertung von Medizinprodukten in der Zahnmedizin (Einstufung vor der Aufbereitung)					
Unkritische Medizinprodukte	Semikritische Medizinprodukte		Kritische Medizinprodukte		
Lediglich Kontakt mit intakter Haut	Kontakt mit Schleimhaut oder krankhaft veränderter Haut		Durchdringung von Haut oder Schleimhaut		
	Semikritisch A	Semikritisch B	Kritisch A	Kritisch B	Kritisch C
	Ohne besondere Anforderungen an die Aufbereitung	Mit erhöhten Anforderungen an die Aufbereitung	Ohne besondere Anforderungen an die Aufbereitung	Mit erhöhten Anforderungen an die Aufbereitung	Mit besonders hohen Anforderungen an die Aufbereitung
z. B. extraorale Teile des Gesichtsbogens, Anrührspatel	Handinstrumente für allgemeine, vorbeugende, konservierende, prothetische oder kieferorthopädische (nichtinvasive) Maßnahmen: Spiegel, Pinzette, Spatel, Abformlöffel	Rotierende oder oszillierende Instrumente und Übertragungsinstrumente für allgemeine, vorbeugende, konservierende, prothetische oder kieferorthopädische Behandlung, Matrizenhalter	Instrumente und Hilfsmittel für chirurgische, parodontologische oder endodontische (invasive) Maßnahmen	Rotierende oder oszillierende Instrumente, Übertragungsinstrumente für chirurgische, parodontologische oder endodontische Behandlung, Instrumente mit Hohlräumen	ohne Bedeutung für die Zahnarztpraxis
	Zusatzgeräte ohne Austritt von Flüssigkeiten und/oder Luft oder Partikeln	Zusatzgeräte mit Austritt von Flüssigkeiten und/oder Luft oder Partikeln			

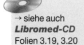

→ siehe auch
Libromed-CD
Folien 3.19, 3.20

chung ist dagegen nur ein semikritisches Medizinprodukt.

Medizinprodukte der Gruppe C mit besonders hohen Anforderungen an die Aufbereitung kommen in der Zahnarztpraxis in der Regel nicht vor.

3.5 Abfallentsorgung

Rechtliche Grundlagen

Bei der Entsorgung von Abfällen sind Vorschriften des **Arbeitsschutzes**, **Infektionsschutzes**, **Chemikalien- und Gefahrgutrechts**, der **Biostoffverordnung** und des **Abfallrechts** zu beachten.

Der Praxisinhaber ist verpflichtet, Maßnahmen zur Abfallentsorgung zu organisieren und im Hygieneplan festzulegen.

Das **Kreislaufwirtschaftsgesetz (KrWG)** enthält Vorschriften zur

– Vermeidung,
– Verwertung und
– Beseitigung von Abfällen.

Es wird unter anderem ergänzt durch:
- Verordnung über das Europäische Abfallverzeichnis (AVV)
- Verordnung über die Nachweisführung bei der Entsorgung von Abfällen (NachwV)
- Verordnung zur Beförderungserlaubnis (BefErLV)
- Verordnung über Entsorgungsfachbetriebe (EfbV)
- Gefahrstoffverordnung (GefStoffV)
- Anforderungen und Empfehlungen der Länderarbeitsgemeinschaft Abfall (LAGA).

Die **Einleitung von Stoffen in Abwasseranlagen** (z. B. Amalgam) regeln:
- **Abw**asserverordnung **(AbwV)**
- Rahmen-Abwasser-**V**erwaltungsvorschrift **(VwV)**
- **V**erordnung über die **G**enehmigungspflicht für das Einleiten gefährlicher **St**offe und Stoffgruppen in öffentliche Abwasseranlagen und ihre Überwachung (Indirekteinleiterverordnung **VGS**).

Abfall	Entsorgung
Gruppe A — Abfälle, bei deren Entsorgung **keine besonderen Anforderungen** zu beachten sind:	
Hausmüll und hausmüllähnliche Abfälle	verschlossene Abfallbehälter bzw. Abfallsäcke
desinfizierte Abfälle der Gruppe C	verschlossene Abfallbehälter bzw. Abfallsäcke
Papier, Pappe, Karton	Papiertonne
Glas	Glascontainer
Verpackungsmaterial mit grünem Punkt	Wertstoffsammelbehälter des dualen Systems (gelbe Tonne/gelber Sack)
Verpackungsmaterial ohne grünen Punkt	beim Hersteller bzw. Handel erfragen
Gruppe B — Abfälle, bei deren Entsorgung besondere Anforderungen zur **Infektionsvorbeugung innerhalb der Praxis** zu beachten sind:	
mit Blut oder Eiter verschmutzte Abfälle (z. B. Tupfer, Watterollen)	sicher verschlossen in Abfallbehältern bzw. Abfallsäcken
Kanülen, chir. Nadeln, Skalpelle	sicher umschlossene Abfallbehälter, deren Wände von Spitzen nicht durchstochen werden können
Gruppe C — Abfälle, bei deren Entsorgung besondere Anforderungen zur **Infektionsvorbeugung innerhalb und außerhalb der Praxis** zu beachten sind (sog. infektiöse Abfälle):	
Abfälle mit Erregern meldepflichtiger, übertragbarer Krankheiten, bei denen eine Verbreitung zu befürchten ist (z. B. bei aktiver Tuberkulose)	Desinfektion, anschließend Entsorgung mit Abfall der Gruppe A oder Entsorgung als Sonderabfall zur späteren Verbrennung
Gruppe D — Abfälle, bei deren Entsorgung besondere Anforderungen aus Gründen des **Umweltschutzes** zu beachten sind:	
Fotochemikalien (Entwickler-, Fixierlösungen)	Entsorgungsbetrieb
Röntgenfilme, Bleifolien	Entsorgungsbetrieb
Amalgamrückstände	Scheideanstalt oder Entsorgungsbetrieb
Altmedikamente	Apotheke oder Entsorgungsbetrieb
Batterien	Fachhandel oder Entsorgungsbetrieb
Leuchtstoffröhren	Fachhandel oder Entsorgungsbetrieb
Gruppe E — Medizinische Abfälle, bei deren Entsorgung besondere Anforderungen aus **ethischer Sicht** zu beachten sind:	
Organabfälle, Blutkonserven	Regelungen nach landesrechtlichen Bestimmungen beachten

Tab. 3.2: Abfallarten im medizinischen Bereich

Abfallvermeidung, -verwertung und -beseitigung

An erster Stelle sollte man sich stets bemühen, Abfälle zu vermeiden. Maßnahmen zur **Abfallvermeidung** sind z. B.:
- Benutzung von Mehrwegprodukten und Nachfüllpackungen anstelle von Einwegprodukten
- Bevorzugung von Produkten mit sparsamen, umweltfreundlichen Verpackungen
- Verwendung von langlebigen, schadstoffarmen Produkten.

An zweiter Stelle steht die **Abfallverwertung**. Dabei unterscheidet man:
- Nutzung der **Wertstoffe als sekundäre Rohstoffe** oder
- energetische Nutzung des Abfalls als **Ersatzbrennstoff**.

Ist der Abfall weder zu vermeiden noch zu verwerten, so ist eine **Abfallbeseitigung** durchzuführen, ohne dabei:

- die Gesundheit von Menschen zu beeinträchtigen
- Tiere und Pflanzen zu gefährden
- Gewässer und Böden zu schädigen
- Luftverunreinigung oder Lärm zu verursachen.

Abfallarten

Nach der Verordnung über das **Europäische Abfallverzeichnis (AVV)** wurden mehr als 800 Abfälle mit einer europaweit einheitlichen **6-stelligen Abfallschlüsselnummer (AS)** versehen.

Amalgamabfälle aus der Zahnmedizin haben zum Beispiel die **Abfallschlüsselnummer 18 01 10** (siehe Tabelle. 3.3).

Aus Praktikabilitätsgründen wird im internen Gebrauch häufig die alte Einteilung in die **Abfallgruppen A bis E** gebraucht (siehe Tab. 3.2).

→ siehe auch
Libromed-CD
Folie 3.21

Abfälle der **Gruppen A und B**, die hauptsächlich in Zahnarztpraxen anfallen, können mit dem **normalen Hausmüll** entsorgt werden. Abfälle der **Gruppen C, D und E** sind dagegen als **Sonderabfälle** zu entsorgen.

Bei der Übergabe an den Entsorger sind die europaweit einheitlichen Abfallbezeichnungen vorgeschrieben.

Abfallgruppen A und B

Bei sachgemäßer Handhabung gehen von Praxisabfällen keine größeren Gefahren aus als von ordnungsgemäß entsorgtem Hausmüll. Abfälle aus Behandlungs- und Untersuchungsräumen sind in ausreichend widerstandsfähigen, dichten und erforderlichenfalls feuchtigkeitsbeständigen Einwegbehältern zu sammeln, die vor dem Transport zu verschließen sind.

Spitze, scharfe und zerbrechliche Gegenstände dürfen nur sicher umschlossen in den Abfall gegeben werden. Sicher umschlossen sind diese Gegenstände, wenn sie sich in geschlossenen Behältern befinden, deren Wände von Spitzen nicht durchstochen werden können.

Wiederverwertbare Rest- oder Wertstoffe sind möglichst getrennt zu entsorgen.

Abfallgruppe C

Abfälle mit besonders ansteckenden oder gefährlichen Erregern (z. B. Erreger der offenen Lungentuberkulose oder des Milzbrandes) kommen normalerweise nicht in der Praxis vor. Sollten derartige Abfälle jedoch anfallen, so gelten sie als Abfall der Gruppe C.

Abfallgruppe D

Verbrauchte **Fotochemikalien (Entwickler-, Fixierlösungen)** müssen unter Beachtung des Umweltschutzes fachgerecht entsorgt werden.

Fotochemikalien sind in geschlossenen Behältern bzw. Kanistern zu sammeln, die von entsprechenden Entsorgungsunternehmen zur Verfügung gestellt werden. Diese Unternehmen müssen eine gültige Einsammlungs- und Beförderungsgenehmigung haben.

Über Art und Menge der abgegebenen Chemikalien ist eine Bescheinigung als Nachweis der geordneten Entsorgung aufzubewahren (z. B. Übernahmescheine).

Bleifolien kommen teilweise in Zahnröntgenfilmen vor. Auch sie müssen aus Gründen des Umweltschutzes gesammelt und durch Entsorgungsunternehmen fachgerecht entsorgt werden.

Röntgenfilme, die nach 10 Jahren nicht mehr aufbewahrt werden müssen, sind aufgrund ihres Silbergehalts Sondermüll. Sie müssen daher entsprechenden Entsorgungsunternehmen übergeben werden.

Amalgamabfälle müssen aufgrund ihres Silber- und Quecksilbergehaltes durch entsprechende Unternehmen fachgerecht entsorgt werden. In der Praxis müssen Amalgam- und Quecksilberreste generell unter Luftabschluss aufbewahrt werden.

Arzneimittel mit abgelaufenem Verfallsdatum sind Sondermüll! Für die Praxis hat sich bewährt, die verfallenen Arzneimittel der beliefernden Apotheke zur Vernichtung zurückzugeben.

Tab. 3.3:
Auszug aus dem Europäischen Abfallverzeichnis mit zugehörigen Abfallgruppen A–E

Abfallschlüssel-nummer (AS)	Kurzbezeichnung	Abfallgruppe
18 01 01	Spitze oder scharfe Gegenstände (außer 18 01 03)	B
18 01 02	Körperteile, Organe, Blutkonserven (außer 18 01 03)	E
18 01 03	Abfälle, an deren Entsorgung besondere Anforderungen zur Infektionsvorbeugung gestellt werden	C
18 01 04	Abfälle, an deren Entsorgung keine besonderen Anforderungen zur Infektionsvorbeugung gestellt werden (z. B. Tupfer, Kompressen)	B
18 01 06	Chemikalien, die gefährliche Stoffe enthalten	D
18 01 07	Chemikalien, die nicht unter 18 01 06 fallen	D
18 01 08	Zytotoxische und zytostatische Arzneimittel	D
18 01 09	Arzneimittel, die nicht unter 18 01 08 fallen	D
18 01 10	Amalgamabfälle aus der Zahnmedizin	D

Nach **EU-Recht** werden Abfälle allgemein in **gefährlich** und **nicht gefährlich** unterteilt.

Fallsituation

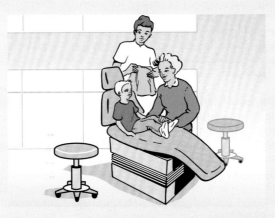

Frau K. kommt mit ihrem 4-jährigen Sohn Thomas in die Praxis. Thomas hat Schmerzen. Seit gestern hat er kaum gegessen, da ihm ein Zahn unten rechts weh tut. Bei der Untersuchung zeigt Thomas auf den Zahn 84. Er hat eine tiefe Karies. Es liegen aber noch mehr Befunde vor: Die oberen Schneidezähne sind tief zerstört, die Zähne 54, 64 und 74 sind kariös, die oberen Eckzähne haben kreidig-weiße Schmelzveränderungen, das Zahnfleisch ist an allen Zähnen gerötet, im Bereich der unteren Frontzähne liegt Zahnstein vor.

Dr. Müller zeigt Frau K. den Befund und erklärt ihr, was zu tun ist. Frau K. ist betroffen. Sie fragt, wie es dazu kommen konnte. Thomas würde sich doch jeden Tag selbst die Zähne putzen!

Fragen zur Fallsituation

1. Wie entsteht Karies?
2. Welche Faktoren beeinflussen die Kariesentstehung?
3. Welche Folgen kann Karies haben?
4. Was kann man zur Vorbeugung tun?

Ohne Zucker – GIB KARIES KEINE CHANCE!

→ siehe auch
Libromed-CD
Folie 4.1

Abrechnung der Kariestherapie
→ siehe **Leistungsabrechnung Band I**
Lernfeld 4

4.1 Zahnaufbau

Die Zähne bestehen aus den **Zahnhartsubstanzen** und **Pulpagewebe**. Zu den Zahnhartsubstanzen gehören Schmelz, Dentin und Zement.

Zahnschmelz

Der Zahnschmelz überdeckt die Zahnkrone. Er ist im Bereich der Kaufläche der Seitenzähne sowie der Schneidekante der Frontzähne besonders dick und läuft im Zahnhalsbereich als dünne Schicht aus. Der Schmelz ist die härteste Substanz des Körpers und entspricht in seiner Härte et-

wa dem Quarz. Er besteht zu ca. 96 % aus anorganischer Substanz. Es handelt sich dabei vor allem um **Hydroxylapatit**, eine Verbindung vorwiegend aus **Kalzium** und **Phosphat**.

Durch einen Zusatz von **Fluorid** wird der Schmelz besonders widerstandsfähig gegen Entkalkung durch Säuren. Diesen Effekt kann man zur Kariesvorbeugung ausnutzen, indem man Fluorid verabreicht.

Der Zahnschmelz ist aus sechskantigen Schmelzprismen aufgebaut, die von der Grenze zum Dentin bis zur Schmelzoberfläche ineinander verflochten verlaufen. Der Schmelz enthält keine Zellen oder

Aufbau des Gebisses
→ siehe Lernfeld 2.3, S.66

Zellfortsätze und ist deshalb nicht erneuerbar. Die Schmelz bildenden Zellen (**Ameloblasten** bzw. **Adamantoblasten**) gehen nach Bildung des Schmelzes zugrunde. Jeder Ameloblast hat zuvor ein Schmelzprisma aufgebaut.

Zahnbein (Dentin)

Das Zahnbein bildet die Hauptmasse der Zahnhartsubstanzen. Diese zweithärteste Substanz des Körpers ist im Bereich der Krone vom Zahnschmelz und im Bereich der Wurzel vom Wurzelzement bedeckt. Im Inneren liegt die Zahnpulpa.

Zahnbein besteht wie Zahnschmelz aus **Hydroxylapatit**. Die anorganische Substanz macht jedoch beim Dentin nur 69 % aus, da es von den Zellfortsätzen der Odontoblasten durchzogen wird. Die **Odontoblasten** sind die Dentin bildenden Zellen. Sie liegen in der Pulpa am Rand zum Dentin hin und haben Zellfortsätze, die in kleinen Kanälchen durch das Dentin verlaufen. Diese **Odontoblastenfortsätze** werden auch **Tomes-Fasern** genannt. Sie schwimmen innerhalb der Dentinkanäl-

chen in einer Flüssigkeit **(Dentinliquor)**. Zusammen mit vereinzelten Nervenfasern können durch dieses System von Dentinkanälchen Schmerzreize vom Dentin zur Pulpa geleitet werden. Die Zahl der Dentinkanälchen ist dabei in der Nähe der Pulpa deutlich größer als zum Schmelz hin.

Da die Odontoblasten nach Abschluss der Zahnentwicklung am Rand der Pulpa erhalten bleiben, kann zeitlebens Dentin auf Kosten des Pulparaumes gebildet werden. Das regulär nach Abschluss des Wurzelwachstums gebildete Dentin mit normaler Struktur wird als **Sekundärdentin** bezeichnet. Durch die Sekundärdentinbildung ist die Pulpa bei Älteren deutlich kleiner als bei Jugendlichen.

Hiervon ist das **Tertiärdentin** bzw. **Reizdentin** zu unterscheiden, das auf einen äußeren Reiz hin als Abwehrreaktion gebildet wird, z. B. bei Karies oder fortgeschrittener Abrasion der Zähne.

Wurzelzement

Im Bereich der Wurzel wird das Dentin vom Wurzelzement bedeckt. Diese kno-

Abb. 4.1
Zahnaufbau

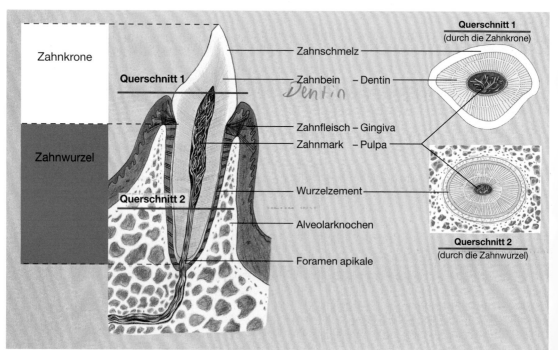

chenähnliche Substanz besteht zu ca. 46% aus dem anorganischen Hydroxylapatit. Wurzelzement wird von **Zementoblasten** gebildet. Die Zementschicht ist im Bereich des Zahnhalses sehr dünn und wird zur Wurzelspitze hin dicker.

Im Wurzelzement sind die zum Alveolarknochen ziehenden Fasern des **Zahnhalteapparates** verankert. Wurzelzement hat somit eine wichtige Aufgabe für den Halt des Zahnes. Bei vermehrter funktioneller Belastung kann Wurzelzement – wie Dentin – auch noch nach Abschluss der Zahnentwicklung gebildet werden.

Zusammensetzung von Schmelz, Dentin und Wurzelzement		
anorganische Substanz	organische Substanz	Wasser
Schmelz ca. 96 %	ca. 1,7 %	ca. 2,3 %
Dentin ca. 69 %	ca.18 %	ca.13 %
Wurzelzement ca. 46 %	ca.22 %	ca.32 %

Zahnpulpa

Im Inneren des Zahnes befindet sich das Zahnmark (Pulpa). Man unterscheidet dabei die Kronenpulpa von der Wurzelpulpa. Die **Kronenpulpa** hat kleine Ausläufer (Pulpahörner), die etwa so angeordnet sind wie die Höcker der Kaufläche. Die Schneidezähne haben ein mesiales und ein distales Pulpahorn. Beim Jugendlichen sind diese Pulpahörner besonders ausgeprägt.

Die **Wurzelpulpa** ist deutlich schmaler als die Kronenpulpa. An der Wurzelspitze hat sie über ein kleines Loch **(Foramen apikale)** Verbindung zum Alveolarknochen für den Durchtritt eines Nerven sowie von Blut- und Lymphgefäßen. Die aus lockerem Bindegewebe bestehende Pulpa kann somit das Dentin ernähren.

Solange die Pulpa intakt ist, lebt der Zahn, ist vital. Nur die **vitale Pulpa** hat die Fähigkeit, Dentin neu zu bilden, um so auf äußere Reize zu reagieren. Die Dentin bildenden **Odontoblasten** befinden sich dazu an der Außenfläche der Pulpa zum Dentin hin.

4.2 Zahn- und Gebissentwicklung

Der Mensch bekommt in seinem Leben zweimal Zähne. Man spricht auch von zwei **Dentitionen** (dens lat. – Zahn). Die Zähne des ersten Zahndurchbruchs sind die Milchzähne, die später erscheinenden Zähne der zweiten Dentition die bleibenden Zähne.

Aufbau des Zahnhalteapparates → siehe Lernfeld 10.1, S.284

Zahnentwicklung

Die Zahnentwicklung beginnt bereits weit vor der Geburt während der Schwangerschaft. Etwa ab der 6. Schwangerschaftswoche bildet sich im Bereich des späteren Ober- und Unterkiefers jeweils eine **Zahnleiste** aus dem Mundhöhlenepithel.

Epithel ist die Fachbezeichnung für die obere Zellschicht:

- der äußeren Haut (Oberhaut)
- der Schleimhaut (Mukosa)
- der Gefäße (Endothel)
- und der inneren Auskleidung der Körperhöhlen.

(epi gr. - auf, thelos gr. - Hülle).

An der Zahnleiste entstehen – entsprechend dem Milchgebiss – in jedem Kiefer zehn kolbenförmige **Zahnknospen**. Jede Zahnknospe stülpt sich unten ein und wird zu einer **Zahnkappe**.

→ siehe auch **Libromed-CD** Folien 4.3-4.6

Mit dem Wachstum der Zahnkappe nimmt die Zahnanlage langsam die Form einer Glocke an. Die innere Wand dieser **Zahnglocke** hat dabei – wie eine Gussform – die Gestalt der künftigen Zahnkrone. In der inneren Wand dieser aus Epithel bestehenden Zahnglocke befinden sich die Schmelz bildenden Zellen (**Ameloblasten** bzw. **Adamantoblasten**).

Von unten lagert sich an die innere Zahnglockenwand Bindegewebe mit Blutgefäßen und Nerven an, die **Zahnpulpa**. Die Zellen der Zahnpulpa, die direkt an die Zahnglocke angrenzen, werden zu den Dentin bildenden Zellen, den **Odontoblasten**. Sie erzeugen das **Prädentin**, das später verkalkt und so zum **Dentin** wird. Die Zahnentwicklung beginnt also an der **Schmelz-Dentin-Grenze**. Das Dentin bil-

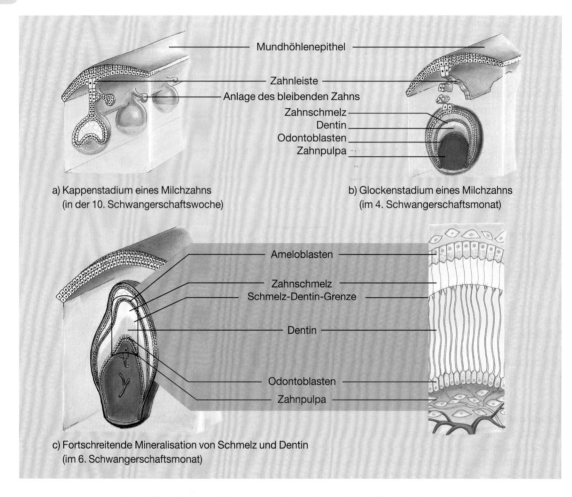

Mundhöhlenepithel

Zahnleiste
Anlage des bleibenden Zahns
Zahnschmelz
Dentin
Odontoblasten
Zahnpulpa

a) Kappenstadium eines Milchzahns
(in der 10. Schwangerschaftswoche)

b) Glockenstadium eines Milchzahns
(im 4. Schwangerschaftsmonat)

Ameloblasten

Zahnschmelz
Schmelz-Dentin-Grenze

Dentin

Odontoblasten
Zahnpulpa

c) Fortschreitende Mineralisation von Schmelz und Dentin
(im 6. Schwangerschaftsmonat)

Abb. 4.2
Zahnentwicklung

→ siehe auch
Libromed-CD
Folien 4.7, 4.8

→ siehe auch
Libromed-CD
Folie 2.10

det sich dabei nach innen zur Zahnpulpa hin, während sich die Schmelzschicht langsam nach außen hin verdickt. Die Dentin bildenden Odontoblasten wandern dabei langsam nach innen und hinterlassen jeweils einen **Odontoblastenfortsatz** im Dentin. Die nach außen wandernden Ameloblasten bilden jeweils die Grundlage für ein **Schmelzprisma**. Nach Abschluss der Zahnentwicklung gehen die Schmelz bildenden Zellen zugrunde.

Gebissentwicklung

Milchgebiss
Zum Zeitpunkt der Geburt sind normalerweise noch keine Zähne durchgebrochen.

Der Säugling ist zahnlos, sodass er die Mutter beim Stillen nicht verletzen kann.
Zwischen dem 6. und 30. Lebensmonat brechen die Milchzähne durch. Die bleibenden Zähne erscheinen ab dem 6. Lebensjahr. Allgemein brechen die Zähne im Unterkiefer etwas früher durch als im Oberkiefer. Bei Jungen ist der Zahnwechsel in der Regel etwas später als bei Mädchen.
Als Erstes brechen beim Kind in der Regel zwischen dem 6. und 8. Lebensmonat die unteren mittleren Schneidezähne durch. Es folgen die entsprechenden oberen mittleren Schneidezähne, anschließend die seitlichen Schneidezähne, die 1. Milchmolaren, die Milcheckzähne und zum Schluss die 2. Milchmolaren.

Es folgt die Gebrauchsperiode der Milchzähne. Dabei kommt es zu einer Abnutzung (**Abrasion**) im Bereich der Schneidekanten und Kauflächen. Der Erhalt der Milchzähne ist für eine regelgerechte Gebissentwicklung wichtig, da sie für die bleibenden Zähne eine **Platzhalterfunktion** haben.

Ab dem 4. Lebensjahr kommt es durch das Wachstum der Kiefer zu einer Lückenbildung im Frontzahnbereich. Dadurch wird bereits für die breiteren bleibenden Frontzähne Platz geschaffen.

Wechselgebiss

Die bleibenden Zähne brechen ab dem 6. Lebensjahr durch. Man unterscheidet:
– **Zuwachszähne**, die hinter den Milchzähnen durchbrechen
– **Ersatzzähne**, die anstelle der Milchzähne erscheinen.

Das Gebiss, in dem die Milchzähne durch bleibende Zähne ersetzt werden, nennt man **Wechselgebiss**. Unter dem Druck der nachwachsenden bleibenden Zähne erfolgt dabei ein Abbau (**Resorption**) der Milchzahnwurzeln.

Bleibendes Gebiss

Der Durchbruch der bleibenden Zähne verläuft in zwei Phasen.

In der **ersten Phase** zwischen dem 6. und 8. Lebensjahr brechen zunächst die ersten bleibenden Molaren hinter der Milchzahnreihe durch. Anschließend kommt es zum Wechsel der mittleren und seitlichen Schneidezähne.

In der **zweiten Phase** zwischen dem 9. und 12. Lebensjahr brechen die Eckzähne und Prämolaren durch, wobei die 1. Prämolaren meist früher als die Eckzähne erscheinen. Zuletzt bricht der 2. bleibende Molar durch.

Die 3. Molaren, die auch als **Weisheitszähne** bezeichnet werden, brechen ab dem 16. Lebensjahr durch. Häufig besteht für sie jedoch ein Platzmangel, der sie am Zahndurchbruch hindert.

Die **Kronen, Höcker und Wurzeln der Zähne** werden in **Lernfeld 2.3** auf den **Seiten 68-72** beschrieben.

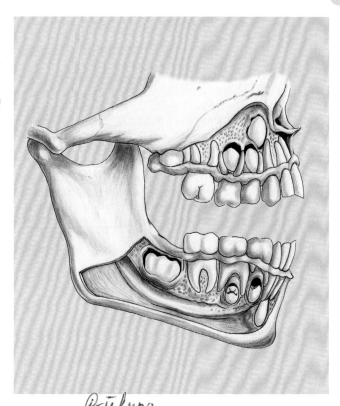

Abb. 4.3
Wechselgebiss von der Seite

Durchbruchszeiten der Zähne

Milchgebiss

mittlerer Schneidezahn	6.– 8. Monat
seitlicher Schneidezahn	8.– 12. Monat
1. Molar	12.– 16. Monat
Eckzahn	16.– 20. Monat
2. Molar	20.– 30. Monat

Bleibendes Gebiss

1. Molar (6-Jahr-Molar)	5.– 7. Jahr
mittlerer Schneidezahn	6.– 8. Jahr
seitlicher Schneidezahn	7.– 9. Jahr
1. Prämolar Eckzahn 2. Prämolar	9.– 12. Jahr
2. Molar (12-Jahr-Molar)	11.– 14. Jahr
3. Molar	ab 16. Jahr

Die Zähne brechen im Unterkiefer früher durch als im Oberkiefer. Bei Jungen ist der Zahnwechsel im Allgemeinen etwas später als bei Mädchen.

→ siehe auch
Libromed-CD
Folien 2.10, 2.11, 4.9

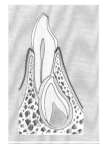

Resorption der Milchzahnwurzel durch den nachwachsenden bleibenden Zahn

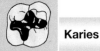

4.3 Karies

Keine Krankheit ist weltweit so verbreitet wie die **Karies (Zahnfäule).**
Karies beginnt an der Zahnoberfläche im Bereich von Schmelz oder freiliegendem Zement und schreitet in die Tiefe zum Dentin hin fort. Dabei kann die Karies zur Erkrankung der Pulpa und schließlich zum Verlust des Zahnes führen.
Durch Karies verloren gegangene Zahnhartsubstanz kann vom Körper nicht mehr ersetzt werden. Um ein Fortschreiten der Karies zu verhindern und die Funktionsfähigkeit des Zahnes wiederherzustellen, muss der kariöse Defekt daher beseitigt und der Zahn anschließend wieder aufgebaut werden.

4.3.1 Kariesentstehung

Ursächliche Faktoren
Für die Entstehung von Karies müssen **4 ursächliche Faktoren** zusammentreffen. Fehlt nur einer dieser Faktoren, so kann keine Karies entstehen. Zusätzlich gibt es noch verschiedene **beeinflussende Faktoren**, die eine Kariesentstehung erleichtern oder erschweren können.
W.D. Miller stellte bereits 1889 die noch heute grundlegende Theorie zur Kariesentstehung nach exakten wissenschaftlichen Untersuchungen auf. Er bezeichnete die Zahnkaries als einen **chemisch-parasitären Vorgang.**
Das heutige Wissen zur Kariesentstehung kann man folgendermaßen zusammenfassen:

Karies entsteht,

– wenn **Mikroorganismen (Bakterien)**
– sich auf einem **Zahn**
– bei vorhandenem **Substrat (Nahrung)**
– für **längere Zeit** festsetzen können.
Durch den Bakterienstoffwechsel wird die Nahrung dabei zu Säuren abgebaut, die eine Entkalkung der Zahnhartsubstanzen bewirken.

Können sich also die in der Mundhöhle stets vorhandenen Bakterien (vor allem Streptokokken) bei mangelhafter Zahnreinigung und für sie günstiger Nahrung auf den Zähnen als **Zahnbelag (Plaque,** auch **Biofilm** genannt) festsetzen, so kann Karies entstehen. Für die Bakterien günstige, leicht verdauliche Nahrung besteht aus so genannten **niedermolekularen Kohlenhydraten.** Dazu gehört vor allem der in der Nahrung häufig vorkommende Haushaltszucker **Saccharose (Rüben- oder Rohrzucker),** ein Doppelzucker, der aus je einem Molekül Glukose und Fruktose zusammengesetzt ist (siehe Abb. 4.5).
Der Bakterienstoffwechsel ist in der Lage, Saccharose aufzuspalten und zur Energiegewinnung abzubauen, wobei Säuren entstehen (vor allem Milchsäure). Gleichzeitig bilden die Bakterien eine zähklebrige Masse, die den Zahnbelag (Plaque) festigt.

Plaque (sprich: plak) ist ein fest haftender, nicht abspülbarer **bakterieller Belag.** Er muss mit einer geeigneten Zahnbürste oder Zahnseide entfernt werden.

Einzahl: die Plaque (sprich: plak)
Mehrzahl: die Plaques (sprich: plak)

Im Gegensatz zur Plaque versteht man unter **Materia alba** lockere, weißlichgelbe, nicht strukturierte Ablagerungen von Mikroorganismen, abgestoßenen Epithelzellen und Blutzellen. Materia alba befindet

Abb 4.4
Die 4 ursächlichen Faktoren für die Kariesentstehung

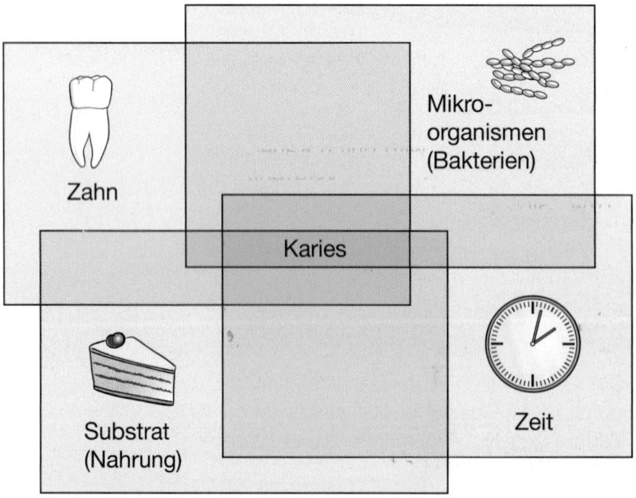

Zahn

Mikroorganismen (Bakterien)

Karies

Substrat (Nahrung)

Zeit

sich hauptsächlich in Schlupfwinkeln. Sie kann im Gegensatz zur Plaque mit kräftigem Wasserstrahl entfernt werden.

Von Materia alba und Plaque sind schließlich noch die Ablagerungen von **Nahrungsresten (food debris)** zu unterscheiden.

Beeinflussende Faktoren bei der Kariesentstehung

Die folgenden Faktoren sind keine Voraussetzung für Karies, sie können jedoch die Kariesentstehung erleichtern oder erschweren.

Speichel

Beim Erwachsenen werden täglich 0,5-1,5 Liter Speichel gebildet. Der Hauptanteil wird dabei von den drei großen, paarig angeordneten Speicheldrüsen (Ohrspeicheldrüse, Unterkiefer- und Unterzungenspeicheldrüse) abgesondert (siehe LF 2.4.1).

Speichel enthält:
- Wasser (ca. 99 %)
- Salze (bestehen aus Natrium, Kalium, Kalzium, Phosphat, Chlorid, Fluorid u. a.)
- Eiweiß (Enzyme, Muzine = Schleimstoffe)
- abgeschilferte Epithelzellen, Blutzellen und Bakterien.

Speichel erfüllt eine **Vielzahl von Aufgaben** (siehe Übersicht S. 122).

Zunächst feuchtet Speichel mit seinem hohen Wasseranteil die Mundhöhle an. Dabei hat der Speichel eine reinigende, leicht antibakterielle Spülwirkung und kann gleichzeitig auch Geschmacksstoffe aus der Nahrung lösen. Schleimstoffe **(Muzine)** im Speichel machen die Nahrung gleitfähig für den Schluckvorgang, das Enzym α-**Amylase (=Ptyalin)** leitet die Kohlenhydratverdauung ein.

Für die Zähne haben vor allem folgende Eigenschaften große Bedeutung:
- **Spülfunktion:** Speichel kann den Zahnbelag (Plaque) nicht auflösen, aber die Zucker- und Säurekonzentration auf der Zahnoberfläche durch Spülwirkung verringern. Diese Spülwirkung nimmt jedoch mit zunehmender Dicke des Zahnbelags ab.

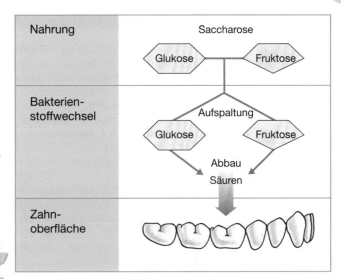

Abb. 4.5
Abbau des Haushaltszuckers Saccharose durch den Bakterienstoffwechsel

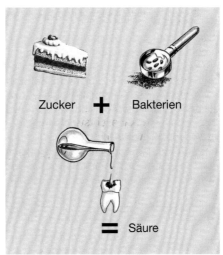

Abb 4.6
Zucker und Speisereste werden durch Bakterien zu Säure abgebaut

Der Speichelfluss wird durch Kauen sowie Reizung der Geschmacksrezeptoren bzw. Sinnesnerven (an Essen denken) angeregt. Die **Speichelfließrate** kann man individuell bestimmen (siehe LF 11).
- **Pufferkapazität:** Dünnflüssiger (seröser) Speichel kann im Mund befindliche Säure neutralisieren und so das Kariesrisiko vermindern. Diese Wirkung wird auch als **Pufferung von Säuren** bezeichnet. Die Säuren können dabei aus der Nahrung stammen (z. B. Fruchtsäure, Essigsäure) oder als Stoffwechsel-

produkt beim Abbau von Zucker durch Bakterien entstehen.

Die **Pufferkapazität** ist bei den Patienten unterschiedlich, d.h. bei einigen Patienten kann der Speichel mehr Säure neutralisieren als bei anderen. Diese individuelle Pufferkapazität kann man durch Bestimmung des **pH-Wertes** ermitteln (siehe LF 11.5.2, Seite 387).

Bestimmung der **Pufferkapazität des Speichels** → siehe LF 11, S. 387

– **Remineralisation:** Die im Zahnschmelz vorhandenen Bestandteile Kalzium, Phosphat und Fluorid können mit dem Speichel in Lösung gehen. Dies kann zu einer **Entkalkung (Demineralisation)** der Zahnoberfläche führen. Andererseits können Kalzium, Phosphat und Fluorid aus dem Speichel in den Schmelz eingebaut werden und so eine **Remineralisation** von Entkalkungen im Anfangsstadium ermöglichen. Die Remineralisation wird dabei durch Fluoridzusatz und sorgfältige Plaqueentfernung deutlich beschleunigt.

Zwischen dem Speichel und der Zahnoberfläche findet somit ein ständiger Austausch von Kalzium, Phosphat und Fluorid statt, den man im Rahmen von Prophylaxe- und Behandlungsmaßnahmen nutzen kann.

Auf den Zähnen befindliche **Plaque** kann durch die Speichelbestandteile verkalken, wodurch **Zahnstein** entsteht. Zahnstein setzt sich dabei im Wesentlichen aus Kalziumphosphat zusammen, das mit Geweberesten und Mikroorganismen vermischt ist. Zahnsteinablagerungen findet man daher vor allem im Bereich der Ausführungsgänge der Speicheldrüsen an den Lingualflächen der unteren Frontzähne und Bukkalflächen der oberen Molaren.

Zusammenfassend kann man feststellen, dass Speichel eine **Schutzwirkung vor Karies** hat. Eine Kariesentstehung wird jedoch begünstigt durch:
– verminderte Speichelmenge
– zähen, mukösen (schleimigen) Speichel
– Mangel an Kalksalzen im Speichel
– verminderte neutralisierende Wirkung des Speichels.

Aufgaben des Speichels

– Anfeuchten der Mundhöhle
– Spülfunktion
– Lösen von Geschmacksstoffen
– Gleitfähig machen der Nahrung
– Pufferung von Säuren (Neutralisation)
– Remineralisation der Zähne
– antibakterielle Wirkung
– Beginn der Kohlenhydratverdauung

Mundflora

Die Zusammensetzung der Mundflora, also der im Mund vorkommenden Bakterien, ist bei jedem Menschen verschieden. Besteht ein hoher Anteil an Kariesbakterien (vor allem **Streptococcus mutans** und **Laktobazillen**), so ist das Kariesrisiko erhöht.

Die Bakterien können durch **mikrobiologische Speicheltests** nachgewiesen werden. Dabei können sowohl Art als auch Zahl der Bakterien bestimmt werden (siehe LF 11.5.2, Seite 386).

Zahnform, Zahnstellung, Zahnstruktur

Begünstigende Faktoren für eine Kariesentstehung sind:

– **Zahnform**: z. B. tiefe Furchen (Fissuren)
– **Zahnstellung**: z. B. eng stehende oder miteinander verschachtelte Zähne, unvollständig durchgebrochene Zähne sowie Zähne ohne Antagonisten
– **Zahnstruktur**: z. B. unvollkommene Ausbildung der Zahnhartsubstanzen (Hypoplasie), geringer Fluoridgehalt des Schmelzes.

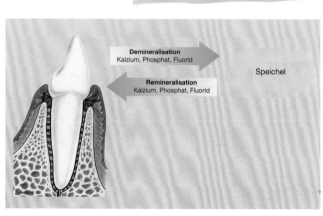

Demineralisation
Kalzium, Phosphat, Fluorid

Speichel

Remineralisation
Kalzium, Phosphat, Fluorid

Muskeltätigkeit

Die Muskulatur im Mundbereich kann zur Zahnreinigung beitragen. Die Zunge kann dabei mit ihrer rauen Oberfläche vor allem die lingualen und palatinalen Zahnflächen säubern.

Mundatmung

Die Mundatmung ist häufig Folge einer erschwerten oder behinderten Nasenatmung. Weitere Ursachen können unter anderem ein unzureichender Lippenschluss oder einfach nur eine schlechte Angewohnheit sein.
Durch diese Fehlfunktion können Kieferfehlbildungen entstehen. Weiterhin kommt es bei Mundatmung durch den ständigen Luftstrom zu einer andauernden Austrocknung der Mundhöhle, wodurch der Speichel seine kariesschützende Wirkung nicht mehr entfalten kann.

Beruf und soziale Lage

Bäcker, Konditoren und Beschäftigte bei Süßwarenherstellern sind deutlich stärker kariesgefährdet als die übrige Bevölkerung. Ungünstige sanitäre Bedingungen in Haushalt oder Beruf, die eine ordnungsgemäße Zahnpflege nach jeder Mahlzeit behindern, sind weitere kariesbegünstigende Faktoren.
Leider sind viele öffentliche Waschräume häufig so unhygienisch, dass es oft vielleicht sogar besser ist, dort lieber auf die Zahnpflege zu verzichten. Es ist daher um so deutlicher zu fordern, dass nicht nur immer wieder zur Kariesvorbeugung angeleitet wird, sondern auch vernünftige Rahmenbedingungen für eine sorgfältige Zahnpflege am Arbeitsplatz oder in Restaurants und Kantinen geschaffen werden!

Kariesaktivität

In der Praxis werden oft die Begriffe **kariesanfällig** bzw. **kariesresistent** (widerstandsfähig) benutzt. Man sollte jedoch besser von **kariesaktiv** bzw. **kariesinaktiv** sprechen. Schließlich wird auch der widerstandsfähigste Zahnschmelz nach einiger Zeit kariös, wenn die entsprechen-

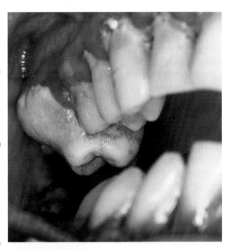

Abb. 4.7
Fortgeschrittene Zahnsteinablagerung im rechten Oberkiefer (vor allem auf der Bukkalfläche des Zahns 16)

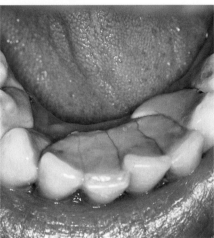

Abb. 4.8
Fortgeschrittene Zahnsteinablagerung im Unterkiefer (vor allem auf den Lingualflächen der unteren Frontzähne)

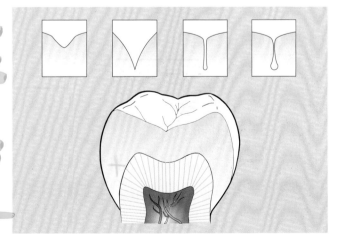

Abb 4.9
Verschiedene Fissurenformen

den ursächlichen und beeinflussenden Faktoren auf ihn einwirken. Der Patient ist dann **kariesaktiv**, obwohl dies von der Zahnsubstanz her nicht zu erwarten wäre. Ob ein Patient Karies bekommt, hängt eben nicht nur von einem Faktor (z. B. der anlagebedingten Widerstandsfähigkeit), sondern von vielen Faktoren ab. Wenn die ursächlichen Faktoren z. B. durch regelmäßige Pflege und zahnfreundliche Ernährung reduziert sind und dadurch im Mund keine oder nur sehr wenig Säure gebildet wird, ist der Patient entsprechend **kariesinaktiv**.

Da Karies also nicht nur anlagebedingt, sondern auch ganz wesentlich verhaltensbedingt ist, kann man die **Kariesaktivität** beeinflussen. Dies macht eine wirkungsvolle Prophylaxe möglich. Einzelheiten hierzu sind im **Lernfeld 11** angegeben.

4.3.2 Kariesverlauf

Karies beginnt stets an der Zahnoberfläche. Die durch den Bakterienstoffwechsel als Abbauprodukt entstehenden Säuren führen dabei zu einer Entkalkung des Zahnes.

Im Schmelzbereich dringt die Säure durch die Oberfläche in die Schmelzprismen ein und führt zu einer Entkalkung unter einer zunächst noch intakt erscheinenden Zahnoberfläche. Dadurch verliert der Schmelz seinen Glanz und seine Transparenz, während noch kein Defekt an der Oberfläche zu tasten ist. Man erkennt einen **weißen Fleck (white spot)**, der nur zu Beginn noch durch Einlagerung von Kalzium, Phosphat und Fluorid aus dem Speichel rückgängig gemacht werden kann (**Remineralisation**). Der Befund wird als **Initialkaries** bezeichnet.

Abb. 4.10
Beeinflussende Faktoren bei der Kariesentstehung

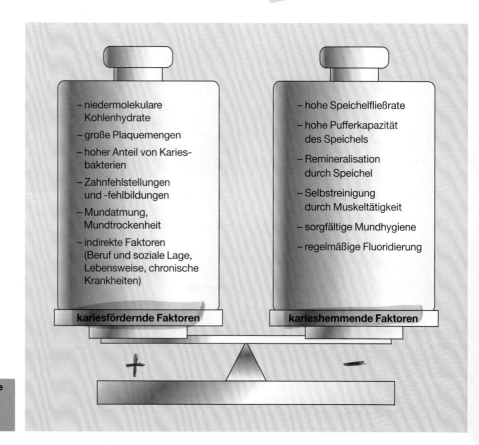

- niedermolekulare Kohlenhydrate
- große Plaquemengen
- hoher Anteil von Kariesbakterien
- Zahnfehlstellungen und -fehlbildungen
- Mundatmung, Mundtrockenheit
- indirekte Faktoren (Beruf und soziale Lage, Lebensweise, chronische Krankheiten)

kariesfördernde Faktoren

- hohe Speichelfließrate
- hohe Pufferkapazität des Speichels
- Remineralisation durch Speichel
- Selbstreinigung durch Muskeltätigkeit
- sorgfältige Mundhygiene
- regelmäßige Fluoridierung

karieshemmende Faktoren

Zahnmedizinische Prophylaxe
→ siehe LF 11
S. 347

Es folgt schnell eine bräunliche Verfärbung. Bei der Untersuchung mit einer Zahnsonde ist bald ein Schmelzdefekt zu tasten. Man spricht jetzt von einer **Schmelzkaries (Caries superficialis)**. Unbehandelt breitet sich die Karies zum Dentin hin aus. Sobald die Schmelz-Dentin-Grenze überschritten ist, spricht man von einer **Dentinkaries (Caries media)**. Im Dentin läuft der Zerstörungsprozess schneller ab als im Schmelz, da hier mehr organische Substanz vorhanden ist. Die Karies breitet sich daher im Dentinbereich in der Regel ampullenartig unter dem Schmelz aus. Man spricht dann auch von einer **unterminierenden Karies**. Die Karies schreitet entlang der Dentinkanälchen zur Pulpa hin weiter fort. Wenn auch das pulpanahe Dentin kariös ist, spricht man von einer **tiefen Dentinkaries (Caries profunda)**. Über ihre Fortsätze in den Dentinkanälchen werden die Odontoblasten zur Bildung von **Tertiärdentin** angeregt. Die Markhöhle der Pulpa wird dadurch verkleinert. Diese Tertiärdentinbildung ist eine Abwehrreaktion der Pulpa, um einen Schutz

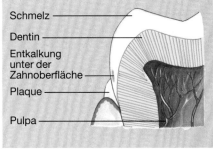

Schmelz
Dentin
Entkalkung unter der Zahnoberfläche
Plaque
Pulpa

Abb. 4.11
Initialkaries (white spot)
Beginnende Entkalkung (Demineralisation) unterhalb der intakt erscheinenden Zahnoberfläche

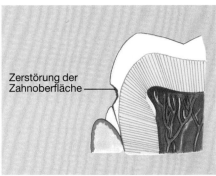

Zerstörung der Zahnoberfläche

Abb. 4.12
Schmelzkaries
(Caries superficialis)

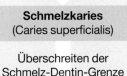

Initialkaries
(white spot)

Zerstörung der Oberfläche

Schmelzkaries
(Caries superficialis)

Überschreiten der Schmelz-Dentin-Grenze

Dentinkaries
(Caries media)

Fortschreiten bis zum pulpanahen Dentin

Tiefe Dentinkaries
(Caries profunda)

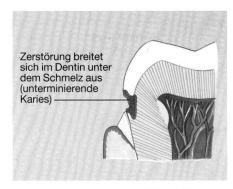

Zerstörung breitet sich im Dentin unter dem Schmelz aus (unterminierende Karies)

Abb. 4.13
Dentinkaries
(Caries media)

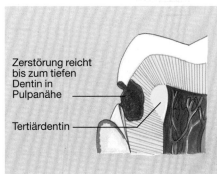

Zerstörung reicht bis zum tiefen Dentin in Pulpanähe

Tertiärdentin

Abb. 4.14
Tiefe Dentinkaries
(Caries profunda)

Abb. 4.15 – links
Kariesverlauf im Schema

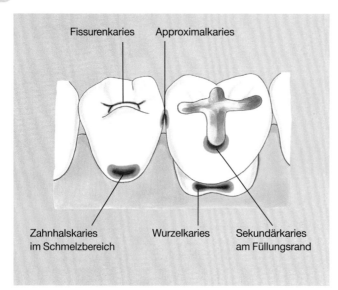

Fissurenkaries   Approximalkaries

Zahnhalskaries   Wurzelkaries   Sekundärkaries
im Schmelzbereich   am Füllungsrand

Abb. 4.16
Prädilektionsstellen
der Karies

Abb. 4.17
Kariesrezidiv und
Sekundärkaries

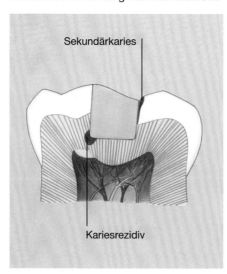

Sekundärkaries

Kariesrezidiv

karies. Die Zementkaries ähnelt der Schmelzkaries. Es kommt hierbei jedoch häufig zu einer ringförmig um den Zahn verlaufenden, oft nur langsam fortschreitenden Karies.

Prädilektionsstellen

Karies tritt selten an den Glattflächen der Zähne auf, da sich dort Plaque nur schwer festsetzen kann.
Bevorzugt betroffene Stellen (Prädilektionsstellen) für Karies sind:

– **Fissuren und Grübchen** der Seitenzähne
– **Foramen caecum** in der palatinalen Fläche der oberen Schneidezähne
– **Approximalflächen**
– **Zahnhals** am Übergang vom Schmelz zum Wurzelzement
– **freiliegende Wurzeln** (Wurzelkaries)
– nicht korrekt gestaltete **Füllungs- und Kronenränder**.

Im Bereich der Oberkieferzähne findet man häufiger Karies als im Unterkiefer. Die mehr vom Speichel umspülten Unterkieferzähne im Prämolaren- und Frontzahnbereich haben nur selten Karies.
Insgesamt kommt Karies verstärkt im Bereich der Molaren vor, wobei die ersten Molaren am häufigsten kariös sind, da sie bereits mit dem 6. Lebensjahr durchbrechen.

Kariesrezidiv und Sekundärkaries

Als **Kariesrezidiv** bezeichnet man das erneute Feststellen einer Karies, die am Kavitätenboden einer Füllung nicht vollständig entfernt wurde und dadurch fortschreiten konnte. Ein Kariesrezidiv kann durch ein Röntgenbild erkannt werden, bei der Entfernung einer Füllung oder wenn die Karies mittlerweile bis zur Oberfläche ausgedehnt ist.
Als **Sekundärkaries (Randkaries)** bezeichnet man eine neu entstandene Karies im Randbereich einer Füllung oder Krone. Ursachen hierfür sind:

– zu breiter Randspalt
– Stufenbildung zwischen Zahn und Füllung durch Über- oder Unterkonturierung
– schlechte Mundhygiene.

vor der Karies aufzubauen. Ohne zahnärztliche Behandlung kommt es jedoch in den meisten Fällen zu einer Entzündung der Pulpa **(Pulpitis)**.
Treten Schmerzen bei süß, sauer, kalt oder warm auf, so hat sich der Defekt in der Regel schon weit im Dentin ausgebreitet. Davon sind jedoch Schmerzen bei überempfindlichen Zahnhälsen sorgfältig abzugrenzen.
Bei freiliegenden Zahnhälsen kommt es verstärkt zu einer so genannten **Zement-**

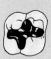
Abrasion und Erosion

Von den Vorgängen bei einer Karies sind Abrasionen und Erosionen sorgfältig zu unterscheiden. Auch hierbei kommt es zum Verlust von Zahnhartsubstanz, es liegen jedoch andere Ursachen vor.

Abrasion ist die Abnutzung der Zahnhartsubstanz beim Kauvorgang (Abrieb). Dabei kommt es insbesondere im Bereich der Kauflächen zum Verlust von Zahnschmelz und – bei entsprechendem Fortschreiten der Abrasion – auch von Dentin. Im engeren Sinn wird als Abrasion nur der **Abrieb durch körperfremde Substanzen** bezeichnet, z. B. durch Nahrungsbestandteile, Putzkörper in Zahnpaste oder durch gewohnheitsmäßiges Aufbeißen auf Gegenstände (Pfeife, Kugelschreiber usw). Im Gegensatz hierzu wird der **Abrieb durch direkten Zahnkontakt** (z. B. der Antagonisten) als **Attrition** bezeichnet. Als Folge der Attrition entstehen zunächst Schliffflächen, später kann es auch zu freiliegendem Dentin kommen.

Erosion ist der Verlust von Zahnhartsubstanz durch häufige direkte **Säureeinwirkung**. Dabei kann die Säure sowohl den Schmelz als auch das Dentin schädigen. Säuren lösen die Zahnoberfläche durch Demineralisation auf. Ist die Säureeinwirkung nur kurz, so kann die Zahnoberfläche durch den Speichel remineralisiert werden, sodass kein bleibender Defekt entsteht. Bei langer oder häufiger Säureeinwirkung kommt es jedoch zum irreversiblen Verlust von Zahnhartsubstanz.

> **Abrasion** – Abnutzung der Zahnhartsubstanz beim Kauvorgang (Abrieb)
>
> **Erosion** – Verlust von Zahnhartsubstanz durch häufige direkte Säureeinwirkung

Mögliche Ursachen für Erosionen sind:
- **häufiger Konsum säurehaltiger Nahrungsmittel**, z. B. Fruchtsaftgetränke, Sportlergetränke, Limonaden, Fruchtbonbons, Zitrusfrüchte, Essig.

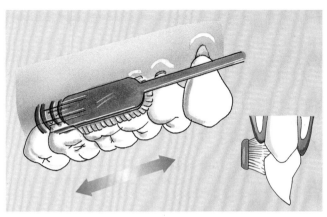

Abb. 4.18
Keilförmiger Zahnhalsdefekt durch falsche Putztechnik

siehe auch
→ Lernfeld 11.3.2
Zahnputztechniken
S. 371-374

- **häufiges Erbrechen** des sauren Mageninhalts, z. B. bei Ess-Störungen (Bulimie), Schwangerschaft, Alkoholismus.
- selten beruflich bedingt durch **säurehaltige Dämpfe**.

Im Gegensatz zur Karies sind bei Erosionen keine Bakterien beteiligt.

Bei Patienten, die z. B. gehäuft säurehaltige Nahrungsmittel zu sich nehmen und sich die Zähne jeweils direkt danach mit falscher Putztechnik (siehe LF 11) kräftig putzen, kann man zum Teil ausgedehnte Zahnhartsubstanzdefekte beobachten. Durch übertriebenes Zähneputzen kommt es dabei zu Zahnputzabrasionen am bereits durch Säureeinwirkung vorgeschädigten Zahn. Dies kann zu keilförmigen Defekten im Zahnhalsbereich führen (Abb. 4.18).

> **Maßnahmen zur Vorbeugung von Erosionen**
>
> - säurehaltige Nahrungsmittel meiden bzw. auf wenige Hauptmahlzeiten beschränken
> - säurehaltige Nahrungsmittel rasch trinken und den Mund anschließend mit Wasser oder niedrig konzentrierter Fluoridlösung spülen
> - Speichelfließrate nach Säureeinfluss z. B. mit zahnschonenden Kaugummis stimulieren
> - nicht unmittelbar nach Säureeinfluss die Zähne putzen
> - fluoridhaltige Zahnpaste verwenden, evtl. zusätzlich auch Fluoridkonzentrat
> - zahnschonende Putztechnik
> - Hausarzt aufsuchen bei Verdacht auf Erosionen durch Magensäure
> - bei Ess-Störungen (Bulimie) gegebenenfalls psychologische Betreuung erforderlich

4.4 Befunderhebung und Kariesdiagnostik

Anamnese
→ siehe Lernfeld 2.2, S.63

Der Behandlungsablauf einer systematischen Kariestherapie gliedert sich in folgende Abschnitte:
– Anamnese (siehe LF 2.2)
– Befunderhebung
– Diagnose
– Therapie.

Anamnese

Zur Orientierung über Allgemeinerkrankungen hat sich in der Praxis ein **Anamnesebogen** bewährt (siehe Abb. 2.8). Anhand des Anamnesebogens können gezielt weitere Fragen gestellt werden. Dabei unterscheidet man:
– **allgemeine Anamnese**
– **spezielle Anamnese.**
Bei Patienten, die in der Praxis bereits bekannt sind und nur zur routinemäßigen Kontrolle oder Kariestherapie kommen, kann die Anamnese kurz gefasst werden.

Allgemeinbefund

Bei der Befunderhebung unterscheidet man analog zur Anamnese:
– **allgemeinen Befund**
– **speziellen Befund.**
In der zahnärztlichen Praxis kann in der Regel nur ein orientierender Allgemeinbefund erhoben werden. Besteht der Verdacht auf eine schwerwiegende Allgemeinerkrankung, so ist entsprechend der Hausarzt zu konsultieren.
Das Basiswissen für Notfälle sollte jeder Zahnmedizinischen Fachangestellten bekannt sein (siehe **Lernfeld 7**).

Spezieller Befund

Beim **speziellen Befund**
unterscheidet man:
• **extraoraler Befund** (außerhalb des Mundes)
• **intraoraler Befund** (im Mund).
Grundlegende **Untersuchungsmethoden des Zahnarztes** zur Befunderhebung sind:

Inspektion	– Betrachten
Palpation	– Tasten
Perkussion	– Beklopfen
Auskultation	– Abhören.

Technische Untersuchungsmethoden können hinzukommen, wie z. B.:
– Vitalitäts- bzw. Sensibilitätsprüfung der Zähne mit Kälte oder elektrischem Strom
– Röntgenuntersuchung
– Durchleuchtung
– Laserfluoreszenzmessung
– elektrische Widerstandsmessung.

Extraoraler Befund

Es erfolgt eine kurze **Inspektion** des Kopf- und Halsbereiches. Dabei wird unter anderem auf Hautveränderungen und eventuell vorhandene Schwellungen geachtet. Sind Mundwinkelrhagaden vorhanden, so reibe man sie mit Vaseline ein.
Die Untersuchung der Lymphknoten erfolgt durch **Palpation**. Vergrößerte, schmerzempfindliche Lymphknoten können auf Entzündungen hinweisen.
Ergänzend kann auch die Kaumuskulatur abgetastet werden, wenn Hinweise auf Kaufunktionsstörungen vorliegen. Zur Untersuchung des Kiefergelenks kann eine Palpation der Gelenkköpfe mit den Zeigefingerkuppen vor dem Ohrläppchen bei Mundöffnung und Seitwärtsbewegungen des Unterkiefers erfolgen. Um Gelenkgeräusche exakt feststellen zu können, kann das Kiefergelenk auch mit einem Stethoskop abgehört werden **(Auskultation)**.

Intraoraler Befund

Bei der intraoralen Untersuchung erfolgt zunächst eine gründliche **Inspektion** der Mundhöhle. Dabei werden Lippen, Mundvorhof, Alveolarfortsätze, Gaumen, Zunge, Mundboden und Rachen betrachtet. Ergänzend kann eine **Palpation** von auffälligen Befunden mit einem Zeigefinger erfolgen.
Die Schleimhaut der gesamten Mundhöhle wird systematisch untersucht. Dabei wird auch auf die **Speichelsekretion** geachtet. Normalerweise ist die Schleimhaut gut befeuchtet und im vorderen Mundboden befindet sich ein kleiner Speichelsee.
Anschließend wird der **Zahnstatus** aufgenommen und in einem Zahnschema eingetragen. Hierzu hat sich insbesondere das **FDI-Zahnschema** bewährt **(siehe LF 2.3.2)**.

Zur Untersuchung müssen die Zähne sauber sein. Störende Plaque und Zahnstein werden daher vor einer eingehenden Befunderhebung entfernt. Anschließend werden die Zähne mit dem Luftbläser getrocknet und gegebenenfalls mit Watterollen trockengelegt.

Die Untersuchung erfolgt mit **Spiegel** und **Sonde**, ergänzend auch mit **Parodontalsonde** und **Zahnseide**. Man geht systematisch vor und beginnt im oberen rechten Quadranten beim Zahn 18. Von dort ausgehend werden zunächst die Zähne des Oberkiefers bis zum Zahn 28 untersucht. Anschließend fährt man im Unterkiefer beim Zahn 38 von links nach rechts bis zum Zahn 48 fort.

Bei der Untersuchung werden routinemäßig folgende **Basisbefunde** erhoben:

kariöse Zähne = c
fehlende Zähne = f
zerstörte Zähne = z
Zahnstein, Mundkrankheiten.

Ergänzend werden bei der **umfassenden Befunderhebung** auch folgende Befunde zur Therapieplanung aufgenommen und dokumentiert:

– kariöse Zahnflächen (Ausdehnung der Karies)
– Anomalien der Zähne
– im Durchbruch befindliche Zähne
– vorhandene Implantate
– Kronen und Brücken
– herausnehmbarer Zahnersatz
– gefüllte Zahnflächen (Ausdehnung der Füllungen)
– Lockerungsgrad der Zähne
– Sondierungstiefe bei parodontalen Taschen
– Ergebnis der Vitalitätsprüfung
– Abrasionen und Erosionen.

Vitalitätsprüfung: Um festzustellen, ob ein Zahn vital ist, kann man eine Vitalitätsprüfung machen. Dabei erfolgt in der Regel eine Reizung der Pulpa mit Kälte oder elektrischem Strom. Wenn der Patient diese Reizung verspürt, so ist der Zahn vital. Genau genommen wird mit dieser Reizung

18	17	16	15	14	13	12	11	21	22	23	24	25	26	27	28
			55	54	53	52	51	61	62	63	64	65			
			85	84	83	82	81	71	72	73	74	75			
48	47	46	45	44	43	42	41	31	32	33	34	35	36	37	38

(R am linken Rand, L am rechten Rand)

jedoch nicht die Vitalität des Zahnes sondern nur seine **Empfindlichkeit (Sensibilität)** überprüft.

Insbesondere bei älteren Patienten mit überkronten Zähnen kann es vorkommen, dass eine vitale Pulpa trotz starker Reizung nicht sensibel reagiert. In Zweifelsfällen kann zur Klärung ein **Trepanationsversuch** durchgeführt werden. Bei einem devitalen Zahn ist die Trepanation (Eröffnung) im Allgemeinen schmerzlos. Bei einem vitalen Zahn spürt der Patient jedoch Schmerzen und der Trepanationsversuch wird abgebrochen.

Perkussionsprüfung: Bei der Perkussionsprüfung klopft man mit einem Spiegelgriff auf den zu prüfenden Zahn. Dadurch erfolgt eine Reizung des Zahnhalteapparates. Bei gesundem Zahnhalteapparat ist diese Prüfung schmerzlos. Liegt jedoch eine Entzündung des Zahnhalteapparates insbesondere im Bereich der Wurzelspitze vor, so kann das Klopfen sehr schmerzhaft sein.

Zum Vergleich müssen bei einer Vitalitäts- bzw. Perkussionsprüfung stets auch die gesunden Nachbarzähne getestet werden.

Zu einer vollständigen Befunderhebung gehören natürlich auch der
– **parodontale Befund** (LF 10) und PSI
– **funktionelle Befund** (Kiefergelenk, Kaumuskulatur, Okklusion, Artikulation)
Die Bedeutung des parodontalen Befundes wird oft unterschätzt. Hierzu gehören orientierend zumindest:
– Sondierungstiefe bei parodontalen Taschen
– Ausmaß von freiliegenden Zahnhälsen
– Lockerungsgrad der Zähne
– Plaque- bzw. Blutungsindex zur Beurteilung der Mundhygiene.
Einzelheiten hierzu sind in den **Lernfeldern 10 und 11** angegeben.

Abrechnung von Untersuchungen
→ siehe **Leistungsabrechnung Band I LF 4.1.3** bei Kassenabrechnung
LF 4.2.3 bei Privatabrechnung

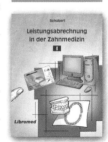

Röntgenuntersuchung

Der am Patienten erhobene allgemeine und spezielle Befund wird oft auch als so genannter **klinischer Befund** bezeichnet und den **diagnostisch-technischen Befunden** gegenübergestellt, wie z. B. dem Röntgenbefund.

Röntgenuntersuchungen dürfen beim Menschen nur nach ärztlicher oder zahnärztlicher Anordnung durchgeführt werden. Dabei ist der diagnostische Informationsgewinn durch die Röntgenaufnahme gegenüber der zu verantwortenden Strahlenbelastung kritisch abzuwägen. Entsprechend wird in der Regel erst der klinische Befund erhoben und dann entschieden, ob und welche Röntgenuntersuchung ergänzend notwendig ist. Einzelheiten zur Röntgendiagnostik einschließlich Strahlenschutz sind in Lernfeld 10.7 erläutert.

Kariesdiagnostik

Zur **Kariesdiagnostik** stehen folgende Methoden zur Verfügung:
- Inspektion (mit bloßem Auge oder mit Vergrößerungshilfe)
- Sondierung (mit spitzer oder stumpfer Sonde)
- Röntgenuntersuchung (Bissflügelaufnahme)
- Durchleuchtung
- Laserfluoreszenzmessung
- elektrische Widerstandsmessung.

Inspektion: Zur Kariesdiagnostik müssen die Zähne sauber und trocken sein. Eine fortgeschrittene Karies mit entsprechender Aushöhlung des Zahnes ist mit bloßem Auge leicht zu erkennen. Schwierig ist die Untersuchung jedoch im Frühstadium bei noch intakter Oberfläche (siehe **Abb. 4.11**). Hier gibt es nur indirekte Anzeichen für eine Karies, sodass die Diagnosestellung durch alleinige Inspektion unsicher ist.

Breitflächig entkalkte Zonen im Fissurenbereich weisen jedoch deutlich auf eine **Fissurenkaries** und kreidig-weiße Verfärbungen im Randleistenbereich auf eine **Approximalkaries** hin. Eine initiale Approximalkaries ist jedoch klinisch nur zu erkennen, wenn der Nachbarzahn fehlt.

Sondierung: Generell muss bei der klinischen Untersuchung mit Spiegel und Sonde darauf geachtet werden, dass mit der Sonde nur vorsichtig getastet wird. Beim Sondieren darf kein Druck auf die Zahnoberfläche ausgeübt werden, um die Oberflächenschicht bei **Initialkaries** nicht zu verletzen oder gar einzudrücken. Das Festhaken einer Sonde in einer Fissur ist kein Beweis für eine Karies, sondern kann auch durch die Fissurenform bedingt sein (siehe **Abb. 4.9, Seite 123**).

Röntgenuntersuchung: Zur Kariesdiagnostik haben sich so genannte **Bissflügelaufnahmen** bewährt (siehe LF 10.7). Sie ergänzen die klinische Untersuchung sehr gut und ermöglichen auch das Aufspüren von versteckter Karies vor allem approximal, aber auch im Fissurenbereich.

Durchleuchtung: Mit einer starken Lichtquelle kann die Zahnhartsubstanz zur Kariesdiagnostik durchleuchtet werden. Dazu kann man eine spezielle **Kaltlichtsonde** oder die vorhandene **Polymerisationsleuchte** verwenden. Die Durchleuchtung eignet sich zur Erkennung von **Approximalkaries** und **Schmelzsprüngen**. Andere Bezeichnungen für die Durchleuchtung sind:
- **Transillumination** (trans lat. – über, durch; illuminare lat. – erleuchten, erhellen)
- **Diaphanoskopie** (diaphanes gr. – durchscheinend, skopein gr. – betrachten).

Laser-Fluoreszenzmessung: Bei diesem Verfahren wird das Aufleuchten bestimmter Zahnabschnitte bei Bestrahlung mit einem Laserlicht gemessen. Karies leuchtet dabei stärker auf und mit anderer Farbe als normale Zahnhartsubstanz.

Mit diesem Verfahren lässt sich insbesondere **Fissurenkaries** gut frühzeitig erkennen. Da es ein optisches Verfahren ist, muss der zu untersuchende Zahn sauber und trocken sein.

Elektrische Widerstandsmessung (Impedanzmessung): Gesunder Zahnschmelz ist ein guter elektrischer Isolator, d.h. er setzt elektrischem Strom einen hohen Widerstand entgegen. Bei Karies verringert sich der elektrische Widerstand. Diese Änderung kann gemessen und zur Kariesdiagnostik im Fissurenbereich genutzt werden.

Laser – Light Amplification by Stimulated Emission of Radiation (engl.) – Lichtverstärkung durch angeregte Aussendung von Strahlung
Ein Laser dient zur Verstärkung von Licht einer bestimmten Wellenlänge bzw. zur Erzeugung eines scharf gebündelten Lichtstrahls. Dieser Lichtstrahl kann kontinuierlich ausgesendet werden oder in kurz aufeinander folgenden Pulsen.

Fluoreszenz – Aufleuchten einer Substanz bei der Bestrahlung

Impedanz – elektrischer Widerstand eines Wechselstromkreises

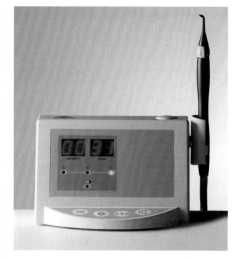

Abb. 4.19
Gerät zur Laserfluoreszenzmessung

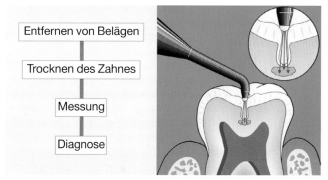

Entfernen von Belägen

Trocknen des Zahnes

Messung

Diagnose

Abb. 4.20
Prinzip der Laserfluoreszenzmessung

Zusammenfassend kann man feststellen, dass neue technische Untersuchungsmethoden eine viel genauere Kariesdiagnostik ermöglichen als noch vor ein paar Jahren. Grundlage der zahnärztlichen Untersuchung bleibt jedoch die sorgfältige **klinische Befunderhebung**, wobei die Diagnosesicherheit durch ergänzende Bissflügelaufnahmen deutlich erhöht wird. Die modernen technischen Verfahren gehören noch nicht zur täglichen Routine, eröffnen jedoch völlig neue diagnostische und therapeutische Möglichkeiten.

4.5 Instrumente zur Füllungstherapie

Abrechnung von Füllungen
→ siehe **Leistungsabrechnung Band I**
LF 4.1.5 bei Kassenabrechnung
LF 4.2.5 bei Privatabrechnung

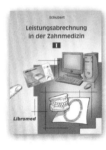

In diesem Lernabschnitt wird das allgemeine Instrumentarium zur Füllungstherapie erläutert:
– Grundinstrumentarium
– Präparationsinstrumente
– Instrumente zum Trockenlegen des Arbeitsgebietes.
Die speziellen Instrumente für die unterschiedlichen Füllungstechniken werden jeweils im Zusammenhang mit dem Behandlungsablauf beschrieben (LF 4.7 – 4.10).

4.5.1 Grundinstrumentarium

Rationelles Arbeiten setzt die Benutzung jeweils geeigneter Instrumente voraus. Die Instrumente müssen sich in einwandfreiem Zustand befinden. Zerkratzte Spiegel, verbogene Sonden und stumpfe Bohrer sind daher auszusortieren.
Alle Instrumente werden entsprechend der Sorgfaltspflicht nach Benutzung desinfiziert, gereinigt und – falls erforderlich – sterilisiert. Einzelheiten hierzu sind in einem Hygieneplan schriftlich festzulegen (siehe LF 3.4.7).

Untersuchungsinstrumentarium

Abb. 4.21
Untersuchungsinstrumentarium

Zum Untersuchungsinstrumentarium gehören Spiegel, Sonde und Pinzette.

Spiegel - Instrument zur Beurteilung von nicht direkt einsehbaren Stellen und zur indirekten Beleuchtung. Weiterhin können mit einem Spiegel auch Weichteile abgehalten werden.
Sonde - Mit einer zahnärztlichen Sonde werden die Zahnhartsubstanzen untersucht. Dazu gehören:
– Ertasten von kariösen Defekten
– Überprüfung des Dentins am Kavitätenboden (klirrendes Gleiten, wenn Karies vollständig entfernt wurde
– Kontrolle des Randschlusses von Füllungen und Kronen.
Eine **Hakensonde** eignet sich zur Untersuchung der distalen Zahnflächen.
Eine **Parodontalsonde** wird zur Messung der Sondierungstiefe bei parodontalen Taschen verwendet. Das Instrumentenende ist stumpf oder läuft zu einem Kügelchen aus, damit die Sonde nicht über den Taschenboden hinaus ins Gewebe eindringt.
Pinzette – Die zahnärztliche Pinzette hat ein abgewinkeltes, spitz zulaufendes Arbeitsende. Sie dient zum Greifen und Festhalten der verschiedenen Hilfsmittel (anatomische und chirurgische Pinzetten → siehe S. 248).

Dappengläser und Kappengläser

Dies sind kleine, dickwandige Glasbehälter, die meist in verschiedenen Farben zum Bereitstellen von unterschiedlichen Lösungen verwendet werden, z. B. verdünnter Wasserstoffperoxid-Lösung (3 %ig H_2O_2) oder Alkohol. Während Dappengläser offen sind, haben Kappengläser einen kappenförmigen Verschluss.
Wasserstoffperoxid (H_2O_2) hat eine desinfizierende Wirkung. Da es in Kontakt mit Wundflächen aufschäumt, hat es dabei auch einen mechanischen Reinigungseffekt.
Alkohol wirkt ebenfalls desinfizierend, zusätzlich entfettend und durch seine schnelle Verdunstung kühlend und austrocknend.

Watterollen und Wattepellets

Sie dienen zum relativen Trockenlegen (LF 4.5.3). Wattepellets sind kleine Wattekügelchen (pellet engl. – Kügelchen).

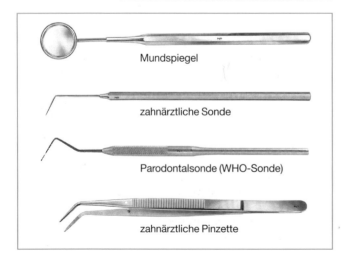

Mundspiegel

zahnärztliche Sonde

Parodontalsonde (WHO-Sonde)

zahnärztliche Pinzette

Tray-System

Man kann den Instrumenteneinsatz vereinfachen, indem die jeweils für einen bestimmten Arbeitsablauf benötigten Instrumente in einem **Tray** (tray engl. – Tablett, Schale) zusammengestellt werden. Ein Tray kann als Tablett offen oder als Kassette geschlossen sein. Ein gut organisiertes **Tray-System** spart Zeit und erleichtert die Arbeit, da die verschiedenen Instrumente für eine bestimmte Arbeitsaufgabe nicht einzeln aus Schränken oder Schubläden hervorgeholt werden müssen, sondern stets vollständig auf dem Tray vorhanden sind. Nach Benutzung verbleiben alle Instrumente im Tray und werden gemeinsam desinfiziert, gereinigt und sterilisiert. Der Hygieneablauf wird dadurch erleichtert. Im Einzelnen unterscheidet man:

- **Basis-Trays** mit Grundinstrumentarium
- **Set-Trays** mit Instrumenten für einen bestimmten Arbeitsvorgang
- **Sammel-Trays** mit gleichartigen Instrumenten für einen bestimmten Vorgang (z. B. Zahnzangen).

Die Instrumente werden hierbei nach Bedarf mit einer sterilen Instrumentenzange aus dem Tray genommen.

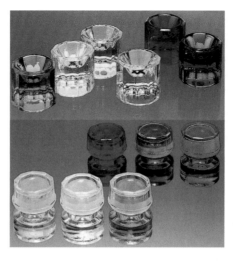

Abb. 4.22
Dappengläser und Kappengläser

4.5.2 Präparationsinstrumente

Grundlagen

Unter einer **Präparation** versteht man die Abtragung von Zahnhartsubstanz als vorbereitende Maßnahme für eine Füllung, Krone, Brücke oder Prothese (praeparare lat. – vorbereiten).

Nach Entfernen der kariösen Zahnhartsubstanz wird bei der **Kariestherapie** eine **Kavität (Hohlform)** zur Aufnahme eines Füllungsmaterials präpariert (cavum lat. – Höhle, Loch). Die **Kavitätenpräparation** erfolgt dabei nach bestimmten Regeln (siehe LF 4.7).
Anschließend kann die normale Form und Funktion des Zahnes durch eine Füllung wiederhergestellt werden. Füllungen werden entsprechend auch als **Restaurationen** bezeichnet (restauratio lat. – Wiederherstellung). Allgemein werden in der Zahnheilkunde Füllungen, Kronen und Brücken unter dem Begriff Restauration zusammengefasst.

Präparation – Abtragung von Zahnhartsubstanz als vorbereitende Maßnahme für eine Füllung, Krone, Brücke oder Prothese
Kavität – präparierte Hohlform zur Aufnahme einer Füllung
Restauration – Wiederherstellung; Sammelbezeichnung für Füllungen, Kronen und Brücken

Abb. 4.23
Tray-System

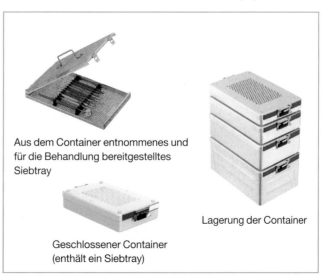

Aus dem Container entnommenes und für die Behandlung bereitgestelltes Siebtray

Geschlossener Container (enthält ein Siebtray)

Lagerung der Container

Für die zahnärztliche **Präparations-technik** steht eine Vielzahl von Instrumenten zur Verfügung.

Man unterscheidet:
- Handinstrumente
- rotierende (sich drehende) Instrumente
- oszillierende (schwingende) Instrumente
- Laser
- Pulverstrahlgeräte.

Laser und Pulverstrahlgeräte haben bei der zahnärztlichen Präparation nur eine untergeordnete Bedeutung.

Bei der **Laserpräparation** werden energiereiche Laserstrahlen zum Abtragen der Zahnhartsubstanz verwendet. Hierbei gibt es jedoch noch technische Schwierigkeiten:
- Die Abtragung der Zahnhartsubstanz ist weniger effektiv und somit zeitaufwändiger als bei konventioneller Präparationstechnik.
- Füllungsmaterialien lassen sich mit dem Laser nicht entfernen.
- Beim Auftreffen der Laserstrahlen auf den Zahn kommt es zur Absprengung kleiner Schmelzanteile, sodass eine Nachbearbeitung zumindest im Randbereich erforderlich ist.
- Gezielte, geometrisch genau definierte Präparationen sind noch nicht möglich.
- Aufgrund des Laserlichts ist ein Augenschutz für Patient, Zahnarzt und Zahnmedizinische Fachangestellte erforderlich.

Pulverstrahlgeräte sind mit Druckluft betriebene Geräte, die vor allem zur Zahnreinigung verwendet werden (insbesondere Reinigung von Fissuren und Entfernung von Verfärbungen, Abb. 10.26 S. 305). Dabei wird Luft mit beigefügten Strahlpartikeln unter hohem Druck durch eine kleine Düse auf den Zahn gesprüht. Die Partikel treffen mit hoher Geschwindigkeit auf die Zahnoberfläche und führen zu einer lokalen Zertrümmerung der Zahnhartsubstanz. Hiermit kann man den Zahn präparieren, es gibt dabei jedoch erhebliche technische Schwierigkeiten:

- Eine geometrisch exakte Präparation ist nicht möglich.
- Die gezielte Entfernung der Karies mit gleichzeitiger Schonung der gesunden Nachbarstrukturen ist nicht möglich.
- Patient, Zahnarzt und Zahnmedizinische Fachangestellte müssen sich vor dem Pulverstrahl mit den verwirbelten Partikeln schützen (z. B. Augenschutz).
- Hygienische Probleme entstehen durch verwirbelte Partikel, die nach dem Auftreffen auf die Zahnhartsubstanz mit Keimen kontaminiert sind.

Antriebssysteme für die rotierende Präparationstechnik

Bei der zahnärztlichen Behandlung werden heutzutage vor allem elektrisch betriebene Mikromotoren mit darauf abgestimmten Hand- und Winkelstücken sowie luftbetriebene Turbinen verwendet. Bei der exakten Beschreibung unterscheidet man:
- **Antriebe** (z. B. elektrische Mikromotoren) und
- **Übertragungsinstrumente**, mit denen die Drehbewegung des Antriebs auf die Bohrer bzw. Schleifer übertragen wird (Hand- und Winkelstücke, Turbinen). Instrumente mit integrierten Lichtleitern sind dabei in der Praxis eine große Hilfe.

Umdrehungen pro Minute
Zur Beschreibung der rotierenden Antriebe wird häufig die Zahl ihrer Umdrehungen pro Minute (min^{-1}) genannt.
Mikromotoren haben eine maximale Drehzahl von 40.000 min^{-1}. Durch aufgesetzte Winkelstücke mit Über- bzw. Untersetzungen können die Umdrehungen pro Minute in einem weiten Spektrum variiert werden (2 - 230.000 min^{-1}). Bei **Turbinen** ist im Leerlauf eine maximale Drehzahl von 500.000 min^{-1} möglich. Eine hohe Drehzahl ist jedoch bei vielen zahnärztlichen Behandlungen nicht sinnvoll. So benötigt man niedrige Drehzahlen zum Entfernen von Karies und mittlere Drehzahlen zum Glätten und Polieren von Füllungen.

Kühlung

Bei hohen Drehzahlen wird die Kühlung durch die zunehmende **Reibungswärme** immer problematischer. Es ist daher stets darauf zu achten, dass die Öffnungen für die Spraykühlung bei den Winkelstücken durchgängig sind.

Für ein atraumatisches Präparieren müssen mindestens 3 Kühlöffnungen vorhanden sein (Abb. 4.24). Die Kühlwassermenge sollte **50 ml/min** nicht unterschreiten. Bei langen rotierenden Instrumenten und einem großen Arbeitsdurchmesser ist zusätzlich eine weitere Kühlung erforderlich (z. B. mit der Mehrfunktionsspritze für Wasser und Luft).

Da sich die zuführende Wasserleitung durch Kalkablagerungen aus dem Leitungswasser zusetzen kann, ist eine **regelmäßige Kontrolle der Wassermenge von 50 ml/min** bei den Übertragungsinstrumenten notwendig. Dies kann auf einfache Weise mit einem Wassermessbecher für Alginatabformungen und einer Uhr mit Sekundenanzeige erfolgen.

Für Zahnarzt und Patient haben hohe Drehzahlen bei guter Kühlung den Vorteil, dass sie ein schnelles Arbeiten und somit eine kurze Behandlungszeit ermöglichen. Das hochtourige Arbeiten ist für den Patienten zusätzlich vorteilhaft, da die sonst oft unangenehmen Vibrationen dabei geringer sind als bei niedrigen Drehzahlen. Die beim hochtourigen Arbeiten unbedingt erforderliche Kühlung macht eine sichere **Absaug- und Haltetechnik** erforderlich. Dabei muss nicht nur das sich ansammelnde Kühlwasser, sondern auch der aufgewirbelte **Sprühnebel (Aerosol)** abgesaugt werden, der sonst die Sicht verdecken kann. Zum Infektionsschutz vor dem mit Mundkeimen beladenen Aerosol muss ein Mund- und Augenschutz getragen werden.

Mikromotoren und Übertragungsinstrumente

Die elektrisch betriebenen **Mikromotoren** sind am Ende eines flexiblen Schlauchs angebracht und können mühelos mit einer Hand gehalten werden.

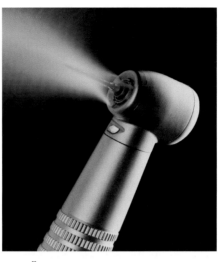

Abb. 4.24
Winkelstück mit integriertem Lichtleiter und 3 Kühlöffnungen für atraumatisches Präparieren

Die **Übertragungsinstrumente** (Hand- und Winkelstücke) können direkt auf die Mikromotoren aufgesetzt werden, um die Drehbewegung des Mikromotors auf die rotierenden Instrumente zu übertragen. Die verschiedenen Hand- bzw. Winkelstücke sind zur Unterscheidung ihrer Über- bzw. Untersetzung farbkodiert (farbig markiert):

- **Grün:** Verminderung der Drehzahl (30 : 1 bis 2 : 1)
- **Blau:** unveränderte Drehzahl (1 : 1)
- **Rot/ Orange:** Erhöhung der Drehzahl (1 : 3 bis 1 : 5,75)

Bei den roten und orangen Winkelstücken werden die rotierenden Instrumente durch Reibhaftung **(FG = friction grip)** ohne zusätzliche Befestigung wie bei den grünen oder blauen Winkelstücken gehalten. Das Wechseln der **FG-Instrumente** ist besonders einfach, wenn das Winkelstück eine Druckknopf-Vorrichtung zur Befestigung hat.

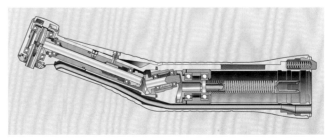

Abb. 4.25
Schematischer Aufbau eines Winkelstücks

Turbinen

Turbinen enthalten ein kleines Schaufelrad, das durch die Druckluft des Kompressors angetrieben wird. Bei den modernen Turbinen können im Leerlauf maximale Drehzahlen von bis zu 500.000 min⁻¹ erreicht werden. Bei dem üblichen Anpressdruck während des Beschleifens reduziert sich diese Drehzahl jedoch auf die übliche **Arbeitsdrehzahl** von ca. 150.000 - 250.000 min⁻¹.

Turbinen sind luftbetriebene Übertragungsinstrumente für die Anwendung von FG-Instrumenten. Die rotierenden Instrumente müssen jeweils bis zum Anschlag eingedrückt werden, da sich das Luftschaufelrad sonst nicht im Gleichgewicht befindet und das Lager überlastet wird.

Abb. 4.26
Anwendung eines Spray-Systems zur Pflege der Hand- und Winkelstücke

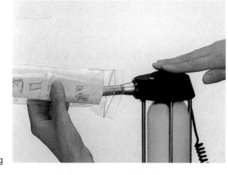

Abb. 4.27
Automatische Reinigung und Pflege von 4 Übertragungsinstrumenten gleichzeitig

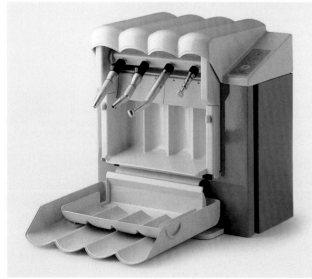

Wartung der Übertragungsinstrumente

Die Wartung der Übertragungsinstrumente erfolgt stets nach Angaben der Hersteller. Allgemein gilt folgende Reihenfolge:
– Desinfektion
– Reinigung
– Pflege
– Sterilisation.

In der Praxis hat sich die schnelle und gründliche Pflege mit einem speziellen Spray bewährt. Die Instrumente werden dabei durchgesprüht und gleichzeitig in Rotation versetzt. Dadurch erfolgt eine gute Reinigung und Ölung der Instrumente. Die hygienische Anwendung eines Spray-Systems ist in Abb. 4.26 dargestellt. Nach der Anwendung dieses Systems sollten die Übertragungsinstrumente senkrecht auf einem Ständer aufgestellt werden, damit sie gut abtropfen können.

Alternativ kann die Aufbereitung der Übertragungsinstrumente auch automatisch in einem Gerät erfolgen, das gleichzeitig reinigt und pflegt. Die Industrie bietet hierzu entsprechende Produkte an (Abb. 4.27).

Rotierende Instrumente

Von der Industrie werden rotierende Instrumente in einer Fülle von verschiedenen Ausführungen, Formen und Größen angeboten.

Für die unterschiedlichen Präparationsaufgaben müssen die richtigen Instrumente aus dieser Vielzahl sorgfältig ausgewählt werden, um bei fachgerechtem Einsatz folgende Ziele zu erreichen:
– schonende (atraumatische) Präparation
– optimales Arbeitsergebnis
– rationelle Arbeitsgestaltung.

Man unterscheidet bei den rotierenden Instrumenten:
– **Instrumente zum Bohren und Fräsen** aus Werkzeugstahl, rostfreiem Stahl oder Hartmetall.
– **Instrumente zum Schleifen** mit Diamant-, Siliziumkarbid- oder Edelkorundbelag.

Bohrer und Fräser

Bohrer und **Fräser** sind Instrumente mit geometrisch bestimmten Schneiden.

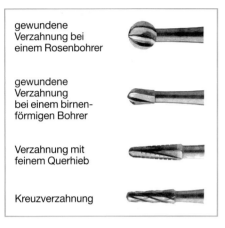

gewundene Verzahnung bei einem Rosenbohrer

gewundene Verzahnung bei einem birnenförmigen Bohrer

Verzahnung mit feinem Querhieb

Kreuzverzahnung

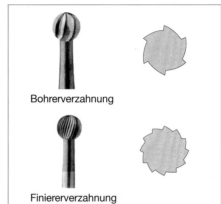

Bohrerverzahnung

Finiererverzahnung

Abb. 4.28 – links Verzahnungsarten bei Hartmetallbohrern

Abb. 4.29 – rechts Vergleich der Verzahnung von Bohrern und Finierern

Abb. 4.30 Aufbau eines rotierenden Schleifinstrumentes

Man unterscheidet folgende **Verzahnungsarten**:
– gerade verzahnt
– gewunden verzahnt
– Verzahnung mit Querhieb
– Kreuzverzahnung.
Neben den üblichen Bohrern und Fräsern gibt es spezielle **Finierer** zum Glätten, z. B. einer Füllung oder der Ränder einer Kavität (finire lat. – vollenden). Sie weisen eine besonders feine Verzahnung auf. Bohrer und Fräser aus rostfreiem Edelstahl oder Hartmetall sind korrosionsbeständig, Instrumente aus Werkzeugstahl sind dagegen korrosionsanfällig.

Schleifinstrumente

Schleifinstrumente enthalten einzelne Schleifkörper, die durch eine spezielle Bindungsschicht am Instrument befestigt sind.
Die gebräuchlichsten Schleifmittel sind:
– Diamant
– Siliziumkarbid
– Edelkorund.
Grundsätzlich gilt, dass Schleifinstrumente mit grobem Korn zur Vorpräparation und mit feinem Korn zum Finieren eingesetzt werden. Zur sicheren Unterscheidung gibt es von der Industrie eine **Farbkodierung der Diamantkörnungen** (Abb. 4.31).

Präparations- und Instrumentenformen
Bei der Präparation für Füllungen, Kronen oder Brücken ist die gesunde Zahnhart-

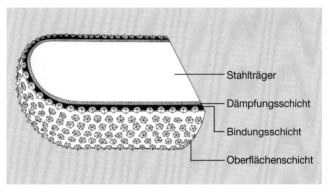

Stahlträger

Dämpfungsschicht

Bindungsschicht

Oberflächenschicht

Farbkodierung der Diamantkörnungen	
○	ultrafein
○	extrafein
●	fein
—	mittel
◑	grob
●	supergrob

Abb. 4.31 Farbkodierung der Diamantkörnungen

substanz möglichst weitgehend zu erhalten. Dazu muss die Form der rotierenden Instrumente sorgfältig auf die angestrebte Präparationsform abgestimmt sein, wobei die Grundformen der Bohrer bzw. Fräser, Schleifer und Finierer übereinstimmen sollten. Zur schonenden Präparation von Schmelz und Dentin sind abgerundete Instrumente zu bevorzugen (Abb. 4.32).

Präparationsaufgabe	Präparationsform	Instrumentenform
Kavitätenpräparation für plastische Füllungsmaterialien	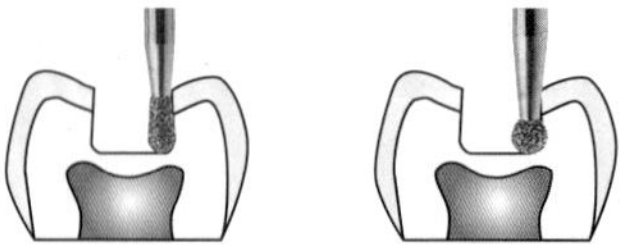	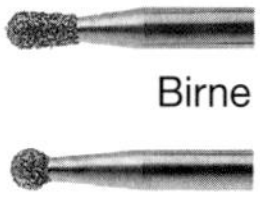 Birne Kugel
Exkavieren am Kavitätenboden	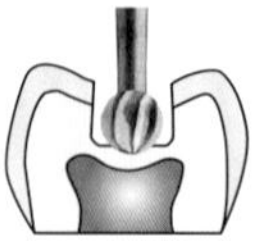	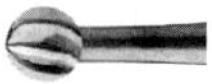 Kugel
Präparation einer abgerundeten Stufe	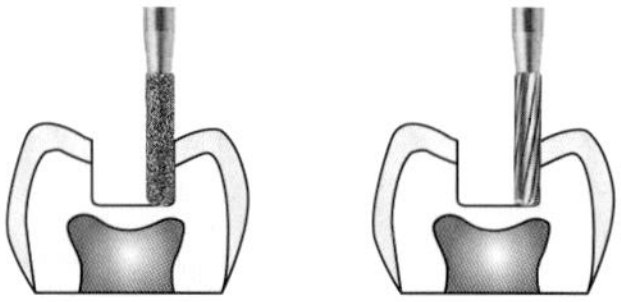	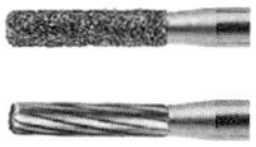 Zylinder mit abgerundeten Kanten
Präparation einer Hohlkehle		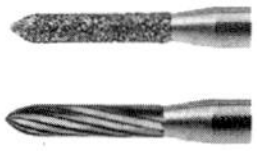 Torpedo
Tangentialpräparation oder Separation	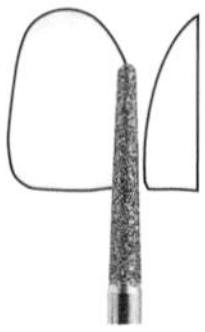	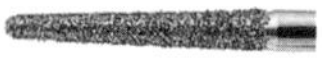 abgerundeter Konus
Präparation palatinal bzw. lingual an den Frontzähnen	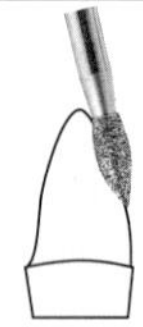	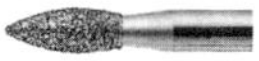 Flamme, Knospe

Abb. 4.32
Präparationsformen und entsprechend geformte rotierende Instrumente

Polierer

> Unter **Polieren** versteht man das Glätten und Einebnen von Materialoberflächen.

Die Politur bildet häufig den Abschluss einer zahnärztlichen Arbeit. Dabei wird in der Regel in 2 Schritten poliert:
- **Vorpolitur** zum Einebnen, Glätten und Verdichten der Oberflächen
- **Feinpolitur** zum Erzielen feinster Oberflächen.

Durch die Politur wird die Oberflächengüte gesteigert und die Arbeit dadurch konserviert. Gut polierte Oberflächen bieten Schutz vor Korrosion sowie vor Ablagerungen von Plaque und Zahnstein. Sie lassen sich gut reinigen, sodass die Gefahr von Entzündungen der Schleimhäute vermindert wird.

Zum Polieren kann man verwenden:
- **Elastische Polierer**, die ein Schleifmittel enthalten (z. B. Normalkorund, Siliziumkarbid)
- **Poliermittelträger**, z. B. elastische Polierer ohne Schleifkorn oder kleine Bürsten.

Normung der rotierenden Instrumente

Verschiedene Bereiche der rotierenden Instrumente sind international genormt. Dazu gehören die Schaftarten, die Anschlussmaße mit dem Schaftdurchmesser und die Größen. Die einzelnen Instrumentenbezeichnungen sind dabei international durch das **ISO-Nummernsystem** vereinheitlicht worden (**ISO** = **I**nternational **S**tandardization **O**rganization).

Anwendungsempfehlungen

Zur **Bearbeitung des Zahnschmelzes** eignen sich insbesondere Diamantschleifer. Zahnschmelz kann weiterhin auch mit Hartmetallinstrumenten oder Schleifinstrumenten mit Siliziumkarbidbelag bearbeitet werden.

Zur **Dentinbearbeitung** sind vor allem Hartmetallinstrumente zu empfehlen. Es sind jedoch auch Diamantschleifer und Instrumente aus rostfreiem Stahl oder Werkzeugstahl zur Dentinbearbeitung geeignet.

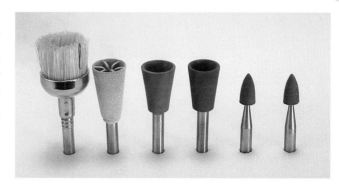

Abb. 4.33
Rotierende Instrumente zum Polieren

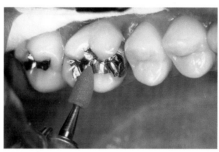

Abb. 4.34
Anwendung eines Polierers im Mund

Abb. 4.35
Instrumentenbezeichnung nach ISO-Norm

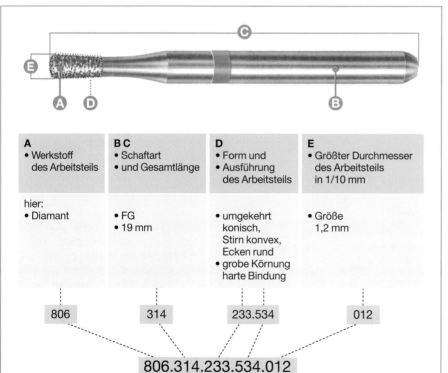

A	B C	D	E
• Werkstoff des Arbeitsteils	• Schaftart • und Gesamtlänge	• Form und • Ausführung des Arbeitsteils	• Größter Durchmesser des Arbeitsteils in 1/10 mm
hier: • Diamant	• FG • 19 mm	• umgekehrt konisch, Stirn konvex, Ecken rund • grobe Körnung harte Bindung	• Größe 1,2 mm
806	314	233.534	012

806.314.233.534.012

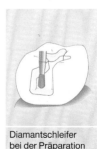

Diamantschleifer bei der Präparation einer Kavität

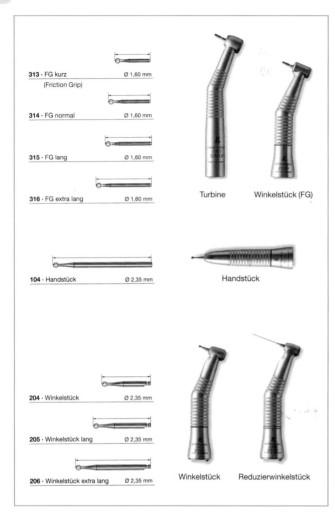

313 · FG kurz	Ø 1,60 mm	
(Friction Grip)		
314 · FG normal	Ø 1,60 mm	
315 · FG lang	Ø 1,60 mm	
316 · FG extra lang	Ø 1,60 mm	

Turbine Winkelstück (FG)

104 · Handstück   Ø 2,35 mm

Handstück

204 · Winkelstück   Ø 2,35 mm

205 · Winkelstück lang   Ø 2,35 mm

206 · Winkelstück extra lang   Ø 2,35 mm

Winkelstück Reduzierwinkelstück

Drehzahlempfehlungen: Ein wichtiger Faktor bei der Präparation ist die Auswahl der richtigen Drehzahl. Nicht alle Instrumente dürfen uneingeschränkt in allen Drehzahlbereichen eingesetzt werden. Daher werden von den Herstellern **maximal zulässige Drehzahlen** für die rotierenden Instrumente angegeben. Bei Überschreiten dieser Drehzahlen können die Instrumente verbiegen oder brechen. Allgemein laufen lange, dünne Instrumente in Turbinen häufig nicht ruhig – sie vibrieren. Größere Instrumente sind in Turbinen nicht einsetzbar, da sie die Lager aufgrund der großen Fliehkräfte überlasten.

Einspannen der Instrumente: Die Instrumente müssen sorgfältig in die Hand- und Winkelstücke eingespannt werden.
Es gelten folgende Empfehlungen:
– stets ohne Gewalt einspannen
– Instrumente so tief wie möglich, bis zum Anschlag einspannen
– Instrumente genau in Achsenrichtung einführen
– bei Winkelstücken mit FG-Spannung ohne Druckknopfmechanismus generell den dafür vorgesehenen **Bohrerwechsler** benutzen.

Instrumentenkontrolle: Die rotierenden Instrumente müssen regelmäßig auf Verschleißerscheinungen kontrolliert werden.
Es ist schwer, mit bloßem Auge bei Instrumenten zu erkennen, ob sie bereits ver-

Abb. 4.36
Schaftarten und Übertragungsinstrumente

Abb. 4.37 – links
Belegungsdichte im Kantenbereich

Abb. 4.38 – rechts
Kühlung im Kantenbereich

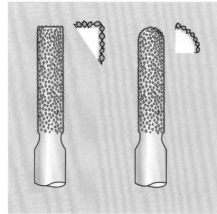

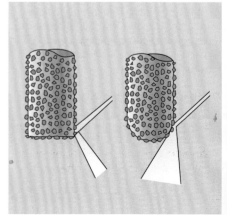

Tab. 4.1
Anwendungsempfeh-
lungen für rotierende
Instrumente

Präparationsaufgabe	Instrumente	Antrieb/Handstück
Kavitätenpräparation	Diamantschleifer	Turbine oder rotes Winkelstück
Exkavieren	Hartmetallbohrer	grünes Winkelstück
Kavitätenrand finieren	Hartmetallfinierer	blaues Winkelstück
Amalgamfüllung finieren	Hartmetallfinierer	blaues Winkelstück
Komposit- oder Glasionomerfüllung finieren	Diamantfinierer	blaues Winkelstück
Entfernen alter Füllung	Hartmetallfräser	rotes Winkelstück
Kronenstumpfpräparation	Diamantschleifer	Turbine oder rotes Winkelstück
Kronenstumpf finieren	Hartmetallfinierer	rotes Winkelstück
Knochen fräsen	Hartmetallfräser oder Fräser aus rostfreiem Stahl	grünes Winkelstück oder Handstück
Polieren	elastische Polierer	blaues Winkelstück

braucht oder stumpf sind. Dies kann der Behandler am besten bei der Arbeit mit den Instrumenten feststellen.

Sichere Anzeichen für **verbrauchte Instrumente** sind:

– ausgebrochene und unförmig aussehende Schneiden bei Bohrern und Fräsern.
– glänzende Stellen im Bereich des Belages bei Schleifinstrumenten.

Als Hilfsmittel zur Instrumentenkontrolle ist eine **Uhrmacherlupe** nützlich.

Haben Instrumente scharfe Kanten, so werden sie zuerst in diesen kantigen Bereichen abgenutzt. Dies ist durch eine geringe Belegungsdichte und schlechte Kühlung im Kantenbereich bedingt. Abgerundete Instrumente sind daher auch aus technischen Gründen zu bevorzugen.

Oszillierende Präparationstechnik

Bei der oszillierenden Präparationstechnik arbeitet man mit **schwingenden, halbseitig diamantierten Instrumenten** (oscillatio lat. – Schaukeln, Schwingen).

Die Zahnhartsubstanz wird bei dieser Technik durch eine **feilende Bewegung** abgetragen. Da die oszillierenden (schwingenden) Arbeitsteile nur einseitig diamantiert sind, werden die Nachbarstrukturen dabei sicher geschont. Entsprechend verwendet man oszillierende Präparationsinstrumente vor allem im **Approximalbereich**. Dadurch ist eine Verletzung der Nachbarzähne weitgehend ausgeschlossen (Abb. 4.39).

Bei rotierenden Instrumenten besteht approximal immer die Gefahr, den Nachbar-

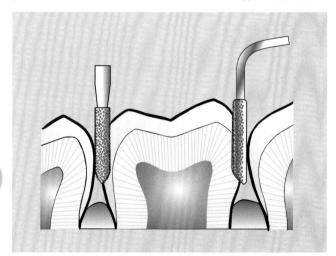

Abb. 4.40
Sonoabrasive Präparationstechnik: Handstück und zugehörige Präparationsansätze

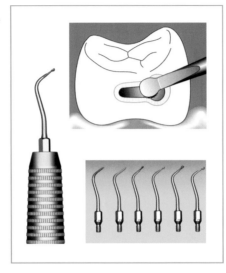

Abb. 4.41 – oben
Sonoabrasive Präparation approximal an einem Frontzahn (rechts: fertige Füllung)

Abb. 4.42 – unten
Sonoabrasive Präparation approximal an einem Seitenzahn (rechts: fertige Füllung)

– **spezielle Winkelstücke**, mit denen die rotierende Bewegung des Mikromotors in eine Hubbewegung umgewandelt wird.
– **luftbetriebene Handstücke**, die im Schallbereich schwingen und über den Turbinenanschluss an die zahnärztliche Einheit angeschlossen werden können (**sonoabrasive Präparation**; sonus lat. – Ton).
– **ultraschallbetriebene Instrumente**, bei denen das Arbeitsteil durch Ultraschall in Schwingungen oberhalb des Hörbereichs des Menschen versetzt wird. Entsprechende Instrumente werden auch zur Zahnstein- und Konkremententfernung benutzt (ultra lat. – jenseits von).

Besondere Bedeutung hat die **sonoabrasive Präparationstechnik** mit luftbetriebenen Handstücken erlangt. Mit dieser Technik können approximale Präparationen für Füllungen, Kronen und Brücken mit sicherer Schonung der Nachbarzähne durchgeführt werden (Abb. 4.40 – 4.42). Ergänzend ist mit dieser Technik auch die Präparation von approximalen Kavitäten für die Versorgung mit konfektionierten **Keramikinserts** möglich (siehe Abb. 4.68).

zahn zu schädigen. Dieses Risiko kann man mindern, indem der Nachbarzahn z. B. mit einem Matrizenband geschützt wird. Mit oszillierenden Instrumenten lässt sich die Gefährdung von Nachbarzähnen jedoch besser verhindern.

Antriebe für oszillierende Instrumente
Als Antrieb für oszillierende Instrumente werden verwendet:

Handinstrumente

Trotz der vielfältigen Möglichkeiten mit rotierenden und oszillierenden Instrumenten ist auch heutzutage der Einsatz von Handinstrumenten sinnvoll. Für die Praxis haben vor allem Bedeutung:
– **Exkavatoren:** Diese löffelförmigen, scharfen Instrumente werden zum Entfernen von kariösem Dentin eingesetzt (excavare lat. – aushöhlen). Sie sind eine Alternative zum Exkavieren mit einem langsam laufenden Rosenbohrer.
– **Gingivalrandschräger:** Diese Handinstrumente dienen zum Glätten der mesialen und distalen Kavitätenränder (siehe S. 159). Die Gingivalrandschräger werden anstelle von rotierenden Instrumenten verwendet, um eine Schädigung der Nachbarzähne zu vermeiden. Die Arbeitsteile der Gingivalrandschräger müssen regelmäßig nachgeschliffen werden.

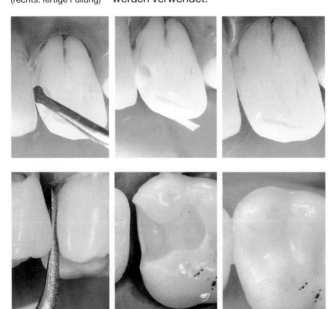

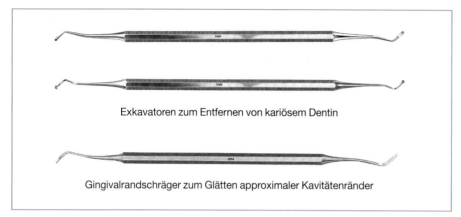

Exkavatoren zum Entfernen von kariösem Dentin

Gingivalrandschräger zum Glätten approximaler Kavitätenränder

Abb. 4.43
Handinstrumente zum
Präparieren

Hygienische Aufbereitung von rotierenden und oszillierenden Instrumenten

Rotierende und oszillierende Instrumente sind Präzisionsinstrumente, die fachgerecht aufbewahrt und gepflegt werden müssen.

Aufbewahrung

Fabrikneue Instrumente werden bis zum Gebrauch zweckmäßigerweise bei Zimmertemperatur in der Originalverpackung staub- und feuchtigkeitsgeschützt aufbewahrt.

Vor dem **erstmaligen Gebrauch** werden die Instrumente aus ihren Verpackungen entnommen und zunächst desinfiziert und gereinigt. Instrumente für chirurgische Eingriffe und Wurzelkanalbehandlungen müssen zusätzlich sterilisiert werden.

Zur täglichen Arbeit sind spezielle **Arbeitsständer** vorteilhaft, in denen die Instrumente übersichtlich und griffgerecht bereitgestellt werden können. Dazu sind vor allem Metallarbeitsständer zu empfehlen,

bei denen die Instrumentenenden frei stehen. Dadurch können Flüssigkeiten von den Instrumenten gut abfließen, sodass keine Korrosion an den Instrumenten entstehen kann. Diese Arbeitsständer müssen desinfiziert, gereinigt und sterilisiert werden können.

Desinfektion, Reinigung und Sterilisation

Bei der hygienischen Aufbereitung von rotierenden und oszillierenden Instrumenten gilt grundsätzlich die Reihenfolge:

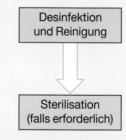

Desinfektion und Reinigung → Sterilisation (falls erforderlich)

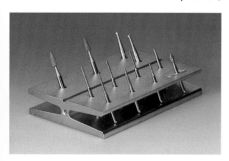
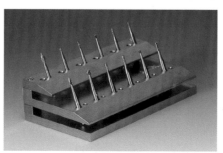

Abb. 4.44
Zweckmäßige
Arbeitsständer

Die Desinfektion von rotierenden und oszillierenden Instrumenten ist bereits im Lernfeld 3.4.4 beschrieben worden. Zur Entfernung von hartnäckigen Rückständen eignen sich:

– Ultraschallreinigungsbad
– Reinigungsbürsten bei Bohrern und Fräsern
– Reinigungsstein bei Diamantschleifinstrumenten.

Da unter starken Verschmutzungen noch Krankheitserreger sein können, werden die Instrumente nach der Entfernung hartnäckiger Rückstände erneut desinfiziert.

Chirurgische Instrumente, Parodontal- und Endodontieinstrumente müssen nach der Desinfektion und Reinigung sterilisiert werden. Dabei ist jedoch zu beachten, dass Instrumente aus nicht rostfreiem Stahl nicht im Autoklaven sterilisiert werden dürfen, da sie durch den Wasserdampf korrodieren können. Ist also eine Sterilisation im Autoklaven vorgesehen, so dürfen nur korrosionsbeständige Instrumente verwendet werden.

4.5.3 Instrumente zur Trockenlegung

Die sorgfältige Trockenlegung des Arbeitsgebietes ist eine wichtige Voraussetzung für die Füllungstherapie, da die meisten Füllungsmaterialien feuchtigkeitsempfindlich sind.

Man unterscheidet:

• **Absolute Trockenlegung mit Kofferdam**: Dazu wird ein hochelastisches Gummituch verwendet, das für die trocken zu legenden Zähne entsprechend perforiert wird. Anschließend wird dieses Gummituch über die Zähne gezogen und mit Seidenfäden oder speziellen **Kofferdam-Klammern** gesichert. Mit Hilfe eines kleinen Spannrahmens wird das Gummituch aufgespannt.

Mit der Kofferdam-Technik können einzelne Zähne absolut trockengelegt werden. Gleichzeitig bietet das Gummituch optimale Sicherheit vor Verschlucken oder Einatmen (**Aspiration**) von Instrumenten. Dies ist besonders bei Wurzelkanalbehandlungen wichtig.

• **Relative Trockenlegung** durch:
– Absaugkanüle
– Speichelsauger
– Watterollen (normale Größe oder sog. Parotisrolle)
– Wattepellets
– Luftstrahl
– Flüssigkeiten, die durch schnelle Verdunstung eine trocknende Wirkung haben (z. B. Alkohol)
– Medikamente, die den Speichelfluss vermindern.

Für eine gewissenhafte Trockenlegung muss die Zahnmedizinische Fachangestellte eine **systematische Absaug- und Haltetechnik** beherrschen (siehe S. 35).

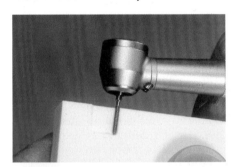

Abb. 4.45
Reinigungsstein

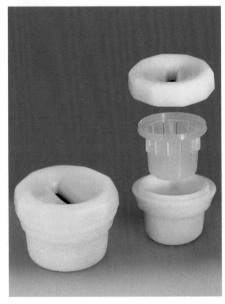

Abb. 4.46
Nasschemische Desinfektion von rotierenden und oszillierenden Instrumenten in einem Bohrerbad (sog. **Fräsator**). Rechts kann man den Siebeinsatz vom Bohrerbad sehen.

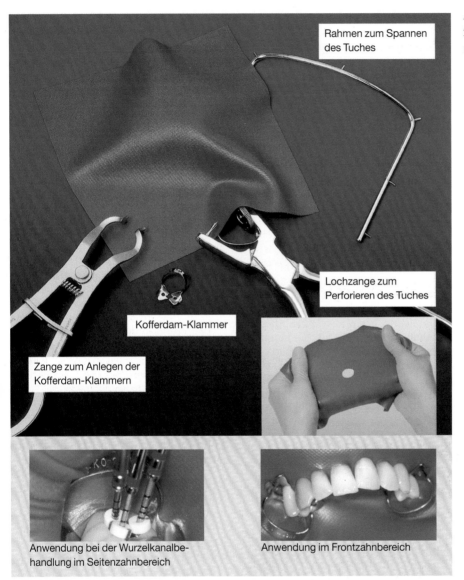

Rahmen zum Spannen des Tuches

Lochzange zum Perforieren des Tuches

Kofferdam-Klammer

Zange zum Anlegen der Kofferdam-Klammern

Abb. 4.47
Absolute Trockenlegung mit Kofferdam

Anwendung bei der Wurzelkanalbehandlung im Seitenzahnbereich

Anwendung im Frontzahnbereich

Bei Gebrauch von **Watterollen** ist darauf zu achten, dass sie fest an der Schleimhaut haften, wenn sie noch trocken sind. Werden sie in diesem Zustand unvorsichtig entfernt, so kann dabei ein Teil der Schleimhaut abgerissen werden. Trockene Watterollen sollen daher zunächst angefeuchtet werden, bevor man sie aus der Mundhöhle entfernt.

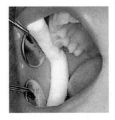

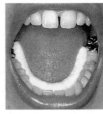

Klassische Anwendung im Wangenbereich

Lingual mit Abhalten der Zunge

Abb. 4.48
Anwendung von Parotisrollen

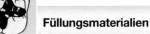

→ siehe auch
Libromed-CD
Folien 4.23, 4.24

4.6 Füllungsmaterialien

Füllungsmaterialien werden in der Zahnheilkunde verwendet, um eine **Kavität (Hohlform)** im Zahn zu verschließen und so die ursprüngliche Zahnform wiederherzustellen.

Nach dem **Anwendungsgebiet** unterscheidet man:
– **Provisorische Füllungsmaterialien** zum vorübergehenden Verschluss eines Zahnes
– **Unterfüllungsmaterialien**, um die Pulpa vor einer Schädigung durch die definitive Füllung zu schützen
– **definitive Füllungsmaterialien**
– **Wurzelfüllmaterialien** (siehe LF. 5.6.2).

Nach dem **Herstellungsweg** unterscheidet man:
– **plastische (formbare) Füllungsmaterialien**, die erst im Mund erhärten und dort ihre endgültige Form erhalten
– **Einlagefüllungen (Inlays)** aus Metall, Keramik oder Kunststoff, die außerhalb der Mundhöhle in der Zahnarztpraxis oder im zahntechnischen Labor hergestellt und anschließend eingesetzt (in den Zahn gelegt) werden.

Forderungen an Füllungsmaterialien

– biologisch verträglich
– ausreichend fest gegen Abrieb, Biegung und Druck
– formbeständig (dimensionsstabil)
– widerstandsfähig gegenüber chemischen Einwirkungen durch Nahrung, Speichel, Bakterien
– unlöslich im Mund
– bakterien- und flüssigkeitsdicht
– nur gering wärmeleitend
– sichtbar im Röntgenbild
– gut haftend
– leicht verarbeitbar
– dauerhaft haltbar
– zahnähnlich im sichtbaren Bereich
– gut entfernbar ohne Schädigung des Zahnes

Es gibt leider kein Füllungsmaterial, das allen in der Tabelle aufgeführten Anforderungen entspricht. Die Füllungstherapie ist daher stets ein Kompromiss zwischen gewünschtem Ideal und erzielbarem Ergebnis.

4.6.1 Zemente

Zemente sind **Füllungs- bzw. Befestigungsmaterialien**, die aus einem Pulver und einer Flüssigkeit zu einer Paste angemischt werden und nach einer kurzen Verarbeitungszeit aushärten.

Allen Zementen ist gemeinsam:
– Die **Abbindezeit** ist temperaturabhängig. Bei höherer Temperatur binden die Zemente deutlich schneller ab, als bei niedriger Temperatur. Zemente sollten daher zweckmäßigerweise auf einer dicken, kühlen Glasplatte angemischt werden.
– Rührt man mit der Hand an, so ist stets das **Pulver in die Flüssigkeit** einzurühren (nicht umgekehrt).
Zu Beginn werden zunächst nur kleine Portionen Pulver unter lang ausstreichenden Spatelbewegungen eingemischt. Anschließend können die Portionen zunehmend größer werden, bis das gewünschte Mischungsverhältnis erreicht ist.
– **Pulver und Flüssigkeit** sind **stets gut verschlossen** aufzubewahren, damit es nicht unter Lufteinfluss zu Veränderungen der Materialien kommt. So enthalten viele Flüssigkeiten Säuren, die Wasser aus der Praxisluft aufnehmen können, wodurch sich ihre Konzentration verändert.

Das **Anmischen der Zemente** ist eine wichtige Aufgabe der Zahnmedizinischen Fachangestellten. Nur bei sorgfältiger Beachtung der Gebrauchsanweisungen können optimale Arbeitsergebnisse erzielt werden. Für verschiedenen Zemente werden von der Industrie **Kapselsysteme** angeboten. In jeder Kapsel liegen Pulver und Flüssigkeit exakt dosiert getrennt vor und können mit Hilfe eines Mischgerätes zeitsparend mit hoher Qualität angemischt werden.

Eine **Übersicht der Zemente** mit ihren Hauptbestandteilen, Anwendungsgebieten und Eigenschaften ist Tab. 4.2 zu entnehmen.

Der dort beschriebene **Phosphatzement** wird auch heute noch viel verwendet:
– für Unterfüllungen und
– zur Befestigung von Kronen und Brücken.

Carboxylatzemente werden dagegen deutlich seltener verarbeitet.

Zinkoxid-Eugenol-Zemente und **EBA-Zemente** enthalten den antibakteriellen, lokal betäubenden Wirkstoff **Eugenol**, der als Hauptbestandteil von Nelkenöl bekannt ist. Diese Zemente können daher auch in der Schmerztherapie angewendet werden. Die Zemente sollten jedoch möglichst pulverreich angemischt werden, da Eugenol in höherer Dosierung die Pulpa schädigt.

Silikatzemente und **Steinzemente** haben nur noch historische Bedeutung, da sie heutzutage durch Komposite, Kompomere und Glasionomerzemente ersetzt sind.

Glasionomerzemente (GIZ)

Konventionelle GIZ

Glasionomerzemente (GIZ) wurden aus Silikat- und Carboxylatzementen entwickelt. Von den Silikatzementen stammt das **Pulver**. Es besteht aus klein gemahlenen Glaspartikeln, die Aluminium, Silikat, Kalzium und Fluorid enthalten.

Von den Carboxylatzementen stammt die **Flüssigkeit**, eine Polyacrylsäure bzw. Polycarbonsäure, die nach dem Anmischen mit den Glaspartikeln chemisch reagiert, indem sie Ionen aus dem Glas herauslöst. Dabei werden die Säuremoleküle der Flüssigkeit miteinander vernetzt und die Glaspartikel gleichzeitig fest in das Netzwerk eingebunden. Der Zement härtet somit aus.

Das **Mischungsverhältnis** von Pulver und Flüssigkeit muss exakt eingehalten werden. Deshalb werden in der Regel vordosierte Kapseln verwendet.

Nach dem Anmischen ist der Zement zunächst feuchtigkeitsempfindlich, weshalb

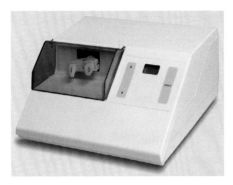

Abb. 4.49
Mischgerät für Kapseln

die Kavität sorgfältig trockengelegt werden muss. Zum Schutz des Zementes vor Feuchtigkeit aber auch Austrocknung sollte nach dem Legen der Füllung ein Lack aufgetragen werden, um die störungsfreie Aushärtung des Zementes zu gewährleisten.

Einzelheiten zur Anwendung und zu den besonderen Eigenschaften der konventionellen Glasionomerzemente sind in Tab. 4.2 aufgeführt.

Metallverstärkte GIZ

Ein Schwachpunkt der Glasionomerzemente ist die geringe Abriebfestigkeit.

Die mechanischen Eigenschaften lassen sich durch Einsinterung von Metallteilen (z.B. Silber) in die Glaspartikel verbessern. Das Material ist dann zwar nicht mehr zahnfarben, hat aber eine etwas höhere Abriebfestigkeit.

Diese Zemente eignen sich für Milchmolarenfüllungen und provisorische Versorgungen an bleibenden Seitenzähnen.

Zur Unterscheidung von den konventionellen GIZ haben die mit Silberpartikeln verstärkten GIZ den Zusatz „-silver" im Namen.

Hochvisköse GIZ

Eine weitere Variation der Glasionomerzemente stellen die hochviskösen (besonders zähflüssigen) GIZ dar. Sie haben verbesserte mechanische Eigenschaften, sind aber weniger für den sichtbaren Bereich geeignet, da sie **opak (kreidig)** aussehen. Ihr Anwendungsbereich entspricht dem der metallverstärkten GIZ.

Zement	Zusammensetzung	Anwendung	Besonderheiten
Phosphatzement (Zinkphosphatzement)	**Pulver** Zinkoxid (ca. 80-90%) Magnesiumoxid (ca.10%) **Flüssigkeit** Phosphorsäure (ca.55%)	– Unterfüllung – Befestigung von Kronen und Brücken – provisorische Füllung Für Füllungszwecke wird der Zement dick, zur Befestigung von Kronen und Brücken dagegen relativ dünn angerührt.	– Gefahr einer Pulpaschädigung durch die Phosphorsäure und Wärmeentwicklung beim Abbinden – insbesondere bei dünnflüssig angerührtem Zement kann es zum so genannten „Säureschock" der Pulpa kommen – feuchtigkeitsempfindlich
Carboxylatzement (Polyacrylatzement)	**Pulver** Zinkoxid **Flüssigkeit** Polyacrylsäure bzw. Polycarbonsäure	– gleiche Anwendungsgebiete wie Phosphatzement Der Zement ist schwer zu verarbeiten, da er sehr genau dosiert werden muss und durch seine hohe Haftfähigkeit nur schwierig von Instrumenten zu entfernen ist.	– enthält keine Phosphorsäure und löst daher keinen Säureschock der Pulpa aus – bindet ohne nennenswerte Wärmeentwicklung ab – ist weniger empfindlich gegenüber Feuchtigkeit als Phosphatzement und haftet besser am Zahn
Zinkoxid-Eugenol- (ZOE-) Zement	**Pulver** Zinkoxid **Flüssigkeit** Eugenol (Hauptbestandteil von Nelkenöl)	– provisorische Füllung – provisorische Befestigung von Kronen und Brücken Es sind stets möglichst pulverreiche Mischungen anzustreben.	– Eugenol hat in geringer Dosierung eine beruhigende Wirkung auf die Pulpa. – Bei direktem Kontakt schädigt Eugenol jedoch die Pulpa. – Der Zement darf nicht in Kontakt mit Kunststoff verwendet werden, da Eugenol ein Weichmacher für Kunststoffe ist.
EBA-Zement	**Pulver** Zinkoxid **Flüssigkeit** Äthoxybenzoesäure (engl. **E**thoxy-**B**enzoic-**A**cid=EBA) und Eugenol	– provisorische Füllung – Unterfüllung – Befestigung von Kronen und Brücken	– fester als ZOE-Zement, aber nicht so fest wie Phosphatzement – nicht in Kontakt mit Kunststoff verwendbar, da Eugenol enthalten
Silikatzement	**Pulver** Aluminiumsilikatglas (besteht aus Aluminiumoxid, Siliziumdioxid=Quarz, Kalzium und Fluorid) **Flüssigkeit** Phosphorsäure	– früher für Frontzahnfüllungen verwendet Silikatzement ist heute durch Komposite, Kompomere und Glasionomerzemente ersetzt.	– zahnfarben – feuchtigkeitsempfindlich – geringe Abriebfestigkeit – geringe Oberflächenglätte – Unterfüllung erforderlich
Glasionomerzement (konventioneller GIZ)	**Pulver** Aluminiumsilikatglas (wie Silikatzement) **Flüssigkeit** Polyacrylsäure bzw. Polycarbonsäure (wie Carboxylatzement)	– Zahnhalsfüllungen – kleine, nicht okklusionstragende Füllungen – Milchzahnfüllungen – Unterfüllung – zur Befestigung von Kronen und Brücken Kapselsysteme sind zu empfehlen, da Glasionomerzemente schwierig von Hand anzumischen sind.	– zahnfarben – gute Haftung am Zahn – pulpaverträglich – geringe Wärmeentwicklung beim Abbinden – Hemmung von Sekundärkaries durch Fluoridabgabe – geringe Abriebfestigkeit, daher nur eingeschränkt einsetzbar – während der Abbindephase empfindlich gegenüber Feuchtigkeit und Austrocknung

Tab. 4.2 Übersicht der Zemente mit ihren Hauptbestandteilen, Anwendungsgebieten und Eigenschaften

Kunststoffmodifizierte GIZ

Diesen Glasionomerzementen sind Kunststoffanteile (Monomere) hinzugefügt worden, wodurch ihre Materialeigenschaften verbessert werden konnten. So haben sie eine höhere Festigkeit und sind geringer empfindlich gegenüber Feuchtigkeit und Austrocknung.

Ihre **Aushärtung** erfolgt auf zwei Wegen:

1. durch die **klassische Reaktion** der Glaspartikel mit der Säure wie bei allen GIZ
2. durch **Lichthärtung** des Kunststoffzusatzes mit einer Polymerisationsleuchte wie bei den Kompositen (siehe 4.6.2) Sie werden daher auch **lichthärtende GIZ** genannt.

Ihr Anwendungsbereich mit den verbesserten Materialeigenschaften entspricht weitgehend dem der konventionellen GIZ. Da die kunststoffmodifizierten Glasionomerzemente aus Zement- und Kunststoffbestandteilen zusammengesetzt sind, bezeichnet man sie auch als **Hybridionomerzemente** (hybridus lat.-gemischt, zusammengesetzt).

Einteilung der Glasionomerzemente

- konventionelle GIZ
- metallverstärkte GIZ
- hochvisköse GIZ
- kunststoffmodifizierte GIZ (Hybridionomere)

4.6.2 Komposite

Komposite (compositus lat. – zusammengesetzt) sind Füllungskunststoffe, die aus einem **Grundgerüst aus Kunststoff** und darin eingelagerten **festen Füllkörpern** zusammengesetzt sind.

Der Kunststoff liegt in Form eines hochmolekularen Monomers vor. Durch **Polymerisation** des Monomers härtet das Komposit aus. Dabei werden die einzelnen Moleküle (Monomere) des Kunststoffs zu großen Molekülen (Polymeren) verbunden, die ein netzartiges Grundgerüst des Komposits bilden.

Monomer – (monos gr.-ein, meros gr.-Teil) Stoff, der aus gleichartig aufgebauten Einzelmolekülen besteht, die sich chemisch zu großen Molekülen (Polymeren) verbinden lassen.

Polymer – (polys gr. -viel) Stoff, der durch chemische Verbindung von vielen gleichartigen Einzelmolekülen (Monomeren) zu großen Molekülen entstanden ist.

Polymerisation – chemische Reaktion, bei der viele Einzelmoleküle **(Monomere)** zu großen Molekülen **(Polymere)** verbunden werden.

Bei der Polymerisation schrumpft der Kunststoff. Um diese **Polymerisationsschrumpfung** zu mindern und gleichzeitig die Abriebfestigkeit zu erhöhen, fügt man dem Kunststoff Füllkörper aus Quarz, Glas oder Keramik bei, die deutlich härter als das Polymer sind.

Damit die Füllkörper fest im polymerisierten Kunststoff eingebunden werden, sind sie mit einem speziellen Kunststoff überzogen, dem **Silan**. Dies ist ein Kunststoff, der sich sowohl mit den Füllkörpern als auch dem Polymergeflecht der Kunststoffbasis chemisch verbinden kann.

→ siehe auch
Libromed-CD
Folie 4.26

Einteilung

Die Komposite werden nach der Größe der Füllkörper in drei Gruppen eingeteilt.

Abb. 4.50
Schema einer
Polymerisation

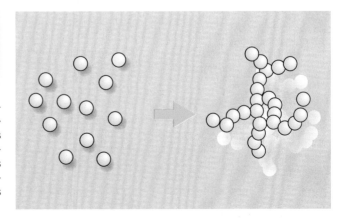

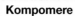
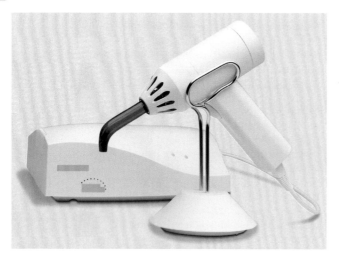

Abb. 4.51
Polymerisations-
leuchte zur Photo-
polymerisation von
Kunststoffen

Man unterscheidet:

Konventionelle Komposite, die nur große Füllkörper (Makrofüller) aus Quarz, Glas oder Keramik mit einer Größe über 1 Mikrometer haben.

(1µm Mikrometer = 0,001 mm Millimeter)

Mikrofüllerkomposite, die feinste Füllkörper (Mikrofüller) aus Siliziumdioxid (SiO_2) mit einer Größe im Bereich von 0,01-0,04 µm (Mikrometer) haben.

Hybridkomposite, die sowohl Mikrofüller als auch Makrofüller enthalten.

Moderne Hybridkomposite mit kleinen Makrofüllern mit einer Größe von 0,5 - 1,0 µm (**Feinpartikel-Hybridkomposite**) haben sich in der Praxis besonders bewährt, da sie gute mechanische Eigenschaften mit hoher Abriebfestigkeit aufweisen und gleichzeitig gut polierbar sind.

Konventionelle, rein makrogefüllte Komposite werden heute kaum noch verwendet, da sie schlechtere Materialeigenschaften haben und nicht polierbar sind.

Verarbeitung

Bei der Verarbeitung unterscheidet man zwei verschiedene Kompositarten:
– **Pasten-Pasten-Komposite** werden aus zwei Pasten angemischt, der Grundmasse (Base) und dem Härter (Katalysator). Sie härten nach dem Anmischen von selbst aus. Man bezeich-

net dies auch als **Autopolymerisation** (autos gr.-selbst). Beim Anmischen dürfen dabei keine Metallspatel verwendet werden, da es durch die festen Füllkörper im Kunststoff zu Metallabrieb und damit zu Verfärbungen des Kunststoffes kommen kann.
– **Lichthärtende Komposite** härten durch Bestrahlung mit Licht einer geeigneten Wellenlänge aus. Dies wird als **Photopolymerisation** bezeichnet (photos gr.-Licht).

Die Verarbeitungszeit kann man selbst bestimmen, da die Aushärtung von der Bestrahlung mit der Polymerisationsleuchte abhängt. Dabei ist jedoch zu beachten, dass bereits die Behandlungsleuchte die Polymerisation starten kann.

Zur sachgerechten Lagerung sind Komposite im Kühlschrank aufzubewahren. Sie können trotz Kühlung sofort verarbeitet werden.

Anwendung

Moderne Feinpartikel-Hybridkomposite können **ohne Einschränkung im Frontzahnbereich** verwendet werden. Im Seitenzahnbereich können sie alternativ zu Amalgam eingesetzt werden, wobei allseits von Schmelz begrenzte Kavitäten die besten Voraussetzungen bieten.

Für ausgedehnte, dem Kaudruck stark ausgesetzte Seitenzahnfüllungen oder bei approximal tief reichenden Füllungen sind Kompositfüllungen jedoch nicht geeignet.

4.6.3 Kompomere

Der Begriff **Kompomer** setzt sich aus **Kompo**sit und Glasiono**mer** zusammen.

Kompomere sind den Kompositen chemisch sehr ähnlich. Sie enthalten aber
– Glaspartikel wie die Glasionomerzemente, die Ionen freisetzen können
– und lichthärtende, saure Monomere.

Im Gegensatz zu den GIZ enthalten sie kein Wasser. Sie werden im Allgemeinen als **Ein-Komponenten-Systeme** geliefert und entsprechend nicht angemischt, sondern durch **Photopolymerisation** ausgehärtet.

Kompomere haben gegenüber Glasionomerzementen deutlich verbesserte mechanische Eigenschaften (z.B. höhere Abriebfestigkeit), erreichen jedoch nicht die Werte der Komposite. In geringerem Maß als GIZ geben sie Fluorid ab.

Während GIZ chemisch an Schmelz und Dentin haften, ist bei Kompomeren ein Adhäsiv für einen sicheren Verbund mit den Zahnhartsubstanzen erforderlich.

Eigenschaften der Kompomere

- enthalten kein Wasser
- bestehen in der Regel nur aus einer Komponente
- härten durch Photopolymerisation
- geben Fluorid ab (weniger als GIZ)
- Adhäsiv für sicheren Verbund zum Zahn erforderlich

Hauptvorteil der Kompomere ist ihre **einfache Verarbeitung**. Sie lassen sich leicht applizieren und polieren.

Hauptanwendungsbereich der Kompomere sind Zahnhalsfüllungen bei bleibenden Zähnen und Füllungen bei Milchmolaren.

4.6.4 Amalgam

Amalgame sind Legierungen von **Quecksilber (Hg)** mit anderen **Metallen**.

Da Quecksilber aufgrund seines niedrigen Schmelzpunktes von -38,9°C bei Zimmertemperatur in flüssiger Form vorliegt, kann Amalgam in der Zahnarztpraxis durch einfaches Vermischen von Quecksilber mit einem Metallpulver in einem Mischgerät hergestellt werden. Dieses Vermischen wird als **Trituration** (tritura lat. – das Dreschen) bezeichnet.

Das Metallpulver kann aus einzelnen Spänen oder Kugeln bestehen. Die Späne werden vom Hersteller durch Zerspanen größerer Gussblöcke hergestellt. Entspre-chend wird das Metallpulver auch **Feilung** genannt.

Eine andere Bezeichnung für das Metallpulver ist der englische Begriff **Alloy**, da es sich hierbei um eine Legierung verschiedener Metalle handelt (alloy engl.-Legierung).

Zusammensetzung

Das Metallpulver basiert auf einer **Silber-Zinn-Legierung** mit Zusätzen von **Kupfer (Cu)** und **Zink (Zn)**.

Das zum Anmischen verwendete Quecksilber hat einen Reinheitsgrad von mindestens 99,99%.

Das Metallpulver kann durch einen kleinen Zusatz von Quecksilber bereits voramalgamiert sein, um das Anmischen in der Praxis zu erleichtern.

Konventionelle Amalgame (γ_2-haltige Amalgame):

Das Metallpulver konventioneller Amalgame enthält mind. 65% Silber (Ag), max. 29% Zinn (Sn) und max. 6% Kupfer (Cu).

Nach dem Anmischen entstehen beim Aushärten des Amalgams chemische Verbindungen:

- zwischen Silber und Quecksilber, γ_1-Phase genannt (γ=gamma)
- und zwischen Zinn und Quecksilber, γ_2-Phase genannt.

Zahnfarbene plastische Füllungsmaterialien

Komposite	Glasionomer-zemente (GIZ)
– konventionelle Komposite (nur makrogefüllt) – mikrogefüllte Komposite – Hybridkomposite (mikro- und makrogefüllt)	– konventionelle GIZ – metallverstärkte GIZ – hochvisköse GIZ – kunststoffmodifizierte GIZ (Hybridionomere)

Kompomere
Weiterentwicklung aus
Komposit und Glasiono**mer**

→ siehe auch
Libromed-CD
Folien 4.29, 4.30

Die γ_2-Phase ist korrosionsanfällig. Dadurch kann es bei der fertigen Füllung nach einiger Zeit unter anderem zu Verfärbungen, Rauigkeiten auf der Oberfläche, Formveränderungen und sogar zu Randbrüchen kommen. Es wurden daher verbesserte Amalgame entwickelt, die keine γ_2-Phase enthalten.

γ_2-freie Amalgame (non-γ_2-Amalgame):

Durch Erhöhung des Kupferanteils im Metallpulver auf bis zu 30% erhält man Amalgam, das im ausgehärteten Zustand keine γ_2-Phase hat.

Dieses γ_2-freie Amalgam hat deutlich bessere Werkstoffeigenschaften. Es ist formbeständiger, druckfester, korrosionsbeständiger und damit auch farbstabiler als konventionelles Amalgam.

Aufgrund der besseren Werkstoffeigenschaften werden heutzutage nur γ_2-freie Amalgame in der Zahnarztpraxis verwendet.

> **Korrosion** – (chem.) Zerstörung der Oberfläche durch schädliche äußere Einflüsse

Verarbeitung

Für den Gebrauch in der Praxis sind vordosierte, verschweißte Kapseln zu empfehlen, die Pulver und Quecksilber in konstanter Dosierung enthalten. Durch die Kapseln wird eine gleich bleibende Qualität bei gleichzeitigem Schutz von Patient und Personal vor einer Quecksilberbelastung beim Anmischen gewährleistet. Das Mischungsverhältnis von Metallpulver und Quecksilber beträgt ca. 1:1.

Das angemischte Amalgam wird mit einer **Amalgampistole** in die Kavität gebracht. Dort wird das plastische Amalgam mit definiertem Druck in die Kavität gepresst. Dies wird als **Stopfen der Amalgamfüllung** bzw. **Kondensation** bezeichnet.

Die Kondensation bewirkt:
– Verdichtung des Amalgams
– gute Anlagerung des Materials an den Kavitätenrand (Randschluss)
– Auspressen von überschüssigem Quecksilber.

Die Kondensation erfolgt mit der Hand oder maschinell. An der Oberfläche entsteht dabei eine quecksilberreiche und entsprechend weiche Schicht, die wieder entfernt werden muss. Die Kavität wird daher zunächst etwas überstopft und anschließend zurückgeschnitten.

Anwendung

Aufgrund der hohen mechanischen Belastbarkeit wird Amalgam vor allem für **Füllungen im Seitenzahnbereich** verwendet, die dem **Kaudruck** ausgesetzt sind. In Bereichen geringerer mechanischer Belastung bzw. bei geringerer Kavitätenausdehnung können andere Füllungsmaterialien eingesetzt werden.

Einschränkungen

Es gelten folgende Einschränkungen:

1. Allergie: Füllungsmaterialien sind generell nicht zu verwenden, wenn eine nachgewiesene Allergie gegen einen Bestandteil des Materials vorliegt. Entsprechend gilt dies auch für Amalgam.

2. Schwangerschaft: Bei Schwangeren soll auf eine umfangreiche Füllungstherapie verzichtet werden, die über eine Notfallbehandlung (z. B. Schmerzbehandlung) hinausgeht. Bei Schwangeren sollen möglichst keine Amalgamfüllungen gelegt bzw. entfernt werden. Nach derzeitigem Wissensstand gibt es keinen Beleg, dass die Belastung der Mutter mit Quecksilber aus den Amalgamfüllungen gesundheitliche Schäden beim Ungeborenen verursacht. Alternativ zu Amalgam sind Glasionomere, Kompomere und Komposite möglich.

Abb. 4.52
Amalgampistolen

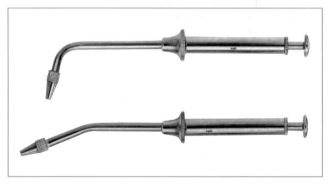

3. Schwere Nierenfunktionsstörung:
Quecksilber lagert sich unter anderem in den Nieren ab. Weiterhin sind die Nieren das Hauptausscheidungsorgan für Quecksilber. Daher stellen schwere Nierenfunktionsstörungen eine Gegenanzeige für die Anwendung von Amalgam dar.

4. Kinder: Bei Kindern können grundsätzlich alle Füllungsmaterialien verwendet werden. Da eine Behandlung mit Amalgam zu einer Belastung des Organismus mit Quecksilber führt, sollte aus Gründen des vorbeugenden Gesundheitsschutzes sorgfältig geprüft werden, ob eine Amalgamtherapie notwendig ist. Dies hat unter Berücksichtigung einer möglichen Belastung durch andere Füllungsmaterialien zu erfolgen.

Zur Frage der Gesundheitsgefährdung durch Amalgam
Auf wissenschaftlicher Grundlage ergibt sich für Amalgam folgende Bewertung:
– Amalgamfüllungen tragen zur Gesamtbelastung der Bevölkerung mit Quecksilber bei. Dieser Beitrag entspricht in etwa der Quecksilbermenge, die wir mit der Nahrung aufnehmen.
– Die im Urin und Blut nachweisbaren Quecksilbermengen bei Personen mit Amalgamfüllungen liegen erheblich unter den Grenzwerten zur Auslösung einer Quecksilbervergiftung.
– Aus allen Materialien werden Substanzen freigesetzt, die eine Gefahr für den Patienten bedeuten können. Letztendlich können bei keinem Füllungsmaterial Nebenwirkungen ausgeschlossen werden. Daher muss die Entscheidung für das Füllungsmaterial im Einzelfall unter Berücksichtigung der individuellen Situation des Patienten gefällt werden.
– Durch Verwendung von γ_2-freiem Amalgam mit geringer Korrosionsneigung wird die Quecksilberbelastung der Patienten vermindert.
– Die Berufsgenossenschaft schreibt in der Unfallverhütungsvorschrift BGV C8 § 17 vor, dass Amalgam in Mischgeräten hergestellt und nicht mit der unge-

Verarbeitung von Amalgam

Die Qualität einer Füllung hängt von der korrekten Dosierung und Anmischung des Materials sowie der ordnungsgemäßen Technik beim Einbringen in die Kavität ab.
Zur richtigen Verarbeitung von Amalgam ist zu beachten:
– Amalgam ist **feuchtigkeitsempfindlich.**
– Amalgam ist ein **guter Wärmeleiter.** Deshalb ist eine Unterfüllung zum thermischen Schutz der Pulpa erforderlich.
– Amalgam soll beim Stopfen mit **definiertem, gleichmäßigem** Druck kondensiert werden, damit:
  – das Amalgam gut dem Kavitätenrand anliegt
  – überschüssiges Quecksilber ausgepresst wird
  – Hohlraumbildungen verhindert werden.
– Frisches Amalgam soll **zügig verarbeitet** werden, da bereits nach kurzer Zeit deutlich weniger Quecksilber ausdrückbar ist.
– Während des Stopfens ist die **quecksilberreiche Masse** zu entfernen.
– Die Füllung wird etwas **überstopft** und dann **zurückgeschnitten,** da in der obersten Schicht das meiste Quecksilber enthalten ist und dadurch die Werkstoffeigenschaften verschlechtert werden.
– Die Füllung darf **kein Okklusions- oder Artikulationshindernis** sein, da sonst die Gefahr pulpitischer Beschwerden oder parodontaler Schäden besteht.
– Nicht verbrauchtes Amalgam muss wegen der Bildung von Quecksilberdämpfen unter **Luftabschluss** gehalten werden.
– Es soll ca. 2 Stunden nach Legen einer Amalgamfüllung **nicht gegessen** werden.
– Die Füllung **muss später poliert werden.** Dies kann frühestens nach 24 Stunden geschehen.

schützten Hand zubereitet und geformt wird. Weiterhin müssen Quecksilber- und Amalgamreste unter Luftabschluss gehalten werden, da eine besonders große Gefährdung von Quecksilberdämpfen ausgeht.

4.6.5 Gold

→ siehe auch
Libromed-CD
Folie 4.31

Gold (Au) ist ein weiches Edelmetall. Es lässt sich gut bearbeiten und auf Hochglanz polieren. Gold ist gewebeverträglich und gegen alle Einflüsse im Mund beständig.

In der konservierenden Zahnheilkunde werden Goldlegierungen vor allem für **Einlagefüllungen (Inlays)** verwendet. Da reines Gold in der Regel zu weich ist, werden Goldlegierungen mit Zusätzen von z.B. Platin, Silber, Kupfer und Palladium benutzt. Die hochgoldhaltigen Legierungen haben einen Goldanteil von 75- 90%.
Der Goldgehalt kann auch in tausendstel Anteilen oder in der alten Bezeichnung **Karat** angegeben werden. Dabei gilt folgende Umrechnung:
100% Gold = 24 Karat

4.6.6 Keramik

Keramik ist hart, abriebfest, widerstandsfähig gegenüber Säuren und ausgezeichnet gewebeverträglich.
In der **Zahnheilkunde** werden Keramikmassen zur Herstellung von Inlays, Kronen und Brücken sowie zur Verblendung von Metallgerüsten (Aufbrenn- bzw. Metallkeramik) benutzt.

Abb. 4.53
CAD/CAM-System mit Aufnahmeeinheit (rechts) und Schleifmaschine (links)

Bei der Herstellung von vollkeramischen Arbeiten kann man drei Bearbeitungswege unterscheiden.
1. Gesinterte (gebrannte) Keramik: Im zahntechnischen Labor wird die Keramikmasse auf ein hitzebeständiges Modell des präparierten Zahnes aufgetragen und in mehreren Schritten gebrannt. Dabei wird der Zahn schichtweise aufgebaut.
2. Gegossene bzw. gepresste Keramik: Glaskeramische Massen sind gießfähig. Ähnlich wie bei Goldgussfüllungen wird hier zunächst ein Wachsrohling hergestellt, eingebettet und eingeschmolzen (siehe Abb. 4.65). Anschließend wird die geschmolzene Glaskeramik in die Hohlform gegossen oder mit Druck gepresst.
3. Gefräste Keramik: Form und Dimension des präparierten Zahnes werden im Mund mit Hilfe einer Spezialkamera aufgenommen und digital in einen Computer eingelesen. Anschließend wird das Inlay zunächst computerunterstützt konstruiert **(CAD-Technik)** und dann mit einer computergesteuerten Schleifmaschine aus einem industriell vorgefertigten Keramikblock gefräst **(CAM-Technik)**.

CAD – **c**omputer-**a**ided **d**esign
(computerunterstütztes Konstruieren)

CAM – **c**omputer-**a**ided **m**anufacturing
(computerunterstützte Herstellung)

Bei anderen CAD/CAM-Techniken wird ein Modell des späteren Inlays abgetastet und gleichzeitig das definitive Inlay aus einem Keramikblock gefräst.

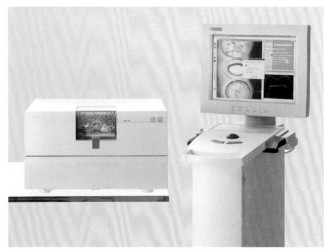

4.6.7 Provisorische Verschluss-materialien

Provisorische Verschlussmaterialien dienen dem **zeitweiligen (temporären)** Verschluss eines Zahndefektes.

Ein provisorischer Verschluss kann erforderlich sein:
– als Verschluss zwischen einzelnen Behandlungsmaßnahmen (z.B. bei Wurzelkanalbehandlungen)
– bei Behandlungen der Pulpa mit Medikamenten (z.B. bei der Pulpitistherapie)
– zum zeitweiligen Verschluss einer Kavität, bei der eine Einlagefüllung (Inlay) vorgesehen ist
– wenn die Reaktion der Pulpa nach Entfernung einer tiefen Karies in Pulpanähe oder nach Eröffnung der Pulpa abgewartet werden soll.

Als provisorische Verschlussmaterialien können verwendet werden:

Guttapercha: Dieses Naturprodukt wird bei einer Temperatur von ca. 50°C weich und kann dann im plastischen Zustand in die Kavität gedrückt werden. Der Verschluss ist jedoch nicht medikamentendicht.

Zinksulfat-Zemente: Diese Zemente sind unter dem Namen Fletcher bekannt. Ihr Pulver enthält vor allem Zinkoxid und Zinksulfat. Sie werden mit einer wässrigen Flüssigkeit angemischt und ergeben einen dichten Verschluss der Kavität.

Zinkoxid-Eugenol-Zemente (ZOE): Diese Zemente ergeben einen besonders dichten Verschluss. Das Eugenol hat dabei eine beruhigende Wirkung auf die Pulpa.

Phosphatzemente: Für provisorische Verschlüsse eignen sich auch Phosphatzemente mit einer kurzen Abbindezeit.

Plastische Fertigpräparate: Von der Industrie werden fertige Pasten angeboten, die unter dem Einfluss des Speichels im Mund hart werden. Man erspart sich damit das Anmischen.

4.7 Kavitätenpräparation

Jede Füllungstherapie setzt eine sorgfältige **Kavitätenpräparation** voraus.
Die nach bestimmten Regeln erfolgende Gestaltung der Kavität soll:
– den Erhalt der restlichen Zahnhartsubstanz sicherstellen
– die Wiederherstellung der normalen Form und Funktion des Zahnes ermöglichen
– und zur Vorbeugung einer erneuten Karies beitragen.

Der amerikanische Zahnarzt **Black** stellte bereits 1889 klassische Regeln für die Kavitätenpräparation auf. Eine Hauptforderung von ihm war die Ausdehnung der Kavität über die **Prädilektionsstellen der Karies** (siehe Abb. 4.16) hinaus in Bereiche der natürlichen Selbstreinigung.
Zur Vorbeugung einer erneuten Karies sollte also die Kavität im Schmelzbereich über die bestehende Karies hinaus in Bereiche ausgedehnt werden, die gut zu pflegen sind. Er bezeichnete dieses Herstellen der **kariesvorbeugenden Umrissform** selbst als **„Extension for Prevention" (Ausdehnung zur Vorbeugung)**.
Eine weitere Forderung von Black war die **kastenförmige Präparation** der Kavität, damit die Füllung dem Kaudruck standhält und bei Zugbelastung nicht herausfällt.

Abb. 4.54
Vergleich der klassischen und minimal-invasiven Präparation

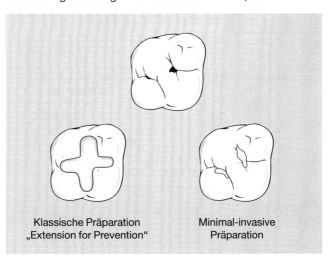

Klassische Präparation „Extension for Prevention"

Minimal-invasive Präparation

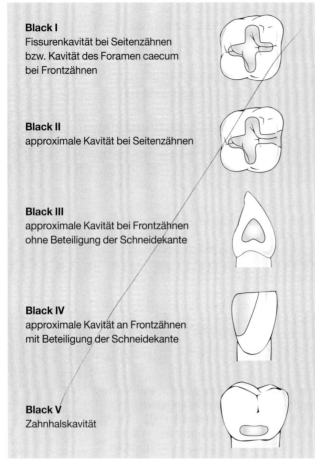

Black I
Fissurenkavität bei Seitenzähnen bzw. Kavität des Foramen caecum bei Frontzähnen

Black II
approximale Kavität bei Seitenzähnen

Black III
approximale Kavität bei Frontzähnen ohne Beteiligung der Schneidekante

Black IV
approximale Kavität an Frontzähnen mit Beteiligung der Schneidekante

Black V
Zahnhalskavität

Abb. 4.55
Einteilung der Kavitäten nach Black

Abb. 4.56
Kavitätenformen

rückhaltendere Präparationsformen. Die Kavitätenformen hängen heutzutage vor allem von der **individuellen Kariesausdehnung** und dem gewählten **Füllungsmaterial** ab. Es können sich somit an gleichen Zähnen unterschiedliche Präparationsformen ergeben.

Die **Adhäsivtechnik** erlaubt substanzschonende und defektorientierte Präparationsformen. Man beschränkt sich im Wesentlichen auf die Entfernung der kariösen Zahnhartsubstanzen und versucht möglichst viel gesunde Zahnsubstanz zu erhalten. Dies bezeichnet man auch als **minimal-invasives Vorgehen**.

Kavitätenformen
Die verschiedenen Kavitätenformen wurden von Black in 5 Klassen eingeteilt (Abb. 4.55).

Bei **plastischen Füllungsmaterialien** (z. B. Amalgam) werden die Kavitäten in der Regel so gestaltet, dass sie in der Tiefe etwas breiter als im oberen Bereich sind. Dadurch erhalten die Füllungen einen guten Halt. Bei Kunststofffüllungen wird der Halt durch die Adhäsivtechnik (siehe LF 4.9) verbessert.

Bei **Einlagefüllungen (Inlays)** muss die Kavität nach außen hin etwas breiter werden, damit die fertige Füllung später gut eingesetzt werden kann und dabei noch sicheren Halt findet. Bei Goldgussfüllungen wird der Kavitätenrand zusätzlich etwas angeschrägt, damit die Gussfüllung später einen dünn auslaufenden **Federrand** hat.

Heutiges Präparationskonzept
Die Fortschritte der Zahnheilkunde mit wirksamen Prophylaxemaßnahmen (siehe LF 11), weiterentwickelten Füllungsmaterialien und der modernen Adhäsivtechnik (siehe LF 4.9) ermöglichen heute viel zu-

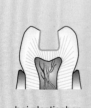

bei plastischen Füllungsmaterialien

bei Goldgussinlays (mit Federrand)

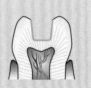

bei Keramikinlays (ohne Federrand)

4.8 Amalgamfüllung

Das technische Vorgehen bei einer Amalgamfüllung gliedert sich in folgende Arbeitsschritte:

– Kavitätenpräparation
– Trockenlegung der Kavität
– Unterfüllung zum thermischen Schutz der Pulpa bei tiefer Kavität
– Anlegen und Verkeilen einer Matrize bei mehrflächigen Füllungen
– Erneutes Trockenlegen der Kavität
– Einbringen des Amalgams in die Kavität und gründliche Kondensation
– Anatomische Ausarbeitung der Füllung mit Kontrolle von Okklusion und Artikulation
– Politur nach frühestens 24 Stunden.

Da Amalgam ein guter Wärmeleiter ist, muss bei einer tiefen Kavität eine Isolierschicht zwischen Amalgam und dem Dentin zur Pulpa hin gelegt werden. Zur **Unterfüllung** wird dabei häufig **Phosphatzement** benutzt. Die Verarbeitung des Zementes ist bereits in **LF 4.6.1** beschrieben worden.

Der Zement wird mit einem entsprechenden Zementstopfer in die Kavität gebracht, die dazu sorgfältig trockengelegt werden muss. Mit etwas Zementpulver kann der Stopfer gegenüber dem angemischten Zement isoliert werden, damit das Material nicht am Stopfinstrument haften bleibt. Da Phosphatzement nicht mundbeständig ist, darf er an keiner Stelle bis zur Zahnoberfläche reichen.

Bei umfangreichen Füllungen kann die zusätzliche Verwendung von kleinen Stiften

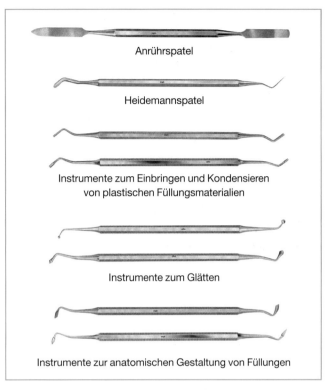

Anrührspatel

Heidemannspatel

Instrumente zum Einbringen und Kondensieren von plastischen Füllungsmaterialien

Instrumente zum Glätten

Instrumente zur anatomischen Gestaltung von Füllungen

Abb. 4.57
Handinstrumente zur Füllungstherapie

Abb. 4.58
Einsetzen eines parapulpären Pins

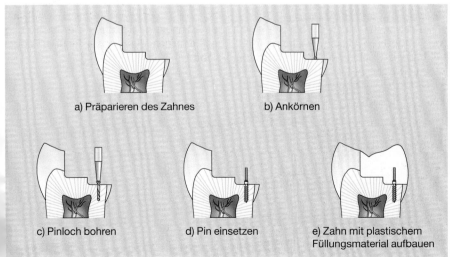

a) Präparieren des Zahnes

b) Ankörnen

c) Pinloch bohren

d) Pin einsetzen

e) Zahn mit plastischem Füllungsmaterial aufbauen

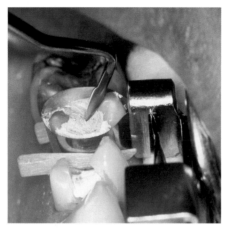

der Pin eingesetzt (siehe Abb. 4.58). Para-pulpäre Pins können sowohl bei Amal-gamfüllungen als auch bei Kunststoff-füllungen verwendet werden.

Matrizen werden eingesetzt, wenn eine verloren gegangene Zahnwand wieder-hergestellt werden muss. Sie bestehen aus

– einem **Matrizenband**, das um den Zahn gelegt wird, und
– einem **Matrizenhalter**, in dem das Ma-trizenband eingespannt wird.

Mit dem Matrizenband wird die ursprüng-liche Zahnform nachgebildet. Ergänzend können kleine **Interdentalkeile** aus Holz oder Kunststoff verwendet werden, um das Matrizenband im zervikalen Randbe-reich an den Zahn zu pressen und die Zähne leicht auseinander zu drücken. Dies wird auch als **Separation (Trennung)** der Zähne bezeichnet.

Abb. 4.59
Am Zahn angelegte
Matrize mit Holzkeilen

zum besseren Halt erforderlich sein. Die Stifte werden **parapulpäre Pins** genannt, da sie neben (=para) der Pulpa in das Den-tin geschraubt werden.

Beim technischen Vorgehen wird die be-treffende Stelle im Dentin zunächst mit ei-nem kleinen Rosenbohrer angekörnt. An-schließend wird das Pinloch gebohrt und

Im Folgenden wird der **Arbeitsablauf ei-ner Amalgamfüllung** von der Präparation bis zur Politur in einer Bildserie dargestellt:

Abb. 4.60
Matrizenspanner mit
zugehörigen Bändern

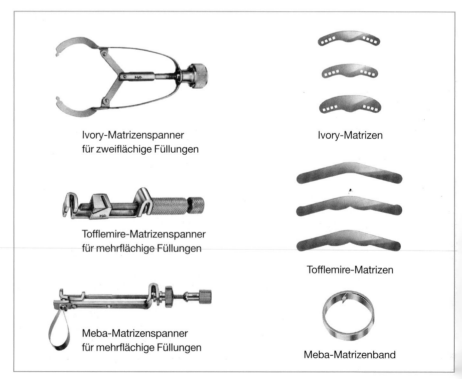

Ivory-Matrizenspanner
für zweiflächige Füllungen

Ivory-Matrizen

Tofflemire-Matrizenspanner
für mehrflächige Füllungen

Tofflemire-Matrizen

Meba-Matrizenspanner
für mehrflächige Füllungen

Meba-Matrizenband

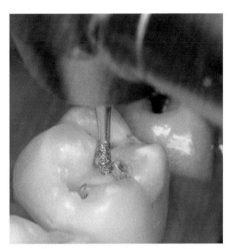

Kavitätenpräparation mit einem birnenförmigen Diamant-Schleifinstrument

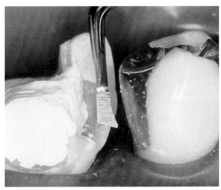

Glätten der approximalen Kavitätenränder mit einem **Gingivalrandschräger**

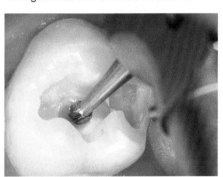

Exkavieren (excavare lat. – aushöhlen) der Karies mit einem **Rosenbohrer** bei niedriger Drehzahl (hier im Bild) oder mit einem Exkavator als Handinstrument (Abb. 4.43).

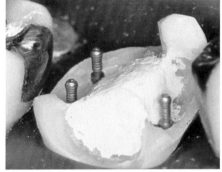

Verankerung größerer Füllungen mit **parapulpären Pins**

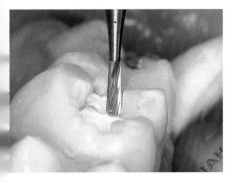

Finieren der Kavitätenwände mit einem birnenförmigen Hartmetallfinierer

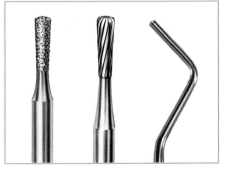

Stopfen der Kavität mit birnenförmigen Stopfinstrumenten, nachdem eine Matrize angelegt und die Kavität trockengelegt wurde. Zur leichteren Handhabung ist es günstig, wenn die Stopfinstrumente eine ähnliche Form wie die Präparationsinstrumente haben.

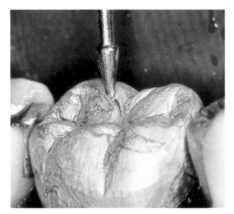

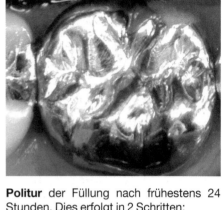

Anatomische Kauflächengestaltung mit entsprechenden Schnitzinstrumenten

Politur der Füllung nach frühestens 24 Stunden. Dies erfolgt in 2 Schritten:
– Vorpolitur zum Einebnen, Glätten und Verdichten der Oberfläche
– Feinpolitur zum Erzielen feinster Oberflächen

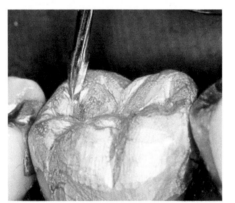

Glätten und Verdichten **(Brünieren)** der geschnitzten Füllungsoberfläche

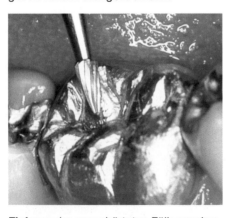

Finieren der ausgehärteten Füllungsoberfläche

4.9 Kompositfüllung

Lichthärtende Hybridkomposite mit kleinen Makrofüllern (siehe Kap. 4.6.2) sind heute das Mittel der Wahl.

Zur sicheren Verankerung des Komposits ist die konsequente Anwendung der **Adhäsivtechnik** erforderlich. Darunter versteht man die vorwiegend mikromechanische Haftung der Füllung am entsprechend bearbeiteten Schmelz bzw. Dentin. Bei der Adhäsivtechnik unterscheidet man folgende Arbeitsschritte:

1. Konditionieren (Ätzen=etching) der Oberfläche von Schmelz und gegebenenfalls Dentin mit Säure (**Phosphorsäure** mit Farbzusatz als Gel oder Lösung). Hierdurch wird die Oberfläche für den späteren Halt der Füllung demineralisiert.

2. Priming (nur im Dentin erforderlich): Vorbereiten des Dentins mit den eröffneten Dentinkanälchen (siehe LF 4.1) mit einem speziellen Kunststoff, dem so genannten **Primer**. Der Primer ist erforderlich, um die wasseranziehende Dentinoberfläche für den wasserabstoßenden Füllungskunststoff benetzbar zu machen.

3. Auftragen eines Adhäsivs (=Haftvermittler, Bonding agent) als Bindemittel zwischen der angeätzten (aufgerauten) Zahnhartsubstanz und dem Komposit. Das Adhäsiv ist ein dünnfließender Kunststoff, der auch kleine Rauigkeiten ausfüllen kann und sich chemisch mit dem Füllungskunststoff verbindet.

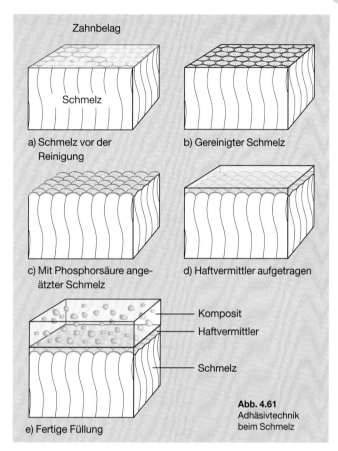

Zahnbelag

Schmelz

a) Schmelz vor der Reinigung

b) Gereinigter Schmelz

c) Mit Phosphorsäure angeätzter Schmelz

d) Haftvermittler aufgetragen

Komposit
Haftvermittler
Schmelz

e) Fertige Füllung

Abb. 4.61 Adhäsivtechnik beim Schmelz

Im **Dentinbereich** verbindet sich das **Adhäsiv mit dem Primer** und bildet zusammen mit der Dentinoberfläche die so genannte **Hybridschicht**. Dentinadhäsive

Abb. 4.62 Kavitätenpräparation bei Kompositfüllungen

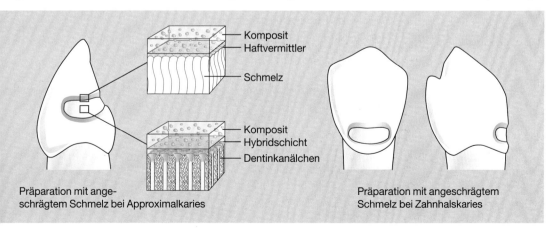

Komposit
Haftvermittler
Schmelz

Komposit
Hybridschicht
Dentinkanälchen

Präparation mit angeschrägtem Schmelz bei Approximalkaries

Präparation mit angeschrägtem Schmelz bei Zahnhalskaries

können in vielen Fällen eine Unterfüllung überflüssig machen, da sie die Dentinoberfläche versiegeln.

Die Industrie bietet Variationen und Kombinationen an von:
– **Konditionierern** (für Schmelz, Dentin),
– **Primern** (für Dentin) und
– **Adhäsiven** (für Schmelz, Dentin).
Bei der Anwendung sind die Herstellerangaben genau zu beachten. Es dürfen nur aufeinander abgestimmte Mittel verwendet werden.

Arbeitsablauf beim Legen einer lichthärtenden Kompositfüllung:
– **Kavitätenpräparation:** Sie sollte möglichst minimal-invasiv erfolgen. Die Schmelzränder werden angeschrägt, um eine größere Oberfläche für die Adhäsivtechnik im Schmelzbereich (Säure-Ätz-Technik) zu erzielen (Abb. 4.61, 4.62).
– **Trockenlegung:** Sie erfolgt am sichersten mit Kofferdam.
– **Unterfüllung** im pulpanahen Bereich z.B. mit einem Glasionomerzement
– **Konditionieren (Ätzen)** der Oberfläche von Schmelz und gegebenenfalls Dentin
– **Dentinpriming**
– **Auftragen eines Adhäsivs** (Bonding agent)
– **Einbringen des Kompositmaterials:** Bei tiefen Füllungen muss schichtweise vorgegangen werden, da das Licht für die Aushärtung nur bis zu einer Tiefe von ca. 2 mm in das Komposit eindringt.
– **Abnehmen der Matrize** und Entfernen von überschüssigem Füllungsmaterial
– **Politur** der Füllung.

Zur Formgebung können bei tief kariösen Zähnen anstelle von Matrizen auch industriell vorgefertigte Kronenhülsen verwendet werden, so genannte **Stripkronen**.
Ein besonderes Problem stellt die Gestaltung des Approximalkontaktes dar. Hier eignen sich geformte Matrizen, die beim Auspolymerisieren der ersten tiefen Kompositschicht an den Nachbarzahn gedrückt werden.
Im Seitenzahnbereich können Kompositfüllungen auch mit einer **Fissurenversiegelung** (siehe LF 11) kombiniert werden. Eine Fissurenversiegelung mit gleichzeitiger kleiner Kompositfüllung wird auch als **erweiterte Fissurenversiegelung** bezeichnet.

Arbeitshinweise zur Polymerisationslampe

– Das Licht der Polymerisationslampe kann das Augenlicht schädigen. Daher sollte entweder die Lampe einen orangefarbenen Schutzschirm haben oder das Personal Schutzbrillen tragen. Der direkte Blick in das Licht ist zu vermeiden.
– Der Abstand des Lichtaustrittsfensters zur Füllung sollte möglichst gering sein.
– Um eine gleichmäßig hohe Lichtintensität zu haben, sollten akkubetriebene Geräte nur bei voller Ladung verwendet werden.
– Die Lichtintensität am Lichtaustrittsfenster sollte regelmäßig überprüft werden. Das Fenster muss sauber sein und die Birne sollte regelmäßig ausgetauscht werden.

Abb. 4.63
Kompositfüllung im Seitenbereich
a) Präparierte Kavität mit Matrize
b) Einbringen des Komposits
c) Fertige Kompositfüllung

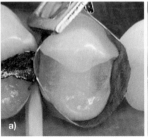
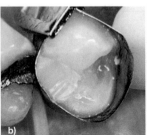
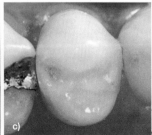

4.10 Einlagefüllungen (Inlays)

Einlagefüllungen können aus Metall, Keramik oder Kunststoff hergestellt werden.

Metallinlay

Metallinlays sind in der Regel **Goldgussfüllungen** (siehe LF 4.6.5).
Es werden mindestens zwei Termine bis zur Eingliederung der fertigen Arbeit benötigt:
1. Sitzung: Die Kavität wird präpariert (siehe LF 4.7), anschließend wird eine präzise Abformung von Ober- und Unterkiefer vorgenommen (siehe LF 12) und die Kavität provisorisch versorgt.
Labor: Im Labor wird die Goldgussfüllung hergestellt. Dazu werden zunächst die Abformungen ausgegossen, um Gipsmodelle zu erhalten. Der weitere Ablauf ist in Abb. 4.65 dargestellt.

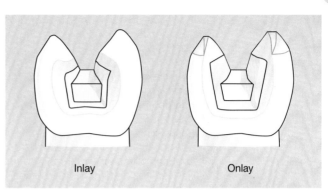

Inlay   Onlay

2. Sitzung: Das Provisorium wird entfernt. Es folgt die Einprobe der Goldgussfüllung mit sorgfältiger Überprüfung von Randschluss, Kontaktpunkten sowie Okklusion und Artikulation. Anschließend kann das Inlay definitiv mit Zement eingesetzt werden (siehe auch Arbeitsablauf bei Kronen und Brücken LF 12)

Abb. 4.64
Präparation für
Inlay und Onlay

Abb. 4.65
Herstellung einer
Einlagefüllung im
Labor

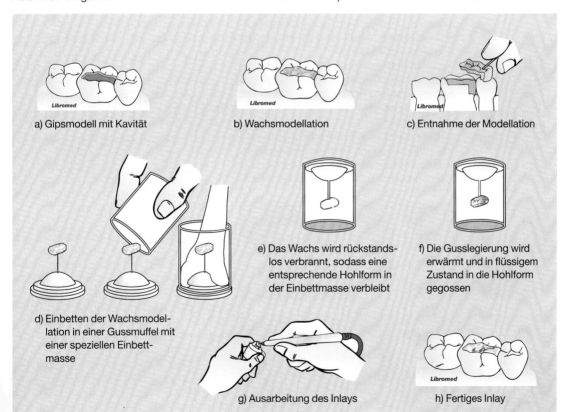

a) Gipsmodell mit Kavität

b) Wachsmodellation

c) Entnahme der Modellation

d) Einbetten der Wachsmodellation in einer Gussmuffel mit einer speziellen Einbettmasse

e) Das Wachs wird rückstandslos verbrannt, sodass eine entsprechende Hohlform in der Einbettmasse verbleibt

f) Die Gusslegierung wird erwärmt und in flüssigem Zustand in die Hohlform gegossen

g) Ausarbeitung des Inlays

h) Fertiges Inlay

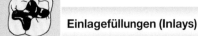
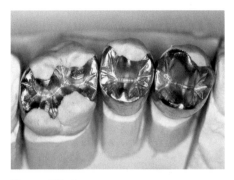

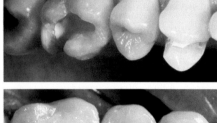

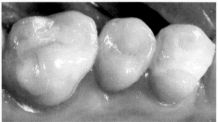

Abb. 4.66 – links
Goldgussfüllungen

Abb. 4.67 – rechts
Keramikinlays

Keramikinlay

Zur Herstellung von Keramikinlays eignen sich gebrannte Keramik, Glaskeramik und mit CAD/CAM–Technik gefräste Keramik (siehe LF 4.6.6).

Für Inlays aus gebrannter Keramik oder aus Glaskeramik benötigt man mindestens zwei Sitzungen ähnlich wie bei Metallinlays. Bei der CAD/CAM-Technik kann das Keramikinlay direkt in der Zahnarztpraxis neben dem Behandlungsstuhl **(chairside)** in einer Sitzung angefertigt und eingesetzt werden.

Beim Umgang mit Keramikinlays ist zu beachten, dass Keramik spröde ist und daher z. B. bei Fehlbelastung während der Einprobe brechen kann.

Vor der definitiven Eingliederung werden die innen liegenden Flächen des Keramikinlays mit **Flusssäuregel** angeätzt und mit **Silan** benetzt (siehe auch LF 4.6.2). An-

Abb. 4.68
Keramikinsert
a) Eröffnen des kariösen Defektes
b) Präparieren der Kavität mit einem oszillierenden Arbeitsteil
c) Einsetzen eines Keramikinserts approximal mit Komposit
d) Fertige Füllung

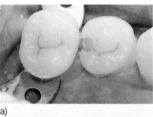

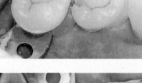

a)

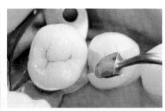

b)

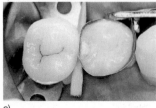

c)

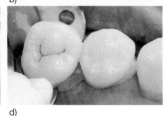

d)

schließend wird das Inlay unter Kofferdam mit der Adhäsivtechnik eingesetzt.

Im Gegensatz zur Kavitätenform bei Metallinlays wird bei Keramikinlays kein Federrand präpariert, da Keramik bei dünn auslaufenden Rändern unter Belastung bricht.

Im Dentalhandel sind auch vorgefertigte **Keramikinserts** erhältlich (Insert=Einfügen). Dies sind mit Silan überzogene Keramikblöcke, die approximal in eine Kompositfüllung eingefügt werden.

Man verwendet dazu oszillierende Präparationsinstrumente, die in ihrer Form genau auf die Inserts abgestimmt sind (Abb. 4.68). Das Keramikinsert wird anschließend mit Komposit eingesetzt.

Onlay

Bei ausgedehnten Inlays besteht die Gefahr, dass die begrenzenden Höcker zu schmal werden und daher unter den Kaubelastungen brechen können. Um dies zu verhindern, müssen die Höcker ebenfalls beschliffen und mit der Einlagefüllung wieder aufgebaut werden. Ein Onlay unterscheidet sich somit vom Inlay durch den **Höckeraufbau** (Abb. 4.64).

Das Onlay bildet ein Zwischenglied zwischen Inlay und Krone. Gegenüber dem Inlay hat es den Vorteil, dass die Kaufläche funktionell besser ausgestaltet werden kann.

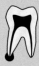

Fallsituation

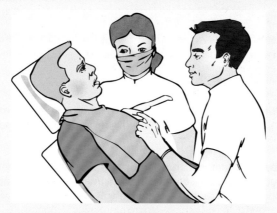

Herr P. kommt ohne Termin in die Praxis. Er hat die letzte Nacht nicht geschlafen, da ihm ein Zahn unten rechts weh tut. In der Praxis ist heute viel los. Zusätzlich zu den regulär bestellten Patienten sind schon mehrere Patienten mit akuten Beschwerden gekommen. Die erfahrene Fachangestellte Nicole bittet Herrn P. ins Wartezimmer und sorgt für schnelle Hilfe.

Bei der Untersuchung stellt Dr. Müller fest, dass der Zahn 46 eine tiefe Karies hat. Der Zahn ist klopfempfindlich, die Vitalitätsprobe ist negativ.

Dr. Müller lässt von Zahn 46 ein Röntgenbild machen. Auf dem Zahnfilm ist eine apikale Aufhellung am Zahn 46 zu erkennen. Dr. Müller erklärt Herrn P. den Befund und erläutert ihm das weitere Vorgehen.

Fragen zur Fallsituation

1. Welche Erkrankung hat Herr P.?
2. Wie kommt es zu den starken Beschwerden?
3. Wie kann Herrn P. schnell und kompetent geholfen werden?
4. Wie ist die Behandlung von Notfallpatienten in ihrer Praxis organisiert?

→ siehe auch
Libromed-CD
Folie 5.1

Endodontie

> Die **Endodontie** (genauer: Endodontologie) ist die Lehre von der Diagnostik und Therapie der Pulpaerkrankungen.

Wörtlich kann man die Endodontie als die Lehre vom Inneren des Zahnes bezeichnen (endo – Vorsilbe: innen; dens lat. – Zahn, logos gr. – Lehre).

Bei der Kariestherapie – wie sie in Lernfeld 4 vorgestellt wurde – erfolgt vor allem eine Behandlung der Zahnhartsubstanzen (Schmelz, Dentin und Wurzelzement). Endodontische Behandlungen gehen tiefer, da hier das Zahninnere behandelt wird.

Dies ist zunächst das **Zahnmark** (die Pulpa), dies ist aber auch das umgebende **Dentin** und im Bereich der Wurzelspitze der umgebende **Knochen**.

Die Pulpa und das umgebende Dentin bilden eine funktionelle Einheit und werden deshalb auch zusammen als **Endodontium** bezeichnet (Kurzform: **Endodont**). Diese **Pulpa-Dentin-Einheit** reagiert auf äußere Reize, die auf den Zahn einwirken. Dazu gehören z. B. die Veränderungen bei einer pulpanahen Karies, bei Verletzungen, bei Fehlbelastungen oder nach zahnärztlichen Behandlungen. Dies kann sowohl zu akuten Schmerzen führen (siehe Fallsituation) als auch zu nicht schmerz-

Abrechnung von
endodontischen
Behandlungen
→ siehe **Leistungs-
abrechnung Band I**
Lernfeld 5

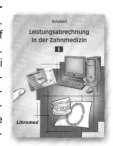

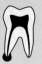 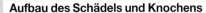

haften Pulpaveränderungen, die jedoch bei erneuter Reizeinwirkung ebenfalls schmerzhaft werden können.

Entsprechend ist die **Schmerzbehandlung** eine wesentliche Grundlage für eine patientenorientierte endodontische Behandlung. Deshalb werden in diesem Lernfeld auch zunächst die Möglichkeiten der Anästhesie (Betäubung) und danach erst die endodontischen Behandlungsmaßnahmen erläutert.

Um die **Anästhesie** richtig zu verstehen und die damit verbundenen Risiken auch beurteilen zu können, sind zu Beginn erst einige Grundlagen zu erarbeiten. Das **Lernfeld 5** ist daher folgendermaßen aufgebaut:

Theoretische Grundlagen beim gesunden Menschen
LF 5.1 Aufbau des Schädels und Knochens
LF 5.2 Bau und Funktion des Nervensystems unter besonderer Berücksichtigung der Grundlagen für die Anästhesie

Grundwissen der Anästhesie und Krankheitslehre
LF 5.3 Arten der Schmerzausschaltung (Anästhesie)
LF 5.4 Erkrankungen der Pulpa und ihre Folgen

Praktische Anwendung
LF 5.5 Vitalerhaltung der erhaltungswürdigen Pulpa
LF 5.6 Wurzelkanalbehandlung.

5.1 Aufbau des Schädels und Knochens

5.1.1 Knochenaufbau

Das Knochengewebe bildet als Skelett das Stützgerüst des Körpers. Es besteht aus **Knochenzellen (Osteozyten)** und einer **verkalkten Zwischenzellsubstanz**. Diese mineralische Zwischenzellsubstanz verleiht dem Knochen große Festigkeit gegenüber Druck, Zug, Biegung und Drehung. Sie besteht hauptsächlich aus **Hydroxylapatit**, einer chemischen Verbindung vorwiegend aus Kalzium und Phosphat.

Knochengewebe wird ständig erneuert. Die Knochensubstanz wird dabei von Knochen bildenden Zellen aufgebaut, den **Osteoblasten** (blastein gr. – hervorbringen). Diese Osteoblasten wandeln sich später zu nicht mehr teilungsfähigen **Osteozyten** um.

Zum Umbau des Knochens sind zusätzlich noch Knochen abbauende Zellen vorhanden, die **Osteoklasten**.

Osteozyten	– Knochenzellen
Osteoblasten	– Knochen bildende Zellen
Osteoklasten	– Knochen abbauende Zellen

Unter dem Mikroskop erkennt man beim Knochen des Erwachsenen einen geordneten, lamellenartigen Aufbau. Man spricht daher auch von **Lamellenknochen**.

Die einzelnen Knochenlamellen sind in mehreren kreisförmigen Schichten um kleine zentrale Knochenkanäle **(Havers-Kanäle)** angeordnet, in denen die versorgenden Blutgefäße und Nerven verlaufen. Der zentrale Kanal stellt dabei mit den umgebenden Knochenlamellen eine Baueinheit des Knochens dar, das **Osteon** (osteon gr. – Knochen) bzw. **Havers-System**. Querkanäle, die so genannten **Volkmann-Kanäle**, verbinden die in den Havers-Kanälen enthaltenen Blutgefäße und Nerven mit dem Periost.

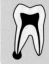

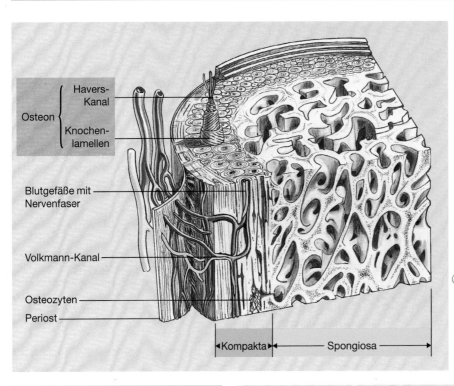

Osteon {
Havers-Kanal
Knochen-lamellen

Blutgefäße mit Nervenfaser

Volkmann-Kanal

Osteozyten

Periost

◄Kompakta►◄———— Spongiosa ————►

Abb. 5.1
Schematischer Knochenaufbau

→ siehe auch
Libromed-CD
Folie 5.2

Abb. 5.2
Aufbau eines Röhrenknochens

Osteon – Baueinheit des Knochens

Ein **Osteon** besteht aus dem zentralen **Havers-Kanal** und den umgebenden Knochenlamellen.

Das **Periost** (die **Knochenhaut**) umgibt den Knochen. Es wird von straffem Bindegewebe gebildet und enthält Gefäße und Nerven. Dadurch kann vom Periost aus der Knochen ernährt und die Neubildung von Knochensubstanz angeregt werden. Durch die Nervenfasern ist die Knochenhaut sehr schmerzempfindlich.

Die äußere Wand des Knochens wird von einer stabilen Knochenschicht gebildet, der **Kompakta** bzw. **Kortikalis** (cortex lat. – Rinde). Im Inneren enthält der Knochen ein schwammartiges Gerüstwerk aus feinen Knochenbälkchen, die **Spongiosa** (spoggia gr. – Schwamm). Die fachwerkähnlich zusammengesetzten Spongiosabälkchen sind dabei so angeordnet, dass sie dem Knochen bei geringem Gewicht großen Halt geben. Die an den Gelenk-

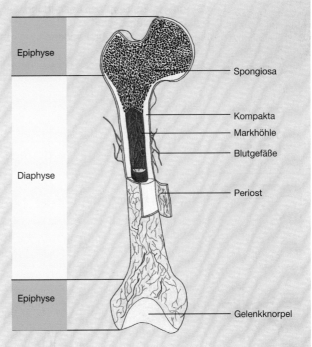

Epiphyse

Diaphyse

Epiphyse

Spongiosa

Kompakta

Markhöhle

Blutgefäße

Periost

Gelenkknorpel

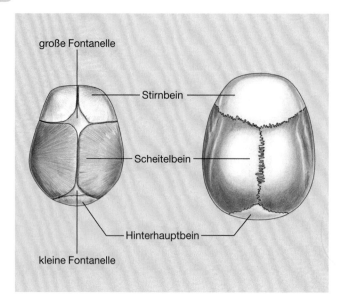

große Fontanelle

Stirnbein

Scheitelbein

Hinterhauptbein

kleine Fontanelle

Abb. 5.3
Schädeldach eines
Säuglings (links) und
eines Erwachsenen
(rechts) im Vergleich.
Beim Säugling besteht
das Stirnbein noch
aus zwei getrennten
Knochen, die im zwei-
ten Lebensjahr zu-
sammenwachsen.

Hirnschädel

Der Hirnschädel bildet eine schützende Hülle um das Gehirn. Beim äußeren Aufbau unterscheidet man das **Schädeldach** und die **Schädelbasis**.

Die einzelnen Schädelknochen sind durch bindegewebige Schädelnähte fest miteinander verbunden. Beim Neugeborenen liegen zwischen den Knochen des Schädeldaches jedoch noch breite bindegewebige Lücken, die aufgrund der dort tastbaren Pulswellen **Fontanellen** (fons lat. – Quelle) genannt werden.

Hirnschädelknochen

Stirnbein	– Os frontale	(einzeln)
Scheitelbein	– Os parietale	(paarig)
Hinterhauptbein	– Os occipitale	(einzeln)
Schläfenbein	– Os temporale	(paarig)
Keilbein	– Os sphenoidale	(einzeln)

 → siehe auch **Libromed-CD** Folie 5.4

Das **Stirnbein** bildet zusammen mit den beiden Scheitelbeinen, dem Hinterhauptbein und den Schläfenbeinen eine knöcherne Kapsel um das Gehirn, die im Zentrum durch das Keilbein abgeschlossen wird.

Im Bereich der **Schädelbasis** ist der Schädel gelenkig mit der Wirbelsäule verbunden. Durch die große Beweglichkeit der ersten beiden Halswirbel (**Atlas** und **Axis**) ist der Schädel in allen drei Raumrichtungen gut beweglich.

Im **Hinterhauptbein** liegt das **Foramen magnum** (foramen lat. – Loch; magnus lat. – groß). Durch dieses Loch gelangt das Rückenmark zum Gehirn.

Im **Schläfenbein** befindet sich der Hör- und Gleichgewichtsapparat. Der um das Ohr besonders harte Knochen des Schläfenbeins wird auch als **Felsenbein** bezeichnet. Hinter dem Felsenbein liegt der **Warzenfortsatz**, der luftgefüllte Hohlräume enthält, die mit dem Mittelohr in Verbindung stehen. Nach vorne liegt an der Unterseite des Schläfenbeins die Gelenkpfanne für das **Kiefergelenk**.

enden einwirkenden Druck- und Zugkräfte werden durch die Spongiosa auf die feste Wand der Kompakta abgeleitet.

In der Markhöhle zwischen den Bälkchen der Spongiosa befindet sich das **Knochenmark**. Es dient der Blutbildung, verfettet jedoch im Laufe des Lebens vor allem in den langen Röhrenknochen.

Bei den **Röhrenknochen** unterscheidet man folgende Abschnitte:

Epiphyse	– Gelenkende
Diaphyse	– Schaft
Metaphyse	– Längenwachstumszone zwischen Epiphyse und Diaphyse

5.1.2 Schädelaufbau

Der Schädel ruht auf der Wirbelsäule, wobei er durch die besondere Gestaltung der obersten beiden Halswirbel sehr gut gegenüber dem Rumpf bewegt werden kann.

Nach seinem Aufbau unterscheidet man:
– den **Hirnschädel**, der eine Schutzhülle um das Gehirn bildet, und
– den **Gesichtsschädel**, der die Augen-, Mund- und Nasenhöhle umrahmt.

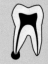

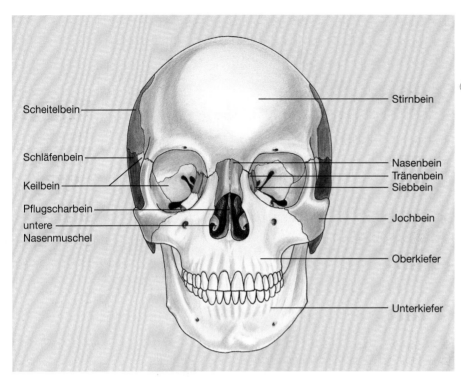

Abb. 5.4
Schädel des
Menschen
von vorn

→ siehe auch
Libromed-CD
Folie 5.3

Scheitelbein

Schläfenbein

Keilbein

Pflugscharbein

untere
Nasenmuschel

Stirnbein

Nasenbein
Tränenbein
Siebbein

Jochbein

Oberkiefer

Unterkiefer

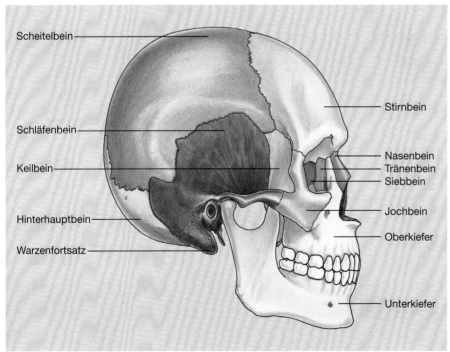

Abb. 5.5
Schädel des
Menschen
von der Seite

Scheitelbein

Schläfenbein

Keilbein

Hinterhauptbein

Warzenfortsatz

Stirnbein

Nasenbein
Tränenbein
Siebbein

Jochbein

Oberkiefer

Unterkiefer

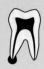

Abb. 5.6
Schädel des
Menschen im Schnitt

→ siehe auch
Libromed-CD
Folie 5.7

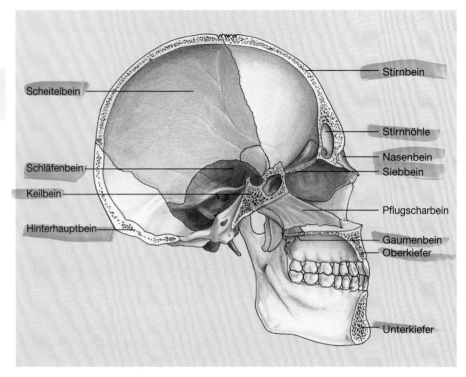

Stirnbein

Scheitelbein

Stirnhöhle

Nasenbein
Siebbein

Schläfenbein

Keilbein

Pflugscharbein

Hinterhauptbein

Gaumenbein
Oberkiefer

Unterkiefer

Abb. 5.7
Schädel von unten

→ siehe auch
Libromed-CD
Folie 5.9

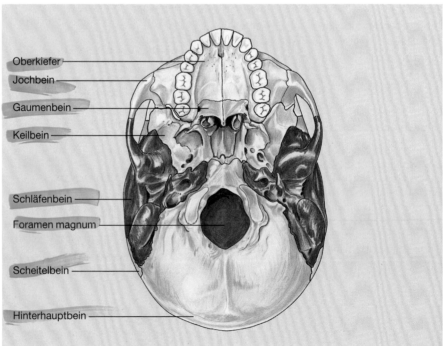

Oberkiefer

Jochbein

Gaumenbein

Keilbein

Schläfenbein

Foramen magnum

Scheitelbein

Hinterhauptbein

Das **Keilbein** enthält im Zentrum eine luftgefüllte Nasennebenhöhle, die **Keilbeinhöhle**. An der Oberseite hat das Keilbein eine sattelförmige Mulde, in der die **Hirnanhangsdrüse (Hypophyse)** liegt. Das vorne gelegene **Stirnbein** besteht bis zum 2. Lebensjahr aus zwei getrennten Knochen, die dann jedoch nahtlos miteinander verschmelzen. Das Stirnbein enthält – wie das Keilbein – eine luftgefüllte Nasennebenhöhle, die **Stirnhöhle**.

Gesichtsschädel

Der Gesichtschädel bildet den knöchernen Rahmen für die Augen-, Mund- und Nasenhöhle. In seiner Form wird er dabei wesentlich vom Ober- und Unterkiefer bestimmt.

Gesichtsschädelknochen

Oberkiefer	– Maxilla	(paarig)
Unterkiefer	– Mandibula	(einzeln)
Jochbein	– Os zygomaticum	(paarig)
Gaumenbein	– Os palatinum	(paarig)
Nasenbein	– Os nasale	(paarig)
Tränenbein	– Os lacrimale	(paarig)
Pflugscharbein	– Vomer	(einzeln)
Siebbein	– Os ethmoidale	(einzeln)
untere Nasenmuschel	– Concha nasalis inferior	(paarig)

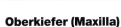

→ siehe auch *Libromed-CD* Folie 5.5

Oberkiefer (Maxilla)

Der paarig angelegte Oberkiefer bildet das Zentrum des mittleren Gesichtsabschnitts. Beide Oberkieferknochen bestehen jeweils aus einem **Körper**, in dem die luftgefüllte **Kieferhöhle** liegt, und **vier Fortsätzen**.

Die vier Fortsätze des Oberkiefers sind:
- **Stirnfortsatz (Processus frontalis)**: Er begrenzt die Nase und verläuft entlang der Augenhöhle zum Stirnbein.
- **Jochbeinfortsatz (Processus zygomaticus)**: Er bildet eine breitbasige Verbindung zum seitlich gelegenen Jochbein.

- **Gaumenfortsatz (Processus palatinus)**: Er bildet gemeinsam mit dem Gaumenbein die knöcherne Abgrenzung zwischen Mund- und Nasenhöhle (Abb. 5.10)
- **Alveolarfortsatz (Processus alveolaris)**: Er enthält die **Alveolen (Zahnfächer)** für die Oberkieferzähne. Bei mehrwurzeligen Zähnen werden die Zahnfächer dabei durch kleine **Knochensepten** unterteilt. Den hinteren Abschluss des Alveolarfortsatzes bildet ein **Knochenhöcker (Tuber maxillae)**.

Zwischen den Gaumenfortsätzen befindet sich im Bereich der oberen Schneidezähne ein keilförmiger, selbstständig angelegter Knochen, der als **Zwischenkiefer (Os incisivum)** bezeichnet wird. Er ist in der Regel mit dem Oberkieferknochen verwachsen. Bei Lippen-Kiefer-Gaumenspalten ist dieser Knochen jedoch vom Oberkiefer getrennt.

Im Oberkiefer befinden sich mehrere Austrittslöcher für Nerven und Gefäße:
- das **Foramen infraorbitale** unterhalb der Augenhöhle (Abb. 5.8)
- das **Foramen incisivum** im Gaumen hinter den Schneidezähnen (Abb. 5.10).

Kieferhöhle (Sinus maxillaris)

Die Kieferhöhle liegt im Inneren des Oberkiefers. Sie wird auch **Sinus maxillaris** oder **Antrum Highmori** (Kurzbezeichnung: **Antrum**) genannt. Gemeinsam mit der Stirnhöhle, der Keilbeinhöhle und den Siebbeinzellen bilden die beiden neben der Nase gelegenen Kieferhöhlen ein System von luftgefüllten **Nasennebenhöhlen**, die mit der Nase in Verbindung stehen.

Nasennebenhöhlen

Kieferhöhle	– Sinus maxillaris
Stirnhöhle	– Sinus frontalis
Keilbeinhöhle	– Sinus sphenoidalis
Siebbeinzellen	– Cellulae ethmoidales

→ siehe auch *Libromed-CD* Folie 5.11

siehe auch **Nasennebenhöhlen** → S. 221, Abb. 7.20

Die Kieferhöhle reicht beim Erwachsenen bis zu den Wurzeln der oberen Seitenzähne, von denen sie häufig nur durch eine dünne Knochenlamelle getrennt ist. Von

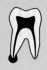

Abb. 5.8
Oberkiefer und Nasen-
bein von der Seite
(Der Jochbogen wurde
entfernt, Detail aus
Abb. 5.5)

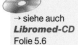

→ siehe auch
Libromed-CD
Folie 5.6

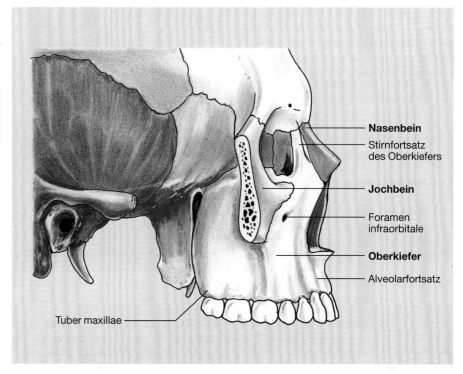

Nasenbein

Stirnfortsatz
des Oberkiefers

Jochbein

Foramen
infraorbitale

Oberkiefer

Alveolarfortsatz

Tuber maxillae

Abb. 5.9
Nasenhöhle von innen
(Detail aus Abb. 5.6
ohne Nasenscheide-
wand)

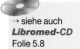

→ siehe auch
Libromed-CD
Folie 5.8

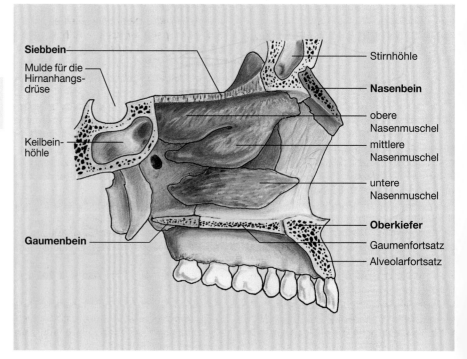

Siebbein

Mulde für die
Hirnanhangs-
drüse

Keilbein-
höhle

Gaumenbein

Stirnhöhle

Nasenbein

obere
Nasenmuschel

mittlere
Nasenmuschel

untere
Nasenmuschel

Oberkiefer

Gaumenfortsatz

Alveolarfortsatz

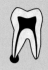

einer Entzündung im Bereich der Wurzelspitze eines oberen Seitenzahnes kann daher eine **Kieferhöhlenentzündung (Sinusitis maxillaris)** ausgehen. Bei der Extraktion eines oberen Seitenzahnes kann andererseits die dünne Knochenlamelle zur Kieferhöhle einreißen. Es entsteht dann eine Verbindung zwischen Mund- und Kieferhöhle, eine so genannte **Mund-Antrum-Verbindung (MAV)**, die wieder verschlossen werden muss.

Gaumenbein (Os palatinum)

Das paarig angelegte L-förmige Gaumenbein bildet das hintere Drittel des knöchernen Gaumens (Abb. 5.9, 5.10). Für den Durchtritt der Gaumenarterie und des Gaumennerven enthält es etwa in Höhe der oberen Weisheitszähne ein Loch, das **Foramen palatinum majus**. Neben dieser relativ großen Öffnung befinden sich in der Regel noch mehrere kleinere Durchtrittsstellen für weitere Nerven und Gefäße.

Jochbein (Os zygomaticum)

Das Jochbein bildet den seitlichen Rahmen des Gesichtsschädels. Es verbindet den Oberkiefer an der Seite nach oben zum Stirnbein und nach hinten über den **Jochbogen** zum Schläfenbein.

Siebbein (Os ethmoidale)

Das in der Mitte gelegene Siebbein bildet gemeinsam mit dem **Pflugscharbein** die **Nasenscheidewand**. Weiterhin bildet das Siebbein die obere und mittlere Nasenmuschel und grenzt die Nasenhöhle nach oben zum Gehirn ab. Das Siebbein enthält zahlreiche dünnwandige Knochenkammern (die luftgefüllten **Siebbeinzellen**), die mit der Nasenhöhle in Verbindung stehen. Die **unteren Nasenmuscheln** werden jeweils von einem länglichen eigenständigen Knochen gebildet.

Zwischen den beiden Stirnfortsätzen des Oberkiefers befinden sich die beiden **Nasenbeine**. Sie bilden den knöchernen Teil des Nasenrückens. Nach hinten schließen sich an die Stirnfortsätze des Oberkiefers beidseits die **Tränenbeine** an. Sie gehö-

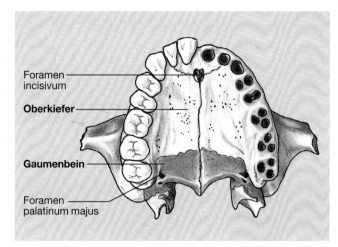

Abb. 5.10
Harter Gaumen von unten

Foramen incisivum
Oberkiefer
Gaumenbein
Foramen palatinum majus

ren zur mittleren Begrenzung der Augenhöhle und enthalten jeweils eine Rinne für den Tränenkanal.

Unterkiefer (Mandibula)

Der bogenförmige Unterkiefer ist als einziger Knochen des Kopfes beweglich mit dem Schädel verbunden. Er bildet dabei beidseitig mit dem Schläfenbein das **Kiefergelenk**.
Der Unterkiefer besteht aus einem kompakten Körper **(Corpus mandibulae)**, der auf beiden Seiten jeweils in einen aufsteigenden Ast **(Ramus mandibulae)** übergeht. Am Übergang befindet sich der **Kieferwinkel**.
Am **Unterkieferkörper** unterscheidet man die **Unterkieferbasis** vom zahntragenden **Alveolarfortsatz (Processus alveolaris)**. Unter den Wurzelspitzen der Prämolaren befindet sich an der Außenseite des Unterkiefers eine Öffnung, das **Foramen mentale**.
Der **aufsteigende Unterkieferast** hat nach oben hin zwei Fortsätze:
– **Muskelfortsatz (Processus muscularis)** für den Ansatz des Schläfenmuskels.
– **Gelenkfortsatz (Processus articularis** bzw. **Processus condylaris)** mit dem walzenförmigen Kopf (Caput mandibulae bzw. **Kondylus**), der durch einen kurzen Hals **(Collum mandibulae)** vom aufsteigenden Ast abgesetzt ist (Abb. 5.12).

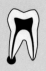

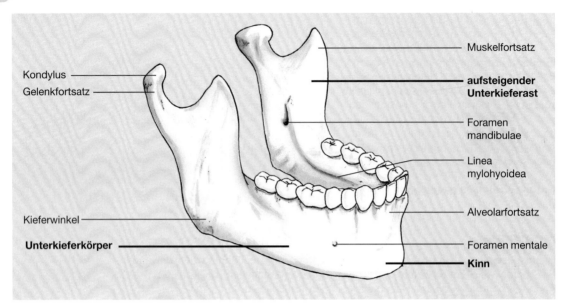

Muskelfortsatz

Kondylus

Gelenkfortsatz

aufsteigender Unterkieferast

Foramen mandibulae

Linea mylohyoidea

Kieferwinkel

Alveolarfortsatz

Unterkieferkörper

Foramen mentale

Kinn

Abb. 5.11
Unterkiefer
von der Seite

Abb. 5.12
Unterkiefer von innen

Auf der Innenseite des aufsteigenden Unterkieferastes befindet sich das **Foramen mandibulae**. Hier beginnt ein Knochenkanal, der **Canalis mandibulae (Mandibularkanal)**, der im Unterkiefer nach vorne bis zum **Foramen mentale** zieht.

Im Mandibularkanal verläuft der **Nervus alveolaris inferior** mit begleitenden Blutgefäßen. Von diesem Nerven ziehen Nervenfasern zu den Wurzelspitzen der Unterkieferzähne und zum Zahnfleisch. Im Bereich des Foramen mentale geht der Nervus alveolaris inferior in den **Nervus mentalis** über. Er versorgt die Kinnregion und Unterlippe der betreffenden Seite (siehe Abb. 5.26, 5.28).

Für den Ansatz von Muskeln befindet sich an der Innenseite des Unterkiefers im

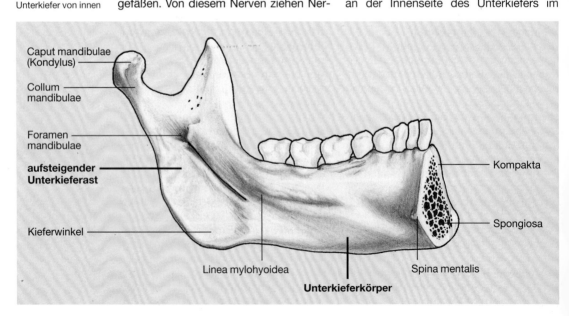

Caput mandibulae (Kondylus)

Collum mandibulae

Foramen mandibulae

aufsteigender Unterkieferast

Kompakta

Kieferwinkel

Spongiosa

Linea mylohyoidea

Spina mentalis

Unterkieferkörper

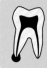

Kinnbereich ein kleiner Dorn, die **Spina mentalis**. Im Bereich der Unterkieferinnenseite liegt weiterhin noch eine schräg verlaufende Leiste, die **Linea mylohyoidea**. Hier hat der gleichnamige Musculus mylohyoideus seinen Ursprung (siehe Abb. 5.18, 5.19).

Zungenbein (Os hyoideum)
Das Zungenbein befindet sich am Übergang vom Mundboden zum Hals. An diesem U-förmigen Knochen setzen zahlreiche Muskeln des Mundbodens, der Zunge und des Halses an (Abb. 5.18, 5.19).

5.1.3 Kiefergelenk
Der Unterkiefer ist auf beiden Seiten durch das Kiefergelenk beweglich mit dem Schläfenbein verbunden.

Aufbau des Kiefergelenks
Im Schläfenbein befindet sich vor dem Gehörgang die **Gelenkpfanne (Gelenkgrube, Fossa articularis)**. Sie wird nach vorne durch einen Knochenhöcker **(Tuberculum articulare)** begrenzt.
Die Gelenkgrube nimmt den walzenförmigen **Gelenkkopf (Kondylus)** auf. Zwischen Gelenkkopf und Gelenkpfanne befindet sich eine Knorpelscheibe **(Discus articularis)**, die das Gelenk in eine **untere** und eine **obere Kammer** unterteilt. Die Gelenkflächen des Kondylus sowie der Gelenkgrube sind dabei zur Verminderung der Reibung mit einer dünnen Knorpelschicht überzogen.
Die bindegewebige **Gelenkkapsel** umgibt das Kiefergelenk vollständig. Sie sondert die **Gelenkschmiere (Synovia)** zur Erhöhung der Gleitfähigkeit ab.

obere Gelenkkammer	– zwischen Diskus und Gelenkgrube
untere Gelenkkammer	– zwischen Diskus und Gelenkkopf

Funktion des Kiefergelenkes
Bei allen Bewegungen des Unterkiefers müssen stets beide Kiefergelenke zu-

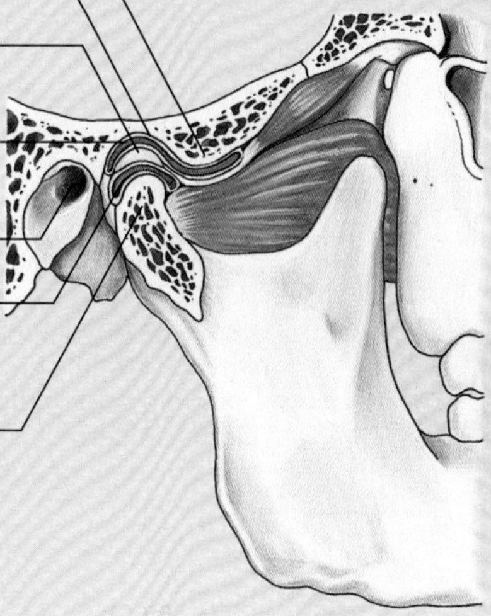

Gelenkhöckerchen – Tuberculum articulare

Gelenkgrube – Fossa articularis

Gelenkscheibe – Discus articularis

obere Gelenkkammer

Gehörgang

untere Gelenkkammer

Gelenkwalze – Kondylus – Caput mandibulae

sammenwirken. Man unterscheidet drei verschiedene Bewegungen im Kiefergelenk:
– **Drehbewegung in der unteren Gelenkkammer:** Sie findet in der ersten Phase der Mundöffnung sowie in der letzten Phase beim Kieferschluss statt.
– **Gleitbewegung in der oberen Gelenkkammer:** Der Unterkiefer gleitet in der zweiten Phase der Mundöffnung sowie bei der reinen Vorschubbewegung mit dem Diskus nach vorne auf das Tuberculum articulare. Beim Kieferschluss sowie bei der Rückbewegung des Unterkiefers verlaufen die Bewegungen entsprechend umgekehrt. Man kann sie gut mit dem Zeigefinger vor dem Ohrläppchen tasten.
– **Seitwärtsbewegung (Rotation):** Bei Seitwärtsbewegungen arbeiten beide Gelenke in unterschiedlicher Weise zusammen. Bei der Drehbewegung nach rechts zum Beispiel führt der rechte Gelenkkopf eine reine Drehbewegung aus, wobei er auch geringgradig zur Seite gedrückt wird. Der linke Gelenkkopf gleitet währenddessen nach vorne un-

Abb. 5.13
Kiefergelenk
im Schnitt

→ siehe auch
Libromed-CD
Folien 5.14-5.16

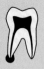

ten zum Tuberculum articulare. Bei einer Seitwärtsbewegung nach links ist es entsprechend umgekehrt.

Kaubewegungen sind in der Regel **kombinierte Dreh-Gleitbewegungen**. Das Kiefergelenk wird daher auch als ein Dreh-Gleitgelenk bezeichnet.

5.1.4 Muskulatur

In diesem Lernfeld ist bislang der Aufbau von Knochen, Schädel und Kiefergelenk beschrieben worden. Diese Strukturen sind Bestandteile des **Halteapparates** bzw. **passiven Bewegungsapparates**.

Die Muskulatur und die zugehörigen Sehnen, mit deren Hilfe die Knochen in den Gelenken bewegt werden, bilden den **aktiven Bewegungsapparat**.

→ siehe auch
Libromed-CD
Folien 5.17-5.20

Der **Halte- und Bewegungsapparat** besteht aus:

– passivem Bewegungsapparat (Skelett)
– aktivem Bewegungsapparat (Muskulatur).

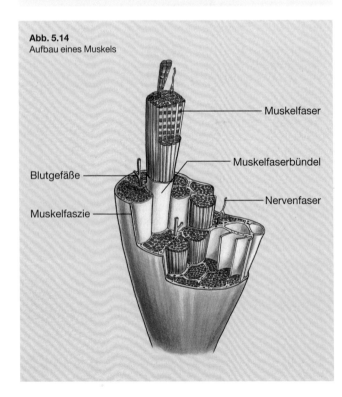

Abb. 5.14
Aufbau eines Muskels

Muskelfaser
Muskelfaserbündel
Blutgefäße
Nervenfaser
Muskelfaszie

Muskelaufbau

Jeder Muskel besteht aus einzelnen **Muskelzellen (= Muskelfasern)**. Sie enthalten eine Vielzahl von so genannten **Myofibrillen**, die sich zusammenziehen (kontrahieren) können. Durch ihre **Kontraktion** verrichten sie die Muskelarbeit.

Mehrere Muskelfasern bilden zusammen ein **Muskelfaserbündel**. Die Muskelfaserbündel wiederum werden durch Bindegewebe zu einem **Muskel** zusammengefasst, der von einer **Muskelhülle (Faszie)** umgeben ist.

Nach Bau und Funktion unterscheidet man:

– **quer gestreifte Muskulatur** (= Skelettmuskulatur bzw. willkürliche Muskulatur)
– **glatte Muskulatur** (=Eingeweidemuskulatur bzw. unwillkürliche Muskulatur)
– **Herzmuskulatur**.

Muskelarbeit

Muskeln leisten Arbeit, indem sie sich auf einen Nervenreiz hin **anspannen (Haltearbeit)** oder **zusammenziehen (Bewegungsarbeit)**.

Die meisten Bewegungen erfolgen durch ein Zusammenspiel mehrerer Muskeln. Gleichsinnig wirkende Muskeln werden **Synergisten (Zusammenwirkende)** genannt. Entgegengesetzt wirkende Muskeln bezeichnet man als **Antagonisten (Gegenspieler)**. Ein typisches Beispiel für Antagonisten sind die Muskeln für die Mundöffnung und den Kieferschluss.

Die Muskeln haben jeweils einen **Ursprung**, meistens an einem unbewegten Knochen, sowie einen **Ansatz**, wo sie durch ihre Kontraktion eine Bewegung durchführen.

5.1.5 Kopfmuskulatur

Im Kopfbereich unterscheidet man:
– **Kaumuskulatur** und
– **mimische Muskulatur**.

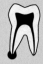

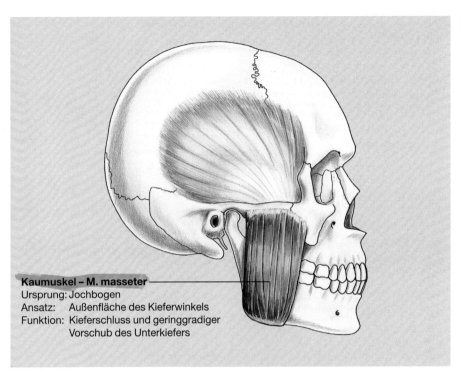

Abb. 5.15
Kaumuskel

Kaumuskel – M. masseter
Ursprung: Jochbogen
Ansatz: Außenfläche des Kieferwinkels
Funktion: Kieferschluss und geringgradiger
                Vorschub des Unterkiefers

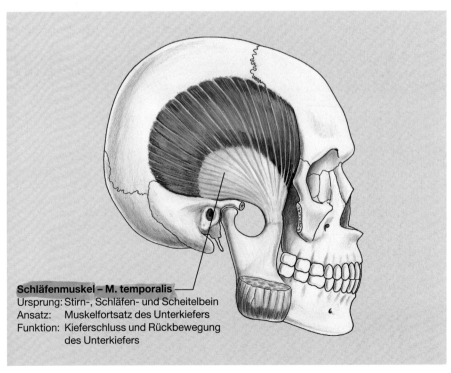

Abb. 5.16
Schläfenmuskel
Der Jochbogen und
der obere Abschnitt
des Kaumuskels
wurden entfernt.

Schläfenmuskel – M. temporalis
Ursprung: Stirn-, Schläfen- und Scheitelbein
Ansatz: Muskelfortsatz des Unterkiefers
Funktion: Kieferschluss und Rückbewegung
                des Unterkiefers

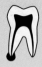

Abb. 5.17
Innerer und äußerer
Flügelmuskel
Der Jochbogen, ein
Teil des Unterkiefers
und der obere Abschnitt
des Kaumuskels
wurden entfernt.

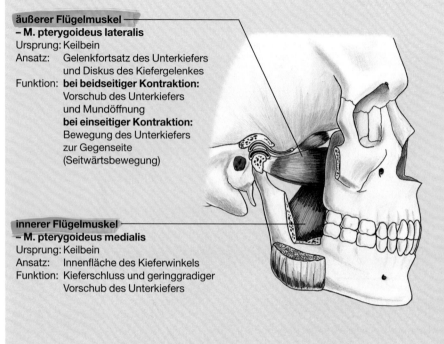

äußerer Flügelmuskel
– M. pterygoideus lateralis
Ursprung: Keilbein
Ansatz: Gelenkfortsatz des Unterkiefers
und Diskus des Kiefergelenkes
Funktion: **bei beidseitiger Kontraktion:**
Vorschub des Unterkiefers
und Mundöffnung
bei einseitiger Kontraktion:
Bewegung des Unterkiefers
zur Gegenseite
(Seitwärtsbewegung)

innerer Flügelmuskel
– M. pterygoideus medialis
Ursprung: Keilbein
Ansatz: Innenfläche des Kieferwinkels
Funktion: Kieferschluss und geringgradiger
Vorschub des Unterkiefers

Abb. 5.18
Mundboden-
muskulatur
von der Seite

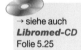

→ siehe auch
***Libromed*-CD**
Folie 5.25

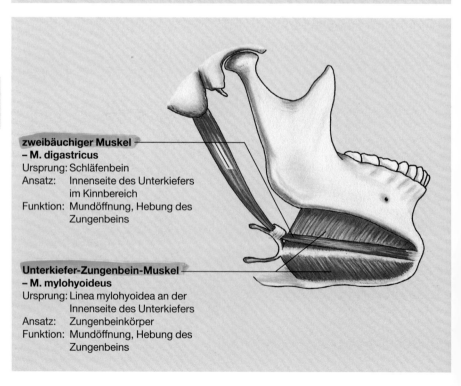

zweibäuchiger Muskel
– M. digastricus
Ursprung: Schläfenbein
Ansatz: Innenseite des Unterkiefers
im Kinnbereich
Funktion: Mundöffnung, Hebung des
Zungenbeins

Unterkiefer-Zungenbein-Muskel
– M. mylohyoideus
Ursprung: Linea mylohyoidea an der
Innenseite des Unterkiefers
Ansatz: Zungenbeinkörper
Funktion: Mundöffnung, Hebung des
Zungenbeins

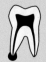

Kaumuskulatur

Zu den **Kaumuskeln** gehören im engeren Sinne:

• Kaumuskel	– M. masseter (M.=Musculus)
• Schläfenmuskel	– M. temporalis
• innerer Flügelmuskel *öffnet*	– M. pterygoideus medialis
• äußerer Flügelmuskel	– M. pterygoideus lateralis.

(schließt)

Im weiteren Sinne zählt man noch verschiedene Muskeln im Mundbodenbereich, die an der **Mundöffnung** beteiligt sind, zur Kaumuskulatur. Dazu gehören:

• zweibäuchiger Muskel	– M. digastricus
• Unterkiefer-Zungenbein-Muskel	– M. mylohyoideus
• Kinn-Zungenbein-Muskel	– M. geniohyoideus.

Mundbodenmus. öffnet

Diese Muskeln ziehen vom Unterkiefer zum Zungenbein und können so den Unterkiefer nach unten und das Zungenbein nach oben bewegen. Insgesamt ist die Muskulatur zur Mundöffnung deutlich schwächer als zum Kieferschluss.

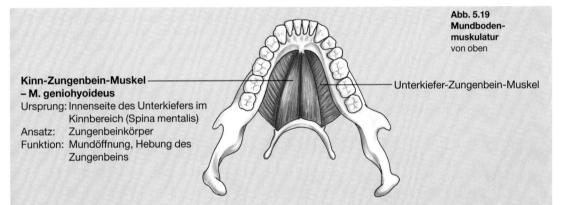

Abb. 5.19
**Mundboden-
muskulatur**
von oben

**Kinn-Zungenbein-Muskel
– M. geniohyoideus**
Ursprung: Innenseite des Unterkiefers im
Kinnbereich (Spina mentalis)
Ansatz: Zungenbeinkörper
Funktion: Mundöffnung, Hebung des
Zungenbeins

Unterkiefer-Zungenbein-Muskel

Mimische Muskulatur

Die mimische Muskulatur verleiht dem Gesicht mit einer Vielzahl von kleinen, unter der Haut gelegenen Muskeln seine Ausdruckskraft. Durch das feine Muskelspiel kann das Gesicht zum Spiegelbild des seelischen Befindens werden.
Im Bereich der Körperöffnungen um Mund und Augen ist die mimische Muskulatur ringförmig angeordnet.
Der **Ringmuskel des Mundes** ermöglicht die vielfältigen Bewegungen der Lippen.
Der **Wangenmuskel** bildet die flächige Grundlage der Wange und begrenzt damit den Mund zur Seite hin.

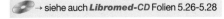
→ siehe auch **Libromed-CD** Folien 5.26-5.28

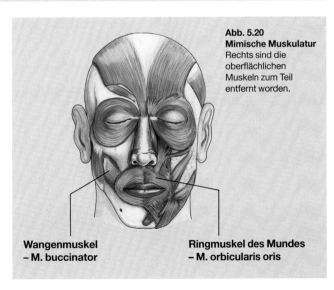

Abb. 5.20
Mimische Muskulatur
Rechts sind die oberflächlichen Muskeln zum Teil entfernt worden.

**Wangenmuskel
– M. buccinator**

**Ringmuskel des Mundes
– M. orbicularis oris**

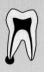
5.1.6 Gefäßversorgung des Kopfes

Der Kopf wird auf beiden Seiten durch jeweils eine **Halsschlagader (A. carotis; A. = Arteria)** mit Blut versorgt. Die für den Hirn- und Gesichtsbereich zunächst gemeinsame Halsschlagader verzweigt sich im oberen Halsbereich in die **innere** und **äußere Halsschlagader**.

Die innere Halsschlagader versorgt das Gehirn und die Augenhöhle, die äußere Halsschlagader das Gesicht und den oberen Halsbereich. Von der äußeren Halsschlagader gehen alle für den Mund-Kiefer-Gesichtsbereich wichtigen Arterien ab. Neben den Arterien verlaufen dabei teilweise gleichnamige Venen, die das zurückfließende Blut sammeln.

5.2 Nervensystem

Zur Regulierung der einzelnen Organe und Abstimmung auf den Gesamtorganismus hat der Körper zwei Steuerungssysteme:
– das **Nervensystem** mit einer schnellen, gezielten Informationsübertragung über Nervenstränge
– das **Hormonsystem** mit einer langsameren, breiter gestreuten Informationsübertragung über das Blut.
Beide Systeme sind aufeinander abgestimmt und beeinflussen sich gegenseitig.

5.2.1 Reiz- bzw. Erregungsleitung

Mit Hilfe des Nervensystems werden Reize aufgenommen, in Erregungen umgewandelt und anschließend weitergeleitet und verarbeitet.

Abb. 5.21
Arterien im
Mund-Kiefer-Gesichts-
bereich

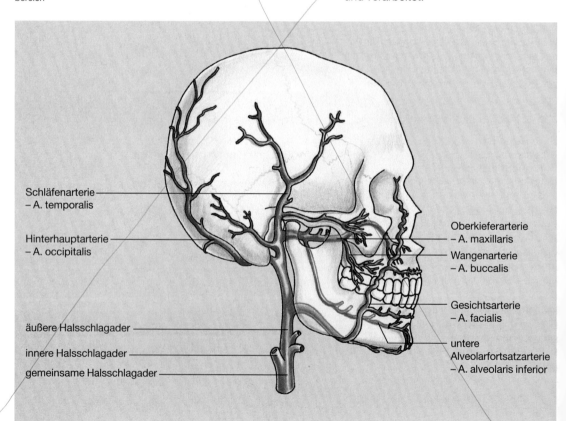

Schläfenarterie
– A. temporalis

Hinterhauptarterie
– A. occipitalis

äußere Halsschlagader

innere Halsschlagader

gemeinsame Halsschlagader

Oberkieferarterie
– A. maxillaris

Wangenarterie
– A. buccalis

Gesichtsarterie
– A. facialis

untere
Alveolarfortsatzarterie
– A. alveolaris inferior

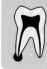

Die **Nervenzellen (Neurozyten)** haben einen Zellkörper mit verschiedenen Zellfortsätzen. Die kleinen, wie die Zweige eines Baumes verästelten Zellausläufer werden **Dendriten** (dendron gr. – Baum) genannt. Davon ist der geradlinige Hauptfortsatz zu unterscheiden, der als **Neurit** oder **Axon** (axon gr. – Achse) bezeichnet wird.

Während die Dendriten die verschiedenen Erregungen aufnehmen, leitet der Neurit die Erregungen weiter. Er wird dabei von Hüllzellen umgeben, den so genannten **Schwann-Zellen**.

Eine Nervenzelle bildet mit ihren Fortsätzen eine anatomische und funktionelle Einheit, das **Neuron**.

Die Erregungsübertragung zwischen den Nervenzellen erfolgt an kolbenförmigen Auftreibungen am Ende der Neuriten durch chemische Überträgerstoffe, so genannte **Transmitter**. Die Kontaktstellen werden als **Synapsen** bezeichnet. Die Erregungsübertragung an einer Synapse erfolgt stets nur in Richtung vom Neuriten zur Zellmembran der Nachbarzelle hin.

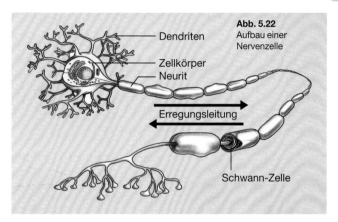

Abb. 5.22
Aufbau einer
Nervenzelle

Dendriten
Zellkörper
Neurit
Erregungsleitung
Schwann-Zelle

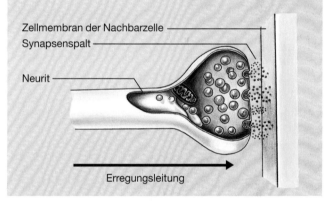

Zellmembran der Nachbarzelle
Synapsenspalt
Neurit
Erregungsleitung

Abb. 5.23
Schema einer
Synapse

5.2.2 Aufbau des Nervensystems

Beim Nervensystem unterscheidet man:
- **Zentralnervensystem (ZNS)** mit Gehirn und Rückenmark
- **peripheres Nervensystem** mit den Hirn- und Rückenmarksnerven.

Das **Zentralnervensystem** ist die Schaltzentrale des Körpers. Hier werden die aus dem Körper kommenden Nervenimpulse verarbeitet und entsprechende Antworten des Körpers veranlasst. Das Gehirn bildet dabei die Grundlage für das Bewusstsein und alle geistigen und seelischen Fähigkeiten des Menschen.

Das **periphere Nervensystem** dient mit seinen Hirn- und Rückenmarksnerven der Fortleitung von Nervenerregungen. Man unterscheidet:
- **sensible Nerven**, die Nervenerregungen von den Sinneszellen zum Zentralnervensystem leiten
- **motorische Nerven**, die Nervenerre-

gungen vom Zentralnervensystem zu den ausführenden Organen (Muskeln, Drüsen) leiten
- **gemischte Nerven**, die sensible und motorische Fasern enthalten.

Das durch unseren Willen beeinflussbare Nervensystem wird durch ein unabhängiges, willentlich nicht beeinflussbares System ergänzt, das **vegetative (bzw. autonome) Nervensystem**. Es reguliert die Körperfunktionen, wie z. B. Herztätigkeit, Atmung, Verdauung, Stoffwechsel (S. 186).

5.2.3 Zentralnervensystem (ZNS)

Das Zentralnervensystem (ZNS) besteht aus Gehirn und Rückenmark. Das Gehirn liegt dabei gut geschützt in der Schädelhöhle und das Rückenmark im Wirbelkanal der Wirbelsäule. Zum weiteren Schutz sind Gehirn und Rückenmark von drei

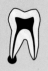
Kommt nicht!

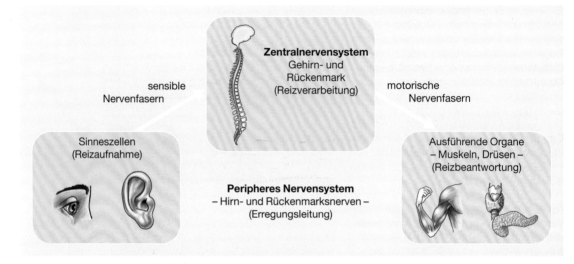

Zentralnervensystem
Gehirn- und
Rückenmark
(Reizverarbeitung)

sensible
Nervenfasern

motorische
Nervenfasern

Sinneszellen
(Reizaufnahme)

Ausführende Organe
– Muskeln, Drüsen –
(Reizbeantwortung)

Peripheres Nervensystem
– Hirn- und Rückenmarksnerven –
(Erregungsleitung)

Abb. 5.24
Zusammenwirken von
peripherem Nerven-
system und Zentral-
nervensystem

Hirn- bzw. Rückenmarkshäuten umgeben, zwischen denen sich ein spaltförmiger Flüssigkeitsraum befindet. Dadurch ist das Zentralnervensystem gut gegen Schlag oder Stoß abgepolstert.

Gehirn
Äußerlich kann man am Gehirn 3 Abschnitte unterscheiden: Großhirn, Kleinhirn und verlängertes Mark.

Abb. 5.25
Übersicht des
Zentralnervensystems

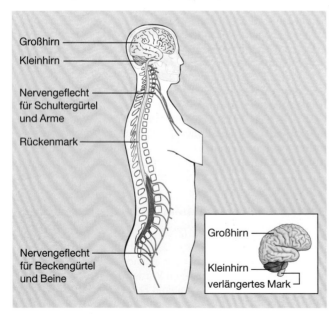

Großhirn

Kleinhirn

Nervengeflecht
für Schultergürtel
und Arme

Rückenmark

Nervengeflecht
für Beckengürtel
und Beine

Großhirn

Kleinhirn

verlängertes Mark

Das **Großhirn** ist der Sitz des Bewusstseins und aller geistigen und seelischen Leistungen. Die inneren Anteile des Großhirns bilden dabei den **Hirnstamm**, der vor allem Aufgaben zur Regulation der Körperfunktionen erfüllt. Unter dem Hirnstamm liegt die **Hirnanhangsdrüse (Hypophyse)**, die ein übergeordnetes Steuerorgan des Hormonsystems ist.

Das **Kleinhirn** kontrolliert und koordiniert die Muskeltätigkeiten. Es sorgt so für einen geordneten Bewegungsablauf und den Erhalt des Gleichgewichts.

Das **verlängerte Mark** ist der untere Abschnitt des Hirnstamms, der zum Rückenmark übergeht. Es enthält wichtige Zentren für Atmung und Kreislauf.

Rückenmark
Das Rückenmark stellt eine Fortsetzung des verlängerten Marks vom Gehirn dar. Es liegt im Wirbelkanal der Wirbelsäule und hat zwei Aufgaben:
– Verbindung des peripheren Nervensystems mit dem Gehirn **(Leitungsorgan)**
– Verbindung der sensiblen und motorischen Nervenfasern zur Bildung eines Reflexbogens **(Reflexorgan)**.

Ein **Reflex** ist eine unwillkürliche Antwort des Körpers auf einen äußeren Reiz. Da er ohne das Bewusstsein abläuft, ermöglicht

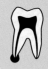

er eine sehr schnelle Körperreaktion. Fasst man z. B. einen zu heißen Gegenstand an, so wird er reflektorisch wieder losgelassen. Die Umschaltung vom sensiblen zum motorischen Nerven erfolgt dabei bereits im Rückenmark.

5.2.4 Peripheres Nervensystem

Das periphere Nervensystem besteht auf beiden Körperseiten aus jeweils
– 12 Hirnnerven und
– 31-32 Rückenmarksnerven.

Hirnnerven

Vom Gehirn gehen auf beiden Seiten jeweils 12 Nerven direkt ab. Man bezeichnet sie als **Hirnnerven** mit den römischen Zahlen I – XII.
Die Hirnnerven versorgen vor allem den Kopf- und Halsbereich. Der **X. Hirnnerv**

(**N. vagus**; N. = Nervus) hat dagegen große Bedeutung für das vegetative Nervensystem und versorgt die inneren Organe im Brust- und Bauchbereich.
Für den zahnmedizinischen Fachbereich sind der **V. Hirnnerv (N. trigeminus)** und **VII. Hirnnerv (N. facialis)** von besonderer Bedeutung.

N. trigeminus

Der N. trigeminus (V. Hirnnerv) teilt sich in 3 Äste zur sensiblen Versorgung der Haut und Schleimhäute im Gesichtsbereich auf (trigeminus lat. – dreigeteilt). Zusätzlich enthält der 3. Ast des N. trigeminus noch motorische Fasern für die Kaumuskulatur.
Die Aufspaltung des N. trigeminus in seine 3 Äste erfolgt bereits im Hirnschädelbereich. An der Teilungsstelle ist er deutlich zu einem **Ganglion (= Nervenknoten)** verdickt.

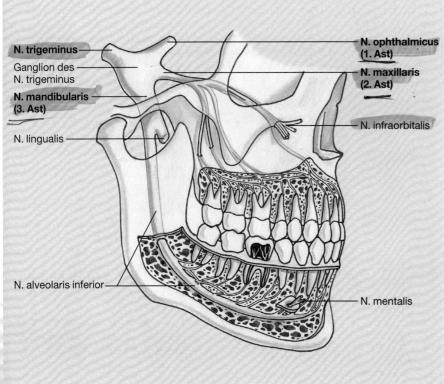

Abb. 5.26
Verlauf des
N. trigeminus

→ siehe auch
Libromed-CD
Folie 5.33

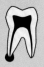
– Der **N. ophthalmicus (1. Ast, Augen-ast)** enthält nur sensible Fasern. Er zieht durch die Augenhöhle, wo er sich in weitere Äste verzweigt. Der N. ophthalmicus ist für die sensible Versorgung des Stirn- und Augenbereiches zuständig und versorgt auch die Schleimhäute der oberen Nasenhöhle, der Stirn- und Keilbeinhöhle sowie der Siebbeinzellen.

– Der **N. maxillaris (2. Ast, Oberkiefer-ast)** enthält ebenfalls nur sensible Fasern. Er versorgt den Oberkiefer, wobei er Äste an die oberen Zähne abgibt **(Nervi alveolares superiores)**. Weiterhin gibt er noch sensible Äste zur Versorgung des Gaumens **(N. palatinus** und **N. incisivus)** ab. Am Foramen infraorbitale tritt der **N. infraorbitalis** aus dem Oberkiefer heraus, um das untere Augenlid, die Nase, den oberen Wangenbereich und die Oberlippe zu versorgen.

– Der **N. mandibularis (3. Ast, Unterkie-ferast)** enthält sensible und motorische Fasern. Mit seinen sensiblen Fasern versorgt er die Haut und Schleimhaut im Unterkieferbereich sowie Teile des Ohres und die vorderen 2/3 der Zunge. Der Zungennerv **(N. lingualis)** liegt dabei im Kieferwinkelbereich in direkter Nähe zum **N. alveolaris inferior**, der die Zähne im Unterkiefer versorgt. Bei einer örtlichen Betäubung des N. alveolaris inferior ist daher häufig auch der Zungennerv mitbetäubt.

Der N. alveolaris inferior gelangt am Foramen mandibulae in den Unterkiefer und versorgt die Unterkieferzähne und das Zahnfleisch der betreffenden Seite über den Mandibularkanal. Am Foramen mentale geht er in den **N. mentalis** zur Versorgung von Kinn und Unterlippe über.

Die motorischen Fasern des N. mandibularis versorgen die Kaumuskulatur.

Abb. 5.27
Nervenversorgung im Oberkiefer

→ siehe auch
Libromed-CD
Folie 5.34

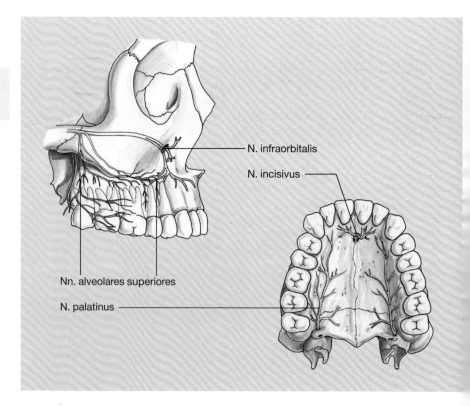

N. infraorbitalis

N. incisivus

Nn. alveolares superiores

N. palatinus

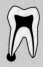

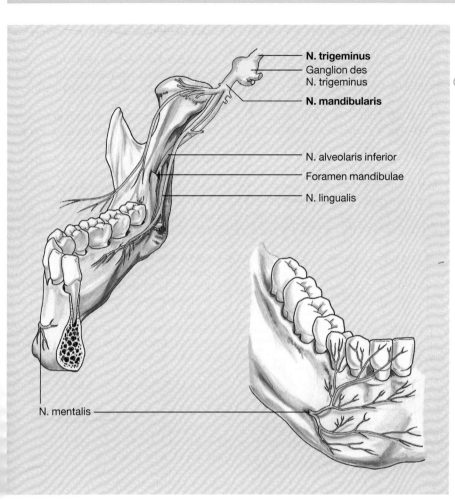

Abb. 5.28
Nervenversorgung
im Unterkiefer

→ siehe auch
Libromed-CD
Folie 5.35

N. trigeminus
Ganglion des
N. trigeminus
N. mandibularis

N. alveolaris inferior
Foramen mandibulae
N. lingualis

N. mentalis

Abb. 5.29
N. trigeminus mit den
wichtigsten Ästen

N. facialis

Der N. facialis (VII. Hirnnerv) ist der motorische Nerv zur Versorgung der **mimischen Muskulatur** im Gesichts- und Halsbereich. Bei einer Verletzung des Nerven kommt es zu einer Lähmung der mimischen Muskulatur auf der entsprechenden Gesichtsseite.

Rückenmarksnerven

Die Rückenmarksnerven treten rechts und links durch die Zwischenwirbellöcher aus dem Wirbelkanal heraus. Sie versorgen nicht nur den Rumpfbereich, sondern auch die Gliedmaßen. Dazu bilden sie jeweils ein Nervengeflecht für die Versorgung des Schultergürtels und der Arme sowie des Beckengürtels und der Beine (Abb. 5.25).

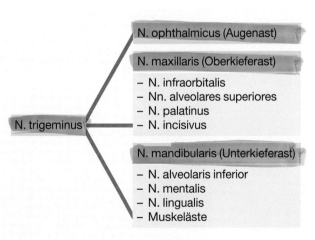

N. trigeminus

N. ophthalmicus (Augenast)

N. maxillaris (Oberkieferast)
– N. infraorbitalis
– Nn. alveolares superiores
– N. palatinus
– N. incisivus

N. mandibularis (Unterkieferast)
– N. alveolaris inferior
– N. mentalis
– N. lingualis
– Muskeläste

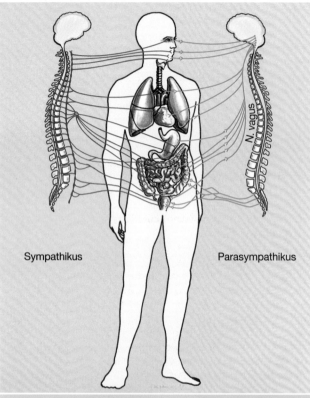

Sympathikus   Parasympathikus

	Sympathikus ("Leistungsnerv")	Parasympathikus ("Erholungsnerv")
Auge	Pupillenerweiterung	Pupillenverengung
Herz	Pulsbeschleunigung	Pulsverlangsamung
Lunge	Bronchienerweiterung	Bronchienverengung
Verdauungs-organe	Hemmung der Verdauungstätigkeit	Anregung der Verdauungstätigkeit

Abb. 5.30
Sympathikus und
Parasympathikus

5.2.5 Vegetatives Nervensystem

Das **vegetative Nervensystem** wird auch als **autonomes Nervensystem** bezeichnet, da es weitgehend selbstständig (autonom) arbeitet.

Das vegetative Nervensystem steuert die Tätigkeit der inneren Organe und reguliert so die lebenswichtigen Körperfunktionen, wie z. B. Herztätigkeit, Atmung, Verdauung und Stoffwechsel. Das hierzu übergeordnete Zentrum befindet sich im Gehirn.

Nach Bau und Funktion unterscheidet man 2 Anteile des vegetativen Nervensystems, die in der Regel entgegengesetzt wirken:
– den Sympathikus und
– den Parasympathikus.

Der **Sympathikus** aktiviert die Leistungsfähigkeit des Körpers, indem er Herz, Kreislauf, Atmung, Muskeldurchblutung und Energiebereitstellung durch den Stoffwechsel anregt. Als äußeres Zeichen hierfür steigen Puls und Blutdruck an. Die Verdauungstätigkeit tritt in dieser Zeit zurück.

Der **Parasympathikus** regt dagegen die Darm- und Drüsentätigkeit an, um neue Leistungsreserven aufzubauen. Der Puls ist dabei verlangsamt und der Blutdruck gesenkt, sodass sich der Körper erholen kann. Der wichtigste Nerv des Parasympathikus ist der **N. vagus (X. Hirnnerv)**.

5.3 Schmerzausschaltung (Anästhesie)

Als **Anästhesie** bezeichnet man eine Unempfindlichkeit gegenüber Schmerz-, Temperatur- und Berührungsreizen. (anaisthesia gr. – Unempfindlichkeit).

Eine künstlich herbeigeführte Anästhesie ist eine wichtige Voraussetzung für viele medizinische Behandlungsmaßnahmen. Grundsätzlich unterscheidet man:
- **Allgemeinanästhesie (Narkose)**
- **Lokalanästhesie (örtliche Betäubung)**.

Die Angst vor dem Zahnarzt ist vor allem eine Angst vor den Schmerzen bei der zahnärztlichen Behandlung. Daher hat die **Schmerzausschaltung** eine besonders große Bedeutung, um die Behandlung zu erleichtern oder erst zu ermöglichen. Schmerz wird von jedem unterschiedlich empfunden und hängt in starkem Maße von der inneren Verfassung des Patienten ab. Die Schmerzausschaltung ist daher nicht nur ein technisches Problem. Vielmehr muss auch vertrauensvoll auf die seelische Anspannung des Patienten in der Zahnarztpraxis eingegangen werden. Aus heutiger Sicht ist es geradezu erstaunlich, dass erst 1844 die erste Narkose und 1884 die erste örtliche Betäubung durchgeführt wurde. Vorher erfolgten alle Eingriffe grundsätzlich ohne Betäubung!

5.3.1 Örtliche Betäubung (Lokalanästhesie)

Bei der örtlichen Betäubung wird das Empfinden in einem begrenzten Gebiet ausgeschaltet, während das Bewusstsein erhalten bleibt.
Man unterscheidet in der Zahnheilkunde grundsätzlich 3 Arten der örtlichen Betäubung:
- Oberflächenanästhesie
- Infiltrationsanästhesie (mit der Sonderform der intraligamentären Anästhesie)
- Leitungsanästhesie.

Die örtlichen Betäubungsmittel bezeichnet man als **Lokalanästhetika** (Einzahl: **Lokalanästhetikum**).

Oberflächenanästhesie

Bei dieser Form der örtlichen Betäubung wird ein Schleimhautbezirk durch Auftragen eines Lokalanästhetikums unempfindlich gemacht.
Die Oberflächenanästhesie kann auf folgende Arten durchgeführt werden:
- durch Aufpinseln einer speziellen Lösung zur Oberflächenanästhesie
- durch ein Spray zur Oberflächenanästhesie
- durch Einreiben mit einer anästhesierenden Salbe
- durch Vereisung. Dies kann durch Aufspritzen von Chloräthyl oder Kohlen-

Abrechnung der Anästhesie
→ siehe **Leistungsabrechnung Band I**
LF 5.1.2 bei Kassenabrechnung
LF 5.2.2 bei Privatabrechnung

Abb. 5.31
Grundformen der Lokalanästhesie

→ siehe auch
Libromed-CD
Folien 5.37, 5.38

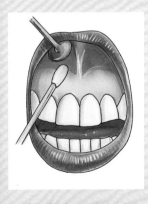
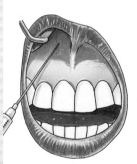
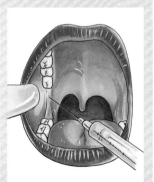

Oberflächenanästhesie · Infiltrationsanästhesie · Leitungsanästhesie

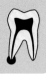
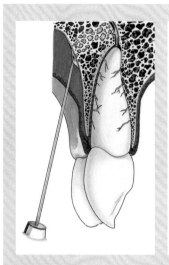
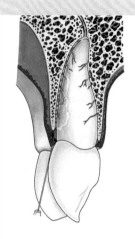

Submuköse Infiltrationsanästhesie
Das Lokalanästhetikum wird unter der Schleimhaut (submukös) injiziert.

Intraligamentäre Anästhesie
Das Lokalanästhetikum wird in den Parodontalspalt (intraligamentär) injiziert.

Abb. 5.32
Vergleich von klassischer Infiltrationsanästhesie und intraligamentärer Anästhesie

Abb. 5.33
Vergleich von Infiltrations- und Leitungsanästhesie

bis hier x

säure auf die Haut bzw. Schleimhaut erfolgen. Durch die Verdunstung entsteht dabei Kälte.

Bei der Oberflächenanästhesie wird nur die oberflächliche Haut bzw. Schleimhaut betäubt. Mit dieser einfachen Anästhesieform kann man z. B. den Würgereiz bei Abformungen oder Röntgenaufnahmen vermindern und den Schmerz beim Einstich einer Spritze mildern.

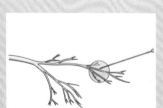
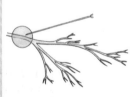

Infiltrationsanästhesie
Das Lokalanästhetikum wird im Bereich der Nervenverästelungen injiziert.

Leitungsanästhesie
Das Lokalanästhetikum wird im Bereich des Nervenstamms injiziert.

Infiltrationsanästhesie

Bei der Infiltrationsanästhesie wird eine Anästhesielösung im Behandlungsbereich **eingespritzt (injiziert)**. Das Lokalanästhetikum kann dann in das umgebende Gewebe **eindringen (infiltrieren)**.

Um die Zahnnerven zu erreichen, muss die Anästhesielösung auch in den Knochen eindringen.

Im **Oberkiefer** und zum Teil auch im **Frontzahnbereich des Unterkiefers** ist der Knochen für Anästhesielösungen gut durchgängig.

Im **Seitenzahnbereich des Unterkiefers** kann die Anästhesielösung die Zahnnerven aufgrund der dicken Kompakta jedoch nicht erreichen.

Die **Infiltrationsanästhesie** wird entsprechend angewendet:
- im Oberkiefer,
- im Frontzahnbereich des Unterkiefers und
- bei Behandlungen des Weichgewebes.

Intraligamentäre Anästhesie

Bei der intraligamentären Anästhesie erfolgt die Injektion eines Lokalanästhetikums zwischen Zahn und Alveolarknochen im Bereich der **Ligamente (Bänder)** des Zahnhalteapparates. Dadurch können einzelne Zähne mit sehr geringen Anästhesiemengen betäubt werden. Da hierzu ein höherer Druck gegenüber der klassischen Infiltrationsanästhesie ausgeübt werden muss, werden von der Industrie spezielle Injektionsspritzen für die intraligamentäre Anästhesie angeboten (Abb. 5.34). Gleichzeitig werden besonders dünne Kanülen verwendet.

Leitungsanästhesie

Bei der Leitungsanästhesie wird ein örtliches Betäubungsmittel in unmittelbarer Nähe eines Nervs injiziert. Dadurch wird die **Erregungsleitung im Nerv** blockiert, sodass der durch diesen Nerv versorgte Körperbereich unempfindlich wird.

In der Zahnheilkunde wird die Leitungsanästhesie vor allem im Bereich des **N. alveolaris inferior** durchgeführt. Dazu injiziert man ein Lokalanästhetikum in der Nähe des **Foramen mandibulae**. Man erzielt da-

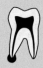

durch eine Unempfindlichkeit der betreffenden Unterkieferseite bis zur Mitte der Schneidezähne sowie der entsprechenden Seite der Unterlippe. Kurze Zeit nach der Injektion verspürt der Patient ein Kribbeln im Bereich der Unterlippe, das mit zunehmender Wirkung der Betäubung nachlässt. Im Oberkiefer kann man eine Leitungsanästhesie unter anderem im Bereich des **Tuber maxillae** und **Foramen infraorbitale** durchführen.

5.3.2 Narkose (Allgemeinanästhesie)

Bei einer **Narkose** werden Bewusstsein und Schmerzempfinden durch Zufuhr eines Narkosemittels (Betäubungsmittels) für einen befristeten Zeitraum ausgeschaltet, um Eingriffe schmerzfrei durchführen zu können.

Eine Narkose umfasst:
– Bewusstlosigkeit
– Schmerzlosigkeit (Analgesie)
– Verminderung oder Ausschaltung der Reflexe
– Muskelerschlaffung.

In vielen Fällen wird eine Narkose durch Injektion eines Narkosemittels in eine Vene eingeleitet **(Injektionsnarkose)** und anschließend durch Beatmung mit einem Narkosegas fortgeführt **(Inhalationsnarkose)**. Neben dieser Kombination von Injektion und Inhalation gibt es auch alleinige Injektionsnarkosen bzw. Inhalationsnarkosen.

Bei einer Narkose in der zahnärztlichen Praxis ist neben dem behandelnden Zahnarzt die Anwesenheit eines zweiten Kollegen mit Anästhesieerfahrung erforderlich.

Bei der Narkosetiefe unterscheidet man 4 klassische Narkosestadien:

I Schmerzlosigkeit – Analgesie
Anfangsstadium bis zum Verlust des Bewusstseins mit abnehmendem Schmerzempfinden

II Erregungsstadium – Exzitation
Übergangsstadium zwischen dem Bewusstseinsverlust in Stadium I und dem erwünschten Narkosestadium III. In diesem Stadium kann es bei gesteigerten Reflexen und unregelmäßiger, verstärkter Atmung zu heftigen Abwehrreaktionen des Patienten kommen. Dieses Stadium wird daher bei Narkosen möglichst schnell überwunden.

III Toleranzstadium
Erwünschtes Narkosestadium mit regelmäßiger Atmung und Herztätigkeit bei gleichzeitig erschlaffter Muskulatur und abgeschwächten bzw. ausgelöschten Reflexen. In diesem Stadium wird operiert.

IV Atemstillstand – Asphyxie
In diesem gefährlichen Stadium kommt es durch Lähmung lebenswichtiger Hirnzentren zum Atemstillstand. Der Patient muss dann künstlich beatmet werden.

Dies ist im Allgemeinen ein entsprechend ausgebildeter Facharzt für Anästhesie.

Das **Stadium I (Analgesie)** einer Narkose kann auch durch alleinige Anwendung von **Lachgas (N_2O)** in Kombination mit Sauerstoff erzielt werden. Lachgas ist ein geruchloses Gas mit einer guten schmerzausschaltenden Wirkung, das erst bei höherer Dosierung zu einer deutlichen Bewusstseinsminderung führt. Bei der Anwendung von Lachgas muss für die Atmung stets ein Sauerstoffanteil von mindestens 25 % vorhanden sein.

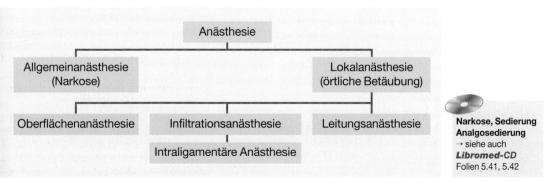

Narkose, Sedierung
Analgosedierung
→ siehe auch
Libromed-CD
Folien 5.41, 5.42

5.3.3 Assistenz bei der Lokalanästhesie

Spritzen

> Eine **Spritze** besteht aus einem Gehäuse und einem darin beweglichen Kolben. Am vorderen Ende befindet sich der Spritzenkonus, auf den Kanülen aufgesetzt werden können.

Zur exakten Volumenbestimmung ist auf der Spritze eine Stricheinteilung mit Zahlen aufgedruckt.

Abb. 5.34
Zylinderampullenspritzen: Die rechte Spritze dient zur intraligamentären Anästhesie

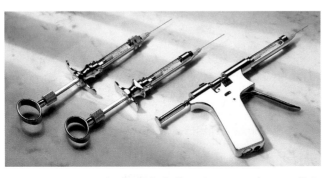

In der Zahnheilkunde verwendet man üblicherweise:
– **Einmalspritzen aus Kunststoff**, bei denen man die Anästhesielösung vor Gebrauch aus einer Flasche oder Ampulle aufziehen muss
– oder spezielle Spritzensysteme für **Zylinderampullen**.

Zylinderampullen sind gebrauchsfertig mit einer Injektionslösung gefüllte Ampullen, die an beiden Enden mit einem Gummistopfen versehen sind. Die Zylinderampul-

len können direkt in speziell dafür vorgesehene Spritzen eingelegt werden. Zur Injektion wird eine entsprechende Kanüle aufgesteckt und festgeschraubt, die durch den Gummistopfen der Zylinderampulle dringt und so die Verbindung zur Injektionslösung herstellt. Die Zylinderampullen haben somit gegenüber den üblichen Ampullen den Vorteil, dass die Anästhesielösung vor Gebrauch nicht erst aus der Ampulle in die Spritze aufgezogen werden muss.

Zylinderampullen werden auch als **Carpulen** bezeichnet. Es handelt sich dabei um einen geschützten Handelsnamen. Die Zylinderampullenspritzen werden entsprechend auch als Carpulenspritzen bezeichnet.

Für die **intraligamentäre Anästhesie** gibt es spezielle Zylinderampullenspritzen mit denen ein höherer Druck bei der Injektion ausgeübt werden kann, als mit üblichen Spritzen (Abb. 5.34).

Kanülen

> Eine **Kanüle** (canule frz. – Röhrchen) ist eine Hohlnadel aus Metall mit einer geschliffenen Spitze und einem Ansatz zum Aufstecken auf eine Spritze.

Für die verschiedenen Einsatzgebiete gibt es Kanülen in unterschiedlichen Ausführungen. Während man für die Infiltrationsanästhesie kurze Kanülen verwenden kann, benötigt man für die Leitungsanästhesie lange Kanülen. Bei der intraligamentären Anästhesie werden besonders dünne Kanülen benutzt.

Bei der Entsorgung von gebrauchten Kanülen muss sorgfältig darauf geachtet werden, dass sich niemand an den Kanülen verletzen kann. Sie gehören daher in einen stabilen Abfallbehälter.

Durchführung der Lokalanästhesie

Benutzt man keine Zylinderampullen, so muss das Lokalanästhetikum zunächst aus einer Ampulle oder einer kleinen Flasche aufgezogen werden.

Ampullen werden im Bereich des Ampullenhalses mit einer kleinen Ampullensäge

Abb. 5.35
Öffnen einer Ampulle

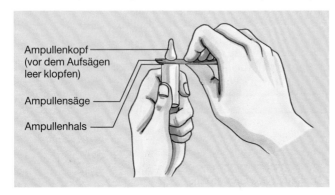

Ampullenkopf
(vor dem Aufsägen
leer klopfen)

Ampullensäge

Ampullenhals

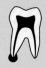

angesägt, sodass der Ampullenkopf anschließend abgebrochen werden kann (Abb. 5.35). Vorher muss der Ampullenkopf jedoch leer geklopft werden, damit die Anästhesielösung anschließend vollständig aus dem unteren Ampullenbereich aufgezogen werden kann.

Bei einigen Ampullen kann der Ampullenkopf auch ohne vorheriges Ansägen abgebrochen werden. Zum Schutz vor Verletzungen wird dabei empfohlen, den Ampullenkopf beim Abbrechen mit einem Tupfer anzufassen.

Das Lokalanästhetikum wird anschließend mit einer Kanüle in die Spritze aufgezogen (Abb. 5.36). In den meisten Fällen gelangt dabei auch etwas Luft in die Spritze. Diese Luft muss bei senkrecht nach oben gehaltener Spritze wieder herausgedrückt werden, damit sie nicht versehentlich in das Gewebe eingespritzt wird. Zur Injektion beim Patienten wird eine neue Kanüle verwendet, da die erste Kanüle beim Aufziehen des Medikamentes aus der Ampulle unsteril und an der Spitze beschädigt worden sein kann.

Bei der örtlichen Betäubung ist es wichtig, dass man nicht in ein Gefäß injiziert. Der Zahnarzt führt daher nach dem Einstich zunächst eine **Aspiration (Ansaugung)** durch. Dazu zieht er den Spritzenkolben kurz zurück. Wurde in ein Blutgefäß eingestochen, so wird beim Aspirieren Blut in die Spritze eingesaugt. Die Anästhesielösung darf dann nicht eingespritzt werden, da sie sonst sofort in den Blutkreislauf gelangen würde und so zu Komplikationen führen könnte (siehe LF 7).

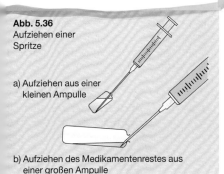

Abb. 5.36
Aufziehen einer
Spritze

a) Aufziehen aus einer
kleinen Ampulle

b) Aufziehen des Medikamentenrestes aus
einer großen Ampulle

5.4 Erkrankungen der Pulpa

5.4.1 Ablauf einer Entzündung

> Eine **Entzündung** ist eine Abwehrreaktion des Körpers auf einen schädigenden Reiz.

In der Fachsprache wird die Entzündung eines Organs in der Regel mit der Endung **-itis** kenntlich gemacht, z. B.:

- Pulpitis — Entzündung der Pulpa
- Parodontitis — Entzündung des Zahnhalteapparates
- Hepatitis — Leberentzündung.

Eine Entzündung läuft in den Grundzügen stets gleich ab. Man unterscheidet dabei **5 Hauptsymptome einer Entzündung**:

1. Hauptsymptom (rubor lat. – Rötung): Durch einen Entzündungsreiz kommt es zu einem örtlich begrenzten Gewebeschaden. Der Körper reagiert hierauf mit einer vermehrten Durchblutung, die auch als **Hyperämie** bezeichnet wird. Die vermehrte Blutfülle bewirkt dabei eine **Rötung** des Gewebes.

2. Hauptsymptom (calor lat. – Wärme): Die vermehrte Durchblutung mit der gleichzeitigen Aktivierung des Stoffwechsels führt zur **Erwärmung des Gewebes**. Da das Gewebe nun durch die vermehrte Durchblutung besser mit Sauerstoff, Nährstoffen und Abwehrstoffen versorgt wird, kann der entzündliche Reiz oft bereits in diesem frühen Stadium unwirksam gemacht werden.

3. Hauptsymptom (tumor lat. – Schwellung): Bei einem stärkeren Entzündungsreiz tritt im weiteren Verlauf Flüssigkeit aus den Blutgefäßen in das Gewebe über und führt so zu einer **Schwellung**.

4. Hauptsymptom (dolor lat. – Schmerz): Die Schwellung und die gleichzeitig einsetzenden Stoffwechselveränderungen im Gewebe rufen Schmerzempfindungen hervor.

5. Hauptsymptom (functio laesa lat. – eingeschränkte Funktion): Schwellung und Schmerz schränken die Funktionstüchtigkeit des Organs ein.

→ siehe auch
***Libromed*-CD**
Folie 5.43

Die 5 Hauptsymptome einer lokalen Entzündung:

Rubor   – Rötung
Calor   – Wärme
Tumor   – Schwellung
Dolor   – Schmerz
Functio laesa – eingeschränkte Funktion

Durch den Entzündungsreiz wird jedoch nicht nur eine örtlich begrenzte Reaktion des Körpers hervorgerufen. Vielmehr reagiert der gesamte Organismus, weshalb man zum Teil auch allgemeine Symptome feststellen kann, wie z. B. Fieber, Pulsbeschleunigung, Abgeschlagenheit, Leistungsschwäche und Vermehrung der weißen Blutkörperchen.

Beurteilung der rektal (im Mastdarm) gemessenen Körpertemperatur

36,5-37,5°C   Normaltemperatur
37,5-38,0°C   leicht erhöhte Temperatur
38,0-39,0°C   mäßiges Fieber
39,0-40,5°C   hohes Fieber
über 40,5°C   sehr hohes Fieber

Axillar (in der Achselhöhle) gemessene Werte liegen durchschnittlich 0,5°C niedriger.

Kommt es bei einer Entzündung zu einer Aussaat von Krankheitserregern in die Blutbahn mit in der Regel schweren Krankheitserscheinungen, so spricht man von einer **Sepsis (Blutvergiftung)**.

Eitrige Entzündungen

Gehen im Rahmen einer Entzündung **weiße Blutkörperchen (Leukozyten)** zugrunde, so werden sie im Allgemeinen über die Lymphkapillaren abtransportiert.
Reicht dieser Abtransport bei einer massiven Entzündung jedoch nicht aus, so bildet sich Eiter.

Eiter (Pus) besteht aus abgesonderten Leukozyten, eingeschmolzenem Gewebe und Krankheitserregern oder Fremdkörpern.

Eitrige Entzündungen

Abszess	– abgekapselte Eiteransammlung im Gewebe
Phlegmone	– flächenhafte, nicht abgekapselte Eiteransammlung im Gewebe
Empyem	– Eiteransammlung in einer natürlichen Körperhöhle (z. B. Kieferhöhle)
Furunkel	– eitrige Entzündung eines Haarbalgs

Abb. 5.37
Ausgedehnter Abszess im Bereich des Unterkiefers, der von einem tief zerstörten Zahn 46 ausgeht. Welche Entzündungszeichen kann man hier sehen?

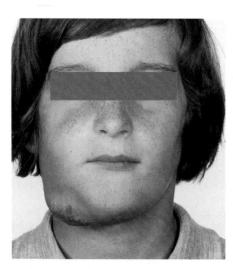

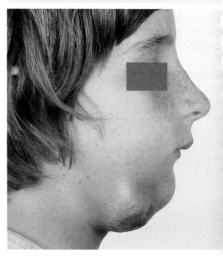

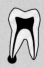

5.4.2 Pulpaentzündungen und ihre Folgen

Pulpitis und Pulpagangrän

Bei einer pulpanahen Karies **(Caries profunda)** gelangen Giftstoffe (Toxine) und nachfolgend Bakterien zur Pulpa.

Die Pulpa reagiert zunächst mit einer vermehrten Durchblutung **(Hyperämie)**, um mehr Abwehrstoffe an den Ort der Schädigung zu bringen. Dabei können Schmerzen auftreten, die durch Temperaturreize (kalt, warm) oder chemische Reize (süß, sauer) ausgelöst werden können. Die Hyperämie kann jedoch auch schmerzlos sein.

Unbehandelt geht die Hyperämie in der Regel bald in eine Entzündung der Pulpa **(Pulpitis)** über. Dabei gelangt vermehrt Serum aus den Blutgefäßen in das Pulpagewebe. Man spricht von einer **Pulpitis serosa (wässrige Pulpaentzündung)**, die im Kronenbereich beginnt und sich zur Wurzelpulpa hin ausdehnt. Da die starren Wände der Pulpahöhle ein Anschwellen der Pulpa behindern, kommt es dabei zu einer deutlichen Druckeinwirkung des Pulpagewebes auf die Nerven und Gefäße. So können spontan teilweise heftige Schmerzen entstehen.

Es treten schließlich vermehrt **weiße Blutkörperchen** in der Pulpa auf, wobei Pulpagewebe durch die Abwehrreaktion geschädigt werden kann. Es kommt zu einer Vereiterung, die zunächst nur einen Teil der Pulpa erfasst und sich schließlich auf die gesamte Pulpa ausdehnt. Die seröse Pulpitis geht somit in eine **eitrige Pulpitis (Pulpitis purulenta)** über.

Während es bei der serösen Pulpitis vorwiegend zu Schmerzen auf Kältereize hin kommt, ist der Zahn bei einer Pulpitis purulenta vor allem wärme- und klopfempfindlich. Kälte kann in diesem Stadium oft sogar vorübergehend Linderung verschaffen.

Bei einer Pulpitis purulenta stirbt das Pulpagewebe schließlich ab und es kommt zur **Pulpanekrose** (Gewebstod der Pulpa). Die Schmerzen können mit der Pulpanekrose völlig abklingen.

Nach einiger Zeit kommt es durch eine bakterielle Fäulnis zu einer Zersetzung der abgestorbenen Pulpa. Es entsteht eine **Pulpagangrän** (fauliger Zerfall der Pulpa). Eine Karies kann somit ohne Behandlung zu einer Pulpagangrän führen. Während die Hyperämie bei entsprechender Behandlung häufig noch reversibel (rückführbar) ist, kann ein Zahn bei einer Pulpitis nur noch in den Anfangsstadien vital erhalten werden. Die Behandlung einer Caries profunda ist somit eine wichtige Maßnahme zur Vitalerhaltung der Pulpa (siehe LF 5.5.).

Mögliche Folgen einer toten Pulpa

Vom toten Pulpagewebe können Giftstoffe und Krankheitserreger über das Foramen apikale in das umliegende periapikale Gewebe eindringen. Es kommt zu einer Entzündung des Zahnhalteapparates im Bereich der Wurzelspitze, die als **apikale Parodontitis** bezeichnet wird.

Von der Abwehrkraft des Körpers einerseits und der Virulenz (Stärke der krankmachenden Eigenschaften) der Bakterien andererseits hängt es ab, ob die apikale Parodontitis einen akuten oder chronischen Verlauf nimmt.

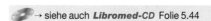
→ siehe auch *Libromed-CD* Folie 5.44

Abb. 5.38
Von der Karies zur Pulpagangrän

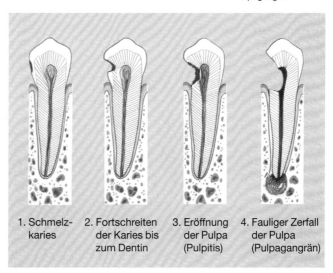

| 1. Schmelzkaries | 2. Fortschreiten der Karies bis zum Dentin | 3. Eröffnung der Pulpa (Pulpitis) | 4. Fauliger Zerfall der Pulpa (Pulpagangrän) |

Abb. 5.39
Röntgenbild einer apikalen Ostitis im Bereich des tief kariösen Zahns 36, bei dem die Karies bis zur Pulpa fortgeschritten ist.

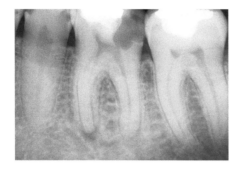

Akute apikale Parodontitis

Bei einer akuten apikalen Parodontitis kommt es zu einer schmerzhaften Anschwellung des Zahnhalteapparates. Der Zahn schmerzt bereits bei leichter Berührung und wird aufbiss- und klopfempfind-

lich. Bohrt man den Zahn auf **(Trepanation)** und bereitet den Wurzelkanal auf, so verspürt der Patient bei einer akuten apikalen Parodontitis in den meisten Fällen eine sofortige Erleichterung.

Schreitet die akute Entzündung jedoch in die Markräume des umgebenden Knochens fort, so entsteht eine **Knochenentzündung (Ostitis)**. Eine weitere Ausbreitung der Entzündung erfolgt in den meisten Fällen nach außen zur Knochenhaut hin, wo es zu einer teilweise sehr schmerzhaften **Knochenhautentzündung (Periostitis)** kommt. Sobald die Entzündung die Knochenhaut durchbrochen hat, lassen die Schmerzen häufig nach. Die Entzündung dringt in das umliegende Weichgewebe ein und bildet dort ein **entzündliches Infiltrat** (infiltrieren = eindringen).

In jedem Stadium dieses Entzündungsweges von der Parodontitis über die Ostitis und Periostitis bis zum entzündlichen Weichteilinfiltrat kann es zu einer Vereiterung kommen. Der **Eiter** besteht dabei aus abgestorbenen weißen Blutkörperchen, eingeschmolzenem Gewebe und Krankheitserregern. Ist die Vereiterung abgekapselt, so spricht man von einem **Abszess**. Ist sie jedoch flächenhaft ohne erkennbare Grenze, so liegt eine **Phlegmone** vor. Bei einer Vereiterung in der Kieferhöhle spricht man von einem **Kieferhöhlenempyem**.

Breitet sich die anfängliche Knochenentzündung (Ostitis) flächenhaft im Knochenmark aus, so entsteht eine **Osteomyelitis (Knochenmarkentzündung)**. Dabei kann der erkrankte Knochenbereich absterben und als **Sequester** abgesondert werden (Sequester = abgestorbenes Knochenstück).

Für die Schwellung im Wangenbereich wird teilweise noch der alte Ausdruck **Parulis** („dicke Backe") gebraucht. Dieser Begriff ist jedoch unscharf, da er nur allgemein eine Wangenschwellung beschreibt ohne näher auf die Ursache einzugehen.

Die Behandlung eines Abszesses erfolgt durch eine Inzision (Einschnitt, siehe S. 259). Der Eiter kann dadurch abfließen und die akute Entzündung in ein chronisches Sta-

Abb. 5.40
Subperiostaler Abszess – unter der Knochenhaut gelegener Abszess.
Die straffe Knochenhaut wird durch den Eiter abgehoben, wodurch teilweise heftige Schmerzen bei nur geringer Schwellung entstehen.

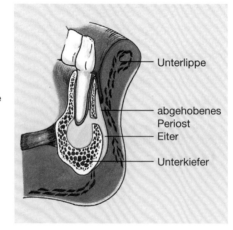

Unterlippe

abgehobenes Periost
Eiter

Unterkiefer

Abb. 5.41
Submuköser Abszess – unter der Schleimhaut gelegener Abszess. Der Eiter befindet sich im lockeren Bindegewebe unter der Schleimhaut. Die Schwellung ist gegenüber dem subperiostalen Abszess größer, während die Schmerzen geringer sind. Der submuköse Abszess ist der häufigste, von den Zähnen ausgehende Abszess.

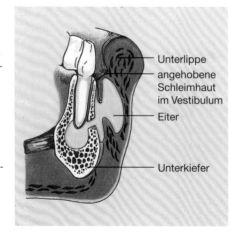

Unterlippe
angehobene Schleimhaut im Vestibulum

Eiter

Unterkiefer

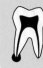

Abszessformen

subperiostal	– unter der Knochenhaut
submukös	– unter der Schleimhaut
sublingual	– unter der Zunge
palatinal	– im Gaumenbereich
paramandibulär	– neben dem Unterkiefer
perimandibulär	– um den Unterkiefer herum
submandibulär	– unter dem Unterkiefer
subkutan	– unter der Haut

dium übergehen. Gleichzeitig ist der schuldige Zahn zu trepanieren (aufzubohren).
Ist die akute Entzündung abgeklungen, so muss der verursachende Zahn noch definitiv versorgt oder extrahiert (entfernt) werden.

Bei allen Entzündungen von der Pulpitis bis zum Abszess sind die **5 Hauptsymptome** einer lokalen Entzündung mehr oder weniger stark ausgeprägt zu erkennen:

Rötung	– Rubor
Wärme	– Calor
Schwellung	– Tumor
Schmerz	– Dolor
eingeschränkte Funktion	– Functio laesa

Chronische apikale Parodontitis

Kann die körpereigene Abwehr die Krankheitserreger abgrenzen, so nimmt die apikale Entzündung einen chronischen Verlauf. Im Röntgenbild kann man dann häufig einen geringgradig verbreiterten Parodontalspalt erkennen.
Als Zeichen der Abwehrreaktion kann es im Bereich der Wurzelspitze zur Ausbildung von **Granulationsgewebe** (granulum lat. – kleines Körnchen) kommen. Dieses Gewebe hat seinen Namen von der gekörnten Oberfläche. Jedes Körnchen entspricht dabei einem kleinen, reich verästelten Gefäßbaum. Zwischen den Gefäßen liegen zahlreiche Nerven und Abwehrzellen.
Das apikale Granulationsgewebe kann als ein Abwehrsystem angesehen werden, in dem sich die körpereigene Abwehr und

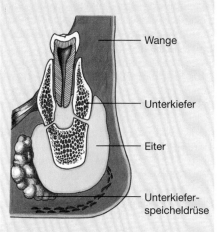

Abb. 5.42
Perimandibulärer Abszess – Abszess um den Unterkiefer herum.
Ein perimandibulärer Abszess muss in der Regel von außen eröffnet werden.

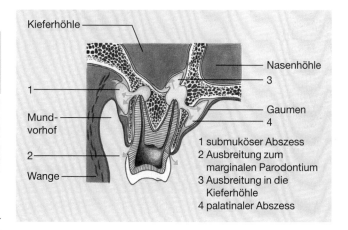

1 submuköser Abszess
2 Ausbreitung zum marginalen Parodontium
3 Ausbreitung in die Kieferhöhle
4 palatinaler Abszess

die Krankheitserreger in einem Gleichgewicht befinden. Bei Verminderung der Abwehrkraft kann dieses chronische Stadium aber jederzeit in eine akute Entzündung übergehen.

Abb. 5.43
Ausbreitungsmöglichkeiten einer eitrigen Entzündung, die von den Wurzelspitzen eines oberen Molaren ausgeht.

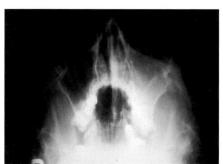

Abb. 5.44
Röntgenbild bei einer Kieferhöhlenentzündung (Sinusitis maxillaris) links, die von einem Oberkiefermolaren ausgeht. Dieses Röntgenbild wird als **N**asenneben**h**öhlenaufnahme **(NNH)** bezeichnet.

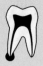
Das apikale Granulationsgewebe wird auch als **apikales Granulom** bezeichnet. Im Röntgenbild ist es als **apikale Aufhellung** zu erkennen (siehe LF 10.7).

Das apikale Granulom kann als chronischer Entzündungsherd eine Fernwirkung haben und verschiedene, oft zunächst unklare Krankheiten verursachen. Man spricht auch von einem Fokus (focus lat. – Herd), von dem eine **Fokalinfektion (Herderkrankung)** ausgeht. Dabei kann es zu einer Streuung von Bakterien sowie ihren Stoffwechsel- und Abbauprodukten über den Blutweg kommen. Als Fokus kommen aber nicht nur apikale Granulome,

sondern auch chronische Mandelentzündungen, Nasennebenhöhlenentzündungen und andere Entzündungsherde bei den inneren Organen infrage.

Typische von einem Fokus ausgehende Erkrankungen sind rheumatische Gelenkentzündungen, Entzündungen im Bereich des Herzens, Nervenentzündungen und Nierenentzündungen.

Die Therapie besteht in der Sanierung des chronischen Entzündungsherdes. Man kann jedoch vor der Behandlung nicht mit Sicherheit sagen, ob eine bestimmte Allgemeinerkrankung auch tatsächlich von diesem chronischen Entzündungsherd ausgeht!

Aus einem apikalen Granulom kann sich weiterhin auch eine **radikuläre Zyste** entwickeln. Dabei wird von Epithelzellen ein Hohlraum gebildet, dessen Inhalt sich verflüssigt. Dieser Hohlraum kann sich ballonartig vergrößern und so eine **Zyste (gutartige Hohlgeschwulst)** bilden. Da diese Zyste von der Wurzel (Radix) ausgeht, spricht man hier von einer radikulären Zyste.

Zysten können auch andere Ursachen haben. So können sie ebenfalls vom Zahnkeimgewebe (Zahnsäckchen) ausgehen. Man nennt sie dann **follikuläre Zysten** (folliculus lat. – kleiner Sack).

Zysten wachsen sehr langsam und verursachen in der Regel keine Schmerzen. Häufig werden sie nur durch Zufall bei einer Röntgenuntersuchung festgestellt. Radikuläre Zysten können nur von pulpatoten Zähnen ausgehen!

In manchen Fällen kann von einem apikalen Granulom auch eine **chronische Fistel** ausgehen. Dabei entwickelt sich meistens ein strangförmiger Fistelgang von der Wurzelspitze zum Vestibulum, wo man dann ein kleines Fistelmaul erkennen kann. In seltenen Fällen verläuft die Fistel nach außen (extraoral). Das Fistelmaul liegt dann in der Regel seitlich vom Unterkiefer im Bereich der Molaren.

Abb. 5.45
Extrahierter Zahn mit radikulärer Zyste

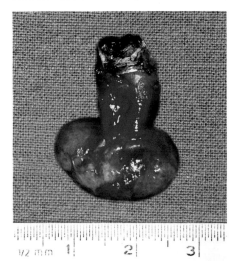

Abb. 5.46
Chronische Fistel im Bereich des Unterkiefers, die von einem tief zerstörten Zahn 46 ausgeht.

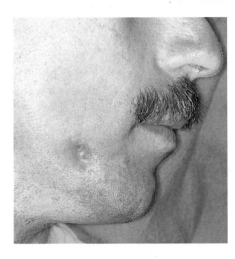

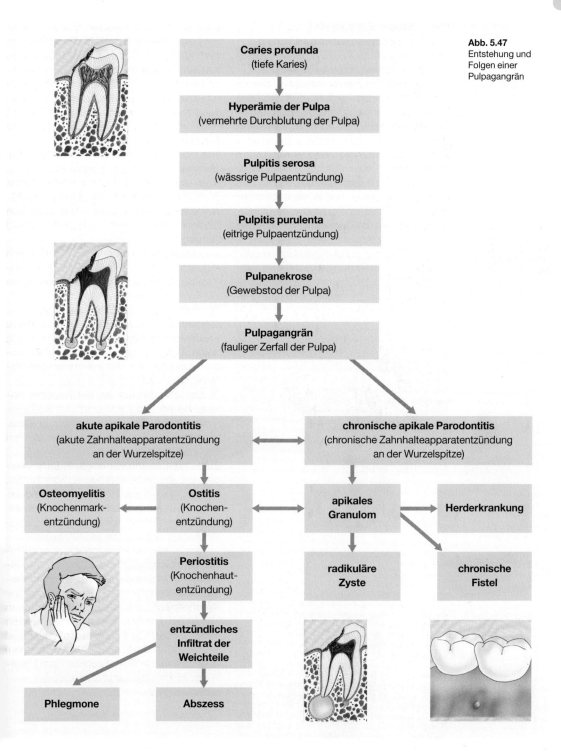

Abb. 5.47
Entstehung und
Folgen einer
Pulpagangrän

Caries profunda
(tiefe Karies)

Hyperämie der Pulpa
(vermehrte Durchblutung der Pulpa)

Pulpitis serosa
(wässrige Pulpaentzündung)

Pulpitis purulenta
(eitrige Pulpaentzündung)

Pulpanekrose
(Gewebstod der Pulpa)

Pulpagangrän
(fauliger Zerfall der Pulpa)

akute apikale Parodontitis
(akute Zahnhalteapparatentzündung
an der Wurzelspitze)

chronische apikale Parodontitis
(chronische Zahnhalteapparatentzündung
an der Wurzelspitze)

Osteomyelitis
(Knochenmark-
entzündung)

Ostitis
(Knochen-
entzündung)

**apikales
Granulom**

Herderkrankung

Periostitis
(Knochenhaut-
entzündung)

**radikuläre
Zyste**

**chronische
Fistel**

**entzündliches
Infiltrat der
Weichteile**

Phlegmone

Abszess

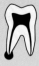

5.5 Vitalerhaltung der erhaltungswürdigen Pulpa

Indirekte Überkappung (Cp)

Eine **indirekte Überkappung** wird zur Vitalerhaltung der Pulpa durchgeführt, wenn sich nur noch eine dünne Dentinschicht über der Pulpa befindet. Dies kann nach Präparation einer tiefen Kavität, Beschleifen einer Zahnkrone oder nach einer Kronenfraktur ohne Pulpaeröffnung sein. Die Pulpa wird dabei zu ihrem Schutz und zur Anregung einer **Tertiärdentinbildung** (siehe LF 4.1) mit einem Medikament indirekt überkappt. Im Gegensatz zur direkten Überkappung kommt das Medikament dabei nicht direkt mit der Pulpa in Kontakt. Bei der **Cp-Behandlung** (Cp = Caries profunda) kann festes, wenn auch teilweise kariöses Dentin in geringem Umfang in Pulpanähe belassen werden, wenn bei konsequentem Exkavieren die Gefahr einer Pulpaeröffnung besteht. Anschließend wird in diesem Bereich ein Medikament aufgetragen, um das zum Teil noch kariöse Dentin zu neutralisieren, die Pulpa zu schützen und die Odontoblasten zur Bildung von Tertiärdentin anzuregen.

Direkte Überkappung (P)

Eine **direkte Überkappung** wird mit einem geeigneten Medikament zur Vitalerhaltung einer eröffneten Pulpa durchgeführt. Die Erfolgsaussichten einer direkten Überkappung hängen wesentlich von der Größe der Eröffnung und dem Zustand der Pulpa ab. Günstige Voraussetzungen sind:
– jugendlicher Patient
– nur punktförmige Eröffnung
– keine Karies im Bereich der Eröffnung.

Medikamente zur Überkappung

Zur direkten und indirekten Überkappung werden verschiedene Medikamente angeboten.

Das wichtigste Medikament ist **Kalziumhydroxid = Ca(OH)$_2$**. Es regt die Odontoblasten zur Bildung von Tertiärdentin an. Kalziumhydroxid wird sowohl für die indirekte als auch direkte Überkappung bei beschwerdefreien Zähnen empfohlen.

Ein anderes Mittel zur Überkappung ist **Zinkoxid-Eugenol-Zement**. Eugenol hat eine beruhigende Wirkung auf die Pulpa. Bei direktem Kontakt mit der Pulpa oder höherer Dosierung ist es jedoch schädlich. Zinkoxid-Eugenol-Zement soll daher stets möglichst dick angerührt werden.

Vitalamputation (Pulpotomie)

Bei der **Vitalamputation** bzw. **Pulpotomie** wird die vitale Kronenpulpa unter Anästhesie mit einem sterilen Bohrer oder Exkavator bis zu den Kanaleingängen entfernt. Die Wurzelpulpa wird belassen und wie bei einer direkten Überkappung mit einer medikamentösen Einlage versorgt. Durch dieses Verfahren wird versucht, die Wurzelpulpa vital zu erhalten.

amputare	lat. – abschneiden
-tomie	gr. – Schnitt, abschneiden

Abrechnung der Vitalerhaltung
→ siehe **Leistungsabrechnung Band I**
LF 5.1.3 bei Kassenabrechnung
LF 5.2.3 bei Privatabrechnung

→ siehe auch
Libromed-CD
Folien 5.47, 5.48

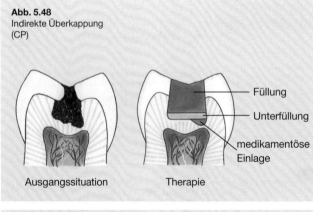

Abb. 5.48
Indirekte Überkappung (CP)

Ausgangssituation   Therapie

Füllung
Unterfüllung
medikamentöse Einlage

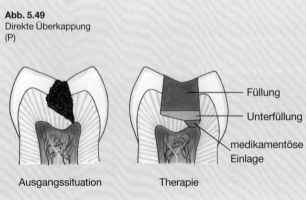

Abb. 5.49
Direkte Überkappung (P)

Ausgangssituation   Therapie

Füllung
Unterfüllung
medikamentöse Einlage

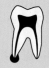

Die Vitalamputation ist insbesondere bei Verletzungen von jugendlichen Zähnen mit noch nicht abgeschlossenem Wurzelwachstum oder Milchzähnen erfolgversprechend. Bei älteren Patienten mit engem Wurzelkanal ist eine Vitalamputation aufgrund der schlechten Durchblutung der Pulpa und damit schlechteren Abwehrlage nicht sinnvoll. Die Wurzelpulpa kann dann in der Regel nicht vital erhalten werden.

5.6 Wurzelkanalbehandlung

5.6.1 Instrumente

Es gibt eine Fülle von verschiedenen Instrumenten zur Wurzelkanalbehandlung. In der Praxis beschränkt man sich im Allgemeinen auf einige Grundformen:

- **Reamer (K-Bohrer, Wurzelkanalbohrer Typ K = Kerr):** Der Reamer (to ream engl. – Loch erweitern) ist das gebräuchlichste Instrument zur Erweiterung eines Wurzelkanals. Dabei wird das die Pulpa umgebende Dentin durch die spiralige Schneide des Reamers abgetragen.
- **Kerr-Feile (K-Feile):** Dieses Instrument entspricht in seiner Form dem Reamer, die Windungen der Schneiden sind jedoch wesentlich enger. Die Kerr-Feile wird zum Erweitern und Glätten des Wurzelkanals eingesetzt.
- **Hedströmfeile:** Instrument mit spiralförmig um den Schaft verlaufenden, schräg nach hinten geneigten Schneiden, die nur bei Zug Substanz abtragen. Die Hedströmfeile dient zum Aufbereiten und Glätten von Wurzelkanälen, vor allem wenn sie nicht rund sind.
- **Exstirpationsnadel („Nervnadel"):** Instrument mit feinen Widerhaken zum Entfernen der Pulpa. Zum Teil wird für dieses Instrument auch der unschöne Begriff „Nervnadel" benutzt.
- **Rattenschwanzfeile:** Instrument mit kräftigen Widerhaken zur Säuberung und Erweiterung des Wurzelkanals.
- **Miller-Nadel:** Glatte oder aufgeraute, im Querschnitt kantige oder runde Nadel zum Sondieren der Wurzelkanäle. Wenn man sie mit Watte umwickelt, können

damit auch Wurzelkanäle gereinigt oder Medikamente eingeführt werden.

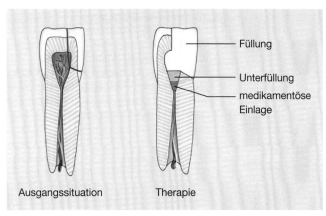

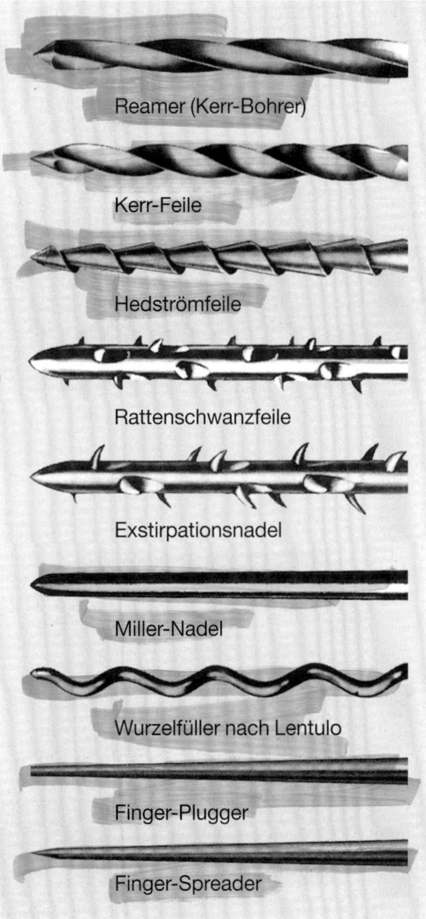

Füllung

Unterfüllung

medikamentöse Einlage

Ausgangssituation   Therapie

Abb. 5.50
Vitalamputation (Pulpotomie)

Abb. 5.51
Die wichtigsten Wurzelkanalinstrumente

Reamer (Kerr-Bohrer)

Kerr-Feile

Hedströmfeile

Rattenschwanzfeile

Exstirpationsnadel

Miller-Nadel

Wurzelfüller nach Lentulo

Finger-Plugger

Finger-Spreader

Abrechnung der Wurzelkanalbehandlung
→ siehe **Leistungsabrechnung Band I**
LF 5.1.4 bei Kassenabrechnung
LF 5.2.4 bei Privatabrechnung

– **Wurzelfüller nach Lentulo:** Förderspirale zum blasenfreien Auffüllen des Wurzelkanals mit einer Wurzelfüllpaste.
– **Finger-Plugger:** Instrument zum Verdichten von Guttapercha in **vertikaler (senkrechter) Richtung** bei der Wurzelfüllung. Dabei wird das Wurzelfüllmaterial durch Druck von oben verdichtet.

Abb. 5.52
Wirkungsweise von Finger-Plugger und Finger-Spreader

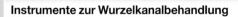

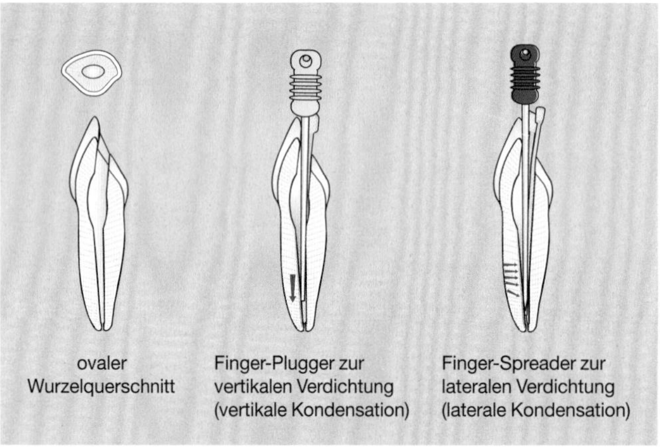

| ovaler Wurzelquerschnitt | Finger-Plugger zur vertikalen Verdichtung (vertikale Kondensation) | Finger-Spreader zur lateralen Verdichtung (laterale Kondensation) |

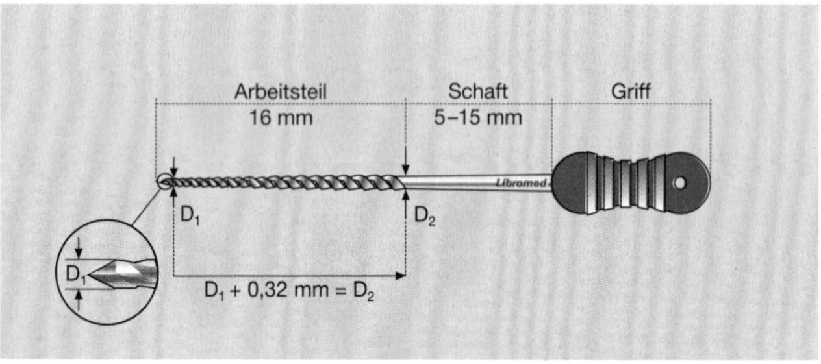

Abb. 5.53
Aufbau der Wurzelkanalinstrumente

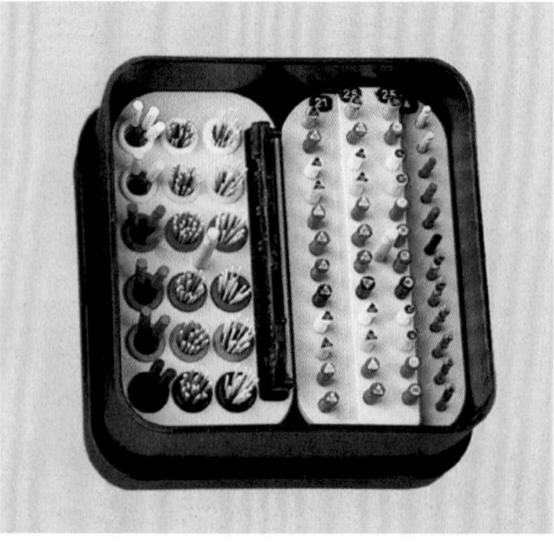

Abb. 5.54
Aufbewahrung von Wurzelkanalinstrumenten

– **Finger-Spreader:** Instrument zur **lateralen (seitlichen) Verdichtung** von Guttapercha. Nachdem bereits ein Guttaperchastift in den Wurzelkanal eingeführt worden ist, wird dieses Instrument am Guttaperchastift entlang in den Wurzelkanal gedrückt. Dabei wird die Guttapercha seitlich an die Wurzelkanalwände gepresst (Abb. 5.52).

Die **Wurzelkanalaufbereitung** kann mit der Hand oder maschinell erfolgen. Die Industrie bietet die oben beschriebenen Reamer und Feilen dazu mit entsprechenden Ansätzen zum maschinellen Antrieb an. Zusätzlich gibt es verschiedene Spezialinstrumente, wie z.B. Beutelrock-Bohrer und Wurzelkanalerweiterer nach Gates.
Alle Wurzelkanalinstrumente müssen bei der Behandlung gesichert werden, damit sie beim Abrutschen nicht verschluckt oder aspiriert (eingeatmet) werden. Diese Sicherung kann durch Kofferdam (Abb. 4.47), Sicherheitskettchen oder einen Faden erfolgen (Abb.5.57).

Normung
Die Instrumentenstärke wird international durch die ISO-Nummer gekennzeichnet. Diese Nummer gibt den Durchmesser der Instrumente am Punkt D_1 in hundertstel Millimetern an. Ein Instrument mit der ISO-Nummer 15 hat also einen Durchmesser von 0,15 mm am Punkt D_1 (Abb. 5.53).
Alle Wurzelkanalinstrumente werden zum Schaft hin etwas dicker. Am Punkt D_2 ist der Durchmesser bei allen Instrumenten um 0,32 mm größer als am Punkt D_1.

Zur schnellen Erkennung und Einordnung sind die Griffe der Wurzelkanalinstrumente farbig markiert. Dabei gilt die dreimal vorkommende Reihenfolge: weiß-gelb-rotblau-grün-schwarz. Für die extrem feinen Größen wurden die Farben rosa (006), grau (008) und lila (010) gewählt.

Längeneinstellung
Zur korrekten Wurzelkanalbehandlung müssen die einzelnen Instrumente auf die Länge des Wurzelkanals eingestellt wer-

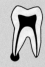

ISO-Nummer	Durchmesser D$_1$ (in mm)	Farbe
006	0,06	
008	0,08	
010	0,10	
015	0,15	
020	0,20	
025	0,25	
030	0,30	
035	0,35	
040	0,40	
045	0,45	
050	0,50	
055	0,55	
060	0,60	
070	0,70	
080	0,80	
090	0,90	
100	1,00	
110	1,10	
120	1,20	
130	1,30	
140	1,40	

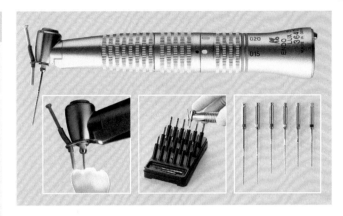

Abb. 5.55
Maschinelle Wurzel-
kanalaufbereitung

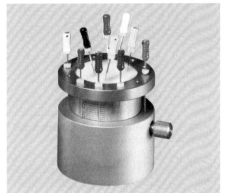

Abb. 5.56
Längeneinstellung
der Wurzelkanal-
instrumente

den. Der Wurzelkanal kann dann exakt in seiner gesamten Länge aufbereitet und mit einem entsprechenden Wurzelfüllmaterial versorgt werden. Die Industrie bietet Messgeräte an, mit denen die Wurzelkanalinstrumente schnell und sicher auf die gewünschte Länge eingestellt werden können (Abb. 5.56).

5.6.2 Behandlungsmethoden

Allgemeiner Behandlungsablauf

Der Behandlungsablauf richtet sich nach dem vorliegenden Krankheitsbild. Dabei hat sich allgemein folgender Ablauf bewährt:

- Eingehende klinische Untersuchung des Zahnes einschließlich einer Vitalitätsprobe
- Röntgendiagnostik zur Feststellung des Wurzelverlaufs und eventuell vorhandener Knochenveränderungen
- Eröffnung (Trepanation) des Zahnes mit geradlinigem Zugang zum Wurzelkanal

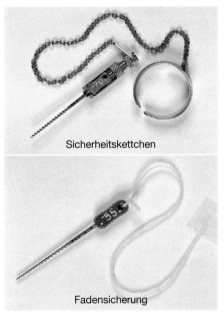

Sicherheitskettchen

Fadensicherung

Abb. 5.57
Sicherung der
Wurzelkanal-
instrumente

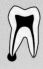

Ablauf einer Wurzelkanal-behandlung
→ siehe auch
Libromed-CD
Folien 5.49, 5.53

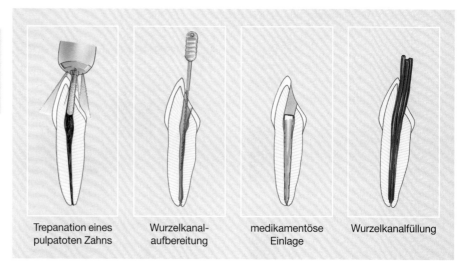

| Trepanation eines pulpatoten Zahns | Wurzelkanal-aufbereitung | medikamentöse Einlage | Wurzelkanalfüllung |

Abb. 5.58
Arbeitsschritte einer Wurzelkanal-behandlung

– Exstirpation der Pulpa mit Exstirpationsnadeln oder kleinen Reamern
– Erstellen eines Röntgenbildes zur Längenbestimmung des Wurzelkanals mit eingesetztem Aufbereitungsinstrument
– Aufbereiten des Wurzelkanals mit Reamern oder Feilen
– Reinigen, Desinfizieren und Trocknen des Wurzelkanals mit Spüllösungen und Papierspitzen
– Füllung des Wurzelkanals mit Paste, Guttapercha oder Wurzelstiften
– Kontroll-Röntgenbild
– Verschluss der Kavität.

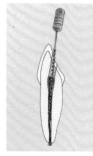

Abb. 5.59
Vitalexstirpation

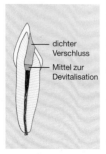

dichter Verschluss

Mittel zur Devitalisation

Abb. 5.60
Devitalisation

Nach örtlicher Betäubung wird der Zahn trepaniert und die vitale Pulpa vollständig entfernt (exstirpiert). Anschließend wird ein Röntgenbild mit einem eingesetzten Aufbereitungsinstrument zur Längenbestimmung des Wurzelkanals gemacht. Anhand dieses Röntgenbildes können die folgenden Wurzelkanalinstrumente exakt auf die Länge des Wurzelkanals eingestellt werden.
Es folgt die Aufbereitung des Wurzelkanals mit Reamern oder Feilen. Darauf wird der Wurzelkanal gereinigt, desinfiziert, getrocknet und schließlich wurzelgefüllt. Zur Kontrolle wird ein Abschlussröntgenbild durchgeführt und die Kavität verschlossen.

Vitalexstirpation

Bei der **Vitalexstirpation** (vita lat. – Leben) wird die vitale Pulpa unter Anästhesie vollständig entfernt.

Eine Vitalexstirpation wird durchgeführt, wenn ein Zahn nicht mehr vital erhalten werden kann:
– bei Entzündung der Pulpa (Pulpitis)
– bei eröffneter Pulpa, wenn weder eine direkte Überkappung noch eine Vitalamputation angezeigt ist
– aus prothetischen Gründen zur Verankerung eines Stiftes für eine Stiftkrone oder Stiftkappe.

Mortalexstirpation

Bei der **Mortalexstirpation** (mors lat. – Tod) wird die Pulpa nach vorangegangener **Devitalisation** (Abtötung) vollständig entfernt.

Bei diesem Verfahren benötigt man entsprechend mindestens 2 Sitzungen, während der Zahn bei einer Vitalexstirpation im Allgemeinen in einer Sitzung versorgt werden kann.

In der **1. Sitzung** wird nach vorangegangener Vitalitätsprobe und Röntgendiagnostik zunächst die Kavität des Zahnes unter An-

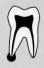

ästhesie präpariert und der Zahn eröffnet (trepaniert). Darauf wird ein Devitalisationsmittel direkt auf die Pulpa gelegt und der Zahn mit einer provisorischen Füllung versorgt. Diese provisorische Füllung muss dicht sein, damit das Devitalisationsmittel nicht das umliegende Zahnfleisch schädigt.

In der **2. Sitzung** wird der provisorische Verschluss wieder entfernt und die Pulpa vollständig exstirpiert. Im Folgenden wird der Wurzelkanal in üblicher Weise aufbereitet, gereinigt, desinfiziert, getrocknet und wurzelgefüllt. Das Vorgehen entspricht dabei der Vitalexstirpation.

Teilweise werden auch mehr als 2 Sitzungen durchgeführt, wobei man mehrmals medikamentöse Einlagen einwirken lässt.

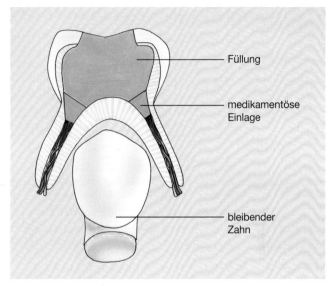

Füllung

medikamentöse Einlage

bleibender Zahn

Abb. 5.61
Mortalamputation

Mortalamputation

Bei der **Mortalamputation** (mors lat. – Tod; amputare lat. – abschneiden) wird die vorher devitalisierte Pulpa nur im Kronenbereich mit einem sterilen Rosenbohrer abgetragen.
Die devitalisierte Pulpa im Wurzelbereich wird belassen und mit einem geeigneten Medikament abgedeckt.

Da das im Wurzelbereich zurückgebliebene, abgestorbene Pulpagewebe einen ständigen Entzündungsreiz für den Wurzelspitzenbereich und den gesamten Körper bedeutet, ist die Mortalamputation an bleibenden Zähnen nicht zu vertreten. Im Milchgebiss ist die Mortalamputation jedoch gestattet, um die Milchmolaren als **Platzhalter** für die bleibenden Zähne zu erhalten.

Gangränbehandlung

Bei einer **Gangrän** liegt ein fauliger Zerfall von abgestorbenem Gewebe vor. Durch bakterielle Fäulnisprozesse kommt es dabei zu einem übel riechenden Geruch.

Allgemein spricht man in der Zahnheilkunde von einer **Gangränbehandlung**, wenn eine Wurzelkanalbehandlung bei einem pulpatoten Zahn durchgeführt wird. Im Gegensatz zur Mortalexstirpation ist der Zahn bereits vor Behandlungsbeginn pulpatot, z.B. nach einer eitrigen Pulpitis.

Durch den fauligen Zerfall des Pulpagewebes liegt bei einer Pulpagangrän in der Regel eine **apikale Parodontitis** vor. Entsprechend wird bei einer Gangränbehandlung im Allgemeinen zunächst eine medikamentöse Einlage durchgeführt, bevor eine definitive Wurzelfüllung gelegt wird. Es sind daher in der Regel mindestens 2 Sitzungen erforderlich.

In der **1. Sitzung** wird eine Kavität präpariert und der Zahn trepaniert. Da der Zahn devital ist, benötigt man dazu in der Regel keine Anästhesie. Anschließend wird der Wurzelkanal sorgfältig aufbereitet, desinfiziert, gereinigt und getrocknet. Darauf folgt eine medikamentöse Einlage im Wurzelkanal mit anschließendem Verschluss der Kavität.

In einer **2. Sitzung** wird diese medikamentöse Einlage wieder entfernt und der Wurzelkanal nach gründlicher Reinigung

**Diagnostik
und Behandlung
des Wurzelkanals**
→ siehe auch
Libromed-CD
Folien 5.54–5.70

Trepanation	– Eröffnung (eines Zahnes oder einer Knochenhöhle)
Devitalisation	– Abtötung (der Zahnpulpa)
Vitalamputation (Pulpotomie)	– Entfernung der vitalen Kronenpulpa, wobei die erhaltene Wurzelpulpa mit einem Medikament abgedeckt wird
Vitalexstirpation	– vollständige Entfernung der vitalen Pulpa
Mortalamputation	– Entfernung der Kronenpulpa eines vorher devitalisierten Zahnes, wobei die verbliebene Wurzelpulpa mit einem Medikament abgedeckt wird (nur bei Milchzähnen)
Mortalexstirpation	– vollständige Entfernung der vorher devitalisierten Pulpa
Gangränbehandlung	– Wurzelkanalbehandlung eines pulpatoten Zahnes (Gangrän = fauliger Zerfall von Gewebe)

und Trocknung wurzelgefüllt. Nach einer Röntgenkontrolle wird die Kavität verschlossen.

Wie bei der Mortalexstirpation können auch bei der Gangränbehandlung mehrere medikamentöse Einlagen erforderlich sein, bevor die definitive Wurzelfüllung durchgeführt werden kann.

Wurzelfüllmaterialien

Bei den Wurzelfüllmaterialien unterscheidet man:
– temporäre (zeitweilige) Materialien
– definitive (endgültige) Materialien.

Die temporären Wurzelfüllmaterialien werden vor allem als medikamentöse Einlagen verwendet.

Allgemein müssen Wurzelfüllmaterialien folgende Eigenschaften aufweisen:
– bakteriendichter Verschluss der Kanäle
– keine Dauerreizung des Gewebes im Bereich der Wurzelspitze
– Sterilität
– Sichtbarkeit im Röntgenbild
– Unlöslichkeit in Gewebeflüssigkeiten
– einfache Handhabung.

Von der Industrie wird eine Vielzahl von verschiedenen Wurzelfüllmaterialien angeboten. Neben den verschiedenen Pasten und Zementen kann man dabei Stifte aus Guttapercha, Kunstharz oder Metall verwenden.

Ab. 5.62
Endodontische Behandlung am Zahn 41

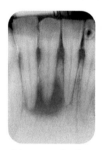
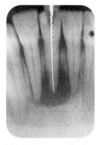

a) Ausgangssituation mit ausgedehnter apikaler Ostitis

b) Nadelmessaufnahme bei der Wurzelkanalaufbereitung

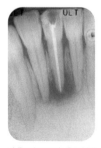
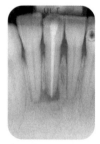
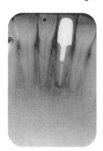

c) Beginnende Rückbildung der apikalen Ostitis 3 Monate nach Behandlungsbeginn mit medikamentöser Einlage

d) Wurzelfüllung 6 Monate nach Behandlungsbeginn

e) Definitive Versorgung des Zahnes mit Stiftaufbau und Verblendkrone

6 Praxisabläufe organisieren

Das **Lernfeld 6** enthält **keine Inhalte der Zahnmedizinischen Assistenz.**

Zielformulierung

Im Rahmenlehrplan sind folgende **Ziele des Lernfeldes 6** angegeben:

Die angehenden **Zahnmedizinischen Fachangestellten**

- analysieren die im Zusammenhang mit der Verfolgung von Praxiszielen auftretenden zeitlichen Abläufe in der Praxisorganisation und -verwaltung.
- verschaffen sich einen Überblick über Möglichkeiten der Terminplanung und nutzen ihre Kenntnisse über Bestellsysteme bei der Terminvereinbarung unter Berücksichtigung von Patienten- und Praxisinteressen.
- weisen den Patienten auf die im Zusammenhang mit der zahnärztlichen Behandlung relevanten Regelungen der Sozialgesetzgebung hin.
- informieren den Patienten über den auf seinen Behandlungsfall bezogenen Praxisablauf, nehmen Fragen und Beschwerden entgegen und entwickeln fallbezogene Lösungsmöglichkeiten.
- erkennen und schätzen Konfliktpotential ein, vermeiden durch vorbeugendes Verhalten dessen Entfaltung und tragen durch situationsgerechtes Verhalten zur Konfliktlösung bei.
- reflektieren Verwaltungsabläufe unter den Gesichtspunkten Zeitmanagement und Qualitätssicherung und entwickeln und erstellen für standardisierte Arbeitsabläufe Formulare und Pläne.
- organisieren die Archivierung von Behandlungsunterlagen und Dokumentationen zu Rechtsverordnungen unter Beachtung der Aufbewahrungsfristen und des Datenschutzes und beurteilen Ablagesysteme unter Kosten-Nutzen-Aspekten.
- überwachen den Posteingang, bewerten ihn im Hinblick auf die weitere Bearbeitung und bereiten den Postausgang unter begründeter Auswahl der Versendungsform vor.
- stellen die Abrechnungsunterlagen für die Leistungsabrechnung mit den Kostenträgern auf der Grundlage der gesetzlichen und vertraglichen Bestimmungen zusammen und erledigen den damit im Zusammenhang stehenden Schriftverkehr.
- nutzen aktuelle Medien der Informationserfassung, -bearbeitung und -übertragung.

Inhalte von Lernfeld 6

Die im **Rahmenlehrplan** aufgeführten **Inhalte des Lernfeldes 6** sind:
- Ablauforganisation
- Terminvergabe
- Sozialgesetzbuch V
- Praxisteam
- Konfliktmanagement
- Telefonnotiz, Praxisinformationen
- Schriftgutablage
- besondere Versendungsarten
- Checklisten
- zahnärztliche Software.

Lernfeldübersicht

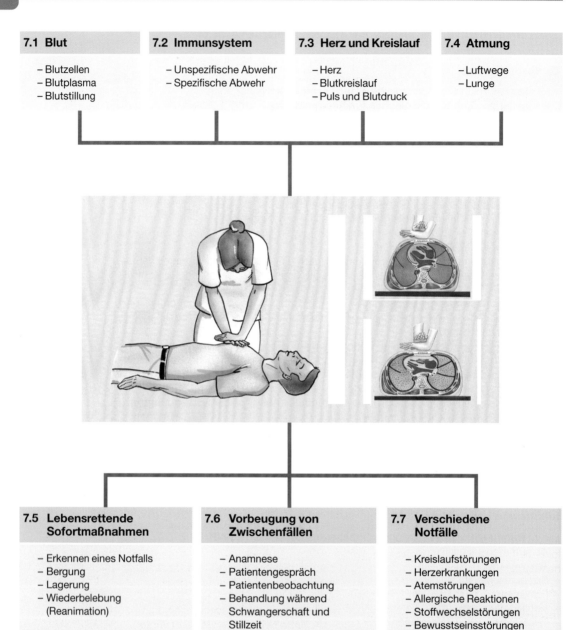

7.1 Blut

– Blutzellen
– Blutplasma
– Blutstillung

7.2 Immunsystem

– Unspezifische Abwehr
– Spezifische Abwehr

7.3 Herz und Kreislauf

– Herz
– Blutkreislauf
– Puls und Blutdruck

7.4 Atmung

– Luftwege
– Lunge

7.5 Lebensrettende Sofortmaßnahmen

– Erkennen eines Notfalls
– Bergung
– Lagerung
– Wiederbelebung
  (Reanimation)

7.6 Vorbeugung von Zwischenfällen

– Anamnese
– Patientengespräch
– Patientenbeobachtung
– Behandlung während
  Schwangerschaft und
  Stillzeit

7.7 Verschiedene Notfälle

– Kreislaufstörungen
– Herzerkrankungen
– Atemstörungen
– Allergische Reaktionen
– Stoffwechselstörungen
– Bewusstseinsstörungen
– Blutungen im Mundbereich
– Postexpositionsprophylaxe

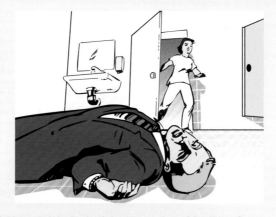

Fallsituation

Herr N. war gestern Abend auf einer Feier bei Freunden. Es wurde viel Alkohol getrunken. Dabei ist es auch spät geworden.
Heute Morgen hat Herr N. einen Termin in der Praxis Dr. Müller zur professionellen Zahnreinigung.

Herr N. fühlt sich nicht wohl, lässt sich jedoch nichts anmerken. Monika ruft Herrn N. im Wartezimmer auf und bittet ihn ins Prophylaxezimmer. Herr N. wirkt auf Monika unruhig und nervös. Er bittet, vor der Behandlung noch einmal kurz die Toilette aufsuchen zu können. Als er jedoch auch nach mehreren Minuten nicht zurückkommt, wird Monika nachdenklich und geht zur Patiententoilette. Die Tür steht einen Spalt auf. Durch den Spalt sieht Monika, dass der Patient auf dem Boden liegt. Sie öffnet die Tür. Herr N. ist nicht ansprechbar und lässt sich auch nicht durch Schütteln wecken. Sie ruft daraufhin laut nach Dr. Müller und beginnt zielstrebig mit Erste-Hilfe-Maßnahmen.

Fragen zur Fallsituation

1. Wie stellt man fest, ob ein Mensch bewusstlos ist?
2. Welche Erste-Hilfe-Maßnahmen sind in diesem Fall zu ergreifen?
3. Welche Ursachen kann die Bewusstlosigkeit von Herrn N. haben?
4. Wo steht der Notfallkoffer in Ihrer Praxis?

→ siehe auch
Libromed-CD
Folie 7.1

Abrechnung von Notfallmaßnahmen
→ siehe **Leistungsabrechnung Band I**
Lernfeld 7

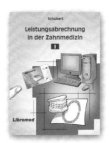

In Notfallsituationen kommt es auf schnelles, sicheres Handeln an. Dazu muss ein fundiertes Wissen der Anatomie, Physiologie und Pathologie des Menschen vorhanden sein.

Anatomie – Lehre vom Bau des Körpers
Physiologie – Lehre von den normalen Lebensvorgängen
Pathologie – Krankheitslehre

In diesem Lernfeld werden zunächst die Grundlagen erarbeitet:
LF 7.1 Blut
LF 7.2 Immunsystem
LF 7.3 Herz und Kreislauf
LF 7.4 Atmung.

Die erforderlichen Grundkenntnisse über das Nervensystem sind bereits im **Lernfeld 5.2** erläutert worden.

Dieses Fachwissen ist die notwendige Voraussetzung für professionelles Handeln, um
– **Zwischenfällen vorzubeugen** und
– **in Notfallsituationen Hilfe zu leisten.**
Entsprechend folgen den theoretischen Grundlagen der Lernfelder 7.1 – 7.4 die praktischen Anwendungen in den Lernfeldern 7.5 – 7.7:
LF 7.5 Lebensrettende Sofortmaßnahmen
LF 7.6 Vorbeugung von Zwischenfällen
LF 7.7 Erste Maßnahmen bei verschiedenen Notfällen.

Zur **Vorbeugung von Zwischenfällen** ist eine kompetente, einfühlsame Patientenbetreuung wichtig, wie Sie bereits in Lernfeld 2 beschrieben worden ist. Dazu gehören insbesondere:
– freundliche Umgangsformen
– verständnisvolles Eingehen auf die Bedürfnisse der Patienten
– gewissenhafte Erhebung der Anamnese (Krankenvorgeschichte)
– regelmäßige Beobachtung des Patienten vor, während und nach der Behandlung.

Der Einfluss einer freundlichen, patientenorientierten Praxisatmosphäre zur Vorbeugung von Notfallsituationen sollte nicht unterschätzt werden. Zur **fachlichen Kompetenz** muss deshalb auch eine entsprechende **persönliche** und **soziale Kompetenz** kommen. Erst dies macht eine gute Zahnmedizinische Fachangestellte aus!

7.1 Blut

Aufbau und Aufgaben

Blut besteht zu 45% aus Blutzellen und 55% aus Blutplasma (Blutflüssigkeit).
Bei den **Blutzellen** unterscheidet man:
• rote Blutkörperchen – **Erythrozyten**
• weiße Blutkörperchen – **Leukozyten**
• Blutplättchen – **Thrombozyten**.
Das **Blutplasma** besteht aus Wasser und enthält darin gelöste Stoffe.
Insgesamt macht das Blut ca. 8% des Körpergewichts aus. Ein Mensch mit einem Gewicht von 75 kg hat somit ca. 6 Liter Blut.

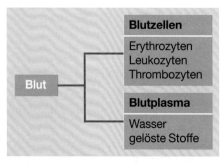

→ siehe auch
Libromed-CD
Folien 7.2-7.4

Das Blut erfüllt zahlreiche Transportaufgaben und hat wichtige Abwehrfunktionen.

Transportfunktion: Blut
– transportiert Sauerstoff aus der Lunge zu den einzelnen Körperzellen und führt Kohlendioxid zur Lunge zurück.
– bringt Nährstoffe zu den Zellen und leitet die beim Stoffwechsel anfallenden Abbauprodukte zu den Ausscheidungsorganen.
– verteilt Hormone, Vitamine und Enzyme.
– sorgt für einen Wärmeausgleich zwischen den einzelnen Körperabschnitten.

Abwehrfunktion: Eingedrungene Krankheitserreger und Fremdsubstanzen werden durch die **weißen Blutkörperchen (Leukozyten)** und **Abwehrstoffe** im Plasma unschädlich gemacht (siehe LF 7.2).

Blutgerinnung: Bei Verletzungen wird der Blutverlust durch die Blutgerinnung begrenzt und die Wunde durch das geronnene Blut nach außen hin keimdicht verschlossen.

Blutzellen

Rote Blutkörperchen (Erythrozyten)

Die Erythrozyten (erythros gr. – rot) sind runde, beidseits leicht eingedellte, kernlose Zellen mit einem Durchmesser von ca. 7/1000 mm. Sie enthalten den roten, eisenhaltigen **Blutfarbstoff Hämoglobin**, der Sauerstoff binden und von der Lunge zu den Körperzellen transportieren kann. Sauerstoffreiches Blut ist hellrot, sauerstoffarmes Blut dunkelrot.
Die roten Blutkörperchen werden im Knochenmark gebildet. Sie haben eine Lebensdauer von ca. 120 Tagen und werden dann in Milz, Leber und Knochenmark abgebaut. Mengenmäßig stellen die roten Blutkörperchen den Hauptanteil der Blutzellen.

Weiße Blutkörperchen (Leukozyten)

Die Leukozyten (leukos gr. – weiß) sind kernhaltige Blutzellen zur Abwehr von Krankheitserregern und Fremdstoffen. Sie können die Blutgefäße verlassen, um ihre Abwehraufgaben im Gewebe zu erfüllen.

Man unterscheidet drei Arten von Leukozyten: – Granulozyten
– Lymphozyten
– Monozyten.

Granulozyten: Die im Knochenmark gebildeten Granulozyten (granulum lat. – kleines Korn) haben typische kleine Körnchen im Zellkörper. Nach der Anfärbbarkeit dieser Körnchen unterscheidet man **neutrophile, eosinophile** und **basophile Granulozyten**.

Die neutrophilen Granulozyten sind **Mikrophagen (kleine Fresszellen)**. Sie nehmen Krankheitserreger in sich auf und machen sie dadurch unschädlich. Dieser Vorgang wird **Phagozytose** genannt.

Die eosinophilen und basophilen Granulozyten sind unter anderem an allergischen Reaktionen beteiligt.

Lymphozyten: Die Lymphozyten werden im Lymphgewebe von Milz, Lymphknoten, Thymus und Tonsillen gebildet, wobei die Ursprungszellen aus dem Knochenmark stammen.

Lymphozyten führen keine Phagozytose durch, sondern haben große Bedeutung für die spezifische Abwehr des Körpers (siehe LF 7.2).

Monozyten: Die im Knochenmark gebildeten Monozyten sind die größten Blutzellen. Sie machen Krankheitserreger durch Phagozytose unschädlich und werden als **Makrophagen (große Fresszellen)** bezeichnet.

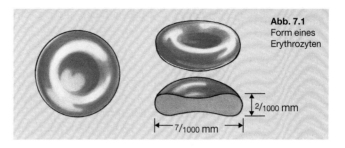

Abb. 7.1
Form eines Erythrozyten

$2/1000$ mm

$7/1000$ mm

Anzahl der Blutzellen pro mm³ (=µl) Blut

Erythrozyten	ca. 4.500.000	bei der Frau
	ca. 5.000.000	beim Mann
Leukozyten	5.000-9.000	bei Mann und Frau
Thrombozyten	150.000-300.000	bei Mann und Frau

Blutplättchen (Thrombozyten)
Die im Knochenmark gebildeten Thrombozyten (thrombos gr. – Klumpen) spielen eine wichtige Rolle bei der Blutstillung. Die flachen, unregelmäßig geformten Thrombozyten sind keine richtigen Zellen, sondern nur kernlose Zellbruchstücke. Nach einer durchschnittlichen Lebensdauer von ca. 10 Tagen werden sie in Milz und Leber abgebaut.

Blutplasma
Das Blutplasma enthält zu ca. 90 % Wasser. Der übrige Anteil besteht aus darin gelösten Eiweißkörpern (Proteinen), Salzen und verschiedenen durch das Blut transportierten Stoffen. Dazu gehören

→ siehe auch
Libromed-CD
Folien 7.5-7.9

Abb. 7.2
Weiße Blutkörperchen (Leukozyten)

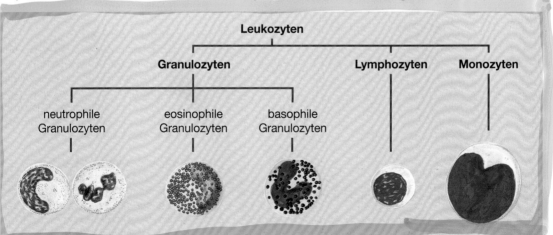

Leukozyten

Granulozyten Lymphozyten Monozyten

neutrophile Granulozyten   eosinophile Granulozyten   basophile Granulozyten

Nährstoffe, Abbauprodukte des Stoffwechsels, Abwehrstoffe, Hormone und Enzyme.

Blutserum

Entnimmt man Blut, so gerinnt es innerhalb von wenigen Minuten. Dabei entsteht ein **Thrombus (Blutpfropf)**, der aus den Blutzellen und einem Fibrinnetz zusammengesetzt ist. Das Fibrinnetz wird aus dem im Blutplasma vorhandenen Eiweißkörper **Fibrinogen** gebildet.

Die anschließend überstehende Flüssigkeit ist das **Blutserum**. Es enthält alle Plasmabestandteile bis auf das bei der Blutgerinnung verbrauchte Fibrinogen.

Blutserum + Fibrinogen = Blutplasma

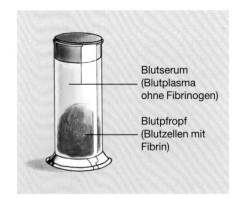

Abb. 7.3
Geronnenes Blut im Standzylinder

Blutserum
(Blutplasma
ohne Fibrinogen)

Blutpfropf
(Blutzellen mit
Fibrin)

Blutstillung

Bei Verletzungen erfolgt eine zuverlässige Blutstillung durch ein abgestimmtes Zusammenspiel von:

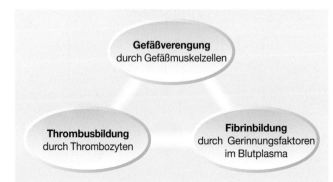

Gefäßverengung
durch Gefäßmuskelzellen

Thrombusbildung
durch Thrombozyten

Fibrinbildung
durch Gerinnungsfaktoren
im Blutplasma

Ablauf der Blutstillung

1. Gefäßverengung: Bei der Verletzung eines Gefäßes kontrahieren sich die Gefäßmuskelzellen kurzfristig und verengen dadurch das Gefäß.

2. Thrombusbildung: Thrombozyten aus dem strömenden Blut lagern sich an die verletzte Gefäßwand und bilden durch Verklebung einen Blutpfropf.

3. Fibrinbildung (Blutgerinnung): Verletzte Gewebezellen außerhalb des Gefäßes und die Thrombozyten im Gefäß aktivieren die Gerinnungsfaktoren im Blutplasma. Diese 13 mit römischen Zahlen bezeichneten Faktoren arbeiten nach einem mehrstufigen **Gerinnungsschema** zusammen. Dabei wird das im Blutplasma vorhandene **Prothrombin** in **Thrombin** umgewandelt.

Durch Thrombin entsteht aus dem inaktiven **Fibrinogen** des Blutplasmas das faserartige **Fibrin**. Die einzelnen Fibrinfasern vernetzen den Blutpfropf, ziehen ihn zusammen und verleihen ihm seine endgültige Festigkeit.

7.2 Immunsystem

Das Immunsystem (immunis lat. – frei, unberührt) macht Krankheitserreger und Fremdsubstanzen unschädlich, die in den Körper eindringen. Man unterscheidet:

– **unspezifische Abwehr** und
– **spezifische Abwehr** des Körpers.

Unspezifische Abwehr

Haut und Schleimhäute bilden einen äußeren Schutz vor Krankheitserregern und Fremdsubstanzen. Zusätzlich enthält der Körper jedoch noch:

– **Abwehrzellen (zelluläre Abwehr)** und
– in den Körperflüssigkeiten gelöste **Abwehrstoffe (humorale Abwehr)**.

Unspezifische zelluläre Abwehr

Die Zellen der unspezifischen Abwehr machen eingedrungene Krankheitserreger und Fremdkörper durch Phagozytose für den Körper unschädlich. Sie nehmen sie dazu in sich auf, um sie anschließend aufzulösen.

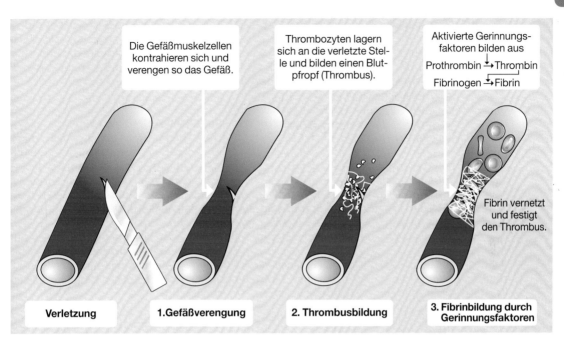

Die Gefäßmuskelzellen kontrahieren sich und verengen so das Gefäß.

Thrombozyten lagern sich an die verletzte Stelle und bilden einen Blutpfropf (Thrombus).

Aktivierte Gerinnungsfaktoren bilden aus
Prothrombin $\rightarrow$ Thrombin
Fibrinogen $\rightarrow$ Fibrin

Fibrin vernetzt und festigt den Thrombus.

Verletzung | **1.Gefäßverengung** | **2. Thrombusbildung** | **3. Fibrinbildung durch Gerinnungsfaktoren**

Man bezeichnet sie daher auch als **Phagozyten (Fresszellen)**. Man unterscheidet:
– **Mikrophagen (kleine Fresszellen)**, z. B. die neutrophilen Granulozyten
– **Makrophagen (große Fresszellen)**, z. B. Monozyten.

Unspezifische humorale Abwehr
In den Körperflüssigkeiten (humor lat. – Flüssigkeit) sind zusätzlich unspezifische Abwehrstoffe enthalten. Dazu gehören z. B. das gegen Bakterien gerichtete **Lysozym** und das gegen Viren wirksame **Interferon**.

Spezifische Abwehr
Das spezifische Abwehrsystem richtet sich gezielt gegen einzelne Krankheitserreger oder Fremdstoffe. Es ergänzt damit das unspezifische Abwehrsystem.
Eine Substanz, die eine spezifische Abwehrreaktion des Körpers hervorrufen kann, wird als **Antigen** bezeichnet. Das spezifische Abwehrsystem reagiert gegen Antigene gezielt durch:
– Anlagerung von **Lymphozyten** (zelluläre Abwehr) oder
– Bildung von **Antikörpern** (humorale Abwehr).

Antigen – Substanz, die eine spezifische Immunreaktion auslösen kann.

Antikörper – Eiweißkörper, der vom Immunsystem als Reaktion gegen ein Antigen gebildet wird.

Abb. 7.4
Schema der Blutstillung

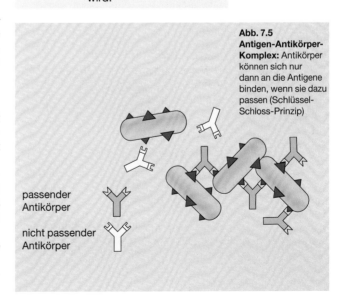

Abb. 7.5
Antigen-Antikörper-Komplex: Antikörper können sich nur dann an die Antigene binden, wenn sie dazu passen (Schlüssel-Schloss-Prinzip)

passender Antikörper

nicht passender Antikörper

Spezifische zelluläre Abwehr

Die spezifische zellgebundene Abwehr erfolgt durch Lymphozyten, die im Thymus (siehe LF 7.3.3) geprägt worden sind. Sie werden daher auch **T-Lymphozyten** (T=Thymus) genannt. Wenn sie mit einem Antigen in Kontakt kommen, werden sie aktiviert und führen eine spezifische Immunreaktion durch.

Man unterscheidet 4 Arten von T-Lymphozyten:

T-Killer-Zellen: Sie zerstören Antigene.

T-Helfer-Zellen: Sie haben große Bedeutung für die Stärkung des gesamten Immunsystems und aktivieren die B-Lymphozyten (siehe unten).

T-Suppressor-Zellen: Sie können überschießende Immunreaktionen unterdrücken und somit Allergien verhindern.

T-Gedächtniszellen: Dies sind besonders langlebige Zellen, die nach Kontakt mit einem Antigen als **Immungedächtnis** wirken. Bei erneutem Antigenkontakt vermitteln sie eine besonders schnelle Immunreaktion.

Spezifische humorale Abwehr

Diese Form der Abwehr erfolgt durch **Antikörper**. Sie werden von **Plasmazellen** gebildet, die aus so genannten **B-Lymphozyten** entstehen. Antikörper machen Antigene unschädlich, indem sie **Antigen-Antikörper-Komplexe** bilden (siehe Abb. 7.5).

Auch bei der spezifischen humoralen Abwehr gibt es **Gedächtniszellen**, die bei erneutem Kontakt mit einem Antigen für eine besonders schnelle Immunantwort sorgen.

Abb. 7.6
Aufbau des
Immunsystems

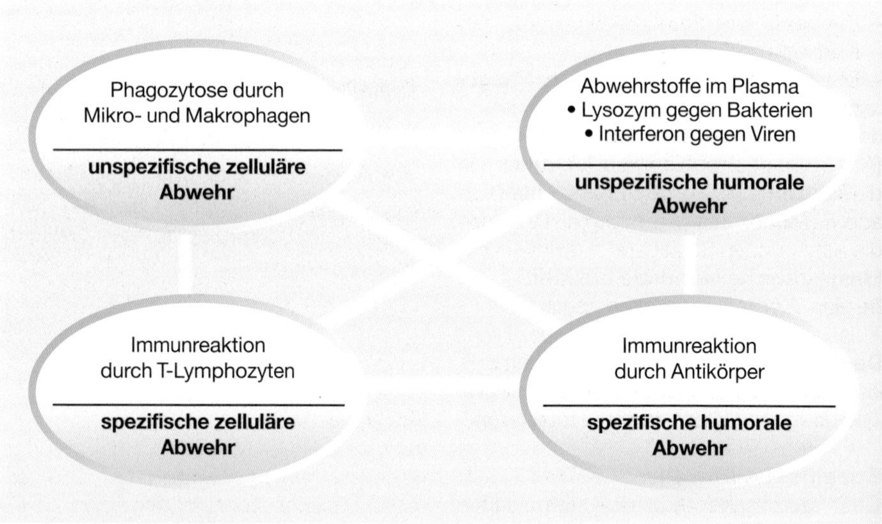

Phagozytose durch
Mikro- und Makrophagen

**unspezifische zelluläre
Abwehr**

Abwehrstoffe im Plasma
• Lysozym gegen Bakterien
• Interferon gegen Viren

**unspezifische humorale
Abwehr**

Immunreaktion
durch T-Lymphozyten

**spezifische zelluläre
Abwehr**

Immunreaktion
durch Antikörper

**spezifische humorale
Abwehr**

7.3 Herz und Kreislauf

7.3.1 Herz

Herzlage

Das etwa faustgroße Herz befindet sich zwischen den beiden Lungenflügeln im mittleren Brustbereich. Es ist leicht nach links verdreht, sodass es zu zwei Dritteln im linken Brustraum liegt.
Nach vorn grenzt das Herz an die vordere Brustwand, nach unten an den Zwerchfellmuskel.

Herzaufbau

Das Herz ist ein Hohlmuskel, der das Blut als **Saug- und Druckpumpe** durch das Gefäßsystem des Kreislaufs treibt.

Eine Scheidewand teilt das Herz in zwei Hälften:
– Die kräftigere **linke Hälfte** treibt den **Körperkreislauf** an.
– Die schwächere **rechte Hälfte** ist für den **Lungenkreislauf** zuständig.
Jede Herzhälfte besteht aus einem **Vorhof (Atrium)** und einer **Kammer (Ventrikel)**. In die Vorhöfe münden die zuführenden Blutadern (Venen), aus den Kammern zweigen die abführenden Schlagadern (Arterien) ab. Herzklappen wirken dabei als Ventile und bestimmen die Strömungsrichtung.

Die **Herzwand** besteht aus 3 Schichten:
– Innen wird das Herz durch das **Endokard** ausgekleidet, das auch die **Herzklappen** bildet,
– in der Mitte liegt die dicke Herzmuskelschicht **(Myokard)** für die Pumparbeit,
– nach außen wird das Herz durch den Herzbeutel **(Perikard)** begrenzt.
Zur Blutversorgung des Herzens dienen die **Herzkranzgefäße (Koronararterien)**, die von der Körperschlagader (Aorta) abzweigen.
Vier **Herzklappen** regeln die Richtung des Blutstroms im Herzen. Zwischen den Vorhöfen und Kammern liegt jeweils eine so genannte **Segelklappe**, am Abgang der Arterien (Aorta und Lungenarterie) jeweils eine **Taschenklappe** (Abb. 7.8).

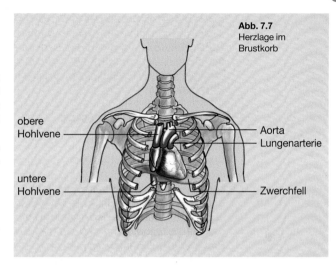

Abb. 7.7
Herzlage im Brustkorb

obere Hohlvene — Aorta / Lungenarterie
untere Hohlvene — Zwerchfell

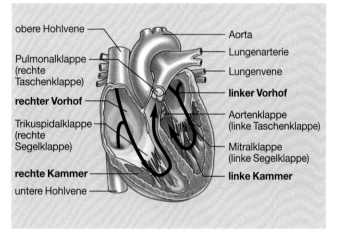

obere Hohlvene — Aorta
Pulmonalklappe (rechte Taschenklappe) — Lungenarterie / Lungenvene
rechter Vorhof — **linker Vorhof**
Trikuspidalklappe (rechte Segelklappe) — Aortenklappe (linke Taschenklappe)
rechte Kammer — Mitralklappe (linke Segelklappe) / **linke Kammer**
untere Hohlvene

Herzfunktion

In regelmäßigem Rhythmus zieht sich das Herz zusammen (Kontraktion) und erschlafft anschließend wieder. Dabei arbeiten beide Herzhälften synchron.
Die Kontraktion des Herzmuskels bezeichnet man als **Systole**, die Erschlaffung als **Diastole**.

Abb. 7.8
Herzaufbau im Schema von vorn mit dem Weg des Blutstroms

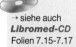

→ siehe auch
Libromed-CD
Folien 7.15-7.17

Systole – Kontraktion des Herzens
Diastole – Erschlaffung des Herzens

Bei jeder Herzaktion kann man beim Gesunden zwei Herztöne unterscheiden. Der **1. Herzton** ist ein dumpfer Muskelton, der

siehe auch
→ **Endokarditis** (Entzündung der Herzinnenwand) und
→ **Endokarditisprophylaxe** (beides S.251)

durch die Anspannung der Kammermuskulatur zu Beginn der Systole entsteht. Der **2. Herzton** wird durch das Schließen der Taschenklappen zu Beginn der Diastole verursacht. Er ist deutlich heller und kürzer als der 1. Ton.

Erregungsbildung und -leitung

Der normale Herzrhythmus liegt beim Erwachsenen zwischen 60 und 80 Pulsschlägen pro Minute. Der **Puls** (pulsus lat. – das Stoßen, der Schlag) kann an oberflächlich gelegenen Arterien getastet werden, z. B. am Handgelenk oder am Hals.

Das Herz bildet die für seine Muskelkontraktion notwendigen Erregungen selber. Die Erregungen entstehen dabei in der Muskelwand des rechten Vorhofs und werden über ein Erregungsleitungssystem zu den übrigen Muskelzellen in den Vorhöfen und Kammern weitergeleitet. Dabei laufen elektrische Vorgänge ab, die in Form eines **Elektrokardiogramms (EKG)** aufgezeichnet werden können.

→ siehe auch
Libromed-CD
Folie 7.18

7.3.2 Blutkreislauf

Blutgefäße

Alle Blutgefäße bilden zusammen ein geschlossenes Röhrensystem, in dem das Blut zirkuliert. Gefäße, die Blut mit jedem Herzschlag vom Herzen fortleiten, bezeichnet man als **Arterien (Schlagadern)**. Gefäße, die das Blut zum Herzen zurückleiten, werden **Venen (Blutadern)** genannt.

Die Arterien und Venen sorgen nur für die Blutverteilung und -rückleitung. Der wichtige Stoffaustausch zwischen Blut und Gewebe erfolgt dagegen in den feinen **Kapillargefäßen (Haargefäßen)**.

Arterie (Schlagader)	– leitet Blut vom Herzen fort
Vene (Blutader)	– leitet Blut zum Herzen zurück
Kapillargefäß (Haargefäß)	– Ort des Stoffaustausches

Pulsmessung

Mit jeder Kontraktion des Herzens wird das Blut stoßweise durch das Gefäßsystem gepumpt. Dies kann als Pulsschlag gemessen werden. Zur Pulsmessung eignen sich folgende Arterien besonders gut:

Speichenschlagader – A. radialis
Halsschlagader – A. carotis

Die Speichenschlagader liegt auf der Daumenseite des Unterarms. Zum **Fühlen des Pulses** tastet man diese Schlagader mit den Fingerkuppen oberhalb des Handgelenks zwischen der Speiche und Sehnen, die zur Hand ziehen (siehe Abb. 7.9). Mit dem Daumen kann man sich dabei auf der Rückseite des Unterarms abstützen.

Zur **Pulsmessung** benötigt man eine **Uhr mit Sekundenanzeige**. Man zählt damit die Pulsschläge innerhalb einer Viertelminute und multipliziert den so gemessenen Wert anschließend mit 4. Ist der Puls jedoch langsam oder unregelmäßig, so muss eine ganze Minute gezählt werden.

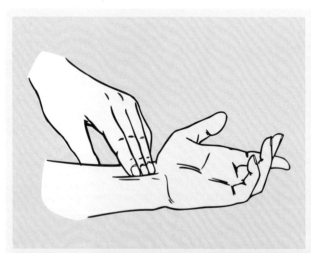

Abb. 7.9
Pulsmessung am Handgelenk

Normalwerte der Pulsschläge pro Minute	
Neugeborene	ca. 140/min.
Kinder 2 Jahre	ca. 120/min.
4 Jahre	ca. 100/min.
10 Jahre	ca. 90/min.
14 Jahre	ca. 85/min.
Erwachsene	60 – 80/min.

Arterien (Schlagadern)

Die herznahen, großen Arterien (z. B. Aorta) haben einen elastischen Wandaufbau, sodass sie den durch die Herzschläge stoßweise hohen Blutdruck dämpfen können. Die herzfernen, mittleren Arterien und die anschließend noch kleineren **Arteriolen** haben dagegen eine besonders dicke Muskelschicht in der Gefäßwand. Dies ermöglicht eine Regulierung der Durchblutung im nachfolgenden Gewebe. So kann die Durchblutung durch Kontraktion dieser Muskelschicht vermindert oder durch Erschlaffung erhöht werden.

Kapillargefäße (Haargefäße)

Die Kapillargefäße bilden im Gewebe ein dichtes Netzwerk, in dem das Blut sehr langsam fließt. Dadurch kann hier ein intensiver Stoffaustausch durch die dünne Kapillarwand zwischen dem fließenden Blut und dem umgebenden Gewebe erfolgen. Sauerstoff und Nährstoffe werden dabei herangeführt, während Kohlendioxid und Stoffwechselabbauprodukte mit dem Blut fortgeleitet werden.

Venen (Blutadern)

Das Blut aus den Kapillaren wird in den kleinen **Venolen** gesammelt. Von dort fließt es über immer größere Venen zum Herzen zurück, wobei es über die obere bzw. untere Hohlvene schließlich in den rechten Herzvorhof gelangt (Abb. 7.14). Da in den Venen stets nur ein geringer Blutdruck – in Herznähe sogar ein Unterdruck – herrscht, sind die Gefäßwände bei den Venen deutlich dünner als bei den Arterien.

Zur Sicherung des Blutrückstroms zum Herzen befinden sich vor allem in den Venen der Gliedmaßen **Venenklappen**. Das Blut muss dort schließlich bei aufrechtem Gang gegen die Schwerkraft transportiert werden. Der Blutrückstrom wird dabei durch Muskelbewegungen unterstützt. Kontrahieren sich Muskeln in Venennähe, so drücken sie dabei die Venenwände zusammen und pumpen das Blut dadurch weiter herzwärts. Entsprechend wird dieser Mechanismus auch als **Muskelpumpe** bezeichnet (siehe Abb. 7.12).

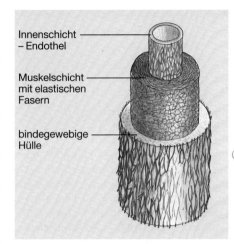

Innenschicht – Endothel

Muskelschicht mit elastischen Fasern

bindegewebige Hülle

Abb. 7.10
Wandaufbau einer Arterie

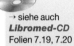

→ siehe auch
***Libromed*-CD**
Folien 7.19, 7.20

Abb. 7.11
Kapillarnetz mit Arteriole und Venole

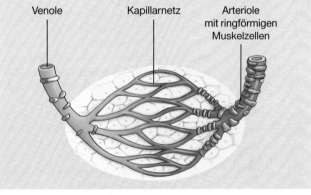

Venole

Kapillarnetz

Arteriole mit ringförmigen Muskelzellen

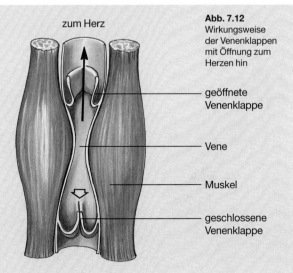

zum Herz

Abb. 7.12
Wirkungsweise der Venenklappen mit Öffnung zum Herzen hin

geöffnete Venenklappe

Vene

Muskel

geschlossene Venenklappe

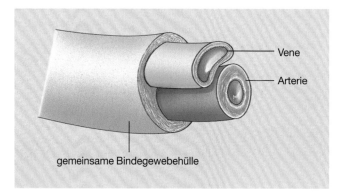

Grundsätzlich enthalten:
Arterien – sauerstoffreiches, kohlen-
dioxidarmes Blut
(= arterielles Blut)
Venen – sauerstoffarmes, kohlen-
dioxidreiches Blut
(=venöses Blut)

Eine **Ausnahme** hiervon stellen die **Lungengefäße** dar. Die Lungenarterien enthalten venöses und die Lungenvenen arterielles Blut.

Abb. 7.13
Blutgefäße im
Querschnitt

Lungenkreislauf

Das Herz ist der Motor des Blutkreislaufs. Man unterscheidet zwei miteinander verbundene Kreisläufe,
– den kleinen **Lungenkreislauf** und
– den großen **Körperkreislauf**.
Der **Lungenkreislauf** wird von der **rechten Herzhälfte** angetrieben. Er beginnt in der **rechten Herzkammer**, die das sauerstoffarme, kohlendioxidreiche Blut über die **Lungenarterien** zur Lunge pumpt. In der **Lunge** wird Kohlendioxid vom Blut an die Atemluft abgegeben und dafür Sauerstoff aufgenommen. Das nun sauerstoffreiche, kohlendioxidarme Blut wird über insgesamt vier **Lungenvenen** zum **linken Herzvorhof** zurückgeleitet.

Abb. 7.14
Gefäßanordnung im
Körperkreislauf

Körperkreislauf

Der **Körperkreislauf** wird von der **linken Herzhälfte** angetrieben. Er beginnt in der **linken Herzkammer**, von wo das sauerstoffreiche, arterielle Blut aus der Lunge über die **Aorta** in die **Arterien** der unterschiedlichen Körperabschnitte geleitet wird. Die einzelnen Arterien verzweigen sich in immer kleinere Gefäße bis zu den **Arteriolen**, die in kleine **Kapillaren** übergehen. Dort erfolgt der Stoffaustausch mit den Zellen.

Das anschließend sauerstoffarme, kohlendioxidreiche Blut wird in den **Venolen** gesammelt und über die **Venen** zum Herzen zurückgeleitet. Über die **obere bzw. untere Hohlvene** gelangt das Blut schließlich in den **rechten Herzvorhof**. Von dort wird es in die rechte Herzkammer weitergepumpt, wo der Lungenkreislauf beginnt.

Die **Pfortader** weist eine Besonderheit unter den Venen auf. Sie leitet das venöse Blut von Magen, Darm, Milz und Bauchspeicheldrüse zur **Leber**, wo sie in ein weit verzweigtes Kapillarnetz einmündet. So werden die im Magen-Darm-Trakt aufgenommenen Nahrungsbestandteile zur Leber geführt, wo sie weiterverarbeitet werden. Während sich ansonsten nur Blut aus Arterien in einem Kapillarnetz verzweigt, besteht hier also der Sonderfall, dass Blut aus einer Vene in ein Kapillarnetz mündet. Die im Magen-Darm-Trakt aufgenommenen Nahrungsstoffe werden somit zunächst durch die Leber geleitet. Die Leber kontrolliert dadurch als zentrales Stoffwechselorgan das aus dem Magen-Darm-

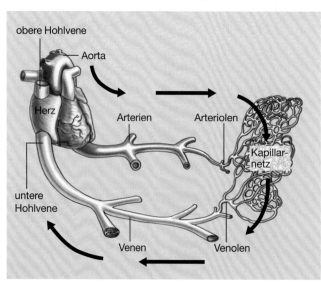

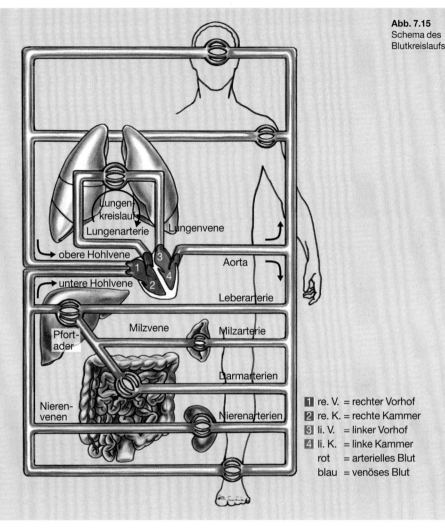

Abb. 7.15
Schema des
Blutkreislaufs

Lungen-
kreislauf

Lungenarterie

Lungenvene

obere Hohlvene

Aorta

3

1

4

2

untere Hohlvene

Leberarterie

Pfort-
ader

Milzvene

Milzarterie

Darmarterien

Nieren-
venen

Nierenarterien

1	re. V.	= rechter Vorhof
2	re. K.	= rechte Kammer
3	li. V.	= linker Vorhof
4	li. K.	= linke Kammer
	rot	= arterielles Blut
	blau	= venöses Blut

Trakt kommende Blut. Sie entgiftet dabei für den Körper schädliche Substanzen und verhindert eine plötzliche Überschwemmung des Blutes mit Nahrungsstoffen unmittelbar nach der Nahrungsaufnahme.

Blutdruck

Als Blutdruck wird der in den Blutgefäßen herrschende Druck bezeichnet.
Der Blutdruck ist bei der Kontraktion des Herzmuskels **(Systole)** am höchsten und bei der anschließenden Erschlaffung des Herzmuskels **(Diastole)** am niedrigsten.

Entsprechend bezeichnet man den höchsten messbaren arteriellen Blutdruck als **systolischen Druck** und den niedrigsten als **diastolischen Druck**. Der Blutdruck wird üblicherweise in Millimetern Quecksilbersäule (mmHg) angegeben.

systolischer Blutdruck	– höchster Blutdruckwert (wird während der Systole gemessen)
diastolischer Blutdruck	– niedrigster Blutdruckwert (wird während der Diastole gemessen)

Blutdruckmessung

Die Blutdruckmessung erfolgt im Allgemeinen mit der Methode nach **Riva-Rocci** (Arzt in Pavia, 1863 – 1937).

Man benötigt eine aufblasbare Manschette, die über einen Schlauch mit einer Pumpe und einem Manometer zur Druckmessung verbunden ist. An der Pumpe befindet sich ein Ventil, mit dem Luft aus dem Schlauchsystem abgelassen werden kann.

Technik der Blutdruckmessung

Zur Blutdruckmessung macht man die Manschette zunächst leer und legt sie straff um den Oberarm des Patienten. Anschließend wird das Ventil des Blutdruckapparates geschlossen und Luft in die Manschette gepumpt, bis kein Puls mehr an der Speichenarterie zu tasten oder mit dem Stethoskop an der Ellenbeuge zu hö-

ren ist. Durch den Druck der Manschette wird die Oberarmarterie jetzt zusammengedrückt.

Dann öffnet man das Ventil langsam, sodass der Druck auf die Oberarmarterie wieder nachlässt.

Der **obere (systolische) Blutdruckwert** wird am Manometer abgelesen, sobald der Blutdruck gerade den Manschettendruck überwindet. Der Puls ist dann erstmals wieder an der Speichenarterie zu tasten oder mit dem Stethoskop an der Ellenbeuge zu hören.

Die mit dem Stethoskop hörbaren Strömungsgeräusche werden mit weiter sinkendem Manschettendruck zunächst immer lauter. Sie entstehen durch Verwirbelungen des Blutes im Bereich der durch die Manschette verengten Arterie.

Mit weiter nachlassendem Manschettendruck wird die Oberarmarterie immer weniger eingeengt, sodass die mit dem Stethoskop hörbaren Strömungsgeräusche wieder leiser werden, bis man sie schließlich in der Regel nicht mehr hören kann.

Der **untere (diastolische) Blutdruckwert** wird abgelesen, sobald kein Geräusch mehr mit dem Stethoskop zu hören ist oder das Geräusch deutlich nachgelassen hat.

Die Blutdruckwerte werden nach **Riva-Rocci** mit der Abkürzung **RR** geschrieben. Als erstes wird stets der systolische Wert geschrieben, anschließend folgt nach einem Schrägstrich der diastolische Wert. Bei einem Blutdruck von systolisch 120 mmHg und diastolisch 70 mmHg schreibt man also abgekürzt RR 120/70 mmHg.

Um vergleichbare Blutdruckwerte zu erhalten, sollte man den Blutdruck stets am gleichen Arm messen und den Patienten bei der Blutdruckmessung entspannt sitzen oder liegen lassen.

Abb. 7.16
Blutdruckmessung am Oberarm

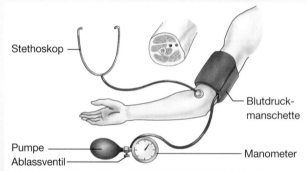

Stethoskop

Blutdruck-manschette

Pumpe
Ablassventil

Manometer

Beurteilung der Blutdruckwerte

	systolisch	diastolisch
Normalwerte	**100 - 139 mmHg**	**60 - 89 mmHg**
Hypertonie (Bluthochdruck)	ab 140 mmHg	ab 90 mmHg
Hypertonie Grad 1	140 - 159 mmHg	90 - 99 mmHg
Hypertonie Grad 2	160 - 179 mmHg	100 - 109 mmHg
Hypertonie Grad 3	ab 180 mmHg	ab 110 mmHg

Bei Blutdruckwerten unter den oben angegebenen Normalwerten spricht man von einer **Hypotonie** (= zu niedriger Blutdruck). Bei Kindern liegen die Blutdruckwerte generell niedriger als bei Erwachsenen. So sind z. B. beim Schulkind ca. 90 mmHg systolisch und 60 mmHg diastolisch normal. Mit zunehmendem Alter steigt der Blutdruck aufgrund der abnehmenden Elastizität der Gefäße langsam an.

systolischer Blutdruckwert –
oberer Grenzwert der hörbaren Strömungsgeräusche

diastolischer Blutdruckwert –
unterer Grenzwert der hörbaren Strömungsgeräusche

7.3.3 Lymphsystem

Aufbau und Aufgaben

Das **Lymphsystem** setzt sich aus Lymphgefäßen und den **lymphatischen Organen** zusammen. Hierzu gehören:
– Lymphknoten
– Tonsillen (Mandeln)
– Lymphgewebe des Darms
– Milz
– Thymus.

Der **Thymus** ist ein drüsenartiges Organ hinter dem Brustbein, das dem Aufbau der körpereigenen Abwehr dient. Es prägt die nach dem Thymus benannten **T-Lymphozyten** (siehe LF 7.2).

Das Organ hat sein stärkstes Wachstum im Kindesalter bis zur Pubertät. Anschließend wandelt es sich beim Erwachsenen bis auf kleine Reste in einem Fettkörper um.

Das Lymphsystem:
– reguliert den Flüssigkeitshaushalt im Gewebe,
– sammelt aus Blutgefäßen und Zellen ausgetretenes Eiweiß,
– nimmt im Darmbereich das Nahrungsfett auf und
– dient dem körpereigenen Abwehrsystem (Immunabwehr).

Lymphe und Lymphgefäße

Die **Lymphe** (lympha lat. – Wasser) wird in Lymphgefäßen transportiert, die im Gegensatz zu den Blutgefäßen kein geschlossenes Röhrensystem bilden. Sie beginnen vielmehr als Lymphkapillaren in den Zwischenzellräumen, wo sie die **Gewebeflüssigkeit** sammeln. Mehrere **Lymphkapillaren** vereinigen sich zu kleinen **Lymphgefäßen**. Die **Hauptlymphgefäße** münden schließlich in das Venensystem.

Das Lymphsystem stellt also keinen Kreislauf, sondern ein **Drainagesystem** des Gewebes dar. Im Lymphstrom liegen **Lymphknoten**, die jeweils die Lymphe einer bestimmten Körperregion filtern und ihr Lymphozyten hinzufügen. Bei Entzündungen sind die Lymphknoten oft angeschwollen und druckempfindlich.

Abb. 7.17
Schema des
Lymphsystems

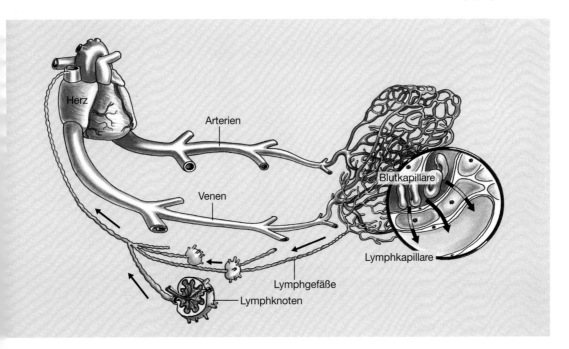

7.4 Atmung

7.4.1 Aufbau und Aufgaben des Atmungssystems

Das Atmungssystem hat die Aufgabe, Sauerstoff (O_2) aufzunehmen und Kohlendioxid (CO_2) abzugeben.

Die Ein- und Ausatmung mit der Sauerstoffaufnahme und Kohlendioxidabgabe in der Lunge bezeichnet man als **äußere Atmung**. Ihr stellt man die **innere Atmung** der Zellen gegenüber, die den Sauerstoff aus dem Blut aufnehmen, ihn zur Energiegewinnung verbrauchen und Kohlendioxid wieder an das Blut abgeben.

äußere Atmung – Lungenatmung
innere Atmung – Zellatmung

Weitere Aufgaben der Atmungsorgane sind die Geruchswahrnehmung im oberen Bereich der Nasenhöhle sowie die Stimmbildung, die durch den Kehlkopf zusammen mit dem übrigen Atmungssystem ermöglicht wird.

Respiration – Atmung
Inspiration – Einatmung
Exspiration – Ausatmung

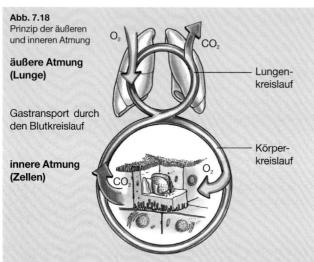

Abb. 7.18
Prinzip der äußeren und inneren Atmung

äußere Atmung (Lunge)

Gastransport durch den Blutkreislauf

innere Atmung (Zellen)

O_2 CO_2

Lungenkreislauf

Körperkreislauf

O_2 CO_2

Bestandteile der Luft			
Sauerstoff	(O_2)	ca. 21	%
Stickstoff	(N_2)	ca. 78	%
Edelgase		ca. 1	%
Kohlendioxid	(CO_2)	ca. 0,03	%

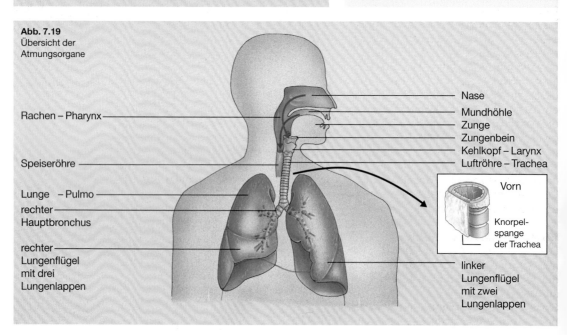

Abb. 7.19
Übersicht der Atmungsorgane

Rachen – Pharynx

Speiseröhre

Lunge – Pulmo

rechter Hauptbronchus

rechter Lungenflügel mit drei Lungenlappen

Nase
Mundhöhle
Zunge
Zungenbein
Kehlkopf – Larynx
Luftröhre – Trachea

Vorn

Knorpelspange der Trachea

linker Lungenflügel mit zwei Lungenlappen

Bei der **Einatmung** wird die Luft in der Regel über die Nase aufgenommen. Sie gelangt dann über die Luftwege von Kopf, Hals und Brust zur Lunge, wobei sie angefeuchtet, erwärmt und durch feine Flimmerhaare gereinigt wird.

In der Lunge findet der **Gasaustausch** von Sauerstoff und Kohlendioxid statt. Die **Ausatmung** erfolgt wieder über die Luftwege in umgekehrter Richtung.

Gliederung der Atmungsorgane

Kopf	obere Luftwege	Nase	
		Rachen	– Pharynx
Hals	untere Luftwege	Kehlkopf	– Larynx
		Luftröhre	– Trachea
		Bronchien	
Brust	Atmungsorgan	Lunge	– Pulmo

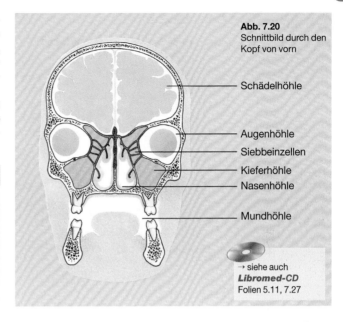

Abb. 7.20
Schnittbild durch den Kopf von vorn

Schädelhöhle

Augenhöhle
Siebbeinzellen
Kieferhöhle
Nasenhöhle

Mundhöhle

→ siehe auch
Libromed-CD
Folien 5.11, 7.27

7.4.2 Luftwege

Nase

Die Luft wird normalerweise über die Nase eingeatmet. Die Nasenschleimhaut sorgt für eine Reinigung, Erwärmung und Anfeuchtung der Luft.

Durch die **Nasenscheidewand (Nasenseptum)** wird die Nasenhöhle in eine rechte und eine linke Hälfte unterteilt. An der seitlichen Wand der Nasenhöhle befinden sich beidseits 3 Nasenmuscheln, die durch ihre längliche Form 3 Nasengänge bilden. Im Bereich der mittleren und oberen Nasengänge bestehen Verbindungen zu den **Nasennebenhöhlen**.

In den unteren Nasengang mündet der Tränen-Nasen-Gang, über den die Tränenflüssigkeit vom Auge abgeleitet wird.

Das **Riechorgan** befindet sich im Bereich der oberen Nasenmuschel.

Nasennebenhöhlen

Die Nasennebenhöhlen sind luftgefüllte, mit Schleimhaut ausgekleidete Hohlräume, die mit der Nasenhöhle in Verbindung stehen.

Sie variieren stark in Größe und Form, wobei sie beim Kind noch deutlich kleiner sind als beim Erwachsenen. Zusammen mit der Nase bilden sie einen Resonanzraum für die Stimme.

Nasennebenhöhlen

Kieferhöhle	– Sinus maxillaris
Stirnhöhle	– Sinus frontalis
Keilbeinhöhle	– Sinus sphenoidalis
Siebbeinzellen	– Cellulae ethmoidales

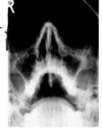

Abb. 7.21
Nasennebenhöhlenaufnahme **(NNH)**

Rachen (Pharynx)

Aus der Nasenhöhle strömt die Atemluft über den Rachen in die unteren Luftwege. Der zunächst hinten gelegene Atemweg kreuzt dabei den Speiseweg und gelangt so nach vorn über den Kehlkopf in die Luftröhre. Hinter der Luftröhre liegt die Speiseröhre.

Der Rachen ist in drei Etagen gegliedert:

Nasenrachen	– Nasopharynx bzw. Epipharynx
Mundrachen	– Oropharynx bzw. Mesopharynx
unterer Rachenraum	– Hypopharynx

siehe auch
Abb. 2.38, S.78

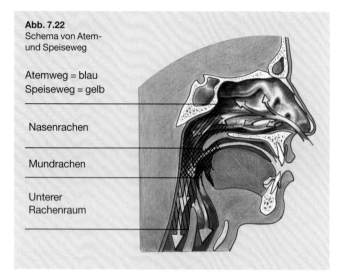

Abb. 7.22
Schema von Atem-
und Speiseweg

Atemweg = blau
Speiseweg = gelb

Nasenrachen

Mundrachen

Unterer
Rachenraum

Kehlkopf (Larynx)

Der Kehlkopf befindet sich am Eingang zur Luftröhre. Er besteht aus gelenkig miteinander verbundenen Knorpeln, die durch Muskeln bewegt werden können.
Der Kehlkopf stellt einen Pförtner zur Luftröhre dar und dient der Stimmbildung.

Luftröhre (Trachea) und Bronchien

Über die Luftröhre gelangt die Luft vom Kehlkopf in den Brustraum. Dort zweigt sich die Luftröhre in zwei **Hauptbronchien (Stammbronchien)** auf, die zu den beiden Lungenflügeln ziehen. Die Hauptbronchien verzweigen sich weiter in ein stark verästeltes **Bronchialsystem**, das auch **Bronchialbaum** genannt wird. An den Endästen des Bronchialbaums befinden sich die **Alveolen (Lungenbläschen)**, wo der Gasaustausch mit dem Blut stattfindet.

7.4.3 Lunge (Pulmo)

Lage und Aufbau

Die Lunge liegt gemeinsam mit dem Herzen in der Brusthöhle. Sie wird vom **Brustkorb (Thorax)** umgeben, der beidseits aus 12 gelenkig mit der Wirbelsäule verbundenen **Rippen** und dem **Brustbein** besteht. Nur die 7 obersten Rippen sind direkt mit dem Brustbein verbunden. Die 3 anschlie-

→ siehe auch
Libromed-CD
Folien 7.29, 7.30

ßenden Rippen stehen mit dem Brustbein indirekt über eine Knorpelbrücke in Kontakt und die untersten beiden Rippen enden frei in der Muskulatur.

Die Lunge ist in **2 Lungenflügel** unterteilt, die jeweils über einen Hauptbronchus mit Luft versorgt werden. Der rechte Lungenflügel besteht aus **3 Lungenlappen** (Ober-, Mittel- und Unterlappen), der linke Lungenflügel dagegen nur aus **2 Lungenlappen** (Ober- und Unterlappen). Grund hierfür ist die linksbetonte Lage des Herzens.

An ihrer Oberfläche ist die Lunge vom **Brustfell (Pleura)** umgeben, das einen doppelwandigen Aufbau hat. Mit der inneren Schicht **(Lungenfell)** überzieht es die Lunge, während es mit der äußeren Schicht **(Rippenfell)** die Brusthöhle auskleidet. Beide Pleuraschichten sind gut gegeneinander verschieblich und ermöglichen so die Atembewegungen.

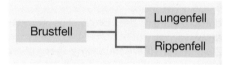

Brustfell — Lungenfell / Rippenfell

Gasaustausch

Der Gasaustausch von Sauerstoff und Kohlendioxid erfolgt in den **Alveolen (Lungenbläschen)**, die traubenförmig um die Endäste des Bronchialbaums angeordnet sind.

Die Alveolen sind von einem engmaschigen **Kapillargeflecht** umgeben. Durch die dünnen, gasdurchlässigen Wände dieser Kapillaren nimmt das Blut Sauerstoff aus den Alveolen auf und gibt Kohlendioxid ab. Anschließend wird das nun sauerstoffreiche, arterielle Blut über die Lungenvenen zum Herzen zurückgeführt und von dort weiter in den Körperkreislauf gepumpt.

Lungenfunktion

Die **Einatmung (Inspiration)** erfolgt durch eine Vergrößerung des Brustraums mit Hilfe der **Atemmuskulatur**. Dabei entsteht in der Lunge ein Unterdruck, durch den Außenluft über die Luftwege eingesaugt wird. Der Brustraum kann sowohl

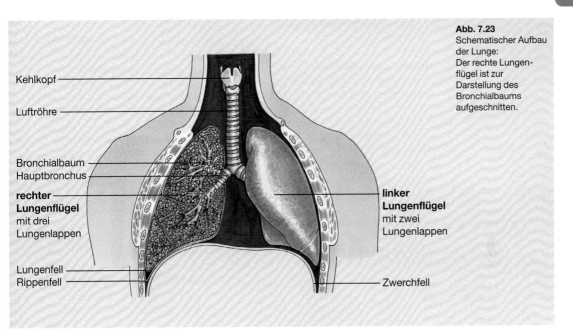

Abb. 7.23
Schematischer Aufbau der Lunge:
Der rechte Lungenflügel ist zur Darstellung des Bronchialbaums aufgeschnitten.

Kehlkopf

Luftröhre

Bronchialbaum
Hauptbronchus

**rechter
Lungenflügel**
mit drei
Lungenlappen

**linker
Lungenflügel**
mit zwei
Lungenlappen

Lungenfell
Rippenfell

Zwerchfell

durch Hebung des Brustkorbs **(Brustatmung)** als auch durch Senkung des Zwerchfells **(Bauchatmung)** vergrößert werden. Der kuppelförmig nach oben gewölbte **Zwerchfellmuskel** ist dabei der wichtigste Atemmuskel. Kontrahiert er sich, so flacht sich die Zwerchfellkuppel ab und der Brustraum vergrößert sich dadurch.

Zur **Ausatmung (Exspiration)** braucht der Zwerchfellmuskel anschließend nur zu erschlaffen. Der Brustraum wird dadurch wieder verkleinert und die Luft ausgeatmet. Die Ausatmung kann also auch passiv ohne Muskelarbeit geschehen.

Ein- und Ausatmung erfolgen beim Menschen in gleichmäßigem Rhythmus. Ein Erwachsener atmet in Ruhe ca. 16-20 mal pro Minute. Bei vermehrtem Sauerstoffbedarf kann die Zahl der Atemzüge pro Minute jedoch auch deutlich ansteigen.

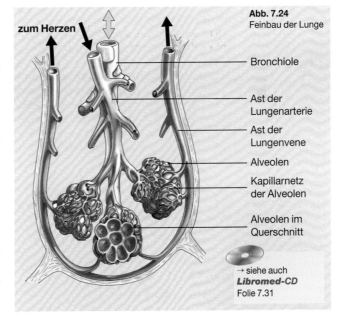

zum Herzen

Abb. 7.24
Feinbau der Lunge

Bronchiole

Ast der
Lungenarterie

Ast der
Lungenvene

Alveolen

Kapillarnetz
der Alveolen

Alveolen im
Querschnitt

→ siehe auch
Libromed-CD
Folie 7.31

7.5 Lebensrettende Sofortmaßnahmen

Erkennen eines Notfalls

Notfälle können durch Verletzungen, akute Erkrankungen oder Vergiftungen entstehen. Jeder muss die Grundsätze der ersten Hilfe beherrschen, um selbstständig
– einen **Notfall zu erkennen** und
– **lebensrettende Sofortmaßnahmen**
unverzüglich einleiten zu können.

Im Notfall kommt es auf sachkundiges, schnelles Handeln an, bei dem jeder Handgriff sitzen muss. Die hier beschriebenen Sofortmaßnahmen sollten daher immer wieder eingeübt werden.

Zum **Erkennen eines Notfalls** kommt es vordringlich auf die sichere Beurteilung folgender Punkte an:

– **Äußere Gefahren:** Ist der Patient akut durch eine äußere Gefahr bedroht, wie z. B. durch Feuer, elektrischen Strom oder Gas?
– **Bewusstsein:** Ist der Patient ansprechbar, im Bewusstsein vermindert oder bewusstlos?
– **Atmung:** Kann man Atemgeräusche hören oder Atembewegungen mit flach auf Brustkorb und Oberbauch gelegten Händen tasten, sind sie verändert oder liegt ein Atemstillstand vor? Bei einem Sauerstoffmangel ist die Haut in der Regel bläulich verfärbt.
– **Kreislauf:** Kann man den Puls tasten, ist er verändert, liegt ein Kreislaufstillstand vor?

Für den Erfolg einer lebensrettenden Sofortmaßnahme ist eine möglichst schnelle Wiederherstellung und Sicherung von Atmung und Kreislauf entscheidend. Man muss stets bedenken, dass mit bleibenden **Hirnschäden** zu rechnen ist, wenn das Gehirn länger als 3 Minuten ohne Sauerstoffzufuhr bleibt. Diese Frist verlängert sich im Allgemeinen nur unter besonderen Umständen, wenn der Stoffwechsel deutlich verlangsamt ist, z. B. bei einer starken Unterkühlung des Patienten oder bei einer Vergiftung mit Schlafmitteln.

Bei einem **Atem- und Kreislaufstillstand** ist daher unverzüglich eine **Wiederbelebung (Reanimation)** einzuleiten (siehe S. 227). Ist das Leben des Patienten je-

Abb. 7.25 Bei einem lebensbedrohlichen Notfall sind zunächst Bewusstsein, Atmung und Kreislauf zu beurteilen

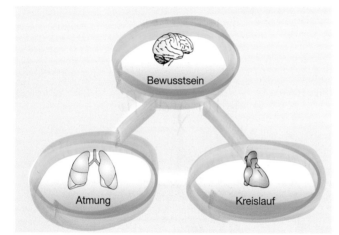

Abb. 7.26 Überprüfung der Atmung

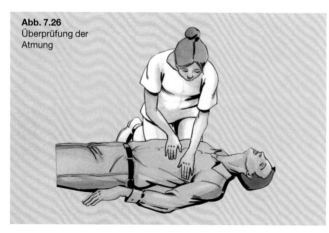

Vorgehen im Notfall

Beurteilung des Notfalls
– Äußere Gefahren, Bewusstsein, Atmung und Kreislauf?

Lebensrettende Sofortmaßnahmen
– Äußere Gefahren ausschalten, Atmung und Kreislauf sichern, ärztliche Hilfe anfordern

Weitere Maßnahmen
– Überwachung von Atmung und Kreislauf, keimfreie Abdeckung von Wunden, Anfertigung eines Notfallprotokolls mit Uhrzeitangaben, Transport des Patienten zum Krankenhaus

doch durch eine **äußere Gefahr** (z. B. Feuer, elektrischen Strom oder Gas) akut bedroht, so muss der Patient zunächst aus der Gefahrenzone geborgen werden. Bei Stromunfällen muss erst der Stromkreis unterbrochen werden.

Kleinere Blutungen des Patienten sind bei einem lebensbedrohlichen Notfall zweitrangig und werden erst später gestillt.

Bergung

Zur schnellen und sicheren Bergung eines Patienten ist der **Rautek-Rettungsgriff** besonders geeignet (Abb. 7.28).

Man stellt sich dazu hinter den Kopf des Patienten, greift mit beiden Händen um dessen Nacken und Hinterkopf und richtet seinen Oberkörper mit leichtem Schwung auf. Anschließend fasst man mit ausgestreckten Armen unter den Achselhöhlen des Patienten nach vorn und umgreift mit

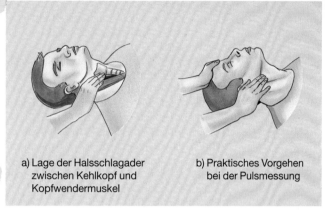

a) Lage der Halsschlagader zwischen Kehlkopf und Kopfwendermuskel

b) Praktisches Vorgehen bei der Pulsmessung

beiden Händen einen Unterarm. Der Patient kann nun gut angehoben und mit kleinen Schritten nach hinten geborgen werden. Ergänzend kann ein zweiter Helfer die Beine anheben.

Abb. 7.27
Pulsmessung an der Halsschlagader

Abb. 7.28
Rautek-Rettungsgriff

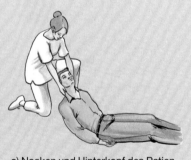

a) Nacken und Hinterkopf des Patienten werden mit beiden Händen von hinten umfasst

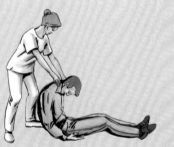

b) Aufrichten des Oberkörpers

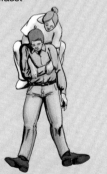

c) Ein Unterarm des Patienten wird von hinten mit beiden Händen angefasst

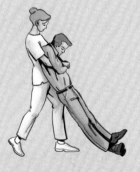

d) Anheben des Patienten

Lagerung

Die Lagerung eines Patienten richtet sich nach seiner Erkrankung und Bewusstseinslage.

Ein **bewusstloser Patient mit ausreichender Atmung** wird in die **stabile Seitenlage** gebracht, um die Atemwege freizuhalten und die Einatmung von Blut oder Erbrochenem zu verhindern (Abb 7.29).

Ein bewusstloser Patient wird jedoch **in Rückenlage belassen**, wenn er **beatmet** werden muss oder wenn er an der **Wirbelsäule verletzt** ist, da sonst das Rückenmark geschädigt werden kann.

Selbstverständlich muss seine Atmung dabei sorgfältig überwacht werden.

Ein **nicht bewusstloser Patient** mit **Atemnot oder akuten Brustschmerzen** wird **mit erhöhtem Oberkörper** gelagert (Abb. 7.30a). Durch die erhöhte Lagerung des Oberkörpers wird unter anderem die Beweglichkeit der Atemmuskulatur verbessert.

Bei einem **hohen Blutverlust oder einem Kollaps** wird der Patient **flach gelagert**, wobei die **Beine hochgelegt** werden (Abb. 7.30b). Dadurch wird der Blutrückfluss aus den Beinen und dem Bauchraum zum Herzen erleichtert und die Durchblutung der lebenswichtigen Organe (Gehirn, Herz, Lunge) wird verbessert.

Abb. 7.29
Stabile Seitenlage

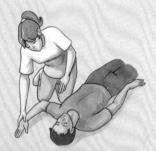

Schritt 1
- Seitlich neben dem Patienten knien,
- Beine des Patienten strecken und
- den nahen Arm des Patienten angewinkelt nach oben legen.

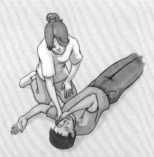

Schritt 2
- Den fernen Arm des Patienten vor der Brust kreuzen und
- den Handrücken an die Wange legen,
- Hand nicht loslassen.

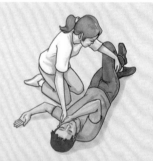

Schritt 3
- Den fernen Oberschenkel greifen und das Bein im Knie beugen.

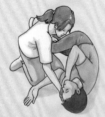

Schritt 4
- Patienten zu sich herüberziehen und
- das oben liegende Bein in Hüfte und Knie rechtwinklig beugen.

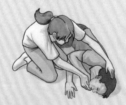

Schritt 5
- Den Kopf überstrecken,
- Mund leicht öffnen und
- Hand unter die Wange legen.

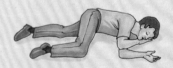

Schritt 6
- Atmung und Bewusstsein regelmäßig prüfen,
- Patienten vor Kälte schützen.

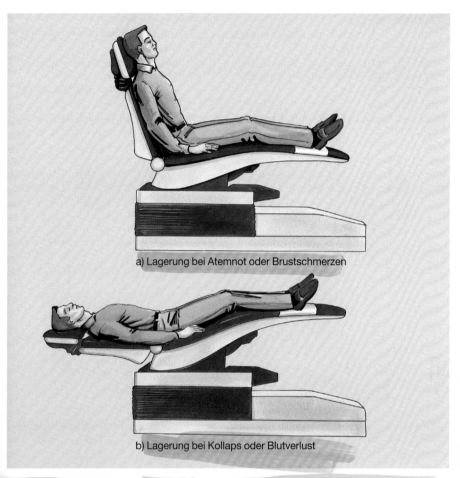

a) Lagerung bei Atemnot oder Brustschmerzen

b) Lagerung bei Kollaps oder Blutverlust

Abb. 7.30
Lagerung des
Patienten

Wiederbelebung (Reanimation)

Die **Wiederbelebung** wird auch als **Re-animation** bezeichnet.

Ziel der Reanimation ist es, möglichst schnell die Vitalfunktionen Kreislauf und Atmung wiederherzustellen. Entsprechend bezeichnet man die Reanimation auch als **Herz-Lungen-Wiederbelebung** bzw. **cardiopulmonale Reanimation (CPR)**.

Cardiopulmonale Reanimation (CPR) = Herz-Lungen-Wiederbelebung

cardia gr. – Herz
pulmo lat. – Lunge
re- lat. – wieder, zurück
animatio lat. – Belebung

Man unterscheidet bei der Reanimation:

* **Basismaßnahmen (ohne technische Geräte)**
  – Frei machen der Atemwege
  – Herzdruckmassage
  – Beatmung
* **erweiterte Reanimationsmaßnahmen**
  – mit Medikamenten
  – und Geräten (z. B. Defibrillator).

Für den Erfolg der Reanimationsmaßnahmen ist entscheidend, dass die **Sauerstoffzufuhr zum Gehirn** so schnell wie möglich wiederhergestellt wird. Hierzu wurden die bestehenden Empfehlungen für die Reanimation im Jahr 2005 auf internationaler Ebene und darauf aufbauend im Jahr 2006 von der Bundesärztekammer auch auf nationaler Ebene überarbeitet.

→ siehe auch
Libromed-CD
Folie 7.36

→ siehe auch
Libromed-CD
Folien 7.37-7.43
Basis I-VII

Abb. 7.31
Überstrecken des
Kopfes und Vorschie-
ben des Unterkiefers
beim Bewusstlosen

Basismaßnahmen

Zu Beginn ist zunächst das **Bewusstsein** des Patienten zu prüfen.

Reagiert der Patient nicht auf laute Anspra-che und leichtes Rütteln an den Schultern, so sollte der Ersthelfer

– **um Hilfe rufen**
– und sofort die **Atmung kontrollieren**.

Zur **Atemkontrolle** wird
– der Kopf im Nacken nach hinten über-streckt
– und der Unterkiefer nach vorn gescho-ben (siehe Abb. 7.31).

Durch das **Vorschieben des Unterkiefers** wird die Zunge vorgezogen und so der Atemweg im Rachenbereich frei gemacht.

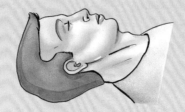
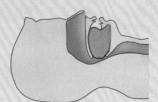

Herabsinken von Unterkiefer und Zunge beim Bewusstlosen in Rückenlage

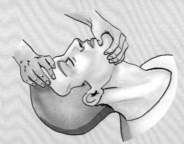
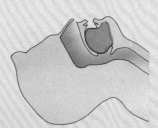

Frei machen des Atemweges durch Überstrecken des Kopfes und Vorschieben des Unterkiefers

Nun prüft man, ob eine normale Atmung vorliegt, durch:

– **Schauen** auf Brustkorbbewegungen,
– **Hören** auf Atemgeräusche,
– **Fühlen** von Luftbewegungen.

Diese Atemkontrolle sollte nicht länger als 10 Sekunden dauern.

Setzt die Atmung nach Überstrecken des Kopfes und Vorschieben des Unterkiefers aufgrund eines **Atemhindernisses** nicht ein, so ist zu prüfen, ob der Atemweg im Mund- oder Rachenbereich durch Blut, Speichel, Erbrochenes oder einen Fremd-körper behindert wird. Dazu öffnet man den Mund mit dem **Esmarch-Handgriff** (Abb. 7.32) und reinigt die Mund- und Rachenhöhle mit einem **Absauger**.

Ersatzweise kann auch eine **Kornzange** oder **Pinzette mit einem Tupfer** benutzt werden.

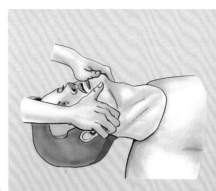

Der Unterkiefer wird im Bereich des Kiefer-winkels mit den Fingern nach vorn geschoben und mit den Daumen in der Kinnregion geöffnet, sodass die untere Zahnreihe vor die obere Zahnreihe kommt.

Abb. 7.32 Esmarch-Handgriff

Wenn der Patient **nicht normal atmet**, so muss der Rettungsdienst alarmiert werden (Notruf 112 in Deutschland, Notruf 144 in Österreich und Schweiz).

Medizinische Laien sollen dann **ohne Pulskontrolle** direkt mit der **Herzdruckmassage** und **Beatmung** beginnen.

Medizinisches Fachpersonal soll dagegen zunächst versuchen, den **Puls an der Halsschlagader (A. carotis**, siehe Seite 180, 225) zu tasten. Die Pulskontrolle soll aber nicht länger als 10 Sekunden dauern, um keine wertvolle Zeit für die Wiederbelebung zu verlieren.

Die **Wiederbelebung (Reanimation)** beginnt beim Erwachsenen mit der **Herzdruckmassage**. Dazu legt man den Patienten auf eine harte Unterlage (im Notfall Fußboden) und sucht zunächst den **Druckpunkt für die Herzdruckmassage** in der Mitte des Brustkorbs auf (siehe Abb. 7.33). Der Druckpunkt liegt im Bereich der unteren Hälfte des Brustbeins.

Anschließend wird die **Herzdruckmassage** nach folgendem Schema durchgeführt (siehe Abb. 7.34 und 7.35):
- Die Handballen beider Hände werden übereinander mit ausgestreckten Armen und angehobenen Fingerspitzen auf den Druckpunkt gelegt.
- Der Brustkorb wird dann beim Erwachsenen bei jeder Herzmassage ca. 4-5 cm komprimiert.

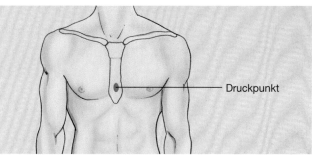

Druckpunkt

Abb. 7.33
Bestimmung des Druckpunktes bei der Herzmassage

- Die Frequenz der Herzdruckmassage soll ca. 100 / min. betragen.
- Nach jeder Kompression ist der Brustkorb des Patienten vollständig zu entlasten, ohne den Kontakt zum Druckpunkt zu verlieren.
- Die Kompressions- und Entlastungszeiten sollen gleich lang sein.

Die **Herzdruckmassage** soll möglichst selten unterbrochen werden. Deshalb erfolgen nach den neuen Empfehlungen bei Erwachsenen erst nach 30 Kompressionen jeweils 2 Beatmungen. Das **Verhältnis von Herzdruckmassagen und Beatmungen beträgt also 30 : 2**. Dieses Verhältnis ist auch bei 2 Helfern anzuwenden.

Die **Beatmung** kann **Mund-zu-Mund** oder **Mund-zu-Nase** erfolgen (Abb. 7.36). Dabei soll jede Beatmung ca. 1 Sekunde dauern.

Bei der **Mund-zu-Nase-Beatmung** wird der Mund durch Druck mit dem Daumen verschlossen.

Druckphase   Entlastungsphase

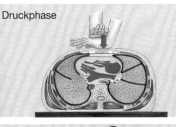

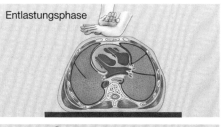

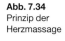

Abb. 7.34
Prinzip der Herzmassage

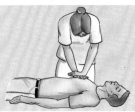

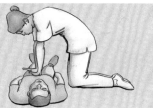

Abb. 7.35
Technik der Herzmassage

Beatmung
→ siehe auch
Libromed-CD
Folien 7.41, 7.42

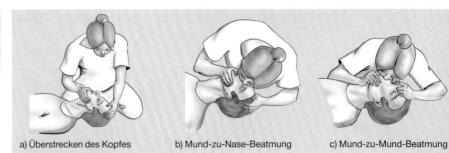

a) Überstrecken des Kopfes   b) Mund-zu-Nase-Beatmung   c) Mund-zu-Mund-Beatmung

Abb. 7.36
Beatmung

Man atmet jeweils mit geöffnetem Mund tief ein und setzt ihn anschließend um die Nase des Patienten fest auf, wobei man mit den Lippen allseits für eine luftundurchlässige Abdichtung sorgt. Daraufhin wird die eigene Ausatemluft eingeblasen.

Zur eigenen Einatmung setzt man den Mund wieder ab und hebt den Kopf an. Dabei beobachtet man, wie sich der Brustkorb des Patienten beim Ausströmen der vorher eingeblasenen Luft senkt. Erst nach vollständiger Ausatmung des Patienten erfolgt eine neue Atemspende.

Bei einer **Mund-zu-Mund-Beatmung** wird die Nase des Patienten mit Daumen und Zeigefinger verschlossen, während der Mund leicht geöffnet wird. Anschließend wird der eigene Mund dicht um den Mund des Betroffenen aufgesetzt. Es folgt die Atemspende wie bei der Mund-zu-Nase-Beatmung.

Besonders günstig zur Beatmung ist ein **Beatmungsbeutel mit Maske** (Abb. 7.37). Ergänzend kann dabei Sauerstoff zugeführt werden.

Der Kopf des Patienten muss bei jeder Beatmung selbstverständlich zum Nacken hin überstreckt und der Unterkiefer dabei nach vorn geschoben werden, um die Atemwege frei zu halten.

Bei einer Wiederbelebung zu zweit sollten sich die beiden Helfer rechts und links vom Patienten aufstellen, um sich nicht gegenseitig zu behindern.

Bei **Kindern** wird die **Reanimation (Wiederbelebung)** grundsätzlich nach dem gleichen Ablaufschema durchgeführt wie bei Erwachsenen.

Bei der **Herzdruckmassage** wird das Brustbein bei Kindern aber natürlich weniger komprimiert als bei Erwachsenen. Entsprechend erfolgt die Herzkompression bei kleinen Kindern nur mit einem Handballen und bei Säuglingen sogar nur mit 2 Fingern. Der Brustkorb wird dabei ungefähr ein Drittel komprimiert.

Die **Beatmung** erfolgt bei kleinen Kindern und Säuglingen aufgrund der kleinen anatomischen Verhältnisse in der Regel **über Mund und Nase** gleichzeitig.

Für **medizinisches Fachpersonal** haben sich folgende **Abweichungen bei der Reanimation von Kindern** vom üblichen Schema für Erwachsene bewährt:

- **Vor** dem Beginn der Herzdruckmassage ist es bei Kindern sinnvoll, erst **5 Beatmungen initial** durchzuführen.
- Wenn **eine medizinische Fachkraft allein** ist, sollte sie bei Kindern **erst 1 Minute lang Wiederbelebungsmaßnahmen** durchführen, **bevor** sie Hilfe holt.
- Stehen **2 medizinische Fachkräfte** zur Verfügung, so ist bei Kindern ein Verhältnis von **15 Herzdruckmassagen zu 2 Beatmungen** sinnvoll.

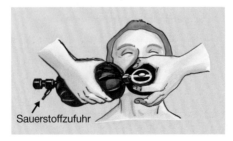

Abb. 7.37
Handhabung eines Beatmungsbeutels mit Maske

Sauerstoffzufuhr

Erweiterte Reanimationsmaßnahmen

Basismaßnahmen haben im Rahmen einer Reanimation große Bedeutung, sie **reichen jedoch allein nicht aus**.

Um die **Ursache** des Kreislaufstillstands zu behandeln, ist ergänzend der **Einsatz von Medikamenten** und **Geräten (z.B. eines Defibrillators)** erforderlich. Dabei ist zu beachten, dass sich ein Kreislaufstillstand oft durch kritische Anzeichen ankündigt.

Deshalb ist die **sorgfältige Beobachtung des Patienten** vor, während und nach der Behandlung in der Praxis besonders wichtig. Bei einer akuten Verschlechterung des Befindens ist der Patient daher schon **vor** Eintritt des Reanimationsfalls kompetent zu behandeln.

Ist ein **Kreislaufstillstand** eingetreten, so kann man die verschiedenen möglichen Ursachen in Bezug auf die Herztätigkeit in 2 Gruppen einteilen:

1. **Herzstillstand** durch **fehlende Aktivität des Herzmuskels**.
   Der Herzmuskel bewegt sich also nicht mehr oder nur noch geringfügig, sodass keine Systole bzw. kein Puls mehr feststellbar ist. Die fehlende Kontraktion des Herzens wird auch als **Asystolie** bezeichnet.
2. **Kammerflimmern**, also eine Herzrhythmusstörung mit **sehr schnellen, ungeordneten Kontraktionen des Herzmuskels (350 - 500 / min.)**. Diese Kammerkontraktionen ermöglichen keine effektive Herztätigkeit mehr. Entsprechend ist keine Pulswelle mehr feststellbar und man spricht von einem **funktionellen Herz-Kreislauf-Stillstand**.

Die Unterscheidung in

- **Herzstillstand** durch fehlende Aktivität des Herzmuskels (Asystolie) und
- **Kammerflimmern** bzw. sehr schnellen Kammerrhythmus ohne Pulswelle (funktioneller Herz-Kreislauf-Stillstand)

ist für ergänzende Reanimationsmaßnahmen wichtig.

Die **erweiterten Reanimationsmaßnahmen** bauen auf den **Basismaßnahmen** auf (siehe Abb. 7.39). Entsprechend wird nach Kontrolle von **Bewusstsein** und At-

---

Lebensrettende Basismaßnahmen bei Erwachsenen

Bewusstloser Patient
(keine Reaktion auf laute Ansprache und leichtes Rütteln an den Schultern)

⬇

um Hilfe rufen

⬇

Atemkontrolle
1. **Überstrecken des Kopfes,**
2. dann **Hören, Fühlen und Sehen,** ob eine normale Atmung vorliegt (nicht länger als 10 Sekunden)

⬇

Liegt keine normale Atmung vor
1. **Notruf** (veranlassen): 112*
2. **Medizinische Laien:** ohne Pulskontrolle direkt mit Herzdruckmassage und Beatmung beginnen (im Verhältnis 30 : 2 mit einer Frequenz von ca. 100 Herzdruckmassagen pro Minute)
   Medizinisches Fachpersonal: soll vorher versuchen, den Puls an der Halsschlagader zu tasten (nicht länger als 10 Sekunden).

Bei **Kindern** soll medizinisches Fachpersonal **vor** der Herzdruckmassage **5 Beatmungen** durchführen, anschließend mit **2 Helfern** Herzdruckmassage und Beatmung im Verhältnis 15 : 2, bei **1 Helfer** 30 : 2.

*Nationale Notrufnummern: 112 in Deutschland
144 in Österreich und Schweiz

Abb. 7.38
Lebensrettende Basismaßnahmen bei Erwachsenen

---

mung zunächst eine **cardiopulmonale Reanimation (CPR)** mit Herzdruckmassage und Beatmung im Verhältnis 30 : 2 durchgeführt, bis ein Defibrillator bzw. EKG-Monitor angeschlossen ist.

Ein **Defibrillator** ist ein Gerät zur **Elektroschocktherapie**, um ein Kammerflimmern zu beenden. Dabei wird ein definierter Stromstoß abgegeben, um die unregelmäßigen Herzmuskelbewegungen zu unterbrechen und so wieder rhythmische Herzbewegungen zu ermöglichen.

Im Rahmen der Notfallmedizin werden grundsätzlich **externe Defibrillatoren** verwendet im Gegensatz zu den **internen Defibrillatoren**, die wie ein Herzschrittmacher implantiert werden.

Wichtiger Hinweis

Sollte sich ein Helfer nicht in der Lage sehen, eine Beatmung durchzuführen, sollte allein eine **Herzdruckmassage (mind. 100/Minute ohne Unterbrechung** durchgeführt werden.

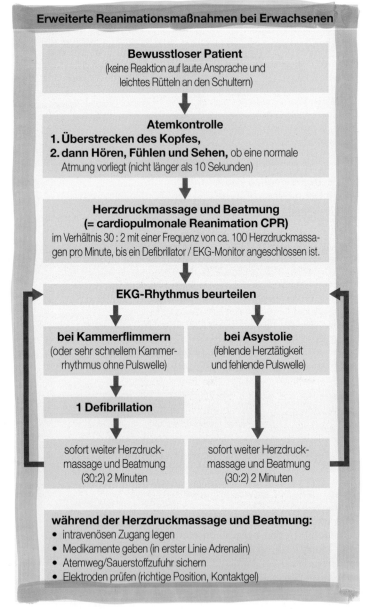

Erweiterte Reanimationsmaßnahmen bei Erwachsenen

Bewusstloser Patient
(keine Reaktion auf laute Ansprache und
leichtes Rütteln an den Schultern)

Atemkontrolle
1. **Überstrecken des Kopfes,**
2. **dann Hören, Fühlen und Sehen,** ob eine normale
Atmung vorliegt (nicht länger als 10 Sekunden)

Herzdruckmassage und Beatmung
(= cardiopulmonale Reanimation CPR)
im Verhältnis 30 : 2 mit einer Frequenz von ca. 100 Herzdruckmassagen pro Minute, bis ein Defibrillator / EKG-Monitor angeschlossen ist.

EKG-Rhythmus beurteilen

bei Kammerflimmern
(oder sehr schnellem Kammerrhythmus ohne Pulswelle)

bei Asystolie
(fehlende Herztätigkeit
und fehlende Pulswelle)

1 Defibrillation

sofort weiter Herzdruck-
massage und Beatmung
(30:2) 2 Minuten

sofort weiter Herzdruck-
massage und Beatmung
(30:2) 2 Minuten

während der Herzdruckmassage und Beatmung:
- intravenösen Zugang legen
- Medikamente geben (in erster Linie Adrenalin)
- Atemweg/Sauerstoffzufuhr sichern
- Elektroden prüfen (richtige Position, Kontaktgel)

Abb. 7.39
Erweiterte Reanima-
tionsmaßnahmen bei
Erwachsenen

Die **externen Defibrillatoren** haben **zwei plattenförmige Elektroden.** Eine Elektro-de wird rechts oben neben dem Brust-bein, die andere Elektrode links unten an der seitlichen Brustwand auf dem Brust-korb platziert.

Mit diesen Elektroden kann auch der **EKG-Rhythmus** beurteilt werden, insbe-sondere ob Kammerflimmern oder eine Asystolie vorliegt.

Bei der **praktischen Durchführung** gibt man etwas Kontaktgel auf die Elektroden und prüft zunächst den EKG-Rhythmus. Liegt ein **Kammerflimmern** vor, so wird
- die Herzdruckmassage und Beatmung kurz unterbrochen und
- jeder direkte Kontakt mit dem Patienten kurzfristig aufgehoben,
- um dann einen kurzen Stromstoß über die Elektroden auszulösen.

Nach der **Defibrillation** wird sofort mit den Basismaßnahmen weiter gemacht. Der EKG-Rhythmus wird erst nach 2 Mi-nuten erneut beurteilt. Liegt dann immer noch ein Kammerflimmern vor, so wird die Defibrillation wiederholt.

Einzelheiten zum Ablauf der erweiterten Reanimationsmaßnahmen sind **Abb. 7.39** zu entnehmen.

In der Praxis gibt es **automatisierte ex-terne Defibrillatoren (AED)**, mit denen die Defibrillation deutlich erleichtert wird. Mit diesen Geräten ist es auch möglich, dass entsprechend eingewiesene Laien eine lebensrettende Defibrillation durch-führen.

Ist die **Wiederbelebung** erfolgreich, so werden die zu Beginn meist weiten Pupil-len des Patienten wieder enger, die an-fangs blasse Haut wird wieder rosig und schließlich setzen Atmung und Kreislauf des Patienten wieder ein.

Notfallausrüstung für die Zahnarzt-praxis

Diagnostik:	Blutdruckmessgerät
	Stethoskop
	Taschenlampe
	Blutzuckerteststreifen
Atmung:	Absaugpumpe
	Absaugkatheter
	Beatmungsbeutel
	Sauerstoffflasche
Kreislauf:	Stauschlauch
	Spritzen
	Kanülen
	Infusionsbesteck

7.6 Vorbeugung von Zwischenfällen

Zwischenfälle können vor, während und nach einer Behandlung auftreten.

In der heutigen Zeit ist eine Zunahme von Zwischenfällen in der Zahnarztpraxis zu befürchten. Gründe hierfür sind:

- wachsender Anteil **älterer Patienten**, die mehrere Erkrankungen haben und deshalb auch Medikamente mit zum Teil erheblichen Nebenwirkungen einnehmen müssen.
- steigende Anzahl von **Patienten, die schwerwiegende Erkrankungen überstanden haben**, aber nicht vollständig wiederhergestellt sind (z. B. nach Herzinfarkt, Schlaganfall, Organtransplantation, Tumoroperation, Bestrahlung, Chemotherapie).
- zunehmender Anteil von **Patienten mit allergischer Disposition**.

Unter **Disposition** versteht man eine Veranlagung (Anfälligkeit) für bestimmte Krankheiten, in diesem Fall für allergische Reaktionen.

Um Zwischenfällen vorzubeugen und Risiken abzuschätzen, muss die **Anamnese (Krankenvorgeschichte)** vor der Behandlung gewissenhaft erhoben werden (siehe LF 2.2). Dabei ist es wichtig, die Anamnese bei langjährig bekannten Patienten regelmäßig zu aktualisieren.

Liegen Risiken vor (z. B. schwerwiegende Krankheiten, bestimmte Medikamente, Allergien), so sollte man dies deutlich sichtbar auf der Karteikarte vermerken, damit es nicht bei der Behandlung versehentlich vergessen wird.

Das **beste Notfallmanagement** ist die **Vorbeugung** eines Zwischenfalls.

Besondere Bedeutung zur Vorbeugung von Zwischenfällen haben:
- das **Patientengespräch** und
- die **Patientenbeobachtung**.

Bereits das **Gespräch mit dem Patienten** kann wichtige Hinweise auf mögliche Komplikationen geben. Hat der Patient z. B. besonders große Angst? Hat er schlechte Erfahrungen gemacht? Wie empfand er frühere Zahnbehandlungen?

Einzelheiten zur Patientenbetreuung und zum Umgang mit Patienten sind Lernfeld 2.1 zu entnehmen.

Ebenso wichtig wie das Gespräch ist die aufmerksame **Beobachtung des Patienten** (siehe Fallsituation zu Beginn). Ist der Patient fahrig und nervös, hat er eine Alkoholfahne, wirkt er vielleicht sogar abwesend oder benommen?

Erste **Anzeichen (Symptome)** für einen drohenden Notfall sind:
- blasse oder blassblaue Hautfarbe
- Schweißausbruch
- Unruhe, Zittern
- erweiterte Pupillen
- Benommenheit
- Veränderungen von Puls, Blutdruck oder Atmung.

Diese ersten Anzeichen sind ernst zu nehmen. Oft sind sie Folge einer übergroßen Angst vor der Behandlung (siehe auch S. 59: Ängstliche Patienten).

Um Angstreaktionen gar nicht erst aufkommen zu lassen, ist eine einfühlsame Betreuung der Patienten wichtig. Eine freundliche Begrüßung mit einem beruhigenden Lächeln kann schon die erste Angst nehmen und so einen Zwischenfall vermeiden. Dazu gehört weiterhin auch verständnisvolles Zuhören und die sachliche Information über den geplanten Behandlungsablauf.

Vorbeugung von Zwischenfällen

- Anamnese gewissenhaft erheben (ggf. Rücksprache mit dem behandelnden Arzt)
- Zeit nehmen für Gespräch mit dem Patienten
- Patienten aufmerksam beobachten
- Behandlungsstress vermeiden (Faktoren ausschalten, die Angst auslösen können – siehe S. 60)
- regelmäßig gut lüften (Räume nicht überheizen)
- Puls und Blutdruck kontrollieren (siehe LF 7.3.2)
- bei Allergieverdacht ggf. Allergietest veranlassen

Behandlungen während Schwangerschaft und Stillzeit

Die zahnärztliche Behandlung von Schwangeren ist sicher und ohne Gefahr für Mutter und Kind durchzuführen. Zur Vorbeugung von Zwischenfällen und Komplikationen sind dabei einige Besonderheiten zu beachten.

Veränderungen während der Schwangerschaft

In der Schwangerschaft erfolgt eine **hormonelle Umstellung**, die auch erhebliche Auswirkungen auf den mütterlichen Organismus hat.

Allgemeine Folgen sind:
– Müdigkeit
– Übelkeit und Erbrechen (vor allem morgens)
– niedriger Blutdruck und Schwindelanfälle
– Pulsbeschleunigung.

Im zahnärztlichen Fachbereich sind während der Schwangerschaft vermehrt Zahnfleischentzündungen zu beobachten, deren Ursache eine hormonbedingte, überschießende Entzündungsreaktion auf äußere Reize ist.

Ab dem 5. Schwangerschaftsmonat kann der Blutrückstrom zum Herzen in Rückenlage durch **Druck der Gebärmutter auf** die untere **Hohlvene** behindert werden. In der Folge kann es zu einem plötzlichen Blutdruckabfall mit Schweißausbruch, Übelkeit und Atemnot kommen. Durch Drehung auf die Seite (am besten nach links) bessert sich die Situation sofort, da dann die untere Hohlvene vom Gewicht der **Gebärmutter (Uterus)** entlastet wird (siehe auch Lage der unteren Hohlvene auf Seite 359, Abb. 11.13).

Risiken während der Schwangerschaft und Stillzeit

Im Rahmen von zahnärztlichen Behandlungen während der Schwangerschaft besteht für das werdende Kind das Risiko einer Schädigung insbesondere durch:
– **Arzneimittel** und
– **Röntgenstrahlen**.

Arzneimittel können während der Schwangerschaft vom mütterlichen Blut über die Plazenta in den kindlichen Kreislauf gelangen. Die dadurch mögliche Schädigung des Kindes hängt nicht nur vom Medikament, sondern auch vom Zeitpunkt der Arzneimitteleinnahme ab. Dabei beobachtet man insbesondere:
– **Abort (Fehlgeburt)** zu Beginn der Schwangerschaft
– Entwicklungsstörungen und Missbildungen beim **Embryo**
– Störungen von Organreifung und Organwachstum beim **Fetus**.

Entwicklung des Kindes in der Schwangerschaft

Die Entwicklung des Kindes beginnt mit der **Befruchtung**, also der Verschmelzung von Eizelle und Samenzelle (Spermium).

Embryo – In den ersten 3 Schwangerschaftsmonaten werden die Organanlagen entwickelt. Der Keim wird in dieser Zeit als **Embryo** bezeichnet.

Fetus – In den folgenden Schwangerschaftsmonaten wachsen und reifen die Organe, sodass sie langsam ihre Funktion aufnehmen können. Der Keim wird in dieser Zeit bis zur Geburt **Fetus** genannt.

Die Ernährung des Kindes erfolgt über die **Plazenta (Mutterkuchen)**, wo Sauerstoff und Kohlendioxid sowie Nährstoffe und Abbaustoffe zwischen mütterlichem und kindlichem Blut ausgetauscht werden. Über die **Nabelschnur** ist das Kind mit der Plazenta verbunden.

Während der **Stillzeit** können Arzneimittel über die Muttermilch in den kindlichen Organismus gelangen. Dies kann beim Kind zu unerwünschten Nebenwirkungen bis zu Organschäden führen.

Entsprechend sind Arzneimittel während der Schwangerschaft und Stillzeit nur bei strenger Indikationsstellung einzunehmen, wobei Nutzen und Risiko sorgfältig abzuwägen sind. Die vom Hersteller angegebenen Anwendungsbeschränkungen und Gegenanzeigen sind dabei sorgfältig zu beachten. In Zweifelsfällen sollte eine Abstimmung mit dem behandelnden Gynäkologen erfolgen.

Röntgenstrahlen dürfen bei Schwangeren grundsätzlich angewendet werden, jedoch ist die Indikation besonders streng zu stellen und die **Strahlendosis auf ein Minimum zu beschränken**.

Da die Zellen des Embryos bzw. Fetus eine hohe Teilungsrate haben, ist der **wachsende Organismus besonders strahlensensibel**. Die Schädigung hängt von der Strahlendosis und vom Zeitpunkt der Strahleneinwirkung ab. Mögliche Schäden sind (wie bei Arzneimitteln):

– **Abort (Fehlgeburt)** zu Beginn der Schwangerschaft
– Entwicklungsstörungen und Missbildungen beim **Embryo**
– Störungen von Organreifung und Organwachstum beim **Fetus**.

Einzelheiten zu Röntgenstrahlen und Strahlenschutz werden in Lernfeld 10.7 erarbeitet.

Vorbeugung von Komplikationen

Bei einer zahnärztlichen Behandlung während der Schwangerschaft sollte alles getan werden, um eine Gefährdung des Kindes zu vermeiden. Dazu sind die in der Übersicht aufgeführten Grundregeln zu beachten.

Da während der Schwangerschaft gehäuft Zahnfleischentzündungen vorkommen, ist in dieser Phase auf eine besonders **gute Mundhygiene** zu achten. Mundhygienemaßnahmen und Zahnsteinentfernungen können jederzeit während der Schwangerschaft durchgeführt werden.

Zahnärztliche Routinebehandlungen sollten jedoch insbesondere im ersten und letzten Schwangerschaftsdrittel möglichst vermieden werden. Generell sollten Behandlungen, die nicht unbedingt während der Schwangerschaft erfolgen müssen, auf die Zeit nach der Geburt verschoben werden.

Notfallbehandlungen – insbesondere zur Schmerzbeseitigung – können selbstverständlich jederzeit erfolgen. In Zweifelsfällen ist eine **Abstimmung mit dem behandelnden Gynäkologen** sinnvoll.

Grundregeln zur Behandlung während der Schwangerschaft

– Grundsätzlich mit Behandlungen während der Schwangerschaft zurückhaltend sein.
– Falls möglich, Behandlungen auf die Zeit nach der Schwangerschaft verschieben.
– Behandlungsstress vermeiden (keine langen Wartezeiten, Behandlungen möglichst schmerzfrei).
– Behandlungen in Abstimmung mit der Patientin möglichst nachmittags durchführen. (Insbesondere in den ersten Schwangerschaftsmonaten besteht morgens gehäuft Übelkeit.)
– Vom 5. Schwangerschaftsmonat an Behandlungen nur in sitzender Position durchführen. (Im Liegen besteht die Gefahr einer Kompression der unteren Hohlvene durch die Gebärmutter.)
– Bei Arzneimitteln auf Anwendungsbeschränkungen und Gegenanzeigen achten (z. B. bei Antibiotika und Schmerzmitteln). Dies gilt auch während der Stillzeit.
– Röntgenaufnahmen nur anfertigen, wenn sie unbedingt notwendig sind.

Abb. 7.40
Lage von Kind und Gebärmutter kurz vor der Geburt

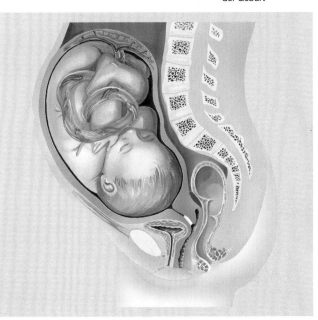

7.7 Erste Maßnahmen bei verschiedenen Notfällen

Grundlagen

Jede Zahnmedizinische Fachangestellte muss bei einem Notfall nicht nur dem Zahnarzt assistieren, sondern auch **selbstständig erste Hilfe leisten können**. Ist der Zahnarzt bei einem lebensbedrohlichen Notfall nicht selbst in der Praxis, so muss die Zahnmedizinische Fachangestellte umgehend ärztliche Hilfe anfordern.

Dazu ist es wichtig, eine sofort greifbare **Notrufliste** von Notarzt, Feuerwehr, nächstgelegener Klinik und Ärzten in der Nähe zu haben. Diese Liste muss stets auf dem aktuellen Stand gehalten werden und sollte zentral und gut erkennbar in der Praxis ausliegen. Bei einem Notfall kommt es auf überlegtes, gezieltes Handeln an. Daher sollte das Verhalten im Notfall regelmäßig geübt werden.

Der **Notfallkoffer** muss gut zugänglich an einem festgelegten, jedem bekannten Platz in der Praxis aufbewahrt werden. Der Inhalt des Notfallkoffers ist regelmäßig auf Vollständigkeit und Verfallsdatum der Medikamente zu überprüfen.

Notruf 112

- **Wo** ist der Notfall passiert?
  (Praxis, genaue Anschrift)
- **Was** ist passiert?
  (kurz beschreiben)
- **Wie viele** Erkrankte oder Verletzte?
- **Welche** Erkrankungen/Verletzungen liegen vor?
- **Warten** auf Rückfragen!
  (nicht gleich auflegen)

Kreislaufstörungen

Kreislaufstörungen mit erhöhtem Blutdruck (Hypertonie) oder zu niedrigem Blutdruck (Hypotonie) gehören zu den häufigeren Zwischenfällen in der zahnärztlichen Praxis. Plötzliche Änderungen des Blutdrucks können dabei unter anderem durch Angst, Schmerz, Anblick von Blut und verschiedene Medikamente ausgelöst werden.

Kreislaufkollaps

Beim Kreislaufkollaps liegt eine **Fehlsteuerung der Blutverteilung** vor. Aufgrund einer Weitstellung der Gefäße versackt das Blut dabei in die unteren Körperregionen, wodurch das Gehirn nur noch unzureichend mit Blut versorgt wird. In der Folge kommt es zu einem **Blutdruckabfall** mit flachem, kaum noch tastbarem Puls und kaltem Schweiß. Dem Patienten wird schwindelig und er sieht schwarz vor Augen.

Dadurch kommt es zu einer kurz andauernden Bewusstlosigkeit. Man spricht dann auch von einer so genannten **Ohnmacht** bzw. **Synkope** (synkoptein gr. – zusammenschlagen). Da diese Beschwerden vorwiegend im Stehen bzw. Sitzen vorkommen, wird dieses Krankheitsbild auch als **orthostatische Hypotonie** bezeichnet.

Die **Behandlung** besteht zunächst in einer Flachlagerung des Patienten, wobei die Beine hochgelegt werden (siehe Abb. 7.30b). Dadurch wird der Blutrückfluss zum Herzen erleichtert und die Blutversorgung des Gehirns verbessert. Zusätzlich sollte ein feucht-kalter Lappen auf die Stirn gelegt werden. Anschließend sind Blutdruck und Puls zu messen (siehe LF 7.3.2).

Akuter Bluthochdruck

Ein **Bluthochdruck (Hypertonie)** liegt bei einem systolischen Blutdruck über 160 mmHg und diastolischem Blutdruck über 95 mmHg vor (siehe LF 7.3.2). Bei einem akut auftretenden Bluthochdruck kann es zu einer deutlichen Pulsbeschleunigung mit Schweißausbruch, Angstgefühl des Patienten und Brust- sowie Kopfschmerzen kommen.

Die **Behandlung** besteht zunächst in einer Beruhigung des Patienten und Lagerung mit erhöhtem Oberkörper (Abb. 7.30a). Zusätzlich kann die Gabe von Medikamenten kommen.

Zur **Vorbeugung** von akuten Blutdruckkrisen sollte die Behandlung möglichst schmerz- und stressfrei erfolgen.

Herzerkrankungen

Notfälle durch Herzerkrankungen können in der zahnärztlichen Praxis unter anderem verursacht werden durch:
– Angina pectoris
– Herzinfarkt
– Herzrhythmusstörungen.

Als **Angina pectoris** (wörtlich: Brustenge) bezeichnet man starke Schmerzen mit Engegefühl im Brustbereich durch einen Sauerstoffmangel des Herzmuskels. Insbesondere bei verengten Herzkranzgefäßen kann der Herzmuskel in bestimmten Situationen nicht mehr ausreichend mit Blut – und damit auch Sauerstoff – versorgt werden.

Durch vollständigen Verschluss einer Herzkranzarterie kann es zu einem **Herzinfarkt (Myokardinfarkt)** kommen. Dabei entsteht eine Nekrose von Herzmuskelgewebe. Typische Symptome bei einem Herzinfarkt sind starke Brustschmerzen, Übelkeit, erhebliche Angst des Patienten und Schweißausbrüche.

> **Infarkt** – örtlicher Gewebstod (Nekrose) durch Blutleere nach einem Gefäßverschluss
> (infarcire lat. – hineinstopfen).

Herzrhythmusstörungen können vom Patienten zum Beispiel beobachtet werden als:
– **Herzjagen** bei Pulsbeschleunigung oder
– **Herzstolpern** bei unregelmäßigem Puls.

Als Ursache kommen unter anderem Durchblutungsstörungen des Herzens, Erkrankungen der Erregungsbildung und -leitung im Herzen sowie Herzklappenfehler infrage.

Bei allen Notfällen infolge von Herzerkrankungen sind zunächst Atmung und Kreislauf zu sichern (siehe S. 227–232). Der Patient ist in Abhängigkeit von seiner Bewusstseinslage fachgerecht zu lagern. Zur weiteren Therapie ist ein Notarzt zu rufen.

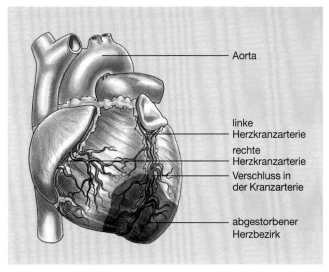

Aorta

linke Herzkranzarterie

rechte Herzkranzarterie

Verschluss in der Kranzarterie

abgestorbener Herzbezirk

Abb. 7.41
Herzinfarkt durch Verschluss einer Koronararterie

Atemstörungen

Atemstörungen können in der zahnärztlichen Praxis unter anderem entstehen durch:
– Hyperventilation
– Asthma bronchiale
– Aspiration.

Hyperventilation

Infolge von Übererregbarkeit, Angst, innerer Anspannung oder Schmerzen kann es zu einer **übermäßigen Atmung (Hyperventilation)** kommen.

Sie äußert sich in einer unbewussten Vertiefung und Beschleunigung der Atmung. Der Patient verspürt dabei ein Kribbeln in den Händen und um den Mund. Gleichzeitig hat er das Gefühl von massiver Atemnot, weshalb er seine bereits vermehrte Atmung noch weiter steigert. Dauert die Hyperventilation länger an, so können Krämpfe auftreten und der Patient kann bewusstlos werden.

Die **Behandlung** besteht zunächst in einer Beruhigung und Ablenkung des Patienten, um ihn langsamer atmen zu lassen. Zusätzlich besteht die Möglichkeit, eine **Beatmungsmaske mit Rückatmungsbeutel** zu verwenden, wobei der Patient seine in diesen Beutel ausgeatmete Luft zurückatmet. Dadurch wird eine zu starke Ausatmung von Kohlendioxid mit daraus entstehenden Stoffwechselstörungen verhindert. Ist kein entsprechender Rückatmungsbeutel vorhanden, so kann ersatzweise auch eine **Plastiktüte** verwendet werden, durch die der Patient seine Ausatemluft wieder zurückatmet. Ergänzend ist die Gabe beruhigender Medikamente sinnvoll.

Asthma bronchiale

Beim Asthma bronchiale (asthma gr. – Atemnot; bronchial – die Bronchien betreffend) tritt anfallsweise Atemnot durch eine plötzliche **Verengung der Atemwege** auf, wobei vor allem die Ausatmung behindert wird. Durch die Atemnot wird der Patient unruhig und kaltschweißig. Der Pulsschlag ist in der Regel deutlich beschleunigt.

Zur **Behandlung** wird der Oberkörper des Patienten hochgelagert (siehe Abb. 7.30a). Zusätzlich werden Medikamente zur Weitstellung der Atemwege verabreicht. Im akuten Asthmaanfall ist die Sicherung der Atmung erforderlich. Gleichzeitig muss dann der Notarzt gerufen werden.

Aspiration

Unter einer Aspiration versteht man das **Eindringen flüssiger oder fester Stoffe in die Atemwege** während der Einatmung (aspirare lat. – anhauchen). In der Folge kann es zu einer lebensbedrohlichen Einengung der Atemwege kommen.

Gerade bei der zahnärztlichen Behandlung besteht die große Gefahr einer Aspiration von nicht gesicherten Kleininstrumenten (z. B. Wurzelkanalinstrumenten), Abformmaterialien, Prothesenteilen oder nicht befestigten Kronen und Inlays.

Zur **Behandlung** sind die Atemwege unverzüglich freizumachen. Dazu kann die Absauganlage am Behandlungsstuhl verwendet werden. Feste Fremdkörper lassen sich jedoch oft nur mit speziellen Hilfsmitteln und einem **Laryngoskop (Kehlkopfspiegel)** entfernen. Der Notarzt ist daher unverzüglich zu rufen.

Allergische Reaktionen

Das Immunsystem macht Krankheitserreger und Fremdsubstanzen unschädlich, die in den Körper eingedrungen sind (siehe LF 7.2).

Reagiert das Immunsystem jedoch überempfindlich auf eine fremde Substanz (z. B. Arzneimittel, bestimmte Nahrungsmittel, Blütenpollen), so spricht man von einer **Allergie**.

Im Gegensatz dazu liegt bei einem **Immundefekt** (z. B. bei AIDS, LF 3.3.3) eine unzureichende Reaktion des Immunsystems vor.

Anaphylaktischer Schock

Ein anaphylaktischer Schock ist eine **lebensbedrohliche allergische Sofortreaktion** des Körpers mit schweren akuten Kreislauf- und Atemstörungen. Sie tritt innerhalb von wenigen Minuten nach Kontakt mit einer Substanz auf, gegen die der Körper allergisch ist (z. B. nach Arzneimittelgabe oder einem Insektenstich).

Typische **Symptome** sind:

1. Hautreaktionen, wie z. B. Hautrötung, Juckreiz, Schleimhautschwellung
2. deutliche Pulsbeschleunigung, erheblicher Blutdruckabfall, Übelkeit, Erbrechen, Schwindel und Schweißausbrüche
3. Atemnot durch Einengung der Atemwege
4. im Extremfall Bewusstseinsverlust, schließlich Atem- und Kreislaufstillstand, der unbehandelt zum Tod des Patienten führt.

Die **Behandlung** besteht vorrangig in einer Stabilisierung von Atmung und Kreislauf. Zusätzlich ist der Notarzt sofort anzufordern.

Zur **Vorbeugung** muss vor jeder Verordnung eines Medikamentes nach einer Allergie gefragt werden.

Stoffwechselstörungen

Von den verschiedenen Stoffwechselstörungen haben für die Zahnarztpraxis vor allem **Störungen des Blutzuckerspiegels** Bedeutung. Daher sollte auf dem Anamnesebogen darauf geachtet werden, ob ein Patient an einem **Diabetes mellitus (Zuckerkrankheit)** leidet.

Der Diabetes mellitus ist eine Krankheit des Kohlenhydratstoffwechsels. Durch einen Mangel oder eine verminderte Wirkung des in der Bauchspeicheldrüse gebildeten Hormons **Insulin** kommt es bei dieser Erkrankung zu stark erhöhten Blutzuckerwerten. Es handelt sich dabei um den Blutwert für **Traubenzucker (Glukose)**.

Man unterscheidet:
- **Diabetes Typ I** durch einen Insulinmangel (entsteht vorwiegend bereits in der Jugend)
- **Diabetes Typ II** durch eine verminderte Insulinwirkung im Gewebe (Erwachsenen- bzw. Altersdiabetes)
- **Diabetes durch andere Erkrankungen** (z. B. durch eine Entzündung der Bauchspeicheldrüse)

Im Rahmen einer zahnärztlichen Behandlung kann es z. B. durch Angst oder Stress des Patienten zu Schwankungen des Blutzuckerwertes kommen. Man unterscheidet dabei:
- erhöhte Blutzuckerwerte (Hyperglykämie) und
- zu niedrige Blutzuckerwerte (Hypoglykämie).

Die **Hyperglykämie** entwickelt sich langsam mit Appetitlosigkeit, Durst, vermehrtem Harndrang, Schwäche und Kollapsneigung. Eine **Hypoglykämie** kann dagegen erheblich schneller – innerhalb weniger Minuten – entstehen. Typische Symptome sind Heißhunger, Übelkeit, Erbrechen, Schwäche, Unruhe und Schwitzen.

Die Unterscheidung zwischen erhöhten und erniedrigten Blutzuckerwerten erfolgt schnell und einfach mit **Blutzuckerteststreifen**.

Die **Behandlung** besteht zunächst in der Sicherung von Atmung und Kreislauf. Zusätzlich ist bei der Hypoglykämie eine schnelle Zufuhr von Traubenzucker (Glukose) erforderlich.

Zur **Vorbeugung** von Stoffwechselentgleisungen ist die zahnärztliche Behandlung bei Diabetikern sorgfältig auf die Medikamenteneinnahme und regelmäßige Nahrungszufuhr des Patienten abzustimmen.

Bewusstseinsstörungen

Bewusstseinsstörungen kommen bei einer Reihe von Erkrankungen vor. So kann man sie z. B. bei Atem- und Kreislaufstörungen, Herzerkrankungen, Stoffwechselentgleisungen, Vergiftungen, Überempfindlichkeitsreaktionen, Krampfanfällen und beim Schlaganfall (Apoplexie) beobachten.

Zur **Behandlung** sind zunächst Atmung und Kreislauf zu sichern. Besteht z. B. bei einem Patienten mit bekanntem Diabetes mellitus der Verdacht auf eine Stoffwechselentgleisung, so ist eine Blutzuckerbestimmung mit einem einfachen Teststreifen sinnvoll.

Epilepsie (zerebrales Anfallsleiden)

Der Begriff **Epilepsie** (epilepsia gr. – Fallsucht) ist eine Sammelbezeichnung für verschiedene Krankheiten, bei denen anfallsartig Bewusstseinsstörungen auftreten. Während dieser Bewusstseinsstörungen kommt es häufig zu unkontrollierten Muskelbewegungen z. B. in Form von Krämpfen.

Die **Ursache** ist eine Schädigung des Gehirns (lat. – cerebrum) z. B. durch Verletzung, Entzündung oder Tumor. Häufig ist die Ursache jedoch auch unbekannt.

Bei einem **großen Krampfanfall (Grand mal)** stürzt der Patient meist nach einem kurzen Vorstadium bewusstlos zu Boden. Die Muskulatur ist im Allgemeinen zunächst stark angespannt. Nach kurzer Zeit kommt es dann zu rhythmischen Zuckungen der Gliedmaßen, starker Speichelabsonderung und häufig auch zu Urin- und Stuhlabgang. Durch einen gleichzeitigen Krampf der Kaumuskulatur kann sich der Patient während des Anfalls selbst in die Zunge beißen.

Der Krampfanfall dauert in der Regel nur wenige Minuten. Anschließend verfällt der Patient meistens in einen **Nachschlaf**.

Zur **Behandlung** sollte man bei einem Krampfanfall dafür sorgen, dass sich der Patient nicht selbst verletzen kann. Dazu sind alle spitzen Gegenstände aus dem

Mund und aus der Reichweite des Patienten zu entfernen.

Weiterhin sind Atmung und Kreislauf zu sichern. Bewusstlose Patienten werden dazu mit dem Rautek-Griff aus dem Behandlungsstuhl gehoben und nach dem Krampfanfall in die stabile Seitenlage gebracht. Blut oder Erbrochenes entfernt man aus dem Rachenbereich und überstreckt den Kopf, um die Atemwege freizuhalten. Die weitere Behandlung erfolgt durch einen Arzt.

Schlaganfall (Apoplexie)

Durch unzureichende Blut- und Sauerstoffversorgung eines Gehirnbereichs (z. B. durch Verschluss einer Hirnarterie) kann es zu einem Schlaganfall kommen. Häufig treten dabei heftige Kopfschmerzen, Bewusstseinsstörungen und Lähmungen auf einer Körperseite auf.

Zur **Behandlung** sind zunächst Atmung und Kreislauf zu sichern. Ist der Patient nicht bewusstlos, so wird er mit leicht erhöhtem Oberkörper gelagert. Die weitere Behandlung erfolgt durch einen Arzt.

Blutungen im Mundbereich

In der täglichen Praxis ist es wichtig zu wissen, welche Patienten zu Blutungen neigen. Es können dann entsprechende Vorsichtsmaßnahmen z. B. bei einer Zahnentfernung getroffen werden.

Beim Gesunden werden Blutungen durch ein abgestimmtes Zusammenspiel der **Gefäßwände**, **Thrombozyten** und **Gerinnungsfaktoren** gestillt (siehe Abb. 7.4). Eine Blutungsneigung kann entsprechend entstehen durch:

- Veränderungen der Gefäßwände
- Veränderungen der Thrombozyten
- Mangel oder fehlerhafte Wirkung der Gerinnungsfaktoren.

Eine dadurch bedingte **Blutungsneigung** wird auch als **hämorrhagische Diathese** bezeichnet. Selbst kleine zahnärztliche Eingriffe können dann zu schweren Blutungen führen.

Die **erste Hilfe** bei einer Blutung besteht zunächst darin, die Blutung durch Druck zu stoppen. Im Mund erfolgt dies z. B.

nach einer Zahnentfernung mit einem **Aufbisstupfer**. Weitere Maßnahmen (Blutstillung durch Naht oder Tamponade) werden vom Zahnarzt durchgeführt.

Postexpositionsprophylaxe (z. B. nach Nadelstichverletzung)

Jeder Patient ist als potenziell infektiös anzusehen. Entsprechend ist direkter Kontakt mit Blut, Speichel oder Eiter zu vermeiden (siehe LF 3.4.3).

Kommt es jedoch versehentlich zu Kontakt mit potenziell erregerhaltigem Material, z. B. durch **Nadelstichverletzung** oder **Blutspritzer**, so sind zur Vorbeugung einer Infektion die nachfolgenden Maßnahmen zu ergreifen. Man bezeichnet dies auch als **Postexpositionsprophylaxe**.

Postexpositionsprophylaxe
post   lat. – nach
Exposition lat. – Aussetzung, Ausgesetztsein
Prophylaxe   – Vorbeugung
Vorbeugung einer Infektion nach direktem Kontakt mit erregerhaltigem Material.

Stich- oder Schnittverletzung

Als **Sofortmaßnahme** gilt bei Stich- oder Schnittverletzungen der Grundsatz:
- primär **Wunde gut bluten lassen**
- sekundär **Wunde antiseptisch spülen** mit einem Viren inaktivierenden Desinfektionsmittel.

Zusätzlich sind Wunde und Instrument, mit dem die Verletzung erfolgte, genau zu inspizieren:
- Inspektion der Verletzung
  - wie tief?
  - Blutgefäße eröffnet?
- Inspektion des Instrumentes
  - Art des Instrumentes (Hohlnadel? chirurgische Nähnadel?)
  - sichtbare äußere Kontamination mit Blut?

Die weitere Versorgung sollte durch einen chirurgisch tätigen **Durchgangs-Arzt (D-Arzt)** erfolgen.

Kontamination unverletzter Haut

Erfolgt ein direkter Kontakt mit erregerhaltigem Material auf der unverletzten Haut, so sind folgende Maßnahmen zu ergreifen:

– Entfernen des potenziell infektiösen Materials mit einem Tuch, das mit einem alkoholischen Desinfektionsmittel getränkt ist.

– Abwischen der sichtbar kontaminierten Hautoberfläche und des Umfelds mit Tupfern, die mit einem alkoholischen Desinfektionsmittel getränkt sind.

Medikamentöse Prophylaxe

Hepatitis B: Es besteht die Möglichkeit einer Hepatitis-B-Immunprophylaxe nach Kontakt mit erregerhaltigem Blut. Einzelheiten hierzu werden von der **St**ändigen **Impfkommission (STIKO)** herausgegeben und durch das **Robert-Koch-Institut (RKI)** veröffentlicht.

Hepatitis C: Eine wirksame Postexpositionsprophylaxe ist nicht bekannt. Einzelheiten sind mit einem entsprechend erfahrenen Arzt abzuklären.

HIV-Infektion (AIDS): Eine wirksame medikamentöse Postexpositionsprophylaxe erfordert sofortiges Handeln. Empfehlungen hierzu hat das **Robert-Koch-Institut (RKI)** herausgegeben. Das Vorgehen und die Indikation einer medikamentösen Prophylaxe sollte mit einem in der HIV-Behandlung erfahrenen Arzt abgesprochen werden.

Dokumentation des Unfallgeschehens

In jedem Fall – auch wenn ein Risikokontakt eher unwahrscheinlich ist – sollte jedes Unfallereignis folgendermaßen dokumentiert werden:

– Datum und Uhrzeit des Zwischenfalls

– Tätigkeit, die dazu führte

– Art der Kontamination bzw. Verletzung

– Anamnese des Patienten mit Impf- und Immunstatus sowie Aussagen über eine mögliche Zugehörigkeit zu einer Risikogruppe

– Anamnese des Betroffenen (Impf- und Immunstatus)

– Auflistung der durchgeführten Sofortmaßnahmen und ggf. späterer Maßnahmen

– Unfallanzeige, ggf. weitere Beratung durch D-Arzt, Betriebsarzt oder Arbeitsmediziner.

Eine **Unfallanzeige** ist bei dem zuständigen Versicherungsträger vorzunehmen, wenn aus der Verletzung eine Arbeitsunfähigkeit von mehr als 3 Tagen resultiert. Für Zahnarztpraxen ist in der Regel die Berufsgenossenschaft für Gesundheitsdienst und Wohlfahrtspflege der zuständige Versicherungsträger.

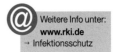

Weitere Info unter:
www.rki.de
→ Infektionsschutz

8.1 Aufgabengebiete der zahnärztlichen Chirurgie

8.2 Chirurgische Instrumente

– Extraktionszangen
– Zahnärztliche Hebel
– Schneidende Instrumente
– Schabende Instrumente
– Fassende Instrumente
– Haltende Instrumente
– Instrumente zum Nähen
– Sonstige Instrumente
– Chirurgiemotor
– Elektrochirurgiegerät

8.3 Chirurgische Eingriffe

– Zahnextraktion
– Operative Zahnentfernung
– Hemisektion
– Verschluss einer Mund-Antrum-Verbindung
– Wurzelspitzenresektion
– Behandlung von Zysten
– Entfernung von kleinen Tumoren
– Behandlung von Entzündungen
– Präprothetische Chirurgie
– Chirurgie aus KFO-Indikation
– Zahnärztliche Implantologie
– Behandlung von Verletzungen

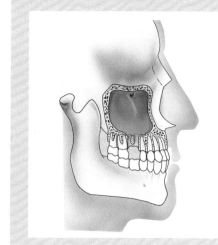

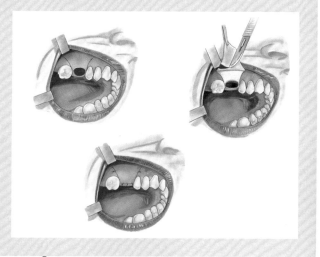

8.4 Arzneimittellehre

– Arzneimittelbegriff
– Arzneimittelformen
– Arzneimittelapplikation
– Arzneimittelgruppen
– Unerwünschte Arzneimittelwirkungen
– Arzneimittelumgang
– Arzneimittelverschreibung

8 Chirurgische Behandlungen begleiten

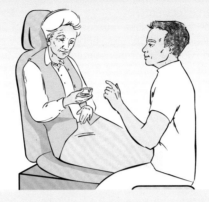

Fallsituation

Frau P. kommt in die Praxis Dr. Müller. Sie ist seit einigen Jahren im Ober- und Unterkiefer unbezahnt. Während sie mit der oberen Prothese noch ganz gut zurechtkommt, hat sie nun immer mehr Probleme mit der unteren Prothese.

Trotz mehrfacher Unterfütterung hat sie im Unterkiefer gehäuft Druckstellen und kann mit der unteren Prothese nicht mehr richtig kauen. Wenn sie bei Freunden zum Essen eingeladen ist, fühlt sich Frau P. in letzter Zeit sehr unsicher.

Im Fernsehen hat Frau P. einen Bericht über Implantate gesehen. Sie hat sich daraufhin weitere Informationen aus dem Internet besorgt und möchte nun von Dr. Müller über Implantate in ihrem Fall beraten werden.

Abrechnung von chirurgischen Behandlungen
→ siehe **Leistungs-abrechnung Band I** Lernfeld 8

Fragen zur Fallsituation

1. Was sind Implantate?
2. Wie ist der Ablauf bei einer Implantatbehandlung?
3. Welche weiteren chirurgischen Behandlungsmaßnahmen kennen Sie?
4. Mit welchem Mund-Kiefer-Gesichtschirurgen arbeitet ihr Zahnarzt bei chirurgischen Behandlungen zusammen?

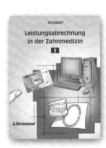

8.1 Aufgabengebiete

Unter zahnärztlicher Chirurgie versteht der Laie vor allem das Entfernen von Zähnen. Dies wird in der Umgangssprache auch als „Zahnziehen" bezeichnet. In der Regel werden die Zähne jedoch nicht einfach gezogen, sondern durch hebelnde oder drehende Bewegungen entfernt. Daher sollte man stets nur von einer **Zahnentfernung** oder **Zahnextraktion** sprechen.

Zur zahnärztlichen Chirurgie gehören jedoch noch erheblich mehr Leistungen (siehe Übersicht).

Die zahnärztliche Chirurgie ist ein großes Teilgebiet der Zahnheilkunde. Sie erfordert von Zahnarzt und Assistenz ein hohes Maß an Verantwortung und Sorgfalt. Da

Aufgabengebiete der zahnärztlichen Chirurgie

– Zahnextraktionen
– operative Zahnentfernungen (Osteotomien)
– chirurgische Zahnerhaltung (z. B. durch eine Wurzelspitzenresektion)
– Behandlung von Zysten
– Entfernung von kleinen gutartigen Tumoren in der Mundhöhle
– Behandlung von Entzündungen
– chirurgische Maßnahmen zur Verbesserung des Prothesenlagers (präprothetische Chirurgie)
– chirurgische Maßnahmen im Zusammenhang mit einer kieferorthopädischen Behandlung (z. B. operative Freilegung eines Zahnes)
– Einsetzen von Implantaten (zahnärztliche Implantologie)
– Behandlung von Verletzungen in der Mundhöhle
– chirurgische Behandlung von Parodontalerkrankungen

Aufgabengebiete
→ siehe auch
Libromed-CD
Folie 8.2

Abb. 8.1
Aufbau einer Zange

man stets offene Wunden behandelt, darf grundsätzlich nur mit sterilen Instrumenten gearbeitet werden.

Besondere Kenntnisse auf dem Gebiet der zahnärztlichen Chirurgie haben:

– Mund-Kiefer-Gesichtschirurgen und
– Zahnärzte mit der Gebietsbezeichnung Oralchirurgie.

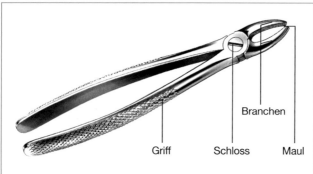

Branchen

Griff   Schloss   Maul

8.2   Chirurgische Instrumente

Extraktionszangen

Für die verschiedenen Zähne gibt es jeweils speziell geformte Zangen.

Zur **Entfernung von Oberkieferzähnen** werden im Frontzahnbereich gerade Zangen und im Seitenzahnbereich über die Fläche gebogene Zangen verwendet. Durch diese Biegung können die Seitenzähne besser gefasst werden.

Die Molarenzangen haben im Oberkiefer jeweils nur auf einer Seite eine Zacke. Mit dieser Zacke kann man mit den Molarenzangen zwischen die beiden bukkalen Zahnwurzeln greifen. Beim Anreichen der Molarenzange im Oberkiefer gilt entsprechend die Merkregel "Zacke zur Backe".

Sonderformen gibt es bei den Oberkieferzangen insbesondere zur Entfernung von Weisheitszähnen und Wurzelresten. Die

Abb. 8.2
Extraktionszangen für den Oberkiefer

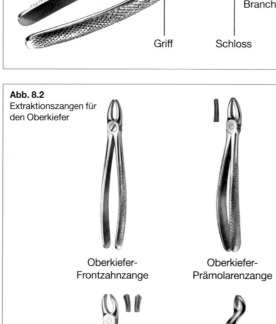

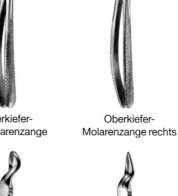

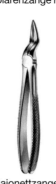

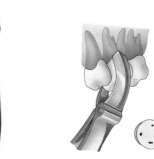

Oberkiefer-
Frontzahnzange

Oberkiefer-
Prämolarenzange

Oberkiefer-
Molarenzange rechts

Anwendung der
Prämolarenzange

Oberkiefer-
Molarenzange links

Oberkiefer-
Weisheitszahnzange

Bajonettzange zur
Entfernung von
oberen Wurzeln

Anwendung der
Molarenzange

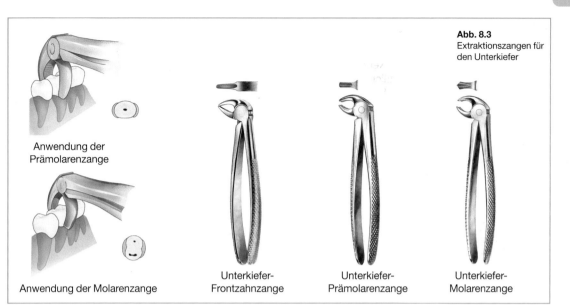

Abb. 8.3
Extraktionszangen für den Unterkiefer

Anwendung der Prämolarenzange

Anwendung der Molarenzange

Unterkiefer-Frontzahnzange

Unterkiefer-Prämolarenzange

Unterkiefer-Molarenzange

zweifach gebogene Bajonettzange ist durch ihre Form besonders gut zur Entfernung von Oberkieferwurzeln geeignet.

Zur **Entfernung von Unterkieferzähnen** werden in der Regel Zangen verwendet, die im Schloss über die Kante gebogen sind. Aufgrund ihrer Form werden sie allgemein auch **Rabenschnabelzangen** genannt.

Die Molarenzangen haben im Unterkiefer auf jeder Seite jeweils eine Zacke, sodass sie beidseits in die Bifurkation der Molaren greifen können. Sonderformen gibt es bei den Unterkieferzangen insbesondere zur Entfernung der Weisheitszähne.

Neben den üblichen Zangen für Erwachsene gibt es auch spezielle Kinderzangen für Milchzähne. Sie sind ähnlich aufgebaut wie die übrigen Zangen, sind jedoch insgesamt etwas kleiner.

Sonstige Zangen
Neben den Extraktionszangen gibt es noch spezielle Zangen für andere Aufgabengebiete:
- **Hohlmeißelzange nach Luer:** Sie dient zum Glätten von scharfen Knochenkanten und kann auch zur Entfernung von

Weichgewebe verwendet werden, wie z. B. zur Entfernung des Zahnsäckchens nach einer operativen Zahnentfernung.
- **Kornzange:** Fasszange mit Querrillen im Bereich der Branchen. Sie wird z. B. verwendet, um Tupfer oder Instrumente steril aus einem Tray zu nehmen.
- **Kappenstanze:** Sie dient zum Entfernen der Zahnfleischkappe bei erschwertem Durchbruch eines Weisheitszahnes.

Abb. 8.4
Sonstige Zangen

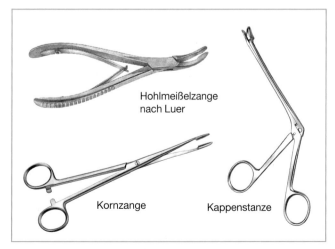

Hohlmeißelzange nach Luer

Kornzange

Kappenstanze

Abb. 8.5
Zahnärztliche Hebel

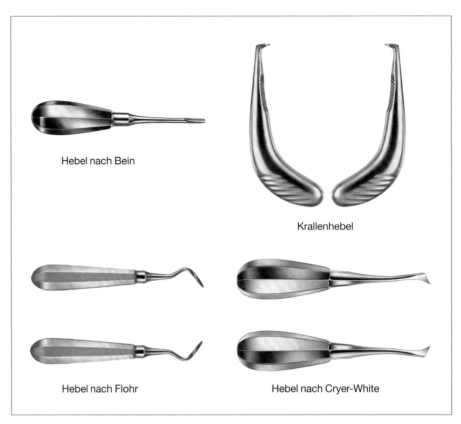

Hebel nach Bein

Krallenhebel

Hebel nach Flohr

Hebel nach Cryer-White

Hebel

Zahnärztliche Hebel sind einarmige Hebel, die gegen ein Widerlager angesetzt werden. Als Widerlager kann die Zahnhartsubstanz der Nachbarzähne oder der umliegende Knochen benutzt werden. Dabei ist sorgfältig darauf zu achten, dass die Nachbarzähne nicht gelockert werden.

Man unterscheidet gerade und gebogene Hebel. Die gebogenen Hebel werden jeweils paarweise angeboten.

Schneidende Instrumente

Skalpelle: Ein chirurgisches Messer wird als Skalpell bezeichnet. Man unterscheidet:
– Skalpelle mit Metallgriff und Klinge aus einem Stück
– Skalpelle mit Metallgriff und auswechselbarer Klinge
– Einmalskalpelle mit Kunststoffgriff.
Für die unterschiedlichen chirurgischen Aufgaben werden von der Industrie verschiedene Klingenformen angeboten.

Scheren: Man unterscheidet gerade und gebogene Scheren, die vorn spitz oder stumpf enden können.
Scheren zum sauberen Präparieren (Darstellen) von anatomischen Strukturen bei

Abb. 8.6
Skalpelle

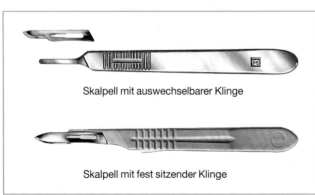

Skalpell mit auswechselbarer Klinge

Skalpell mit fest sitzender Klinge

Operationen werden als **Präparierscheren** bezeichnet (Abb. 8.8).

Schabende Instrumente

Raspatorien: (Einzahl: Raspatorium)
Sie dienen zum Abschaben des Periosts vom Knochen. Am Arbeitsende sind sie breit und scharf.

Elevatorien: (Einzahl: Elevatorium)
Instrumente zum Abheben des Periosts vom Knochen und Aufrichten eingedrückter Knochenteile. Am Arbeitsende sind sie in der Regel stumpf.

Scharfe Löffel: Diese löffelartigen Instrumente haben scharfe Ränder zum Auskratzen von Gewebe (z. B. Extraktionswunden).

Küretten: Sie dienen zum Ausschaben. In der Zahnheilkunde werden sie z. B. zur Kürettage bei Parodontalerkrankungen benutzt (siehe LF 10.4).

Fassende Instrumente

Pinzetten: Man unterscheidet anatomische und chirurgische Pinzetten:
- Anatomische Pinzetten sind stumpf und haben am Arbeitsende feine Rillen.
- Chirurgische Pinzetten sind scharf und haben am Arbeitsende kleine Haken, die beim Zusammendrücken ineinander greifen.

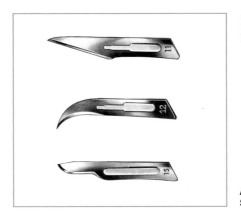

Abb. 8.7
Häufig gebrauchte
Klingenformen

Abb. 8.8
Scheren

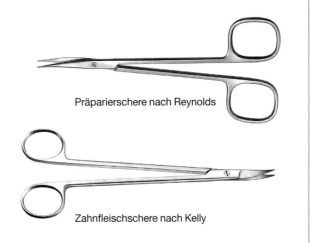

Präparierschere nach Reynolds

Zahnfleischschere nach Kelly

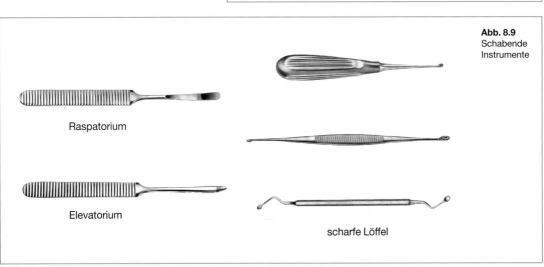

Abb. 8.9
Schabende
Instrumente

Raspatorium

Elevatorium

scharfe Löffel

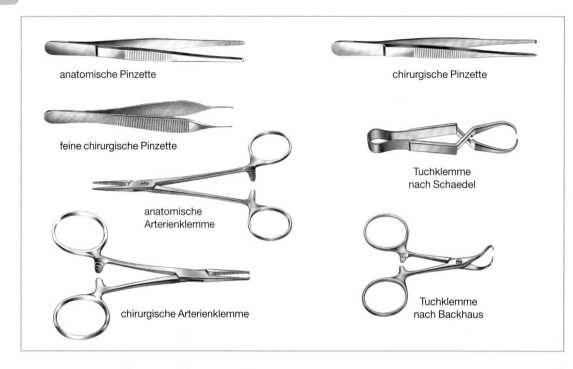

anatomische Pinzette

chirurgische Pinzette

feine chirurgische Pinzette

Tuchklemme
nach Schaedel

anatomische
Arterienklemme

chirurgische Arterienklemme

Tuchklemme
nach Backhaus

Abb. 8.10
Fassende
Instrumente

Abb. 8.11
Spatel und Haken

Klemmen: Man unterscheidet:
– Tuchklemmen zum Befestigen von
  Operationstüchern
– Gefäß- und Weichteilklemmen zum
  Fassen von Weichteilen und Abklem-
  men blutender Gefäße.
Wie bei den Pinzetten kann man anatomi-
sche Klemmen mit feinen Rillen und chir-
urgische Klemmen mit feinen Haken un-
terscheiden.

Haltende Instrumente
Spatel: Dies sind flächige Halteinstrumen-
te, die vor allem zum Abhalten der Zunge
verwendet werden.
Haken: Man unterscheidet scharfe Haken
mit spitzen Zinken und stumpfe Haken mit
abgerundeten Zinken.
Mundsperrer: Sie dienen zum Offenhal-
ten des Mundes, vor allem bei Eingriffen in
Narkose. Zusätzlich können sie zum Auf-

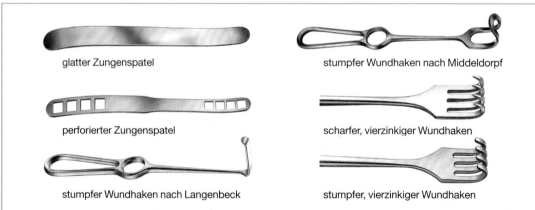

glatter Zungenspatel

stumpfer Wundhaken nach Middeldorpf

perforierter Zungenspatel

scharfer, vierzinkiger Wundhaken

stumpfer Wundhaken nach Langenbeck

stumpfer, vierzinkiger Wundhaken

dehnen bei behinderter Mundöffnung **(Kieferklemme)** benutzt werden.

Instrumente zum Nähen
Zum Nähen benötigt man Nadelhalter, Nadeln und Nahtmaterial.

Nadeln
Man unterscheidet:
- **Öhrnadeln** mit
  - offenem Federöhr oder
  - geschlossenem Fädelöhr, in das der Faden eingefädelt werden muss (Abb. 8.13).
- **atraumatische Nadeln:** Bei ihnen ist der Faden direkt am Nadelende befestigt. Man kann daher mit diesen Nadeln besonders schonend nähen, da sie kein Öhr haben, mit dem das Gewebe geschädigt wird.

Man unterscheidet weiter noch **scharfe, dreikantig geschliffene Nadeln** für festes Gewebe und **runde Nadeln** für empfindliches Gewebe.

Insgesamt gibt es Nadeln in vielen unterschiedlichen Ausführungen. Zur Aufbewahrung werden **Nadeldosen** verwendet.

Nahtmaterial
Für die Praxis wird gebrauchsfertig zugeschnittenes Nahtmaterial in sterilen Einzelpackungen angeboten.
Generell unterscheidet man:
- **Resorbierbare Fäden**, die vom Körper aufgelöst werden. Sie müssen daher nicht entfernt werden.
- **Nicht resorbierbare Fäden**, die der Körper nicht auflösen kann. Sie müssen daher in der Regel wieder entfernt werden.
- **Geflochtene Fäden**, die aus mehreren, miteinander verflochtenen Fäden bestehen. Mit ihnen kann man z. B. gut in der Mundhöhle nähen.
- **Monofile Fäden**, die nur aus einem einzelnen Faden bestehen. Sie sind besonders glatt und werden daher mit atraumatischen Nadeln vor allem für Hautnähte verwendet.

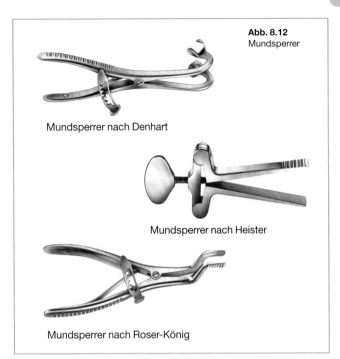

Abb. 8.12
Mundsperrer

Mundsperrer nach Denhart

Mundsperrer nach Heister

Mundsperrer nach Roser-König

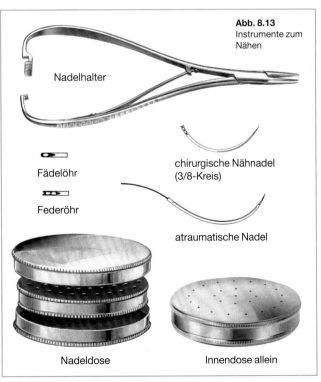

Abb. 8.13
Instrumente zum Nähen

Nadelhalter

Fädelöhr

Federöhr

chirurgische Nähnadel (3/8-Kreis)

atraumatische Nadel

Nadeldose

Innendose allein

Abb. 8.14
Sonstige Instrumente

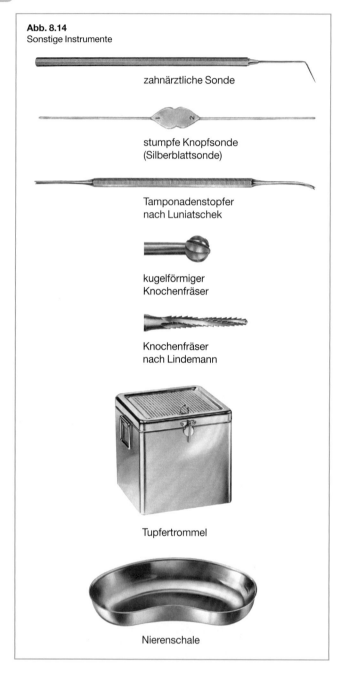

zahnärztliche Sonde

stumpfe Knopfsonde
(Silberblattsonde)

Tamponadenstopfer
nach Luniatschek

kugelförmiger
Knochenfräser

Knochenfräser
nach Lindemann

Tupfertrommel

Nierenschale

Sonstige Instrumente

Sonden: Die übliche **zahnärztliche Sonde** ist auch bei chirurgischen Eingriffen ein wichtiges Untersuchungsinstrument. Zusätzlich können mit dieser spitzen Sonde auch kleine Wurzelreste aus einer Alveole entfernt werden.

Stumpfe Knopfsonden werden benutzt, um z. B. eine Kieferhöhleneröffnung nach einer Zahnentfernung oder einen Fistelgang bei einer chronischen Entzündung festzustellen.

Tamponadenstopfer nach Luniatschek: Dieses Instrument dient zum Einlegen von Drainagestreifen oder zum Tamponieren von Wunden.

Rotierende Instrumente zur Knochenbearbeitung: Zum Entfernen oder Modellieren von Knochen werden vor allem rotierende Instrumente benutzt. Es eignen sich dazu Fräser aus rostfreiem Stahl oder Hartmetall. Sie dürfen zur Knochenbearbeitung **nur mit guter Kühlung** benutzt werden, da es sonst durch Überwärmung zu einer Schädigung des Knochens kommen kann.

Der Knochen kann jedoch auch mit **Handinstrumenten** bearbeitet werden, z. B. mit der Hohlmeißelzange nach Luer.

Behälter: Für einzelne chirurgische Standardaufgaben können komplette **Instrumententrays** zusammengestellt und in entsprechenden Behältern aufbewahrt werden (siehe LF 4.5.1). So können z. B. Instrumententrays für operative Zahnentfernungen und Wurzelspitzenresektionen zusammengestellt werden.

Weiterhin gibt es spezielle **Trommeln für Tupfer**. Zur Gruppe der Behälter gehören auch die nach ihrer Form benannten **Nierenschalen**, die auch zur Ablage von benutzten Instrumenten verwendet werden können.

Chirurgiemotor

Die Knochenbearbeitung erfolgt vor allem mit rotierenden Instrumenten. In der Praxis haben sich dazu spezielle **Chirurgiemotoren mit automatischer Zufuhr einer sterilen Spüllösung** als Kühlmedium bewährt.

Bei der Benutzung eines Chirurgiemotors ist zur Schonung des Knochens, der Weichteile und zur Vorbeugung von Wundheilungsstörungen zu beachten:

– Umgebendes Weichgewebe ist stets mit einem Raspatorium, Spatel oder Spiegel zu schützen.

– Um ein Abrutschen zu verhindern, muss man sich stets sicher abstützen.

– Um eine Überwärmung des Knochens zu vermeiden, darf nicht mit zu hohen Drehzahlen gearbeitet werden. Die rotierenden Instrumente müssen dabei mit steriler Spüllösung gekühlt werden. Dazu eignet sich z.B. **physiologische Kochsalzlösung** (enthält 0,9 % NaCl = Kochsalz).

– Es dürfen nur scharfe Instrumente verwendet werden (abgenutzte chirurgische Fräser sind sofort auszutauschen).

Elektrochirurgiegerät

Geräte zur Elektrochirurgie arbeiten mit hochfrequentem Strom. Entsprechend werden sie auch als **Hochfrequenz-Chirurgiegeräte** bezeichnet.

Elektrochirurgisch können folgende Arbeiten durchgeführt werden:

– **Schneiden**

– **Gewebe abtragen** (z.B. bei einer Gingivahyperplasie)

– **Blutstillung durch Koagulation.**
Man nennt diesen Vorgang auch **Kautern** (kauterion gr. – Brenneisen).

Endokarditisprophylaxe

Bei vielen zahnärztlichen Maßnahmen gelangen **Bakterien** über kleine Schleimhautverletzungen kurzzeitig **in die Blutbahn**. Dies kann schon bei einer **Zahnsteinentfernung** erfolgen, erst recht bei **chirurgischen Eingriffen**.

Bei gesunden Patienten ist dies in der

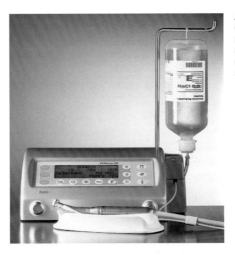

Abb. 8.15
Chirurgiemotor mit elektronischer Steuerung und automatischer Zufuhr einer sterilen Spüllösung

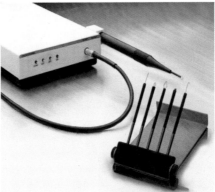

Abb. 8.16
Elektrochirurgiegerät mit Elektroden für verschiedene Aufgaben

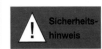 **Sicherheitshinweis**

Ein **Elektrochirurgiegerät** darf **nicht bei** Patienten mit **Herzschrittmacher** angewendet werden.

Regel kein Problem, da das Immunsystem die Bakterien im Blut schnell unschädlich macht.

Bei Patienten mit einem **Herzklappenfehler** oder einer **künstlichen Herzklappe** können sich die Bakterien aber auf der Herzklappe anlagern, bevor das Immunsystem sie unwirksam macht. Dadurch kann es zu einer **Entzündung der Herzinnenwand (Endokarditis)** mit schwerer **Schädigung der Herzklappen** kommen.

Vorbeugend ist es deshalb erforderlich, diesen Patienten **vor** der Behandlung ein Antibiotikum zu geben. Man nennt dies eine **Endokarditisprophylaxe**.

Üblicherweise nimmt der Patient das Antibiotikum 1 Stunde vor der Behandlung.

Herzaufbau
→ siehe Lernfeld 7.3.1
S.213 Endokard

8.3 Chirurgische Eingriffe

Zahnentfernung

Man unterscheidet grundsätzlich zwischen:
– Zahnextraktion und
– operativer Zahnentfernung (Osteotomie).

Extraktion

Bei einer Zahnextraktion (extrahere lat. – herausziehen) wird das Zahnfleisch zunächst mit einer Pinzette oder einem Hebel vom Zahn gelöst. Anschließend wird der Zahn mit einer Zange oder einem Hebel entfernt. Die Zange wird dazu stets möglichst tief am Zahn angesetzt, wobei das Zahnfleisch vorsichtig zurückgedrängt wird. Der Zahn wird dann durch drehende oder hebelnde Bewegungen im Alveolarfach gelockert, wodurch die Fasern des Zahnhalteapparates zerrissen

Abrechnung der zahnärztlichen Chirurgie
→ siehe **Leistungsabrechnung Band I**
LF 8.1.2 bei Kassenabrechnung
LF 8.2.2 bei Privatabrechnung

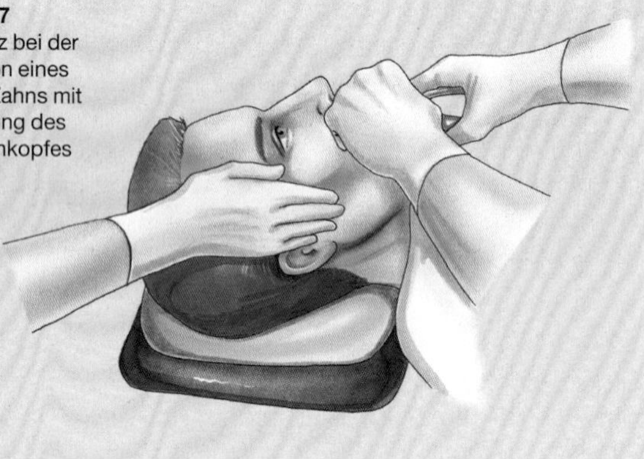

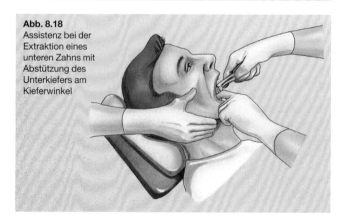

Abb. 8.17
Assistenz bei der Extraktion eines oberen Zahns mit Abstützung des Patientenkopfes

Abb. 8.18
Assistenz bei der Extraktion eines unteren Zahns mit Abstützung des Unterkiefers am Kieferwinkel

werden. Gleichzeitig wird der Alveolarknochen gedehnt. Nach genügender Lockerung kann der Zahn anschließend ohne Widerstand entfernt werden.

Verhaltensempfehlungen nach chirurgischen Eingriffen in der Zahnarztpraxis

1. Nach chirurgischen Eingriffen in der Mundhöhle wird häufig ein Aufbisstupfer auf die Wunde gelegt. Beißen Sie bitte zur Blutstillung ca. 2 Stunden auf diesen Tupfer und entfernen ihn anschließend!
2. Essen und trinken Sie bitte nicht, solange die örtliche Betäubung wirkt! Sie könnten sich sonst unbemerkt mit den Zähnen im Bereich der örtlichen Betäubung verletzen!
3. Rauchen Sie bitte nicht nach chirurgischen Eingriffen, um die Wundheilung nicht zu gefährden!
4. Zur Vermeidung von Nachblutungen bitte am Tag des Eingriffs keinen Alkohol, Kaffee oder schwarzen Tee trinken, keinen Sport treiben und keine Mundspülungen durchführen!
5. Kühlen Sie bitte den Wundbereich mit **feucht-kalten Umschlägen** von außen, um eine Schwellung möglichst zu vermeiden! Wenden Sie auf keinen Fall Wärme an!
6. Putzen Sie die Zähne bitte an den darauf folgenden Tagen unter Aussparung des Wundgebietes und spülen Sie den Mund vorsichtig um!
7. Das Führen eines Kraftfahrzeugs kann ärztlicherseits – selbst nach kleinen Eingriffen in örtlicher Betäubung – nicht verantwortet werden!
8. Bei Nachblutungen bitte auf zusammengefalteten, sterilen Verbandsmull oder ein zusammengerolltes, frisches Taschentuch beißen! Kleine Blutungen können dadurch in der Regel gestillt werden. Bei stärkeren Blutungen bitte direkt in der Praxis vorstellen!

Gute Besserung wünscht Ihnen
Ihr Zahnarzt

Liegt entzündlich verändertes Gewebe vor, so folgt eine **Kürettage** zur Wundsäuberung. Anschließend wird die gedehnte Alveole durch leichten Druck wieder in ihre alte Form gebracht. Das Zahnfleisch kann anschließend mit einer Naht versorgt werden. Den Patienten lässt man nach der Behandlung zur Blutstillung für ca. 2 Stunden auf einen **Aufbisstupfer** beißen.

Zur **Wundheilung** ist es wichtig, dass sich ein stabiles Blutgerinnsel (Blutkoagulum) in der Alveole bildet. Der Patient wird daher gebeten, die Wunde in den ersten 24 Stunden in Ruhe zu lassen und keine Mundspülungen durchzuführen. An den darauf folgenden Tagen soll der Patient nach jeder Mahlzeit umspülen und die Zähne unter Aussparung des Wundgebietes putzen.

Operative Zahnentfernung (Osteotomie)

Eine operative Zahnentfernung wird auch als **Aufklappung** oder **Osteotomie** bezeichnet. Die Schleimhaut wird dabei mit dem darunter liegenden Periost aufgeschnitten, vom Knochen abgehoben und zur Seite geklappt. Anschließend kann der Zahn im Knochen freigelegt und entfernt werden.

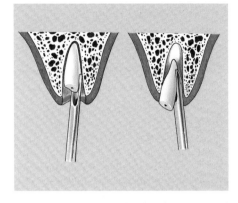

Abb. 8.19
Entfernung eines Wurzelrestes mit dem Hebel nach Bein: Der Hebel wird mit kleinen Drehbewegungen in den Parodontalspalt gedrückt, um den Wurzelrest dann durch Kippbewegungen aus der Alveole zu entfernen.

Nach gründlicher Wundsäuberung und Glättung von scharfen Knochenkanten wird die Wunde zum Schluss wieder mit dem vorher abgeklappten Schleimhaut-Knochenhaut-Lappen **(Muko-Periost-Lappen)** mit Nähten verschlossen.

Eine einfache Osteotomie zur Entfernung eines Zahnes einschließlich Wundversorgung wird als **Ost 1** bezeichnet. Die mit größerem Aufwand verbundene Osteotomie eines verlagerten oder retinierten Zahnes einschließlich Wundversorgung ist eine **Ost 2**.

Bei einer **Germektomie** wird ein Zahnkeim operativ entfernt. Dies erfolgt häufig aus kieferorthopädischen Gründen.

→ siehe auch
Libromed-CD
Folie 8.23

Abb. 8.20
Operative Entfernung von zwei Wurzelresten

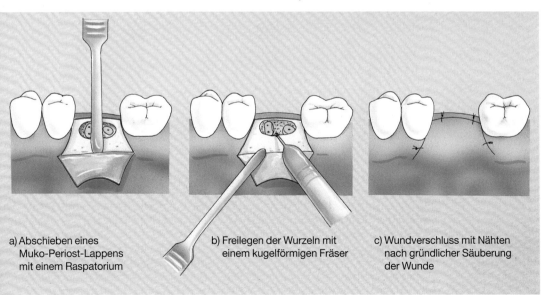

a) Abschieben eines Muko-Periost-Lappens mit einem Raspatorium

b) Freilegen der Wurzeln mit einem kugelförmigen Fräser

c) Wundverschluss mit Nähten nach gründlicher Säuberung der Wunde

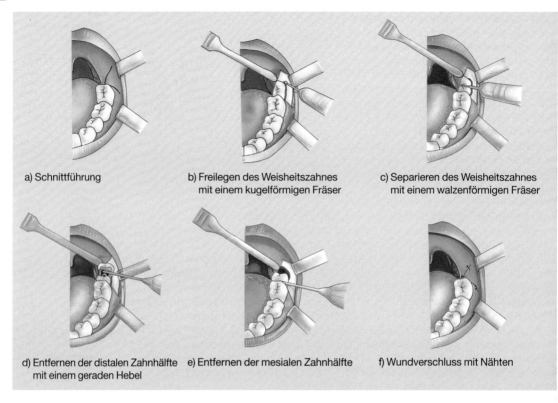

a) Schnittführung

b) Freilegen des Weisheitszahnes mit einem kugelförmigen Fräser

c) Separieren des Weisheitszahnes mit einem walzenförmigen Fräser

d) Entfernen der distalen Zahnhälfte mit einem geraden Hebel

e) Entfernen der mesialen Zahnhälfte

f) Wundverschluss mit Nähten

Abb. 8.21
Operative Entfernung eines unteren Weisheitszahnes

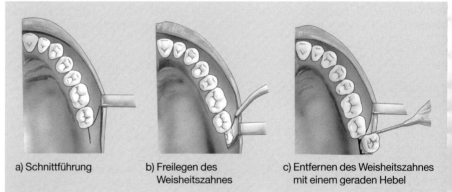

Abb. 8.22
Operative Entfernung eines oberen Weisheitszahnes

a) Schnittführung

b) Freilegen des Weisheitszahnes

c) Entfernen des Weisheitszahnes mit einem geraden Hebel

Hemisektion

Bei einer **Hemisektion** wird ein **mehrwurzeliger Zahn** operativ halbiert, um den Verlust des gesamten Zahnes zu verhindern.

Nach einer Hemisektion besteht die Möglichkeit, eine nicht erhaltbare Zahnhälfte zu entfernen oder beide Zahnhälften zu belassen und mit Kronen zu versorgen, die wie Prämolaren gestaltet sind **(Prämolarisierung)**. Dies kann aus parodontalhygienischen Gründen notwendig sein, wenn eine tiefe Zahnfleischtasche im Bereich der **Wurzelgabelung (Furkation)** vorliegt. Die belassenen Zahnhälften werden wurzelgefüllt und können zusätzlich einen

→ siehe auch
Libromed-CD
Folie 8.24

Stiftaufbau zur Aufnahme einer Krone erhalten. Die entstandene Zahnlücke nach einer **Teilextraktion** kann mit einer festsitzenden Brücke versorgt werden.

Die Hemisektion wird vor allem bei unteren Molaren durchgeführt. Die verbliebenen Zahnhälften können wie wurzelgefüllte Prämolaren in die weitere prothetische Versorgung einbezogen werden.

Eine Hemisektion ist entsprechend auch bei oberen Molaren mit Teilextraktion oder Prämolarisierung möglich.

Verschluss einer Mund-Antrum-Verbindung (MAV)

Unter einer **M**und-**A**ntrum-**V**erbindung **(MAV)** versteht man eine Verbindung zwischen Mund- und Kieferhöhle (=Antrum).

Die Kieferhöhle reicht beim Erwachsenen bis zu den Wurzeln der oberen Seitenzähne, von denen sie häufig nur durch eine dünne Knochenlamelle getrennt ist (siehe S. 171: Kieferhöhle). Bei der Extraktion eines oberen Seitenzahnes kann diese dünne Knochenlamelle einreißen, sodass eine Verbindung zwischen Mund- und Kieferhöhle entsteht. Diese Verbindung kann man jedoch nur bei großen Defekten sehen. Zur Überprüfung ist daher nach jeder Extraktion von oberen Seitenzähnen ein

Nasen-Blas-Versuch durchzuführen. Dabei wird der Patient gebeten, in die Nase zu schnauben, während man seine Nase zuhält. Dadurch staut sich die Luft in der Nase und entweicht bei einer Mund-Antrum-Verbindung über die Kieferhöhle

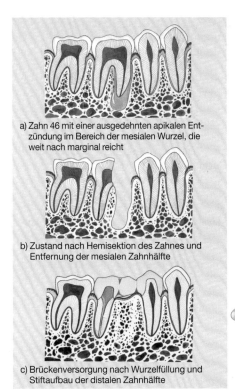

Abb. 8.23
Hemisektion und Teilextraktion eines unteren Molaren

a) Zahn 46 mit einer ausgedehnten apikalen Entzündung im Bereich der mesialen Wurzel, die weit nach marginal reicht

b) Zustand nach Hemisektion des Zahnes und Entfernung der mesialen Zahnhälfte

c) Brückenversorgung nach Wurzelfüllung und Stiftaufbau der distalen Zahnhälfte

Mund-Antrum-Verbindung
→ siehe auch
***Libromed*-CD**
Folie 8.26

Abb. 8.24
Plastischer Verschluss einer Mund-Antrum-Verbindung nach Extraktion des Zahnes 16

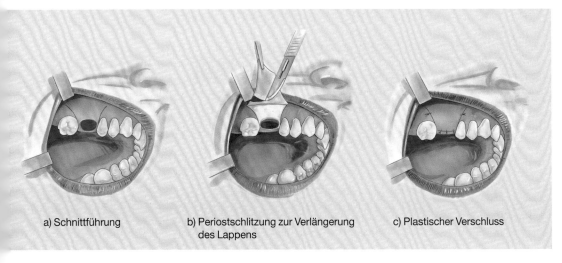

a) Schnittführung

b) Periostschlitzung zur Verlängerung des Lappens

c) Plastischer Verschluss

in den Mund. Zur Überprüfung einer Eröffnung der Kieferhöhle kann auch eine **stumpfe Knopfsonde** (Abb. 8.14) verwendet werden, mit der man die Alveole nach der Zahnentfernung vorsichtig sondiert.

Ist die Kieferhöhle eröffnet, so muss sie wieder luftdicht verschlossen werden. In den meisten Fällen bildet man dazu einen zur Wange gestielten **Schleimhaut-Periost-Lappen**. Wenn man das Periost an der Basis dieses Lappens schlitzt, kann man ihn genügend dehnen, um die Alveole anschließend luftdicht zu verschließen (Abb. 8.24). Man nennt dieses Verfahren auch eine **plastische Deckung** einer Mund-Antrum-Verbindung.

Unterlässt man den plastischen Verschluss der Kieferhöhle, so kann diese Verbindung bestehen bleiben und zu einer chronischen Kieferhöhlenentzündung führen.

Abb. 8.25
Ablauf einer Wurzelspitzenresektion am Zahn 12 mit gleichzeitiger Wurzelfüllung mit einem Titanstift

Wurzelspitzenresektion

Eine **Wurzelspitzenresektion** ist ein chirurgischer Eingriff zur Erhaltung eines Zahnes. Die Wurzelspitze wird dabei entfernt (reseziert) und der Wurzelkanal entweder vor oder während des Eingriffs mit einer Wurzelfüllung versorgt.

Das Behandlungsprinzip der Wurzelspitzenresektion beruht auf der Tatsache, dass sich im apikalen Drittel der Wurzel Seitenäste des Wurzelkanals befinden, die auch bei richtig durchgeführter Wurzelfüllung einen Entzündungsprozess im Bereich der Wurzelspitze auslösen oder unterhalten können. Nach Entfernung der Wurzelspitze ist im Idealfall ein bakteriendichter Abschluss des Wurzelkanals möglich, sodass kein weiterer Entzündungsreiz mehr vom Wurzelkanal ausgehen kann.

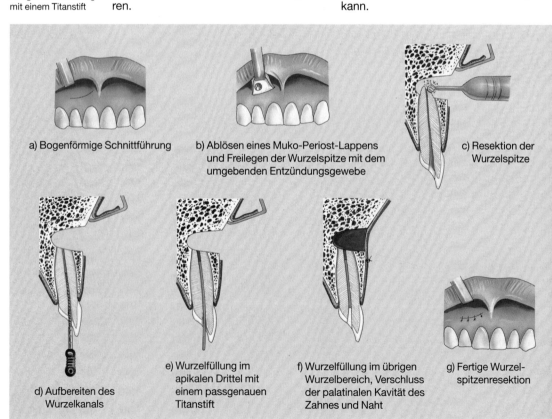

a) Bogenförmige Schnittführung

b) Ablösen eines Muko-Periost-Lappens und Freilegen der Wurzelspitze mit dem umgebenden Entzündungsgewebe

c) Resektion der Wurzelspitze

d) Aufbereiten des Wurzelkanals

e) Wurzelfüllung im apikalen Drittel mit einem passgenauen Titanstift

f) Wurzelfüllung im übrigen Wurzelbereich, Verschluss der palatinalen Kavität des Zahnes und Naht

g) Fertige Wurzelspitzenresektion

Häufigster Grund für eine Wurzelspitzenresektion ist eine **apikale Parodontitis**, die allein mit einer üblichen Wurzelfüllung nicht behandelt werden kann (z.B. bei Stiftaufbauten) oder die trotz einer Wurzelfüllung keine Rückbildung zeigt. Weitere Gründe für eine Wurzelspitzenresektion können z.B. radikuläre Zysten, abgebrochene Wurzelkanalinstrumente oder Wurzelfrakturen im apikalen Drittel sein. Der Ablauf einer Wurzelspitzenresektion ist in Abb. 8.25 dargestellt.

Die **Wurzelfüllung** kann grundsätzlich auf zwei Arten durchgeführt werden:
- **orthograd** von der Krone aus über den Wurzelkanal oder
- **retrograd** von der Wurzelspitze aus.

Für die **orthograde Wurzelfüllung** eignen sich vor allem Guttaperchastifte mit entsprechender Wurzelfüllpaste und genormte Metallstifte, die passgenau in den aufbereiteten Wurzelkanal eingeführt werden. Es ist sinnvoll, mit diesen Metallstiften nur den apikalen Wurzelbereich zu verschließen, damit der übrige Wurzelkanal gegebenenfalls noch zur Verankerung eines Stiftaufbaus genutzt werden kann.

Eine **retrograde Wurzelfüllung** wird nur durchgeführt, wenn eine orthograde Wurzelfüllung nicht möglich ist (z.B. bei einem Stiftaufbau). Der Wurzelkanal wird dann rückwärtig von der Wurzelspitze aus aufbereitet und mit einem Wurzelfüllmaterial verschlossen (Abb. 8.27).

Bei deutlicher Lockerung eines Zahnes kann im Rahmen einer Wurzelspitzenresektion auch eine **transdentale Fixation** erfolgen. Dabei wird der Zahn mit einem Stift, der über den Wurzelkanal eingeführt wird, im apikalen Knochen verankert.

Behandlung von Zysten

Bei einer **Zyste** liegt ein krankhafter Hohlraum vor, der von einer Kapsel (Zystenbalg) umgeben und mit dünn- oder dickflüssigem Inhalt ausgefüllt ist.

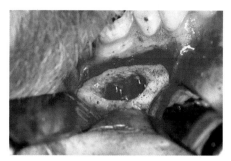

Abb. 8.26
Wurzelspitzenresektion am Zahn 46:
Der Zahn hat in diesem Fall 4 Wurzelkanäle, die im apikalen Drittel mit Titanstiften und im übrigen Bereich mit Guttapercha versorgt wurden.

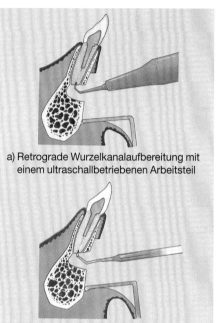

a) Retrograde Wurzelkanalaufbereitung mit einem ultraschallbetriebenen Arbeitsteil

b) Retrograde Wurzelfüllung

Abb. 8.27
Retrograde Wurzelfüllung im Rahmen einer Wurzelspitzenresektion

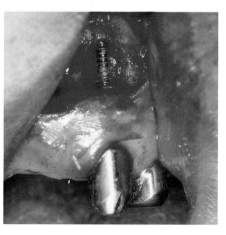

Abb. 8.28
Transdentale Fixation eines oberen Frontzahnes mit einem Stift, der über den Wurzelkanal in den apikalen Knochen gedreht wurde (System Bull).

Zysten
→ siehe auch
Libromed-CD
Folie 8.29

Typische Beispiele sind:
– **radikuläre Zysten**, die von pulpatoten Zähnen ausgehen
– **follikuläre Zysten**, die vom Zahnkeimgewebe (Zahnsäckchen) ausgehen.

Zysten wachsen sehr langsam und verursachen in der Regel keine Schmerzen. Oft werden sie nur durch Zufall bei einer Röntgenuntersuchung festgestellt.

Zur Behandlung von Zysten gibt es 2 Methoden, die nach ihrem Begründer auch als Partsch I und Partsch II bezeichnet werden:

Zystektomie: (Zy 1 bzw. Partsch II) Bei dieser Methode wird die Zyste vollständig durch Ausschälung des Zystenbalgs entfernt und die Schleimhaut über der Wundhöhle anschließend vernäht.

Abb. 8.29
Vergleich von radikulärer und follikulärer Zyste

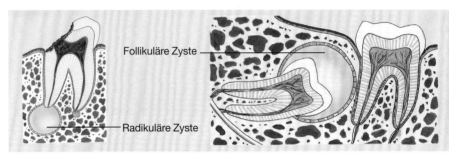

Follikuläre Zyste

Radikuläre Zyste

Abb. 8.30
Zystektomie in Kombination mit einer Wurzelspitzenresektion

Abb. 8.31
Zystostomie in Kombination mit einer Wurzelspitzenresektion

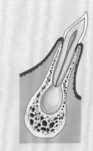

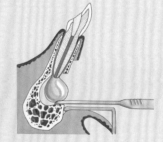

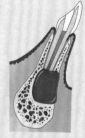

a) Radikuläre Zyste an einem unteren Frontzahn

b) Vollständige Entfernung des Zystenbalgs

c) Resektion der Wurzelspitze und Wundverschluss mit Nähten

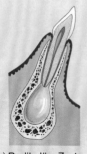

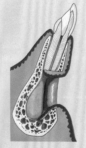

a) Radikuläre Zyste an einem unteren Frontzahn

b) Eröffnung der Zystenhöhle zur Mundhöhle mit Belassen des Zystenbalgs. Gleichzeitig wird eine Wurzelspitzenresektion und Wurzelfüllung durchgeführt.

Zystostomie: (Zy 2 bzw. Partsch I) Bei diesem Verfahren wird die Zyste breit eröffnet und zur Nebenbucht der Mundhöhle, Kieferhöhle oder Nasenhöhle gemacht. Der **Zystenbalg** wird dabei belassen.

Bei einer Zystostomie zur Mundhöhle hin wird in der Regel ein so genannter **Obturator** angefertigt. Mit diesem Obturator wird verhindert, dass sich die eröffnete Zyste wieder verschließt und somit weiter wächst. Vielmehr soll sich der Hohlraum von innen her durch Neubildung von Knochen langsam verkleinern. Entsprechend muss der Obturator in bestimmten Zeitabständen verkleinert werden.

Entfernung von kleinen Tumoren

Kleine gutartige Tumoren können in der Mundhöhle gut in örtlicher Betäubung entfernt werden. Sie werden dazu in der Regel spindelförmig umschnitten und anschließend zu einem Pathologen zur feingeweblichen Untersuchung geschickt.

Das Herausschneiden des Tumors wird als **Exzision** bezeichnet.

Behandlung von Entzündungen

Abszessbehandlung: Bei einem Abszess liegt eine abgekapselte Eiteransammlung vor.

Die Behandlung besteht in einer Eröffnung des Abszesses durch einen **Schnitt (Inzision)**, sodass der Eiter abfließen kann. Die Abszesshöhle wird darauf gründlich gespült, z.B. mit verdünnter Wasserstoffperoxid-Lösung (3%ig H_2O_2). Anschließend sorgt man mit einem Gazestreifen, einer Gummilasche oder einem kleinen Kunststoffröhrchen für einen **Abfluss (Drainage)** aus der Abszesshöhle, damit sich kein neuer Eiter ansammeln kann.

Geht der Abszess von einem pulpatoten Zahn aus, so erfolgt in der Regel gleichzeitig eine Trepanation des Zahns mit Aufbereitung des Wurzelkanals. Nach Abklingen der akuten Entzündung muss der Zahn wurzelbehandelt oder extrahiert werden, damit es nicht zu einer erneuten Eiterbildung kommt. Gegebenenfalls kann auch eine Wurzelspitzenresektion erforderlich sein.

Schröder-Lüftung: Bei Entzündungsprozessen im Knochen kann eine **Knochentrepanation (Schröder-Lüftung)** notwendig sein. Dazu wird ein Schnitt wie bei einer Wurzelspitzenresektion durchgeführt, das Periost vom Knochen abgelöst und der Knochen bis zur Wurzelspitze des betreffenden Zahns mit einem chirurgischen Fräser eröffnet (trepaniert). Anschließend wird gründlich gespült und mit einem Gazestreifen, einer Gummilasche oder einem Kunststoffröhrchen für eine **Drainage** gesorgt.

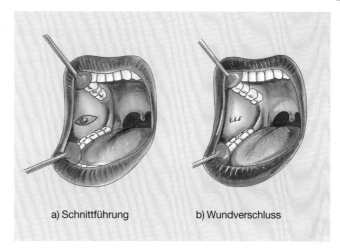

a) Schnittführung   b) Wundverschluss

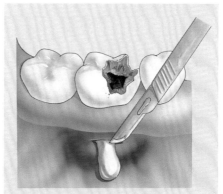

Abb. 8.32
Entfernung eines Fibroms

Abb. 8.33
Inzision eines submukösen Abszesses, der von einem tief zerstörten Zahn 46 ausgeht.

Abb. 8.34
Schröder-Lüftung

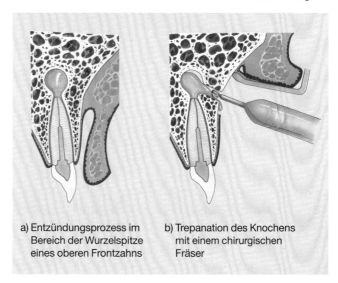

a) Entzündungsprozess im Bereich der Wurzelspitze eines oberen Frontzahns

b) Trepanation des Knochens mit einem chirurgischen Fräser

Dentitio difficilis: Bei einer Dentitio difficilis liegt ein **erschwerter Zahndurchbruch** vor. Bei zum Teil durchgebrochenen Zähnen kann es dabei zwischen Zahn und darüber liegender Schleimhaut zu **Schlupfwinkelinfektionen** kommen, die erhebliche Beschwerden verursachen können. Besonders häufig kommt eine Dentitio difficilis bei unteren Weisheitszähnen vor.

Die Behandlung besteht in einer gründlichen Spülung und Drainage des Schlupfwinkels. Nach Abklingen der akuten Entzündung ist in den meisten Fällen die Entfernung des betreffenden Weisheitszahns erforderlich.

Eine Dentitio difficilis kann jedoch auch an Zähnen vorkommen, die zu erhalten sind. Entsprechend muss der Schlupfwinkel dann durch breitflächige Freilegung des Zahns behoben werden.

Präprothetische Chirurgie

Zur präprothetischen Chirurgie werden alle operativen Maßnahmen zur Verbesserung des Prothesenlagers gezählt. Dazu gehören:
- Beseitigung störender Schleimhautbänder
- Beseitigung eines Schlotterkamms
- Glättung von scharfen Knochenkanten
- Ausformung von Mundboden, Vestibulum und Tuber maxillae
- Aufbau des Kieferkamms mit körpereigenem oder körperfremdem Material.

Abb. 8.35
Dentitio difficilis bei einem unteren Weisheitszahn: Deutlich ist der Schlupfwinkel im Bereich der Zahnkrone zu erkennen.

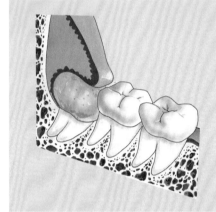

Abb. 8.36
Beseitigung eines störenden Oberlippenbändchens

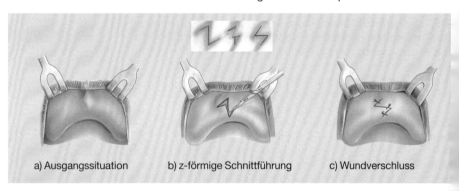

a) Ausgangssituation   b) z-förmige Schnittführung   c) Wundverschluss

Abb. 8.37
Schlotterkammexzision

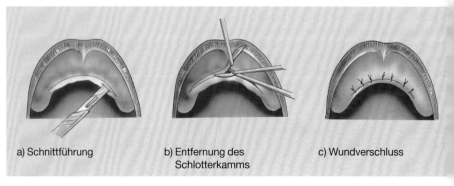

a) Schnittführung   b) Entfernung des Schlotterkamms   c) Wundverschluss

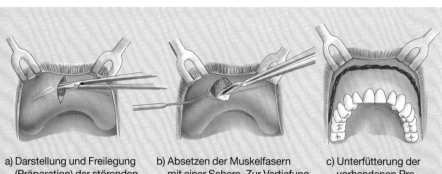

a) Darstellung und Freilegung
(Präparation) der störenden
Muskelfasern unter der
Schleimhaut (submukös).

b) Absetzen der Muskelfasern
mit einer Schere. Zur Vertiefung
des Vestibulums werden die
Muskelfasern anschließend
hochgeschoben.

c) Unterfütterung der
vorhandenen Pro-
these und Einsetzen
der Prothese als
Verbandplatte.

Abb. 8.38
Submuköse
Vestibulumplastik
im Oberkiefer

Mundbodenplastik
Tuberplastik
→ siehe auch
Libromed-CD
Folien 8.35, 8.36

Abb. 8.39
Abtragen einer
scharfen Knochen-
kante

Chirurgische Maßnahmen im Zusammenhang mit einer kieferorthopädischen Behandlung

Zur Unterstützung einer kieferorthopädischen Behandlung sind unter anderem folgende chirurgische Eingriffe möglich:
– Freilegung eines Zahns zur anschließenden kieferorthopädischen Einstellung
– Entfernung von Zähnen oder Zahnkeimen nach Maßgabe des behandelnden Kieferorthopäden
– Operation eines Diastema (siehe LF 10.5) mit Lösung des Lippenbändchens und Durchtrennung des Knochenseptums.

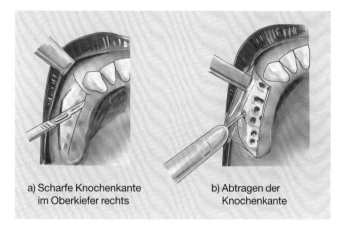

a) Scharfe Knochenkante
im Oberkiefer rechts

b) Abtragen der
Knochenkante

Zur **Behandlung schwerwiegender Gebissfehlentwicklungen** können auch umfangreiche Operationen in einer Klinik für Mund-Kiefer-Gesichtschirurgie erforderlich werden. Die bekannteste kieferchirurgische Operation ist die chirurgische Behandlung des vorstehenden Unterkiefers **(Progenie, mandibuläre Prognathie)**. Der Unterkiefer wird dazu in der Regel auf beiden Seiten im Kieferwinkelbereich durchtrennt und anschließend zurückgesetzt, sodass ein regelrechter Biss eingestellt werden kann. Die durchtrennten Knochenteile werden in der neuen Position z.B. mit kleinen Metallplatten wieder miteinander verbunden.

Zahnärztliche Implantologie

Zahnärztliche Implantate sind künstliche Zahnwurzeln, die zur Verankerung einer Zahnkrone, Brücke oder Prothese in den Kieferknochen eingesetzt werden.
Ergänzend können Implantate auch zur Verankerung von kieferorthopädischen Apparaturen und zum Halt von Epithesen (Gesichtsprothesen) bei Defekten im Gesichtsbereich genutzt werden.

Man verwendet heute fast ausschließlich **enossale Implantate**. Sie werden in der Regel in örtlicher Betäubung in den Knochen (enossal) eingesetzt (inseriert).
Davon sind die früher auch verwendeten **subperiostalen Implantate** zu unterschei-

Diastema-OP,
Freilegung eines
Zahnes
→ siehe auch
Libromed-CD
Folien 8.38, 8.39

siehe auch
Leistungsabrechnung
• **Band I, LF 8.2.5**
 Implantologische
 Leistungen
• **Band II, LF 12.1.8**
 Zahnersatz auf
 Implantaten

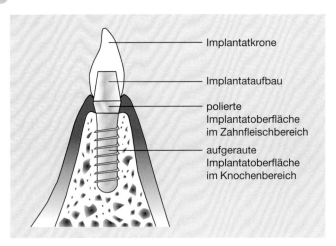

Abb. 8.40
Enossales Implantat
mit Kronenversorgung

Labels in figure:
- Implantatkrone
- Implantataufbau
- polierte Implantatoberfläche im Zahnfleischbereich
- aufgeraute Implantatoberfläche im Knochenbereich

Zahnärztliche Implantologie
→ siehe auch
Libromed-CD
Folien 8.40-8.42

den, die unter dem Periost (der Knochenhaut) eingesetzt wurden. Diese Methode wird aufgrund häufiger Entzündungen mit starkem Schwund des Alveolarknochens jedoch heute kaum noch durchgeführt.

Material und Form von Implantaten
Die Implantate bestehen heutzutage in der Regel aus **Titan** mit unterschiedlicher Oberflächenstruktur. Titan ist ein besonders **gewebeverträgliches (=biokompatibles) Metall**, das vielfältig in der Medizin verwendet wird, z. B. bei Hüftprothesen, künstlichen Herzklappen, Herzschrittmachergehäusen.
Im Knochenbereich ist die Oberfläche bei den meisten zahnärztlichen Implantaten zur besseren Verankerung im Knochen aufgeraut, im Zahnfleischbereich dagegen glatt poliert, um dort möglichst wenig Anlagerungsfläche für Plaque zu bieten. Zum Teil werden auch Implantate mit Beschichtungen im Knochenbereich z. B. aus Hydroxylapatit (siehe auch S. 115) verwendet .
Als **Implantatform** werden Schrauben und Zylinder mit genau darauf abgestimmtem Instrumentarium bevorzugt.

Voraussetzungen für eine Implantation
Für eine Implantation müssen
- allgemeinmedizinische und
- zahnmedizinische Voraussetzungen erfüllt sein.

Allgemeinmedizinische Voraussetzungen: Schwere Erkrankungen müssen in der Regel vor einer Implantation mit dem Hausarzt abgeklärt werden. Dazu gehören:
- Herz- und Kreislauferkrankungen
- Blutgerinnungsstörungen
- Immunerkrankungen
- Stoffwechselkrankheiten
- Suchtkrankheiten (Drogensucht, Tablettenmissbrauch, Alkoholkrankheit).

Insgesamt muss der Patient zu einer guten Mitarbeit bereit sein und eine sorgfältige Mundhygiene durchführen können. Ist dies nicht der Fall, so sollte eine Implantation nicht erfolgen.

Zahnmedizinische Voraussetzungen
Im geplanten Implantationsgebiet muss genügend Knochen ausreichender Qualität vorhanden sein oder aufgebaut werden, um einen festen Implantatsitz zu ermöglichen. Zum Zeitpunkt der Implantation dürfen keine Entzündungen vorliegen. Das Gebiss sollte entsprechend vor der Implantation saniert werden (Zähne und Zahnhalteapparat).

Anwendungsgebiete (Indikationen) von Implantaten
Die moderne Zahnheilkunde ist ohne Implantate nicht mehr vorstellbar. Implantate haben das Behandlungsspektrum deutlich erweitert und ermöglichen neue patientenorientierte Therapiekonzepte.
Sind die allgemeinmedizinischen und lokalen zahnmedizinischen Voraussetzungen erfüllt, so besteht in folgenden Fällen eine Indikation für Implantate:
- Einzelzahnlücken
- Reduzierter Restzahnbestand
  - Freiendlücken (siehe LF 12.6, S. 405).
  - Schaltlücken
  - stark reduzierter Restzahnbestand
- zahnloser Kiefer.

Mit Hilfe von Implantaten ist es dann möglich,
- Behandlungsmaßnahmen an Nachbarzähnen zu vermeiden (z. B. Nachbarzähne bei Einzelzahnlücken, Freiend- und Schaltlücken nicht zu überkronen).

– festsitzenden Zahnersatz einzusetzen, wo sonst nur herausnehmbarer Zahnersatz durchführbar wäre (z. B. bei reduziertem Restzahnbestand, Freiendlücken, zahnlosem Kiefer).
– den Sitz von herausnehmbarem Zahnersatz deutlich zu verbessern, sowie den Zahnersatz kleiner und komfortabler zu gestalten (z. B. bei zahnlosem Kiefer).

Generell ist mit Implantaten vieles möglich, aber nicht alles. So ist ein herausnehmbarer Zahnersatz auf Implantaten bei einem zahnlosen Patienten aus hygienischen und funktionellen Gründen oft sinnvoller als ein schlechter zu reinigender festsitzender Zahnersatz. Die Entscheidung muss letztlich im Einzelfall zusammen mit dem Patienten getroffen werden. Dabei ist die besondere Bedeutung einer guten Mundhygiene und Pflege des Zahnersatzes für den langfristigen Behandlungserfolg zu berücksichtigen. Bei entsprechender Pflege sind Implantate heutzutage eine langfristig beständige Versorgungsmöglichkeit.

Behandlungsablauf
1. Untersuchung und Planung: Zu Beginn gehört die Erhebung möglicher allgemeinmedizinischer Risiken und eine exakte zahnmedizinische Diagnostik. Die einzelnen Arbeitsschritte sind:
– Erhebung der Anamnese (ggf. Rücksprache mit dem Hausarzt)
– zahnärztliche Untersuchung
– Röntgenuntersuchung
– Gebissanalyse
– Behandlungsplanung
– Aufklärung des Patienten über Möglichkeiten und Risiken der Implantation.
Ist eine Implantation sinnvoll, so bespricht der Zahnarzt mit dem Patienten auch die wirtschaftlichen Gesichtspunkte, da Implantate in der Regel eine Privatleistung sind. Weiterhin stimmt der Zahnarzt mit dem Patienten ab, ob er die Implantate selbst in seiner Praxis einsetzen wird oder ob die Implantation durch einen Mund-Kiefer-Gesichtschirurgen erfolgen soll.

2. Vorbehandlung: In den meisten Fällen ist eine Vorbehandlung erforderlich. Hierzu können gehören:
– Kariestherapie und ggf. Wurzelkanalbehandlungen
– Entfernung nicht erhaltbarer Zähne, ggf. Wurzelspitzenresektion bei einem apikalen Entzündungsprozess
– systematische Parodontalbehandlung
– Anleitung zu sorgfältiger Mundhygiene.

3. Implantation: Der Eingriff wird in der Regel ambulant in Lokalanästhesie durchgeführt. Einzelheiten zum operativen Vorgehen sind Abb. 8.41 zu entnehmen.
Zu Beginn wird ein Muko-Periost-Lappen gebildet und die vorgesehene Implantationsstelle mit einem kleinem Rosenbohrer angekörnt. Anschließend wird das Implantatlager im Knochen mit genormten Spiralbohrern unter sorgfältiger Spülung mit steriler Spüllösung präpariert. Die Länge der Bohrung kann dabei mit einer Tiefenmesslehre exakt kontrolliert werden. Darauf wird das Schraubengewinde im Knochen mit einem Gewindeschneider vorgeschnitten und das Implantat dann eingedreht. Zum Schluss wird die Wunde mit Nähten verschlossen.
Die Verhaltensempfehlungen nach der Implantation entsprechen den üblichen Empfehlungen nach zahnärztlich-chirurgischen Eingriffen (siehe S. 252).

4. Einheilphase: Die Implantate können in der Regel nicht sofort belastet werden. Damit es zu einem festen Verbund zwischen Implantatoberfläche und umgebendem Knochen kommt (sog. **Osseointegration**), ist in der Regel eine Einheilphase von 3-6 Monaten erforderlich, in der die Implantate noch nicht genutzt werden können. In dieser Einheilzeit kann jedoch ein provisorischer Zahnersatz getragen werden. Die Einheilzeit hängt vom Implantationsort und von der Knochenqualität ab. Sie ist im Unterkiefer mit durchschnittlich 3 Monaten in der Regel kürzer als im Oberkiefer, wo 4-6 Monate benötigt werden. Im Einzelfall können kürzere oder längere Einheilzeiten festgelegt werden.

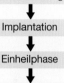

Ablauf der Implantatbehandlung

Untersuchung und Planung
↓
Vorbehandlung
↓
Implantation
↓
Einheilphase
↓
Freilegung
↓
Prothetische Versorgung

Abb. 8.41
Einzelzahnimplantat
im Frontzahnbereich

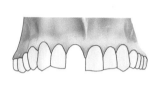

a) Ausgangssituation: Zahn 11 fehlt

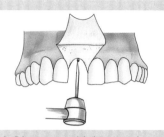

b) Aufklappung und Ankörnung der Implantationsstelle mit einem kleinen Rosenbohrer

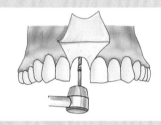

c) Präparation des Implantatlagers mit einem genormten Spiralbohrer. Allgemein verwendet man zu Beginn einen dünnen Spiralbohrer (sog. Pilotbohrer) und erweitert die Kavität anschließend mit dickeren Spiralbohrern.

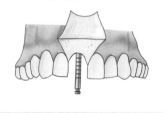

d) Überprüfung der Bohrtiefe mit einer Tiefenmesslehre

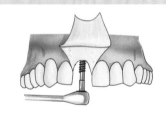

e) Vorschneiden des Schraubengewindes für das Implantat mit einem Gewindeschneider

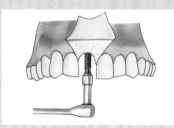

f) Eindrehen des Implantates

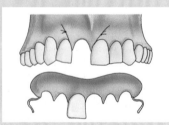

g) Verschluss der Wunde und provisorische Versorgung der Lücke

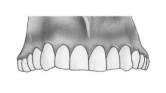

h) Definitive Versorgung der Lücke nach ca. 3-4 Monaten mit einer Krone (ggf. ist das Implantat dazu noch an der Oberfläche freizulegen)

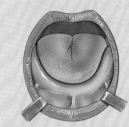

a) Abgeflachter Kieferkamm des
   zahnlosen Unterkiefers

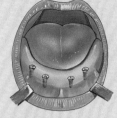

b) Eingesetzte Implantate im
   Unterkiefer

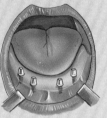

c) Eingesetzte Suprakonstruktion
   (4 Teleskopkronen zum Halt
   der Prothese)

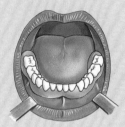

d) Fertige Prothese (Man nennt diese
   Prothese auch Deckprothese oder
   Cover-Denture-Prothese.)

Abb. 8.42
Implantation im
Unterkiefer zur
Verbesserung des
Prothesenhaltes

5. Freilegen der Implantate: Je nach Implantattyp kann ein kleiner zweiter Eingriff zum Freilegen der Implantate notwendig sein.

Subgingival, also unter dem Zahnfleisch verdeckt einheilende Implantate müssen vor der prothetischen Versorgung freigelegt werden. Dazu wird das bedeckende Zahnfleisch in Lokalanästhesie entfernt.

Transgingival, also ohne Bedeckung durch das Zahnfleisch einheilende Implantate können dagegen nach der Einheilphase ohne Zweiteingriff versorgt werden.

6. Prothetische Versorgung: Nach abgeschlossener Einheilphase und ggf. erfolgter Freilegung der Implantate kann die prothetische Versorgung erfolgen. Dazu wird zunächst eine Abformung zum Herstellen des Zahnersatzes im Labor durchgeführt. Es folgen die üblichen Arbeitsschritte bei Kronen, Brücken oder Prothesen (siehe LF 12), wobei implantatspezifische Aufbauteile verwendet werden.

Alle prothetischen Konstruktionen auf Implantaten werden als **Suprakonstruktionen** bezeichnet.

Mundhygiene nach abgeschlossener Implantatbehandlung

Bei Implantatbehandlungen ist stets auf eine gute Mundhygiene zu achten.

Als **Basismaßnahme** ist mindestens zweimal täglich die gründliche Reinigung der Implantate und der Suprakonstruktion mit Zahnbürste und Zahnpaste erforderlich.

Je nach Art der Versorgung können **zusätzliche Hilfsmittel und Techniken** notwendig sein, zum Beispiel:

– Zahnseide
– Zahnzwischenraumbürste
- Prothesenzahnbürste
– Chlorhexidinlösung.

Um auch versteckte Stellen sicher reinigen zu können, ist eine entsprechende Einweisung des Patienten durch den Zahnarzt und sein geschultes Assistenzpersonal erforderlich. Einzelheiten hierzu werden in Lernfeld 11 erläutert. Die reinigende Wirkung einer Munddusche allein reicht nicht aus.

Die Implantate mit ihrer Suprakonstruktion und die gewissenhafte Mundhygiene sind später regelmäßig zu kontrollieren. Dazu ist eine **professionelle Zahnreinigung** in Abständen von ca. 6 Monaten (in Einzelfällen auch kürzer) empfehlenswert. Dabei sind auch Hinweise zur Reinigung besonders schwierig zu erreichender Stellen zu geben.

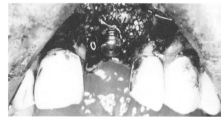

c) Eindrehen des Implantates nach entsprechender Präparation des Implantatlagers

Abb. 8.43
Implantation im Oberkiefer nach Frontzahntrauma mit Alveolarkammdefekt

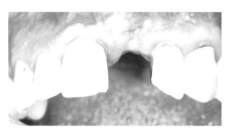

a) Ausgangssituation mit Kieferkammdefekt und starker Vernarbung

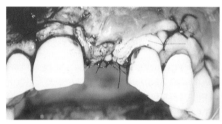

d) Eingesetztes Implantat

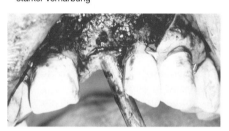

b) Der Knochendefekt wurde in einer Voroperation mit einem Knochenspan und ergänzend Knochenersatzmaterial (Hydroxylapatit) aufgebaut

e) Wundverschluss zur subgingivalen Einheilung des Implantates

Behandlung von Verletzungen

Eine Verletzung wird allgemein als **Trauma** (Mehrzahl: Traumen) bezeichnet.

Man unterscheidet grundsätzlich:
– Weichteilverletzungen
– Gelenkverletzungen
– Knochenverletzungen
– Zahnverletzungen.
Während größere Verletzungen in der Regel in einer Klinik versorgt werden, können vor allem kleinere Weichteilverletzungen und Zahnverletzungen auch in einer zahnärztlichen Praxis behandelt werden.
Grundsätzlich gilt, dass jede Verletzung zunächst gründlich gesäubert und dokumentiert wird. Dabei ist auch abzuklären, ob ein

ausreichender **Tetanusschutz** (Schutz vor Wundstarrkrampf) besteht. In Zweifelsfällen ist der Hausarzt oder ein chirurgisch tätiger Kollege zu konsultieren.

Weichteilverletzungen
Offene Weichteilverletzungen (z.B. Schnittwunden, Platzwunden) werden in den meisten Fällen mit Nähten versorgt. Nur bei geringfügigen Verletzungen oder Abliederungen ist keine Naht erforderlich.
Bei einer **Prellung (Kontusion)** wird das Gewebe durch eine stumpfe Gewalt (z. B. Schlag oder Stoß) gequetscht. In der Folge kommt es zu einer Schwellung und einem Bluterguss. Zur Therapie reichen in der Regel Kühlung und Schonung aus, wenn weitere Verletzungen ausgeschlossen sind.

Gelenkverletzungen

Man unterscheidet 4 Arten von Gelenkverletzungen:

- **Prellung (Kontusion):** Hierbei wird das Gelenk durch eine stumpfe Gewalt gequetscht.
- **Zerrung (Distorsion):** Durch eine gewaltsame, übermäßige Bewegung wird der Bandapparat des Gelenkes überdehnt, wobei es sogar zu einem Einriss der Bänder kommen kann.
- **Verrenkung (Luxation):** Bei einer Luxation sind die durch ein Gelenk miteinander verbundenen Knochen gegeneinander verschoben. Dies liegt z. B. beim Kiefergelenk vor, wenn die Gelenkwalze aus der Gelenkpfanne herausspringt und vor dem Gelenkhöckerchen (Tuberkulum) fixiert bleibt.
  Eine Luxation ist im Allgemeinen nur durch eine Schädigung der Gelenkkapsel bzw. des Bandapparates oder eine Gelenkfehlbildung möglich. Kommt eine Luxation bereits bei geringer Krafteinwirkung immer wieder vor, so nennt man dies eine **habituelle Luxation** (habituell – gewohnheitsmäßig, ständig).
- **Bruch (Fraktur):** Eine schwere Form einer Gelenkverletzung liegt bei einem gelenknahen Knochenbruch vor.

Knochenbrüche (Frakturen)

Unter einer **Fraktur** versteht man eine vollständige Durchtrennung eines Knochens, wobei zwei oder mehr **Bruchstücke (Fragmente)** entstehen.

Die Behandlung von Gelenkverletzungen und Knochenbrüchen gehört nicht zum üblichen Behandlungsspektrum einer Zahnarztpraxis. Dennoch folgt hier eine Einführung in die Behandlung von Frakturen, da häufig Zahnärzte mit ihrem Assistenzpersonal bei gleichzeitig bestehenden Zahnverletzungen hinzugezogen werden und dann zumindest Grundkenntnisse über Frakturbehandlungen haben sollten.

Erkennen einer Fraktur: Sichere Zeichen für einen Knochenbruch sind:
- Fehlstellung (z. B. Verschiebung oder Verdrehung der Fragmente)
- abnorme Beweglichkeit
- Reibegeräusch (Krepitation) bei Bewegung der Fragmente gegeneinander
- Sichtbarwerden der Fraktur bei einem offenen Bruch
- Röntgenbild mit entsprechendem Befund.

Zusätzlich kann man allgemeine Symptome bei einer Fraktur feststellen, wie Schmerz, Schwellung, Bluterguss und eine Funktionsstörung.

Bei einer **geschlossenen Fraktur** ist der Knochenbruch von einer schützenden Weichteilschicht bedeckt. Bei einer **offenen Fraktur** hat der Knochenbruch dagegen eine Verbindung nach außen und ist dadurch besonders infektionsgefährdet.

Frakturbehandlung: Die Behandlung eines Knochenbruchs wird nach folgenden Grundsätzen durchgeführt:

1. Durch eine **Reposition** werden die fehlgestellten Fragmente wieder in die richtige Position gebracht.
2. Darauf erfolgt eine **Ruhigstellung**, damit die Bruchstücke wieder in korrekter Position zusammenwachsen können.

> **Abrechnung der Behandlung von Verletzungen**
> → siehe **Leistungsabrechnung Band I**
> **LF 8.1.3** bei Kassenabrechnung
> **LF 8.2.3** bei Privatabrechnung

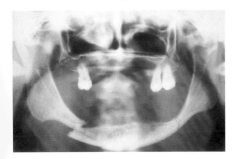

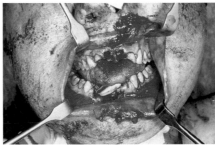

Abb. 8.44 – links Röntgenbild (OPG) einer beidseitigen Unterkieferfraktur

Abb. 8.45 – rechts Patient mit einer Unterkieferfraktur, zahlreichen Zahnluxationen und -frakturen sowie mehreren Weichteilverletzungen

3. **Übungsbehandlungen** dienen dazu, die volle Funktionsfähigkeit des Bewegungsapparates wiederherzustellen.

Bei Frakturen im Bereich des Kiefergelenkes haben diese Übungsbehandlungen besonders große Bedeutung, um die Beweglichkeit des Gelenkes uneingeschränkt zu erhalten. Eine Reposition ist dabei aber oft nicht möglich.

Grundsätzlich unterscheidet man zwischen einer konservativen und operativen Frakturbehandlung.

Bei der **konservativen Frakturbehandlung** wird der Bruch ohne Operation durch einen Verband ruhiggestellt. In der allgemeinen Chirurgie werden dazu z. B. Gipsverbände angelegt, während in der Mund-Kiefer-Gesichtschirurgie vor allem **Schienenverbände** an den Zähnen befestigt werden. Bei einer Unterkieferfraktur zum Beispiel wird der gebrochene Kiefer dabei über derartige Schienenverbände am Oberkiefer fixiert. Man spricht dann auch von einer **intermaxillären Fixation (IMF)**.

Bei der **operativen Frakturbehandlung** werden die Fragmente operativ reponiert und fixiert. Man nennt dies auch eine **Osteosynthese**. In der Mund-Kiefer-Gesichtschirurgie erfolgt dies vor allem durch Metallplatten, die mit Schrauben am Knochen befestigt werden.

Abb. 8.46
Einteilung der Zahnfrakturen

Zahnverletzungen

Zahnverletzungen kommen vor allem bei den Frontzähnen vor. Man spricht dann von einem **Frontzahntrauma**. Dabei unterscheidet man **Zahnfrakturen und Zahnluxationen**. Beide Verletzungsformen können auch gleichzeitig auftreten.

Zahnfrakturen: Man unterscheidet Kronen- und Wurzelfrakturen.

Kronenfrakturen

– einfache Schmelzfraktur
– Schmelz-Dentin-Fraktur ohne Pulpaeröffnung
– Schmelz-Dentin-Fraktur mit Pulpaeröffnung

Wurzelfrakturen

– im koronalen Drittel
– im mittleren Drittel
– im apikalen Drittel
– Längsfraktur

Die Behandlung hängt vom Einzelfall ab. Bei einer Längsfraktur ist ein Zahn in der Regel nicht mehr zu erhalten.

Zahnluxationen: Unter einer Zahnluxation versteht man die gewaltsame Lockerung eines Zahnes mit vollständigem oder teilweisem Zerreißen der Haltefasern. Der Zahn kann dadurch vollständig oder nur zum Teil aus seinem Zahnfach herausgelöst werden.

Ist ein luxierter Zahn noch erhaltungswürdig, so wird er zunächst reponiert und anschließend in der Regel durch einen Schienenverband fixiert.

Die **Wiedereinpflanzung** eines vollständig aus der Alveole herausgeschlagenen Zahnes wird als **Reimplantation** bezeichnet (Abb. 8.47).

Grundsätzlich gilt, dass ein herausgeschlagener (luxierter) Zahn so schnell wie möglich reimplantiert werden soll. In der Zwischenzeit ist er feucht aufzubewahren.

Keinesfalls darf ein herausgeschlagener Zahn im Wurzelbereich mit einer Bürste gesäubert werden, da die für den Halt des Zahnes wichtigen Wurzelfasern dabei geschädigt werden.

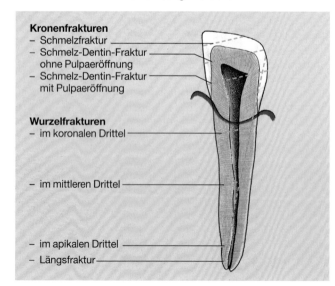

Kronenfrakturen
– Schmelzfraktur
– Schmelz-Dentin-Fraktur ohne Pulpaeröffnung
– Schmelz-Dentin-Fraktur mit Pulpaeröffnung

Wurzelfrakturen
– im koronalen Drittel

– im mittleren Drittel

– im apikalen Drittel
– Längsfraktur

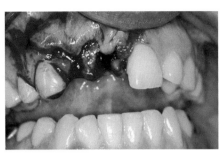

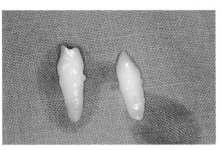

Abb. 8.47
Vollständige Luxation
der Zähne 11 und 12

a) Ausgangsbefund: Die Zähne 11 und 12 sind vollständig luxiert.

b) Die Wurzelhaut der ausgeschlagenen Zähne ist erhalten und gut durchfeuchtet. Zahn 11 hat zusätzlich eine Schmelz-Dentin-Fraktur ohne Eröffnung der Pulpa.

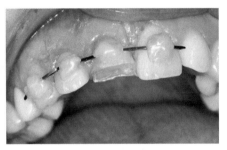

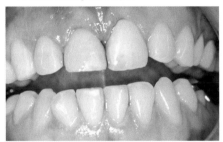

c) Die Zähne 11 und 12 sind reimplantiert und mit den Nachbarzähnen geschient worden.

d) Ergebnis 6 Monate später. Zahn 11 wurde mit Komposit wieder aufgebaut.

Zahnunfall – Was ist zu tun?

Bei ausgeschlagenen Zähnen kommt es auf den Erhalt der Wurzelhaut des Zahnes an!

1. Ruhe bewahren
2. Bei starker Blutung auf Kompresse oder Stofftaschentuch beißen lassen und von außen kühlen
3. Zahnverletzung feststellen
   Zahn abgebrochen
   Abgebrochenes Stück suchen und in Wasser oder (besser) kalte Milch oder sterile Kochsalzlösung legen
   Zahn gelockert oder verschoben
   Nichts am Zahn ändern, nur vorsichtig zubeißen lassen (soweit möglich)
   Zahn ausgeschlagen
   • Zahn unbedingt suchen und nur an der Zahnkrone anfassen, um die Wurzelhaut nicht zu beschädigen
   • Zahn nicht reinigen, auch wenn er verschmutzt ist
   • Zahn so schnell wie möglich feucht lagern, z. B. in kalter Milch oder steriler Kochsalzlösung
4. Umgehend Zahnarzt oder Kieferklinik aufsuchen

Zum **Transport** von ausgeschlagenen Zähnen oder von Zahnbruchstücken gibt es eine spezielle **Rettungsbox** (Dentosafe®), die eine optimale Nährlösung für den Zahn enthält. Zur **Vorbeugung** von Zahnverletzungen ist ein individuell angefertigter **Zahnschutz** bei Risikosportarten zu empfehlen.

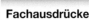

Fachausdrücke der zahnärztlichen Chirurgie

Abszess	– abgekapselte Eiteransammlung in einer nicht vorgebildeten Höhle
Alveolotomie	– Abtragung des Alveolarfortsatzes
Dolor post extractionem	– Nachschmerz nach Zahnextraktion (meistens aufgrund einer Wundinfektion)
Elektrokoagulation	– Verschorfung von Gewebe durch Anwendung von elektrischem Strom (z. B. zur Blutstillung)
Exzision	– Herausschneiden von Gewebe
Frenektomie	– Lösung und Verlagerung eines störenden Lippen-, Wangen- oder Zungenbändchens
Germektomie	– operative Entfernung eines Zahnkeims
Hemisektion	– operative Halbierung eines mehrwurzeligen Zahns
Implantation	– Einpflanzung von körperfremdem Material
Inzision	– Einschnitt in Gewebe
Kauterisation	– Verschorfung, Abtragung oder Durchtrennung von Gewebe durch Anwendung eines Elektrokauters oder eines Ätzmittels
Luxation von Zähnen	– verletzungsbedingte Zahnlockerung (inkomplette Luxation) oder Zahnverlust (komplette Luxation)
Muko-Periost-Lappen	– Schleimhaut-Knochenhaut-Lappen
Mundbodenplastik	– operative Ausformung des Mundbodens zur Verbesserung des Prothesenlagers
Obturator	– Gerät bzw. Vorrichtung zum Verschluss einer Körperöffnung (z. B. nach Zystostomie)
Osteotomie	– Durchtrennung oder Abtragung von Knochen
Reimplantation	– Wiedereinpflanzung (z. B. von Zähnen)
Resektion	– operative Entfernung eines Organteils
Sequestrotomie	– operative Entfernung eines abgestorbenen Knochenstücks (Sequesters)
transdentale Fixation	– Stabilisierung eines Zahnes mit einem Stift durch den Zahn hindurch (transdental) in den Kieferknochen
Transplantation	– Verpflanzung von lebendem Gewebe
Trepanation	– Eröffnung einer Körperhöhle
Tuberplastik	– operative Ausformung des Tuber maxillae zur Verbesserung des Prothesenlagers
Vestibulumplastik	– operative Ausformung des Mundvorhofs zur Verbesserung des Prothesenlagers
Wurzelspitzenresektion	– operative Entfernung einer Wurzelspitze
Zystektomie	– vollständige Entfernung einer Zyste durch Ausschälung des Zystenbalgs
Zystostomie	– breitbasige Eröffnung einer Zyste zur Mundhöhle, Kieferhöhle oder Nasenhöhle, wobei der Zystenbalg belassen wird

8.4 Arzneimittellehre

8.4.1 Arzneimittelbegriff

Arzneimittel sind Stoffe und Zubereitungen aus Stoffen, die dazu geeignet sind:
– Krankheiten zu heilen, zu lindern, zu verhüten oder zu erkennen bzw.
– die Beschaffenheit, den Zustand oder die Funktionen des Körpers oder seelische Zustände zu erkennen bzw. zu beeinflussen.

Als **Arzneistoffe** werden verwendet:
– chemische Elemente und Verbindungen
– Pflanzen und Pflanzenbestandteile (z. B. als Tee)
– tierische und menschliche Produkte (z. B. Hormone, Enzyme)
– Mikroorganismen und deren Stoffwechselprodukte (z. B. Penizillin).
Im praktischen Alltag setzt man heutzutage vor allem Fertigarzneimittel ein.
Die **Arzneimittellehre** wird auch als **Pharmakologie** bezeichnet. Der in diesem Ausdruck enthaltene griechische Begriff **Pharmakon** kann in der Übersetzung sowohl **Heilmittel (Arznei)** als auch **Gift** bedeuten. Damit wird darauf hingewiesen, dass jedes Arzneimittel nicht nur heilende Wirkungen, sondern auch schädliche Nebenwirkungen hat. Die Grenze zwischen Arzneimitteln und Giften ist dabei fließend. Bereits **Paracelsus** (Arzt und Naturforscher 1493-1541) bemerkte, dass jedes Arzneimittel zum Gift werden kann, wenn es nur hoch genug dosiert wird.

Pharma-kologie	– Lehre von den Arzneimitteln, ihren Wirkungen und Anwendungsgebieten
Toxi-kologie	– Lehre von den Giften und ihren Wirkungen auf den Körper

8.4.2 Arzneimittelformen

Die Arzneistoffe können nur in seltenen Fällen ohne weitere Zubereitung angewendet werden. Zur leichteren Einnahme werden sie häufig z. B. mit anderen Stoffen vermischt oder in Flüssigkeiten gelöst. Die **Zubereitungsform** hat großen Einfluss auf die **Resorption der Wirkstoffe** im Körper. So kann die Resorption (Aufnahme) z. B. durch bestimmte Arzneimittelformen verzögert werden, sodass die Wirkstoffe nur langsam vom Körper aufgenommen werden.
Man unterscheidet feste, streichfähige, flüssige und gasförmige Arzneimittelformen. Sie sind im Einzelnen auf Seite 272 aufgeführt.

Arzneimittellehre
→ siehe auch
***Libromed*-CD**
Folien 8.44-8.52

Dosierung von wässrigen Lösungen

20	Tropfen	= ca.	1 ml
1	Teelöffel	= ca.	5 ml
1	Esslöffel	= ca.	15-20 ml
1	Tasse	= ca.	100 ml
1	Glas	= ca.	200 ml

Abb. 8.48
Feste Arzneimittelformen

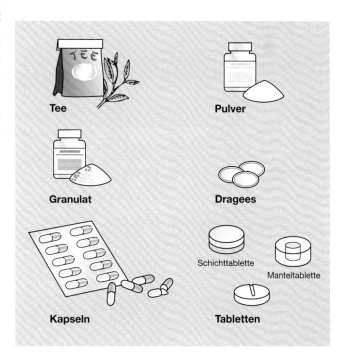

Tee

Pulver

Granulat

Dragees

Schichttablette

Manteltablette

Kapseln

Tabletten

Arzneimittelformen

Feste Arzneimittelformen

Tee	wird aus getrockneten Pflanzenbestandteilen hergestellt, die man mit kochendem Wasser übergießt.
Pulver	besteht aus fein zermahlenen, festen Arzneistoffen.
Granulat	(granulum lat. – Körnchen) enthält den Arzneistoff in Form von kleinen Körnchen, die zur Einnahme meistens in Wasser gelöst werden.
Kapseln	enthalten pulverförmige, granulierte oder flüssige Arzneistoffe in einer schützenden Hülle, die vom Körper aufgelöst oder verdaut werden kann. Durch die Hülle kann der Arzneistoff z. B. vor dem Magensaft geschützt werden. Weiterhin kann man mit der Hülle auch unangenehmen Geschmack oder Geruch des Arzneistoffes überdecken.
Tabletten	bestehen aus pulverförmigen Arzneistoffen, die zur einheitlichen Dosierung in haltbarer Form zusammengepresst sind. Tabletten können mit einem Überzug versehen werden (siehe Dragees), um z. B. das Einnehmen zu erleichtern, einen Geruch oder Geschmack zu überdecken oder den Arzneistoff vor dem Magensaft zu schützen. Durch eine spezielle Zubereitung kann die Wirkstoffabgabe gesteuert werden. So gibt es z. B. **Schicht- oder Manteltabletten**, bei denen ein Teil rasch zerfällt und so die Anfangsdosis abgibt, während der zweite Teil langsam die Erhaltungsdosis freisetzt. **Retard-Tabletten** (retardare lat.- verzögern) setzen ihren Arzneistoff gleichmäßig verteilt über einen längeren Zeitraum frei.
Dragees	sind Tabletten mit einem Überzug. Dazu kann man z. B. Zucker, Stärke oder Gelatine verwenden. Durch Aufsprühen eines Lackfilms erhält man Film- oder Lackdragees.
Zäpfchen (Suppositorien)	(Einzahl: Suppositorium) werden in den Mastdarm oder (als Vaginalzäpfchen) in die Scheide eingeführt . Sie sind bei Zimmertemperatur fest und schmelzen erst bei Körpertemperatur, wobei sie den Arzneistoff freigeben.

Streichfähige Arzneimittelformen

Salben	enthalten den Arzneistoff in einer fetthaltigen Grundsubstanz. Sie sind entweder wasserfrei oder haben nur einen geringen Wassergehalt.
Cremes	sind streichfähige Emulsionen, d. h. Mischungen aus Fett und Wasser.
Pasten	sind Salben mit einem hohen Pulveranteil.
Gele	haben eine fettfreie Grundmasse, die aus Quellstoffen und Wasser besteht. Oft haben sie einen zusätzlichen Kühleffekt.

Flüssige Arzneimittelformen

Lösungen	(solutio lat. - Lösung) enthalten den Arzneistoff in einem Lösungsmittel (z. B. Wasser, Alkohol).
Tinkturen	(tingere lat. - benetzen, färben) sind alkoholische Auszüge aus pflanzlichen oder tierischen Stoffen.
Suspensionen	(suspendere lat. - schwebend halten) enthalten pulverförmige Arzneistoffe schwebend in einer Flüssigkeit verteilt. Als **Lotion (=Schüttelmixtur)** bezeichnet man eine Suspension, die nur äußerlich angewendet wird.
Emulsionen	(emulgere lat. - ausschöpfen) sind Mischungen von Fett oder fettähnlichen Stoffen und Wasser (Beispiel: Milch).
Mixturen	(mixtura lat. - Mischung) sind flüssige Mischungen mehrerer Arzneistoffe.

Gasförmige Arzneimittelformen

Gase	werden in der Medizin vor allem zur Narkose verwendet. Will man nur das Schmerzempfinden ausschalten, so kann man dies durch alleinige Anwendung von Lachgas (N_2O) erreichen (siehe S. 189).
Aerosole	sind Gase (insbesondere Luft), die in feinster Verteilung feste oder flüssige Stoffe enthalten. Sie werden vor allem bei der Behandlung von Atemwegserkrankungen angewendet.

8.4.3 Arzneimittelapplikation

Als Arzneimittelapplikation (applicare lat. - anlegen, verwenden) bezeichnet man die Verabreichung bzw. Anwendung von Arzneimitteln. Man unterscheidet:
– lokale und
– systemische Applikation.

Lokale Applikation

Bei der lokalen Applikation wird das Arzneimittel nur lokal (örtlich begrenzt) angewendet. Dadurch wird vor allem eine örtliche Wirkung erzielt, während der Gesamtorganismus weitgehend unbeeinflusst bleibt. Ein Teil des Arzneimittels kann dabei jedoch auch über die Blutgefäße aufgenommen werden und so auf den gesamten Organismus einwirken.

Zur lokalen Applikation eignen sich z. B. Salben, Pflaster, Umschläge, Spülungen sowie Nasen-, Augen-, und Ohrentropfen. Will man tiefere Regionen erreichen, so kann das Arzneimittel auch örtlich eingespritzt werden.

Systemische Applikation

Oft ist eine lokale Applikation nicht möglich oder nicht ausreichend. Man verabreicht das Arzneimittel dann in einer Form, in der es vom Blut aufgenommen und anschließend über die Blutbahn verteilt werden kann. Man nennt dies eine systemische Applikation, da das Arzneimittel dann auf den gesamten Organismus einwirkt. Dabei unterscheidet man:
– **enterale Verabreichung** über den Verdauungstrakt (enteron gr. - Darm) und
– **parenterale Verabreichung**, wobei der Verdauungstrakt umgangen wird (para gr. - neben).

Enterale Applikation

– **oral, per os (=über den Mund)**
Bei der oralen Verabreichung wird das Arzneimittel über den Mund eingenommen und gelangt so in den Verdauungstrakt. Dort wird der Arzneistoff in der Regel über die Blutgefäße der Darmschleimhaut aufgenommen (resorbiert) und gelangt anschließend über die Pfortader zur Leber, dem zentralen Stoffwechselorgan.

Die orale Einnahme eines Arzneimittels ist zwar einfach in der Anwendung, hat jedoch auch einige Nachteile. Dies sind:
– die **Abhängigkeit vom Funktionszustand des Verdauungstraktes**. So wird ein Arzneimittel gar nicht oder nur vermindert bei Durchfall aufgenommen.
– die **Reizung der Magenschleimhaut** durch einige Arzneimittel. Wird ein Arzneimittel schlecht auf nüchternen Magen vertragen, so sollte man es nach den Mahlzeiten einnehmen.
– die **deutliche Abschwächung** einiger Arzneimittel bereits kurz nach ihrer Resorption durch chemischen Umbau in der Leber.

– **sublingual (=unter der Zunge)**
Werden Arzneimittel bei der oralen Aufnahme sofort in der Leber abgebaut, so kann man sie auch unter der Zunge zergehen lassen. Der Arzneistoff wird dann über die Schleimhaut aufgenommen und gelangt so unter Umgehung der Leber direkt in die Blutbahn.

– **rektal (=über den Mastdarm)**
Zur rektalen Verabreichung verwendet man **Zäpfchen (Suppositorien)**.
Damit kann nicht nur eine lokale Behandlung durchgeführt werden (z. B. bei Hämorrhoiden), sondern auch eine systemische Wirkung erzielt werden. Die Magenschleimhaut wird dabei geschont, die Resorption ist aber bei der rektalen Verabreichung oft nur unvollständig.

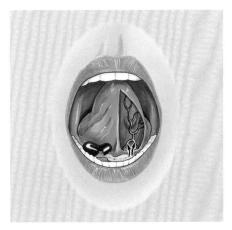

Abb. 8.49
Sublinguale Arzneimittelresorption nach Zerbeißen einer Kapsel

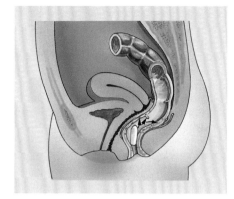

Abb. 8.50
Rektale Arzneimittel-
resorption bei einem
Suppositorium

Man unterscheidet:
– **Injektion (Einspritzung)** z. B. in eine
  Vene, einen Muskel oder in die Haut.
  Bei einer Injektion in eine Vene hat man
  dabei einen besonders schnellen
  Wirkungseintritt des Arzneistoffes.
– **Inhalation (Einatmung)** von gasförmi-
  gen oder verdampften Arzneimitteln
  über die Lunge.
– **Perkutane Aufnahme** über die intakte
  Haut. Dazu können z. B. Salben oder
  Medikamentenpflaster verwendet wer-
  den.

Parenterale Applikation

Arzneimittel können auch unter Umgehung des Verdauungstraktes verabreicht
werden, wenn sie z. B. besonders schnell
aufgenommen werden sollen oder durch
die Verdauungssäfte unwirksam gemacht
werden.

Abb. 8.51
Systemische
Applikation

Injektionsarten

intravenös (i.v.)	– in eine Vene
intramuskulär (i.m)	– in einen Muskel
intrakutan (intracutan)	– in die Haut
subkutan (s.c.) (subcutan)	– unter die Haut
submukös	– unter die Schleim- haut
intraarteriell	– in eine Arterie
intraartikulär	– in ein Gelenk

Systemische Applikation

Enterale Applikation		Parenterale Applikation	
oral	– über den Mund	Injektion	– Einspritzung
sublingual	– unter der Zunge	Inhalation	– Einatmung
rektal	– über den Mastdarm	perkutan	– durch die Haut

8.4.4 Arzneimittelgruppen

Vom Bundesverband der Pharmazeuti-
schen Industrie wird jährlich ein Arznei-
mittelverzeichnis herausgegeben, die so
genannte **Rote Liste**.
In diesem Verzeichnis sind alle **Fertigarzneimittel** der Mitgliedsfirmen dieses Ver-
bandes alphabetisch nach Arzneimittelgruppen aufgezählt. Dies sind insgesamt
ca. 9.600 Fertigarzneimittel in ca. 12.500
Darreichungsformen.
Im Rahmen dieses Buches können nicht
alle Arzneimittelgruppen aufgeführt und
beschrieben werden. Es folgt daher nur eine kurze Zusammenfassung der für die
Zahnheilkunde wesentlichen Anwendungsgebiete.

Orale Applikation mit Weg des
Arzneimittels durch die Leber

Parenterale Applikation eines
Arzneimittels durch Injektion in
eine Vene und somit Umgehung
der Leber

Wichtige Arzneimittelgruppen

Adstringentia	– zusammenziehende, die Schleimhaut gerbende Mittel, die entzündungshemmend, austrocknend und blutstillend wirken
Anästhetika	– Sammelbegriff für Lokalanästhetika und Narkotika
Analeptika	– Mittel mit anregender Wirkung auf das Zentralnervensystem (z. B. Koffein)
Analgetika	– Schmerzmittel
Antibiotika	– Sammelbezeichnung für natürliche Stoffwechselprodukte von Mikroorganismen (zum Teil auch synthetisch hergestellt) mit hemmender oder abtötender Wirkung auf Mikroorganismen (vor allem Bakterien)
Antihypertonika	– Mittel gegen erhöhten Blutdruck
Antikoagulantia	– Mittel zur Hemmung der Blutgerinnung
Antimykotika	– Mittel gegen Pilze
Antiphlogistika	– Mittel gegen Entzündungen
Antipyretika	– fiebersenkende Mittel
Antirheumatika	– Mittel zur Behandlung von Rheuma
Antiseptika	– keimhemmende Mittel gegen Wundinfektionen
Chemotherapeutika	– Sammelbezeichnung für Mittel gegen Krankheitserreger oder Tumorzellen (dazu gehören z. B. die Antibiotika und Zytostatika)
Hämostyptika	– Mittel zur Blutstillung
Hypnotika	– Schlafmittel
Kortikoide	– Mittel, die sich von den natürlichen Hormonen der Nebennierenrinde ableiten
Lokalanästhetika	– örtliche Betäubungsmittel
Narkotika	– Mittel, die das Bewusstsein und Schmerzempfinden ausschalten
Psychopharmaka	– Mittel zur Beeinflussung der menschlichen Psyche
Sedativa	– Beruhigungsmittel
Sulfonamide	– schwefelhaltige Verbindungen, die das Bakterienwachstum hemmen
Tranquilizer	– beruhigende Mittel mit angstlösender, schlaffördernder und muskelentspannender Wirkung
Vasokonstringentia	– gefäßverengende Mittel
Zytostatika	– Mittel, mit hemmender Wirkung auf die Zellteilung. Man verwendet sie zur Behandlung bösartiger Tumoren.

In dieser Übersicht werden alle Arzneimittelgruppen in der Mehrzahl genannt. Will man die Einzahl bilden, so muss man bei Begriffen mit der Endung „-a" stattdessen die Endung „-um" einsetzen.
Beispiel: Adstringentia   – zusammenziehende Mittel
          Adstringentium – zusammenziehendes Mittel

Schmerzbehandlung

Schmerzen sind ein wichtiges Symptom von vielen Krankheiten. Sie stellen ein wertvolles Warnsystem des Körpers dar, das stets sorgfältig beachtet werden sollte. Es ist daher völlig falsch, Schmerzen allein mit Medikamenten zu behandeln, ohne nach der Ursache zur forschen.

Schmerzentstehung: Schmerzen entstehen, wenn physikalische oder chemische Reize zu einer Schädigung im Gewebe führen und dabei körpereigene **Schmerzstoffe** freisetzen. Diese Schmerzstoffe erregen **Schmerzempfänger** im Gewebe, von denen entsprechende Nervenerregungen zum Gehirn geleitet werden. Dort kommt der Schmerz schließlich zum **Bewusstsein**.

Wie stark ein Schmerz empfunden wird, hängt von mehreren Faktoren ab:
– von der Stärke des auslösenden Reizes
– der Empfindlichkeit des Gewebes
– dem Allgemeinbefinden des Patienten
– und der Bewertung des Schmerzes durch den Patienten.

Reiz
↓
Schädigung von Gewebe
↓
Freisetzung von Schmerzstoffen
↓
Erregung von Schmerzempfängern
↓
Erregungsleitung der Nerven
↓
Bewusstsein im Gehirn

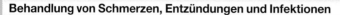
Die **Schmerzschwelle** kann z. B. durch Erschöpfungszustände oder Ermüdung (schlaflose Nacht) herabgesetzt sein.

Schmerzbehandlung: Die Schmerzbehandlung kann am Ort der Schmerzentstehung im Gewebe, im Bereich der Erregungsleitung durch die Nerven und durch Beeinflussung der Schmerzzentren im Gehirn erfolgen, also durch:
– Hemmung der Bildung von Schmerzstoffen am Ort der Schädigung durch im Gewebe **peripher wirkende Schmerzmittel (Analgetika)**
– Unterbrechung der Nervenleitung durch **örtliche Betäubungsmittel (Lokalanästhetika)**
– Beeinflussung von Schmerzzentren im Gehirn durch **zentral wirkende Schmerzmittel** und **Narkosemittel**
– Beeinflussung der Schmerzbewertung durch **Psychopharmaka**.
Für die zahnärztliche Praxis haben vor allem die Lokalanästhetika und peripher wirkenden Analgetika Bedeutung.
Die **Lokalanästhetika** können angewendet werden zur:
– Oberflächenanästhesie
– Infiltrationsanästhesie
– Leitungsanästhesie.
Bereits in Lernfeld 5 wurden die entsprechenden Einzelheiten zur Lokalanästhesie beschrieben (siehe S. 187). Als Zusatz enthalten die Lokalanästhetika häufig gefäßverengende Mittel **(Vasokonstringentia)**, wie z. B. Adrenalin oder Noradrenalin. Dadurch wird erreicht, dass die Lokalanästhetika nicht so schnell vom Blutstrom abtransportiert werden können und somit länger im gewünschten Bereich verbleiben. Ein Nachteil ist jedoch, dass die gefäßverengenden Zusätze eine Mehrbelastung für Herz und Kreislauf bedeuten.
Die **peripher wirkenden Analgetika** hemmen die Bildung von Schmerzstoffen am Ort der Schädigung im Gewebe. Zusätzlich sind sie entzündungshemmend und fiebersenkend.
Die **zentral wirkenden Analgetika** sind in der Regel nur bei schwersten Schmerzzuständen erforderlich. Entsprechend werden sie nur sehr selten in der zahnärztlichen Praxis benötigt. In der Mehrzahl unterliegen sie der **Betäubungsmittel-Verschreibungsverordnung (BtMVV)**. Dadurch wird einem Missbrauch dieser Arzneimittel, die zu einer Abhängigkeit führen können, vorgebeugt.

Periphere Analgetika wirken:

analgetisch – schmerzstillend
antiphlogistisch – entzündungshemmend
antipyretisch – fiebersenkend

Behandlung von Entzündungen
Eine **Entzündung** ist eine Abwehrreaktion des Körpers auf einen schädigenden Reiz. **Antiphlogistika** sind entzündungshemmende Mittel, die gegen das Entstehen von Entzündungen und vor allem gegen die dabei auftretenden Schwellungen (Ödeme) eingesetzt werden. Eine entzündungshemmende Wirkung haben unter anderem:
– **Kortikoide:** Diese Medikamente leiten sich von den natürlichen Hormonen der Nebennierenrinde ab. Sie werden in der Zahnheilkunde vorwiegend zur lokalen Behandlung in Form von Salben und Pasten verwendet.
– **peripher wirkende Analgetika**
– **pflanzliche Stoffe** (z.B. Kamillenauszüge).

Behandlung von Infektionen
Für die zahnärztliche Praxis ist vor allem die Behandlung von Infektionen durch Bakterien wichtig. Dazu stehen **antibakteriell wirkende Chemotherapeutika** zur Verfügung, die unterteilt werden in:
– **Antibiotika:** Dies sind Mittel, die von Mikroorganismen gebildet werden und eine hemmende (bakteriostatische) oder abtötende (bakterizide) Wirkung auf Bakterien haben. Zum Teil werden Antibiotika auch synthetisch hergestellt.
Aus der Gruppe der Antibiotika haben die **Penizilline** besonders große Bedeutung für die Zahnheilkunde. Sie wurden erstmals 1928 von Alexander Fleming aus dem Schimmelpilz Penicillium notatum gewonnen.

– **synthetische Chemotherapeutika:**
Dazu gehören z. B. die Sulfonamide, die in der Zahnheilkunde allerdings nicht mehr häufig eingesetzt werden.

Neben den antibakteriell wirkenden Chemotherapeutika gibt es auch Mittel gegen Viren bzw. Pilze. Die entsprechenden Arzneimittelgruppen heißen:

Virostatika – Mittel gegen Viren
Antimykotika – Mittel gegen Pilze.

Zur Wundbehandlung steht weiterhin noch die Gruppe der **Antiseptika** zur Verfügung. Dies sind chemische Mittel mit einer keimhemmenden Wirkung zur Behandlung von Wundinfektionen. Als Antiseptika verwendet man z. B.:

– **Chlorhexidin** als Lösung oder Gel
– **Wasserstoffperoxid** (3%ige H_2O_2-Lösung).

Behandlung von Angst- und Erregungszuständen

Arzneimittel, die Angst- und Erregungszustände herabsetzen, werden in der zahnärztlichen Praxis vor allem zur **medikamentösen Vorbereitung (Prämedikation)** von zahnärztlichen Eingriffen eingesetzt. Die zur Prämedikation anwendbaren Arzneimittel lassen sich in 2 Gruppen einteilen:
– Sedativa und Hypnotika
– Psychopharmaka.

Sedativa sind Beruhigungsmittel, die eine dämpfende Wirkung auf das Zentralnervensystem haben (sedativus lat. - beruhigend). Klassische Beispiele für Sedativa sind Baldrian und Hopfenpräparate.

Die Wirkung dieser Beruhigungsmittel ist jedoch begrenzt, weshalb stattdessen heutzutage vor allem Hypnotika in geringen Dosen oder Psychopharmaka zur Behandlung von Angst- und Erregungszuständen benutzt werden.

Hypnotika sind Schlafmittel (hypnos gr. - Schlaf). In geringer Dosierung wirken sie rein sedativ (beruhigend) und können so zur Prämedikation benutzt werden.

Psychopharmaka sind Arzneimittel, die auf die menschliche Psyche einwirken. Unter den verschiedenen Psychopharmaka haben für die Prämedikation vor allem

die **Tranquilizer** Bedeutung (to tranquilize engl. - beruhigen). Sie wirken beruhigend und angstlösend, wobei sie gleichzeitig für eine Muskelentspannung sorgen. Typische Beispiele für Tranquilizer sind Valium®, Librium® und Adumbran®. Werden Psychopharmaka über längere Zeit eingenommen, so können sie die Persönlichkeit deutlich verändern und zu einer allgemeinen Antriebsverminderung und Gleichgültigkeit führen.

8.4.5 Unerwünschte Arzneimittelwirkungen (Nebenwirkungen)

Bei jeder Medikamenteneinnahme sind sorgfältig Nutzen und Schaden der Anwendung gegeneinander abzuwägen, da die Arzneimittel neben der erwünschten Hauptwirkung in der Regel auch unerwünschte **Nebenwirkungen** haben (siehe auch LF 7.6: Arzneimittel während der Schwangerschaft und Stillzeit).

Beispiele für unerwünschte Arzneimittelwirkungen

– Überempfindlichkeitsreaktionen (Allergien)
– Herz-Kreislauf-Störungen
– Störungen der Blutbildung und Blutgerinnung
– Fruchtschädigung in der Schwangerschaft bzw. Schädigung des Kindes in der Stillzeit
– Magen-Darm-Störungen
– Funktionsstörungen bzw. Schäden an der Leber
– Funktionsstörungen bzw. Schäden an den Nieren
– Störungen des Nervensystems
– psychische Störungen.

Vor der Medikamenteneinnahme sind daher die beiliegenden **Gebrauchsinformationen** sorgfältig durchzulesen. Sie enthalten unter anderem folgende Angaben:
– Zusammensetzung des Arzneimittels
– Anwendungsgebiete
– Gegenanzeigen (Kontraindikationen) und Anwendungsbeschränkungen
– Nebenwirkungen
– Wechselwirkungen mit anderen Mitteln
– Dosierungsanleitung und Hinweise zur Anwendung
– Warnhinweise (z. B. Arzneimittel für Kinder unzugänglich aufzubewahren).

Typische **Gegenanzeigen (Kontraindika-tionen)** für die Einnahme eines Arzneimittels sind z. B.:
- Überempfindlichkeit (Allergie) gegen den Arzneistoff
- Erkrankungen des Patienten, die durch das Medikament verstärkt werden würden
- Schwangerschaft und Stillzeit, wenn durch das Medikament die Gefahr einer Fruchtschädigung besteht.

Während der **Schwangerschaft** – insbesondere in den ersten 3 Monaten – sollen Arzneimittel grundsätzlich **nur bei strenger Indikationsstellung** unter Berücksichtigung des Risikos für Mutter und Kind angewendet werden !

8.4.6 Arzneimittelumgang

Arzneimittelabgabe
Gesetzliche Grundlage für den Umgang mit Arzneimitteln sind:
- das **Arzneimittelgesetz (AMG)**,
- das **Betäubungsmittelgesetz (BtMG)**
- und die **Betäubungsmittel-Verschreibungsverordnung (BtMVV)**.

Man unterscheidet:
- **frei verkäufliche Arzneimittel:**
  Dazu gehören z. B. natürliche Mineral-, Heil- und Meerwässer, Heilerde, Bademoore, Pflaster und Brandbinden, Desinfektionsmittel zum äußeren Gebrauch sowie Mund- und Rachendesinfektionsmittel. Sie dürfen auch außerhalb von Apotheken verkauft werden.
- **apothekenpflichtige Arzneimittel:**
  Dies sind z. B. leichte Schmerzmittel und Beruhigungsmittel. Sie dürfen nur von Apotheken abgegeben werden, sind jedoch rezeptfrei.
- **verschreibungspflichtige Arzneimittel:**
  Sie dürfen nur auf ärztliche bzw. zahnärztliche Verordnung (Rezept) hin von Apotheken an Patienten abgegeben werden.
- **Betäubungsmittel:**
  Für Betäubungsmittel (z. B. Morphium) gelten besonders strenge Bestimmungen. Sie sollen nur verschrieben werden, wenn mit anderen Arzneimitteln

keine ausreichende Wirkung zu erzielen ist. Das **Betäubungsmittelgesetz** legt dabei fest, welche Betäubungsmittel verschrieben werden dürfen.
In der **Betäubungsmittel-Verschreibungsverordnung** ist die Art und Weise der Verschreibung mit den dabei zu beachtenden Höchstmengen festgelegt.

Arzneimittelaufbewahrung
Arzneimittel werden getrennt von übrigen Materialien und Geräten aufbewahrt. Dazu benutzt man abschließbare Schränke, die für Unbefugte unzugänglich sind. Innen müssen diese Schränke übersichtlich aufgebaut und leicht zu reinigen sein.
Zur **Einordnung der Arzneimittel** empfiehlt sich eine alphabetische Ordnung nach den Handelsnamen, ohne die Applikationsform (z. B. Tabletten oder Kapseln) zu berücksichtigen. Man kann jedoch auch spezielle Applikationsformen (z. B. Salben) getrennt im Schrank aufbewahren.
Betäubungsmittel müssen in einem gesonderten Schrank verschlossen aufbewahrt werden. In einer Zahnarztpraxis werden jedoch üblicherweise keine Betäubungsmittel vorrätig gehalten.
Falls einzelne Arzneimittel kühl gelagert werden müssen, so muss dafür ein eigener **Arzneimittelkühlschrank** vorhanden sein. Im Übrigen ist darauf zu achten, dass lichtempfindliche Arzneimittel lichtgeschützt und feuergefährliche Stoffe stets verschlossen in sicherer Entfernung von Wärmequellen aufbewahrt werden.
In regelmäßigen Abständen sind die **Verfallsdaten der Arzneimittel** im Schrank zu kontrollieren. Verfallene Arzneimittel müssen dabei rechtzeitig aussortiert werden. Damit möglichst wenige Präparate verfallen, sollte man neue Packungen stets nach hinten stellen, um zunächst die älteren Arzneimittel zu verbrauchen.
Verfallene Arzneimittel müssen gewissenhaft entsorgt werden, damit sie keine Gefahr für die Umwelt und insbesondere für Kinder darstellen. In der Praxis empfiehlt es sich, die verfallenen Arzneimittel an die beliefernde Apotheke zur Vernichtung zurückzugeben.

8.4.7 Arzneimittelverschreibung

Zahnärztliches Rezept

Verschreibungspflichtige Arzneimittel dürfen nur von einem approbierten Arzt oder Zahnarzt verschrieben werden. Die Arzneimittelverschreibung erfolgt dabei in Form eines **Rezeptes** (recipere lat. - annehmen). Dies ist eine schriftliche Anweisung an einen Apotheker, ein bestimmtes Arzneimittel in einer bestimmten Menge für einen bestimmten Patienten abzugeben.

Rechtlich ist das Rezept eine **Urkunde**, die leserlich und dokumentenecht geschrieben werden muss. Erst mit der Unterschrift des Arztes bzw. Zahnarztes erhält das Rezept seine Gültigkeit.

In Gesetzen und Verordnungen wird das Rezept als **Verschreibung** bezeichnet. Es muss folgende Angaben enthalten:

– Name, Anschrift, Telefon-Nr. des verschreibenden Arztes bzw. Zahnarztes, Datum und die Berufsbezeichnung Arzt bzw. Zahnarzt.
– Bezeichnung des Arzneimittels mit Darreichungsform und Menge.
– Name und Anschrift des Patienten, für den das Arzneimittel bestimmt ist.
– eigenhändige Unterschrift des verschreibenden Arztes bzw. Zahnarztes.

Ergänzend kann für den Patienten eine Anweisung zur Einnahme des Medikamentes auf dem Rezept eingetragen werden. Man nennt dies eine **Signatur (S.)**. Eine Signatur ist jedoch nur dann erforderlich, wenn die Verabreichung von der üblichen Anwendung abweicht oder ein Arzneimittel speziell für den Patienten angefertigt werden muss.

Bei Fertigarzneimitteln wurden **3 Normpackungen** für orale, feste Darreichungsformen vereinbart:

N1 zum Test der Verträglichkeit oder zur Behandlung einer Krankheit mit kurzer Dauer
N2 zur Behandlung von Krankheiten mit mittlerer Verlaufsdauer
N3 für die Dauertherapie.

Vertragszahnärztliches Rezept

Während für Privatrezepte keine speziellen Formulare vorgeschrieben sind, müssen für vertragszahnärztliche Rezepte vorgedruckte **Arzneiverordnungsblätter** benutzt werden.

Dabei müssen folgende Angaben gemacht werden:

– Bezeichnung der Krankenkasse
– Name, Vorname, Geburtsdatum und Anschrift des Patienten
– Kassen-Nr.
– Versicherten-Nr.
– Status des Patienten (Mitglied, Familienangehöriger, Rentner)
– Vertragszahnarzt-Nr.
– Gültigkeitsdauer der Versichertenkarte
– Ausstellungsdatum des Rezeptes
– Bezeichnung des Arzneimittels mit Darreichungsform und Menge
– Stempel des Vertragszahnarztes mit Zulassungsnummer
– eigenhändige Unterschrift des verschreibenden Zahnarztes.

Ergänzend sind auf dem Formular noch Vermerke anzukreuzen, ob der Patient z. B. gebührenpflichtig oder -frei ist.

> **Einzelheiten zum Kassenrezept**
> → siehe **Leistungsabrechnung Band I**
> Lernfeld 2,
> Seite 22-24

Abb. 8.52
Arzneiverordnungsblatt (vertragszahnärztliches Rezept)

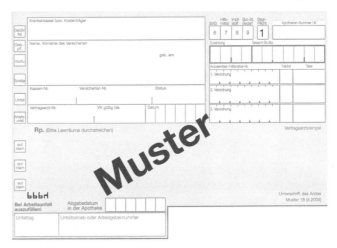

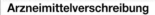

Einzelheiten zum Sprechstundenbedarf
→ siehe **Leistungsabrechnung Band I** Lernfeld 2, Seite 23

Betäubungsmittelrezept

Betäubungsmittel (z. B. Morphium) sollen nur verschrieben werden, wenn mit anderen Arzneimitteln keine ausreichende Wirkung zu erzielen ist. Dies kommt in der Zahnarztpraxis jedoch nur äußerst selten vor.

Beim Umgang mit Betäubungsmitteln sind zu beachten:

– das **Betäubungsmittelgesetz (BtMG)**
– und die **Betäubungsmittel-Verschreibungsverordnung (BtMVV)**.

Die Verschreibung von Betäubungsmitteln darf nur auf dreiteiligen amtlichen Formblättern erfolgen, die beim **Bundesinstitut für Arzneimittel und Medizinprodukte (BfArM)** zu erhalten sind. Diese Formblätter entsprechen in ihrem Grundaufbau den vertragszahnärztlichen Rezepten.

Beim Ausstellen der Betäubungsmittelrezepte sind besondere Vorschriften zu beachten. Um Missbrauch mit diesen Rezepten zu vermeiden, müssen sie diebstahlsicher aufbewahrt werden.

Sprechstundenbedarf

Die Kassenzahnärztliche Bundesvereinigung hat mit den gesetzlichen Krankenkassen vereinbart, dass einige Arzneimittel und Materialien als **Sprechstundenbedarf** zu Lasten dieser Kassen verschrieben werden dürfen. Das gilt jedoch **nur für einige ausgewählte Arzneimittelgruppen** (siehe **Leistungsabrechnung Band I**, Lernfeld 2.1.7). Der Umfang des verordneten Sprechstundenbedarfs muss dabei selbstverständlich in einem angemessenen Verhältnis zu den Behandlungsfällen der Kassen stehen.

Bei der Verordnung müssen folgende Angaben gemacht werden:

– Krankenkasse (vereinbarungsgemäß wird für Ersatzkassen immer die Barmer Ersatzkasse und für Primärkassen die zuständige AOK angegeben)
– Bezeichnung „Sprechstundenbedarf"
– Angabe des Kalendervierteljahres
– Vertragszahnarzt-Nr.
– Ausstellungsdatum des Rezeptes
– Bezeichnung der Arzneimittel mit Darreichungsform und Menge
– Stempel des Vertragszahnarztes mit Zulassungsnummer
– eigenhändige Unterschrift des verschreibenden Zahnarztes.

Zusätzlich ist das Feld Nr. 9 für Sprechstundenbedarf anzukreuzen.

Im Bereich einiger Kassenzahnärztlicher Vereinigungen gibt es auch andere Regelungen. So kann in einigen KZV-Bereichen kein Sprechstundenbedarf mehr über das Rezeptformular zu Lasten der Krankenkassen verordnet werden. Stattdessen wird dort im Rahmen der Quartalsabrechnung eine Pauschale pro abgerechneten Punkt für Leistungen vergütet, bei denen in der Regel Kosten für Sprechstundenbedarf anfallen.

Häufige Abkürzungen und Anweisungen auf Rezepten

1-1-1		Morgens, mittags, abends
aa, ana	ana partes aequales	zu gleichen Teilen
ad man. med.	ad manus medici	zu Händen des Arztes
ad us. propr.	ad usum proprium	zum eigenen Gebrauch
aq. dest.	aqua destillata	destilliertes Wasser
AP.		Anstaltspackung
cito		schnell, eilig
D., d.	da, detur	Gib!
dil.	dilutus	verdünnt
I.E.		Internationale Einheiten
noctu		nachts
Nr.	numerus	Anzahl
OP.		Originalpackung
pro infant.	pro infantibus	für Kinder
Rp.	recipe	Nimm!
S.	signa	Beschrifte!
sol.	solutio, solutus	Lösung, gelöst
Supp.	suppositoria	Zäpfchen
Tbl.	tabulettae	Tabletten
tct., tinct.	tinctura	Tinktur
ugt., ungt.	unguentum	Salbe

9 Waren beschaffen und verwalten

Zielformulierung

Im Rahmenlehrplan sind folgende **Ziele des Lernfeldes 9** angegeben:
Die angehenden **Zahnmedizinischen Fachangestellten**
– planen die bedarfs- und umweltgerechte Versorgung der Praxis mit Waren und Materialien.
– erkunden Beschaffungsmöglichkeiten, holen Informationen ein und bereiten die gewonnenen Daten zur Vorbereitung von Kaufentscheidungen auf. Dazu nutzen sie die Formen mündlicher und schriftlicher Kommunikation mit aktuellen Medien.
– analysieren und vergleichen Angebote unter qualitativen, quantitativen und wirtschaftlichen Aspekten und treffen eine ökonomisch und ökologisch begründete Auswahlentscheidung.
– überwachen und erfassen den Wareneingang.
– identifizieren auftretende Erfüllungsstörungen und damit verbundene Konflikte, verdeutlichen Praxisinteressen und vertreten diese unter Berücksichtigung rechtlicher und wirtschaftlicher Gesichtspunkte gegenüber dem Kaufvertragspartner. Dazu kommunizieren sie sowohl mündlich als auch schriftlich unter Verwendung moderner Informationstechnik.
– bereiten Zahlungsvorgänge unter Nutzung ihrer Fachkenntnisse über Zahlungsbedingungen und aktuelle Zahlungsformen vor, erfassen und überwachen diese.
– wenden relevante Rechtsvorschriften beim Umgang mit Belegen an.
– verschaffen sich einen Überblick über die zu lagernden Materialien und Werkstoffe und berücksichtigen die mit der Lagerung verbundenen Besonderheiten.
– nutzen Möglichkeiten der Energieeinsparung und planen die umweltgerechte Wiederverwertung und Entsorgung von Materialien und Geräten entsprechend den rechtlichen Vorschriften.

Inhalte von Lernfeld 9

Die im **Rahmenlehrplan** aufgeführten **Inhalte des Lernfeldes 9** sind:
– Bezugsquellenermittlung
– Informationsbeschaffung, Anfrage
– Angebotsvergleich
– Skontoberechnung und Zinsberechnung
– Kaufvertrag
– Sprechstundenbedarf
– mangelhafte Lieferung, Lieferungsverzug
– Umgang mit Belegen
– Gerätebuch und -verzeichnis
– Checklisten
– Grundsätze der Lagerhaltung.

Lernfeldübersicht

**10.1 Aufbau von Mundschleim-
haut und Parodontium**

**10.2 Erkrankungen des
marginalen Parodontiums**

**10.3 Erkrankungen
der Mundhöhle**

– Infektionen

– Tumoren

– weitere Erkrankungen

**10.4 Systematische
Parodontalbehandlung**

– Befunderhebung
und Diagnostik

– Parodontale Vorbehandlung

– Chirurgische Behandlung
einer Parodontitis

– Erhaltungstherapie

– Behandlung von
nicht entzündlichen
Parodontalerkrankungen

**10.5 Zahn- und
Kieferanomalien**

– Zahnanomalien

– Okklusionsanomalien

– Kieferanomalien

10.6 Kieferorthopädie

– Kieferorthopädische
Diagnostik

– Kieferorthopädische
Behandlung

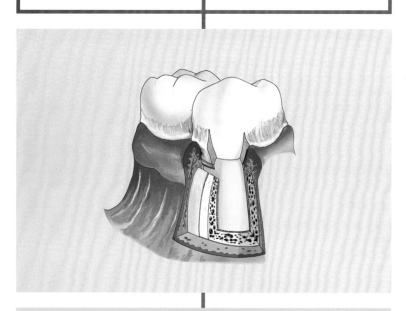

10.7 Röntgenkunde – einschließlich Strahlenschutz

– Physikalische Grundlagen

– Röntgenaufnahmen

– Entwicklung und Fixierung

– Digitale Röntgenverfahren

– Strahlenschutz – Röntgenverordnung

Fallsituation

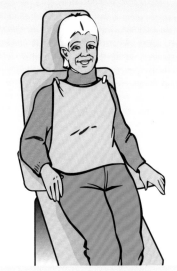

Frau K. kommt in die Praxis Dr. Müller, weil sie in letzter Zeit gehäuft Zahnfleischbluten hat.

Bislang hat Frau K. selten Probleme mit ihren Zähnen gehabt. Obwohl sie schon 52 Jahre alt ist, hat sie noch alle Zähne und dabei nur wenige Füllungen und Kronen im Seitenzahnbereich. Frau K. ist starke Raucherin. Zuletzt war sie vor 3 Jahren in der Praxis.

Dr. Müller untersucht Frau K. gründlich. Das Zahnfleisch ist insbesondere im Seitenzahnbereich gerötet und geschwollen. Auf den Lingualflächen der unteren Frontzähne sind deutliche Zahnsteinablagerungen zu erkennen. Dr. Müller stellt tiefe Zahnfleischtaschen fest. Er veranlasst einen Röntgenstatus. Auf den Röntgenbildern kann man Knochentaschen vor allem im Bereich der Seitenzähne erkennen.

Dr. Müller erklärt Frau K. den Befund und schlägt ihr eine systematische Parodontalbehandlung vor.

Fragen zur Fallsituation

1. *Wie ist der Zahnhalteapparat aufgebaut?*
2. *Wie entstehen Zahnfleischtaschen?*
3. *Welchen Einfluss hat das Rauchen auf den Befund?*
4. *Wie sieht der Ablauf einer systematischen Parodontalbehandlung aus?*

→ siehe auch
Libromed-CD
Folie 10.1

Abrechnung der
- Mundschleimhaut-
  behandlungen
- Parodontalbehand-
  lungen
- kieferorthopä-
  dischen Behand-
  lungen
- Röntgenunter-
  suchungen
→ siehe **Leistungs-
abrechnung Band II**
Lernfeld 10

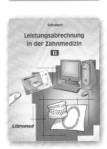

Das **Lernfeld 10** hat im Rahmenlehrplan die Doppelüberschrift:

- Behandlungen von Erkrankungen der Mundhöhle und des Zahnhalteapparates begleiten;
- Röntgen- und Strahlenschutzmaßnahmen vorbereiten.

Entsprechend ist das **Lernfeld 10** in diesem Buch folgendermaßen gegliedert:

LF 10.1 Aufbau von Mundschleimhaut und Parodontium

LF 10.2 Erkrankungen des marginalen Parodontiums (marginale Parodontopathien)

LF 10.3 Erkrankungen der Mundhöhle (einschließlich Tumoren)

LF 10.4 Systematische Parodontalbehandlung

LF 10.5 Zahn- und Kieferanomalien

LF 10.6 Kieferorthopädie

LF 10.7 Röntgenkunde – einschließlich Strahlenschutz.

Gingiva und Mukosa
→ siehe auch
Libromed-CD
Folien 10.2-10.5

10.1 Aufbau von Mundschleimhaut und Parodontium

Die Kenntnisse zum Aufbau der **Mundhöhle und Mundschleimhaut** wurden bereits in Lernfeld 2.4 erarbeitet (siehe S. 73 - 78). Es folgt nun die Beschreibung des Zahnhalteapparates.

Aufbau des Zahnhalteapparates

In Lernfeld 5 wurde das **Endodontium** als funktionelle Einheit der Pulpa und des umgebenden Dentins im Zahninneren beschrieben.

Im Gegensatz dazu bildet die Wurzeloberfläche mit dem Wurzelzement und den umgebenden Strukturen von Wurzelhaut, Alveolarknochen und Zahnfleisch nach außen hin die funktionelle Einheit des **Zahnhalteapparates** (**Parodontium**; para gr. – neben, um; odontos gr. – Zahn).

Die Zähne befinden sich im Ober- und Unterkiefer in den **Zahnfächern (Alveolen)**. Entsprechend wird der zahntragende Knochenfortsatz von Ober- und Unterkiefer als **Alveolarfortsatz** bezeichnet.

Die einzelnen Zähne sind mit dem Alveolarknochen nicht fest verwachsen, sondern mit den Fasern des Zahnhalteapparates verbunden. Alle Strukturen, die für den Halt des Zahnes im Knochen sorgen, bilden zusammen den **Zahnhalteapparat** (das **Parodontium**).

Wurzelhaut (Periodontium, Desmodont)

Das **Periodontium** befindet sich im Spalt zwischen dem Wurzelzement und Alveolarknochen. Es handelt sich dabei nicht um eine Haut, sondern um einen Bandapparat, der den Zahn beweglich mit dem Kieferknochen verbindet. Die einzelnen Faserbündel werden als **Sharpey-Fasern** bezeichnet. Sie sind so ausgerichtet, dass der Zahn im Alveolarfach hängend befestigt ist. Dadurch werden Druckbelastungen auf den Zahn beim Zusammenbeißen in Zugbelastungen auf den Alveolarknochen umgeformt. Dies ist wichtig, da sich

Endodontium	– Pulpa und umgebendes Dentin im Zahninneren
Parodontium (Zahnhalteapparat)	– Wurzelzement, Wurzelhaut (=Periodontium, Desmodont), Alveolarknochen und Gingiva um den Zahn

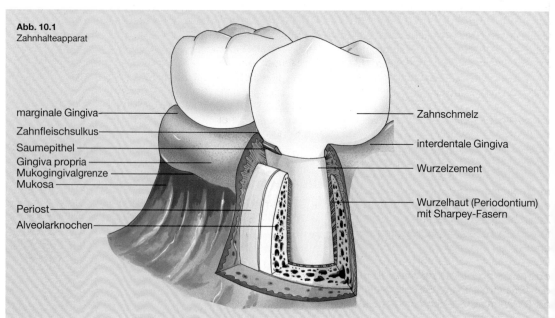

Abb. 10.1
Zahnhalteapparat

marginale Gingiva
Zahnfleischsulkus
Saumepithel
Gingiva propria
Mukogingivalgrenze
Mukosa
Periost
Alveolarknochen

Zahnschmelz
interdentale Gingiva
Wurzelzement
Wurzelhaut (Periodontium) mit Sharpey-Fasern

der Knochen bei Druckeinwirkungen zurückbildet.

Zwischen den miteinander verflochtenen Sharpey-Fasern befinden sich Blut- und Lymphgefäße sowie Nervenäste. Über die Blutgefäße werden die Zellen im Parodontalspalt ernährt.

Die Nervenfasern im Parodontalspalt vermitteln das außerordentlich feine Tastgefühl des Zahnes. Sie melden bereits kleinste Stellungs- und Belastungsänderungen des Zahnes an das Gehirn, sodass der durch die Kaumuskulatur ausgeübte Kaudruck gesteuert werden kann. Über einen Reflexbogen kann die Kontraktion der Kaumuskulatur beim plötzlichen Aufbeißen auf einen harten Gegenstand abrupt aufgehoben werden. Die Nervenenden im Parodontalspalt haben somit eine wichtige Schutzfunktion.

Zahnfleisch (Gingiva)

Die Gingiva ist der zum Zahnhalteapparat gehörende Teil der Mundschleimhaut. Sie reicht von der Mukogingivalgrenze bis zum Zahnhals, wo sie den Zahn ringförmig umschließt (Abb. 2.32 und 10.1).

Man unterscheidet die ca. 1,5 mm breite freie **marginale Gingiva** von der unterschiedlich breiten unverschieblichen **Gingiva propria**, die auch als **attached Gingiva** bezeichnet wird. Zwischen den Zähnen befindet sich die **interdentale Gingiva** mit jeweils einer Zahnfleischpapille oral und vestibulär.

Die gesunde Gingiva ist derb und hat eine blassrosa Farbe mit matt glänzender Oberfläche. Die Gingiva propria ist unverschieblich auf dem Alveolarknochen und Wurzelzement befestigt. Am Zahnfleischrand liegt die marginale Gingiva der Zahnoberfläche an. Den Epithelansatz zur Zahnoberfläche bildet dabei das ringförmig um den Zahnhals gelegene **Saumepithel**.

Die Anheftung der Gingiva an der Zahnoberfläche durch Bindegewebsfasern und die Epithelzellen des Saumepithels wird als **Attachment** (attachment engl. Befestigung) bezeichnet.

marginale Gingiva	– freie Gingiva am Zahnfleischrand
Gingiva propria (attached Gingiva)	– unverschiebliche Gingiva auf dem Alveolarknochen und Wurzelzement
interdentale Gingiva	– Gingiva im Zahnzwischenraum

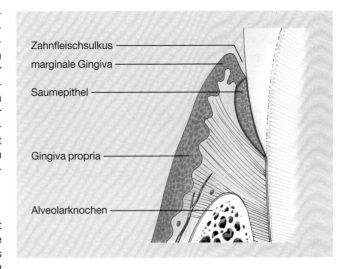

Zahnfleischsulkus
marginale Gingiva
Saumepithel
Gingiva propria
Alveolarknochen

Zwischen Zahnoberfläche und marginaler Gingiva besteht beim Gesunden eine ca. 1 mm tiefe **Zahnfleischfurche (Sulkus)**. Kann mit einem Instrument tiefer sondiert werden, so liegt eine krankhafte Veränderung vor. Man spricht dann von einer **Zahnfleischtasche**.

Unter der Schleimhaut befinden sich straffe Bindegewebsfasern in der Gingiva. Sie befestigen das Zahnfleisch am Alveolarknochen sowie am Zahn, wodurch die Gingiva ihre Festigkeit erhält.

Abb. 10.2
Marginales Parodontium (siehe auch Abb. 2.32, Seite 74)

Unter **Attachment** versteht man die feste Verbindung zwischen

– Zahn und Gingiva über das Saumepithel **(epitheliales Attachment)** und
– Zahn und Alveolarknochen über die Sharpey-Fasern **(bindegewebiges Attachment)**.

Attachment → siehe *Libromed-CD* Folie 10.5

10.2 Erkrankungen des marginalen Parodontiums (marginale Parodontopathien)

Grundlagen

Die Lehre vom Zahnhalteapparat (Parodontium) und seinen Krankheiten wird als **Parodontologie** bezeichnet (logos gr. – Lehre).

Als übergeordnete Bezeichnung für alle Parodontalerkrankungen wird der Begriff **Parodontopathie** verwendet (pathos gr. – Leiden). Da man sich dabei in der Regel auf die Erkrankungen beschränkt, die vom marginalen Zahnfleischrand ausgehen, spricht man genauer von den **marginalen Parodontopathien**. Dabei gehen etwa ab dem 35. Lebensjahr durchschnittlich mehr Zähne durch Parodontalerkrankungen als durch Karies verloren!

Der von Laien benutzte Begriff **Parodontose** ist in den meisten Fällen falsch, da es sich in der überwiegenden Mehrzahl der Fälle um eine Zahnhalteapparatentzündung, also eine **Parodontitis** handelt.

Die reine Parodontose ist dagegen eine relativ seltene Erkrankung. Es kommt dabei ohne Entzündung und somit ohne Bildung von Zahnfleischtaschen zu einem Schwund des Zahnhalteapparates.

Bei den **Ursachen der Parodontalerkrankungen** kann man 3 Komplexe unterscheiden:
- **lokale Ursachen**, die am Zahnfleischrand angreifen und von dort in die Tiefe fortschreiten können
- **funktionelle Ursachen**, die vor allem im Bereich der Wurzelhaut (Desmodont) und des Alveolarknochens einwirken
- **innere Ursachen**, die Einfluss auf die Abwehrkraft des Körpers haben und somit die Reaktionen auf lokale oder funktionelle Störungen bestimmen.

Klassifikation der Parodontalerkrankungen

1. **Gingivale Erkrankungen**
   A. durch Plaque bedingt
   B. nicht durch Plaque bedingt (z.B. durch spezifische Bakterien, Viren, Pilze, Veranlagung, Allgemeinerkrankungen)
2. **Chronische Parodontitis**
   A. lokalisiert
   B. generalisiert
3. **Aggressive Parodontitis**
   A. lokalisiert
   B. generalisiert
4. **Parodontitis als Manifestation von Systemerkrankungen**
   A. Bluterkrankungen
   B. genetische Störungen
   C. nicht anderweitig spezifiziert
5. **Nekrotisierende Parodontalerkrankungen**
   A. Nekrotisierende ulzerierende Gingivitis (NUG)
   B. Nekrotisierende ulzerierende Parodontitis (NUP)
6. **Abszesse des Parodonts**
   A. Gingivaabszess
   B. Parodontalabszess
   C. Perikoronarabszess (um die Krone eines durchbrechenden Zahnes herum)
7. **Parodontitis im Zusammenhang mit endodontischen Läsionen**
8. **Entwicklungsbedingte oder erworbene Deformationen und Zustände**
   A. lokalisierte zahnbezogene Faktoren, welche die Plaqueretention begünstigen (z.B. Zahnform, Wurzelresorptionen)
   B. mukogingivale Verhältnisse
   C. Schleimhautveränderungen auf zahnlosen Alveolarkämmen
   D. okklusales Trauma

10.2.1 Entzündliche Parodontalerkrankungen

Gingivitis – Zahnfleischentzündung **ohne** Zahnfleischtaschen und Knochenabbau

marginale Parodontitis – Entzündung des marginalen Parodontiums **mit** Zahnfleischtaschen und Knochenabbau

Gingivitis und marginale Parodontitis werden in der überwiegenden Mehrzahl der Fälle durch **bakterielle Beläge (Plaques)** verursacht. Funktionsstörungen im Kausystem (funktionelle Ursachen) und Störungen der Abwehrlage (innere Ursachen) beeinflussen den Krankheitsverlauf.

Die **Zahnbeläge (Plaques)** haben somit sowohl für die Kariesentstehung als auch die Entstehung der entzündlichen Parodontalerkrankungen eine zentrale Bedeutung. Plaques sind nichts anderes als besiedelte Bakterienkolonien, die verschiedene Speichelbestandteile und Stoffwechselprodukte enthalten. Sie haften fest an der Zahnoberfläche und sind nur mit einer Zahnbürste oder anderen Instrumenten zu entfernen. Mit einem Wasserstrahl können sie nicht abgespült werden.

Von den Plaques gehen **Toxine (Giftstoffe), Enzyme und Antigene** aus, die auf das Zahnfleisch einwirken. Die Gingiva reagiert mit einer Entzündung **(Gingivitis)**, die reversibel (rückführbar) ist, wenn man die Zahnbeläge gründlich entfernt. Die Gingivitis kann dann ohne bleibende Folgen ausheilen.

Werden die bakteriellen Beläge jedoch nicht entfernt, so kann die Entzündung in die Tiefe fortschreiten und es kommt zu einer **marginalen Parodontitis**. Sie ist durch die Bildung von Zahnfleischtaschen mit Knochenabbau gekennzeichnet.

Abb. 10.3
Zentrale Bedeutung der Plaquebildung für Karies- und Parodontalerkrankungen

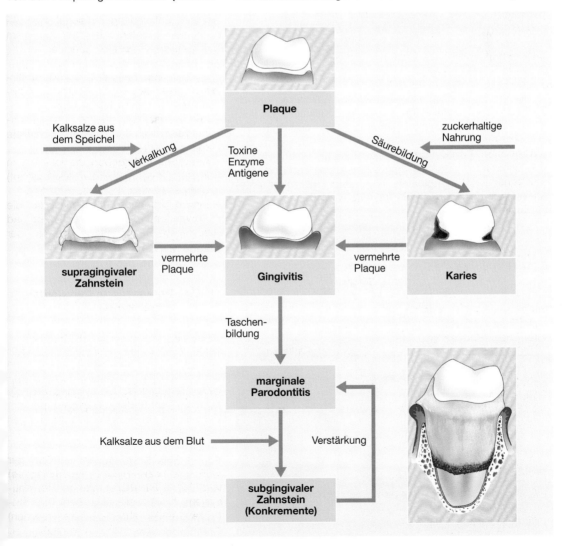

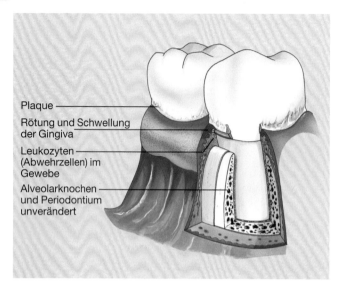

Plaque

Rötung und Schwellung der Gingiva

Leukozyten (Abwehrzellen) im Gewebe

Alveolarknochen und Periodontium unverändert

Abb. 10.4
Gingivitis

Durch Einlagerung von Kalksalzen können die Plaques verkalken. Kalksalze aus dem Speichel führen dabei zu **supragingivalem Zahnstein**. Kalksalze aus dem Blut können zur Verkalkung der Plaques in den Zahnfleischtaschen führen und dort **subgingivalen Zahnstein (Konkremente)** bilden.

Zahnstein ist **mineralisierte Plaque**.
Ohne Plaque entsteht kein Zahnstein!

Abb. 10.5
Marginale
Parodontitis

Die Konkremente in den Zahnfleischtaschen verstärken die marginale Parodontitis, sodass der Abbau des Zahnhalteapparates beschleunigt wird. Auch bei guter

Zahnpflege ist in diesem Stadium ohne weitere Therapie keine Ausheilung der Parodontitis zu erreichen.

Die **Zahnstein- und Konkremententfernung** ist daher eine wesentliche Voraussetzung für eine systematische Parodontalbehandlung. Gleichzeitig müssen alle überstehenden Füllungs- und Kronenränder beseitigt werden, da sie das Parodontium mechanisch reizen und eine Plaquebildung fördern.

Die **zentrale Bedeutung der Plaque** für Karies und Parodontalerkrankungen ist in Abb. 10.3 dargestellt. Es hängt dabei von der Menge der gebildeten Säure durch die Bakterien einerseits und dem Gehalt an Kalksalzen im Speichel andererseits ab, ob es zu einer Verkalkung der Plaque (Zahnsteinbildung) oder einer Entkalkung des Zahnes (Karies) kommt. Da Zahnsteinbildung und Kariesentstehung entgegengesetzte Vorgänge sind, findet man unter Zahnstein in der Regel keine Karies. Unter dem Zahnstein können somit gesunde, kariesfreie Zähne sein, deren Parodontium jedoch durch den Zahnstein angegriffen ist.

Gingivitis und marginale Parodontitis werden durch bakterielle Beläge verursacht. **Plaque** wird entsprechend auch als **primäre Ursache** der entzündlichen Parodontalerkrankungen bezeichnet.
Zahnfehlstellungen (z.B. Drehungen, Kippungen) überstehende Füllungs- und Kronenränder, Randspalten und raue Oberflächen bei Füllungen und Kronen sowie zu tief liegende Prothesenklammern und abgesunkene Prothesensättel begünstigen die Entstehung von Gingivitis und marginaler Parodontitis. Sie werden deshalb auch als **sekundäre Faktoren** bei der Entstehung von Parodontalerkrankungen bezeichnet.

Funktionelle Störungen können die lokalen Ursachen verstärken. Unter funktionellen Störungen versteht man vor allem Okklusions- und Artikulationsstörungen, wie **Frühkontakte** beim Zusammenbeißen, **Gleithindernisse** bei den Kaubewegun-

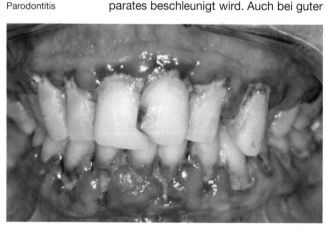

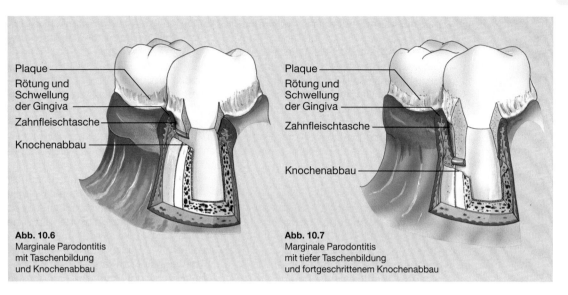

Plaque

Rötung und
Schwellung
der Gingiva

Zahnfleischtasche

Knochenabbau

Plaque

Rötung und
Schwellung
der Gingiva

Zahnfleischtasche

Knochenabbau

Abb. 10.6
Marginale Parodontitis
mit Taschenbildung
und Knochenabbau

Abb. 10.7
Marginale Parodontitis
mit tiefer Taschenbildung
und fortgeschrittenem Knochenabbau

gen und einen **tiefen Biss**. Psychische Spannungszustände können die Funktionsstörungen dabei verstärken, in schweren Fällen sogar allein verursachen.

Als Folge funktioneller Störungen können die Zähne über-, unter- oder fehlbelastet werden. Diese ständig falsche Belastung kann zu einer Lockerung der Zähne führen. Besonders gefährlich sind dabei kippende Krafteinwirkungen (Abb. 10.10), wodurch es zu Zahnwanderungen kommen kann. Besonders auffällig können so genannte **Parafunktionen** wie Knirschen und Pressen sein, die unbewusst zu Überbelastungen der Zähne führen.

Die funktionellen Störungen verursachen alleine keine Gingivitis oder marginale Parodontitis. Sie können diese Erkrankungen jedoch beschleunigen, da die Entzündungen durch die abnormen Belastungen schneller in die Tiefe fortschreiten können.

Innere Faktoren wie Stoffwechselstörungen, Blutkrankheiten, allergische Reaktionen, Rauchen und durch Fehlernährung bedingte Erkrankungen können die Ausprägung der entzündlichen Parodontalerkrankungen wesentlich verstärken. Die inneren Faktoren senken dabei die Widerstandskraft des Körpers und erhöhen somit die Anfälligkeit des Parodontiums

gegenüber den von außen kommenden Krankheitserregern.

Der **Einfluss des Rauchens** wird oft unterschätzt. Rauchen wirkt nicht nur als innerer Faktor, der die Abwehrlage des Körpers gegenüber Infektionen schwächt und die Durchblutung vermindert. Rauchen schädigt das Parodontium auch lokal durch Ablagerungen und Giftstoffe (siehe LF 11.5.3, Seite 388).

Gingivitis – Zahnfleischentzündung
(ohne Zahnfleischtaschen,
ohne Knochenabbau)

Symptome: Rötung, Schwellung, Blutung nach Sondierung des Zahnfleischsulkus, verstärkte Flüssigkeitsabsonderung aus dem Zahnfleischsulkus, eventuell Ulkusbildung (Geschwürbildung), Pseudotaschen.

Formen:

– **akute Gingivitis:** akute Entzündung der Gingiva mit Rötung, Schwellung und erhöhter Flüssigkeitsabsonderung aus dem Zahnfleischsulkus. In den meisten Fällen sind bakterielle Beläge die Ursache. Werden diese Beläge nicht entfernt, so geht die akute Gingivitis in eine chronische Gingivitis über.

– **nekrotisierende ulzerierende Gingivitis (NUG):** meist schlagartig beginnende, sehr schmerzhafte Entzündung der Gingiva mit Nekrosen (Gewebstod) und Ulkusbildung (Geschwürbildung) .

– **chronische Gingivitis:** langfristig verlaufende Gingivitis, die z. B. durch Zahnfehlstellungen oder Veränderungen im Hormonhaushalt (in der Pubertät oder Schwangerschaft) verstärkt werden kann.

Marginale Parodontitis – Entzündung des Zahnhalteapparates mit fortschreitendem Verlust von Stützgewebe

Symptome: alle Symptome der Gingivitis, zusätzlich **Zahnfleischtaschen** und **Knochenabbau.** Spätsymptome sind erhöhte Zahnbeweglichkeit, Zahnwanderungen und Abszesse.

Formen:
– chronische Parodontitis
  (lokalisiert oder generalisiert)
– aggressive Parodontitis
  (lokalisiert oder generalisiert)
– Parodontitis als Manifestation von
  Systemerkrankungen (siehe LF 10.2.2)
– nekrotisierende ulzerierende
  Parodontitis (NUP)
– Abszesse des Parodonts
– Parodontitis im Zusammenhang mit
  endodontischen Läsionen.

10.2.2 Gingiva- und Parodontalveränderungen bei Allgemeinerkrankungen

Bei einer großen Zahl von Allgemeinerkrankungen kann es auch zu krankhaften Veränderungen der Gingiva oder des Parodontiums kommen. Diese Veränderungen müssen von den durch bakterielle Zahnbeläge verursachten Entzündungen unterschieden werden. Da die Mundhygiene bei diesen Erkrankungen jedoch häufig beeinträchtigt ist, kommt es in vielen Fällen zusätzlich zur Bildung von Zahnbelägen mit nachfolgenden Entzündungen.
Beispiele:
– **Stoffwechselkrankheiten:** z. B. Diabetes mellitus und Ernährungsstörungen
– **Blutkrankheiten:** z. B. Mangel an weißen Blutkörperchen, Leukämie (bösartige Erkrankung der weißen Blutkörperchen)
– **Hautkrankheiten:** z. B. Lichen
– **Viruskrankheiten:** z. B. durch Herpesviren
– **erblich bedingte Erkrankungen:** z. B. Down-Syndrom (Trisomie 21).

Abb. 10.8
Entzündliche Parodontalerkrankungen

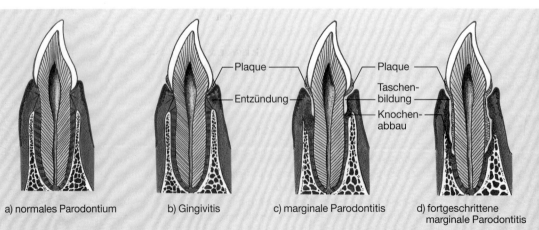

a) normales Parodontium   b) Gingivitis   c) marginale Parodontitis   d) fortgeschrittene marginale Parodontitis

Plaque
Entzündung
Plaque
Taschenbildung
Knochenabbau

10.2.3 Parodontalerkrankungen mit vermehrter Gewebebildung (Hyperplasie)

Gingivahyperplasie – Bei einer Gingivahyperplasie kommt es durch eine überschießende Bildung von faserigem Bindegewebe generalisiert oder auf einzelne Zahngruppen begrenzt zu einer derben **Verdickung der Gingiva**. Diese Veränderung wird vor allem im Tuber- und Gaumenbereich der Molaren beobachtet.

Die verdickte Gingiva ist zunächst entzündungsfrei. Sie ist derb und hat eine normale blassrosa Farbe. Weder bei Berührung noch bei Sondierung kommt es zu einer Blutung.

Durch die Gewebevermehrung entstehen jedoch **Pseudotaschen**. Dabei ist das Desmodont nicht betroffen, sodass keine echten Taschen und kein Knochenabbau vorliegen. Die Mundhygiene ist durch die Pseudotaschen in vielen Fällen deutlich behindert, sodass es häufig zusätzlich zu einer Entzündung der Gingiva kommt.

Bestimmte **Medikamente**, wie sie z. B. bei Herzerkrankungen oder zerebralem Anfallsleiden (Epilepsie) verwendet werden, können eine Gingivahyperplasie auslösen.

Epulis – Bei einer Epulis liegt eine knotenförmige Wucherung der Gingiva im Bereich eines Zahnes oder benachbarter Zähne vor. Diese Wucherungen können dabei mit verschiedenen Tumoren verwechselt werden.

Eine Epulis geht in der Regel vom Parodontium eines Zahnes aus. Bei der Behandlung muss die Epulis vollständig entfernt werden, gegebenenfalls auch mit Extraktion des Zahnes.

10.2.4 Verletzungsbedingte Parodontalerkrankungen

Funktionelle Störungen, wie sie bereits in LF 10.2.1 beschrieben wurden, können chronische Verletzungen bewirken. Dabei ist insbesondere an **horizontal einwirkende Kräfte** zu denken, die zu Kippbewegungen des Zahnes führen (Abb. 10.10).

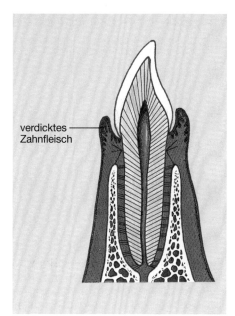

verdicktes Zahnfleisch

**Abb. 10.9
Gingivahyperplasie**
Durch eine Verdickung des Zahnfleisches entstehen Pseudotaschen, während der Epithelansatz an der Schmelz-Zement-Grenze im entzündungsfreien Stadium normal ist.

Weitere **Verletzungsmöglichkeiten** bestehen durch falsches Zähneputzen (z. B. horizontales Schrubben), kieferorthopädische Behandlungen (insbesondere bei Zahnbewegungen nach vestibulär) sowie durch chemische Substanzen und extreme Temperatureinwirkungen.

Nach der Schädigung unterscheidet man reine Gingivaverletzungen von Verletzungen des Desmodonts. Typisches Symptom für eine Verletzung des Desmodonts ist die frühzeitige Zahnlockerung, die vor allem durch Okklusions- und Artikulationsstörungen entsteht.

10.2.5 Schwund (Atrophie) des Parodontiums

Bei einer **Atrophie des Parodontiums** liegt ein Schwund des Zahnhalteapparates ohne eine Entzündung vor. Sobald Entzündungszeichen zu erkennen sind, besteht entweder eine Gingivitis oder eine Parodontitis. Entsprechend sind reine Schwundformen des Parodontiums relativ selten.

Nach dem Vorkommen der Atrophie unterscheidet man parodontale Rezessionen und Alveolaratrophien.

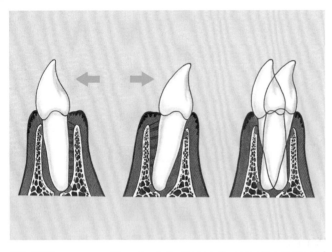

Abb. 10.10
Verletzung des Zahn-halteapparates durch horizontal einwirkende Kräfte, z. B. bei Okklu-sions- oder Artikula-tionsstörungen

Abb. 10.11
Alveolaratrophie
Schwund des Alveo-larknochens mit allseitig freiliegenden Wurzeloberflächen bei entzündungsfreier Gingiva ohne Taschenbildung

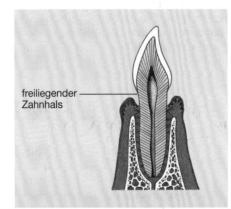

freiliegender
Zahnhals

Abb. 10.12
Parodontale Rezes-sionen mit McCall-Girlanden im rechten Oberkiefer

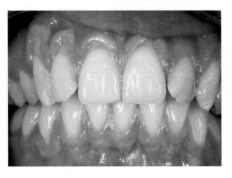
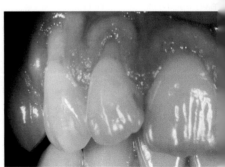

änderungen vor. Die Gingiva kann wulsti-ge Verdickungen aufweisen, die als **McCall-Girlanden** bezeichnet werden.

Bei einer **Alveolaratrophie** ist der Alveo-larknochen einschließlich der Interdental-septen ohne Entzündung zurückgegan-gen. Somit liegen die Wurzeloberflächen allseits frei. Der Knochen ist zurückgegan-gen, ohne dass Zahnfleischtaschen ent-standen sind. Erst im fortgeschrittenen Stadium kommt es zu einer erhöhten Zahnbeweglichkeit. Die entzündungsfreie Alveolaratrophie wird auch als **Parodon-tose** bezeichnet.

10.3 Erkrankungen der Mundhöhle

Die Mundhöhle ist als Eintrittspforte zum Verdauungs- und Atemtrakt täglich vielen inneren und äußeren Reizen ausgesetzt. So wirken Mikroorganismen, chemische Substanzen, mechanische Kräfte (z. B. beim Kauen) und teilweise recht unter-schiedliche Temperaturen auf die Mund-schleimhaut ein und können dort zu Er-krankungen führen.

Für die Praxis spielen vor allem Infektio-nen, verschiedene gutartige und bösartige Tumoren sowie einige weitere Erkrankun-gen wie Aphthen, Prothesendruckstellen und Reaktionen der Mundschleimhaut auf Medikamente eine Rolle.

10.3.1 Infektionen

Bei einer **Infektion** dringen Mikroorga-nismen in den Körper ein und vermehren sich dort.

Parodontale Rezessionen sind stets auf die vestibulären oder oralen Wurzelflä-chen der Zähne begrenzt. Dabei sind sie vestibulär häufiger als oral. Das Parodon-tium bildet sich ohne Entzündung zurück, sodass keine Taschen zu erkennen sind. Interdental liegen in der Regel keine Ver-

Um Infektionen zu verhindern, muss der Körper im Bereich der Mundhöhle ständig von außen kommende Bakterien, Viren und Pilze abwehren. Eine wichtige Aufgabe haben dabei die beidseits zwischen den Gaumenbögen gelegenen Gaumenmandeln sowie die Rachen- und Zungenmandel.

Besonders leicht kann es am Übergang vom Zahn zum Zahnfleisch durch Mikroorganismen zu Entzündungen kommen. Die verschiedenen Formen einer Zahnfleischentzündung (Gingivitis) sind bereits in Lernfeld 10.2 beschrieben worden. Kommt es zu einer Entzündung der Mundschleimhaut, so spricht man von einer **Stomatitis** (stoma gr. – Mund).

> **Gingivitis** – Zahnfleischentzündung
> **Stomatitis** – Entzündung der Mundschleimhaut

Bakterielle Infektionen

Bakterielle Infektionen führen im Allgemeinen zu **unspezifischen Entzündungen** mit den 5 klassischen Hauptsymptomen: Rötung, Überwärmung, Schwellung, Schmerz und eingeschränkte Funktion. Die **bakterielle Stomatitis** kommt dabei häufig zusammen mit einer Gingivitis vor.

Einige Krankheitserreger führen zu spezifischen Gewebeveränderungen mit einem typischen Aufbau im mikroskopischen Bild. Diese Infektionskrankheiten werden deshalb auch als **spezifische Entzündungen** bezeichnet. Dazu gehören z. B. die **Tuberkulose** und die Geschlechtskrankheit **Syphilis**. Die Tuberkulose wird in der Regel vom Internisten und die Syphilis vom Dermatologen (Hautarzt) behandelt.

Viruserkrankungen

Bei Viruserkrankungen dringen Viren in die Zellen des Körpers ein und vermehren sich dort. Im Bereich der Mundschleimhaut und der Lippen kommt es dabei besonders häufig durch **Herpes-simplex-Viren (HSV)** zu Infektionen.

Beim **Herpes simplex** liegt in der Regel eine örtlich begrenzte Bläschenbildung vor. Nach anfänglichem Juckreiz und Spannungsgefühl entwickeln sich gruppenweise angeordnete Bläschen auf gerötetem Grund, die später eitrig eintrüben und zu Krusten eintrocknen können. Die Ausheilung erfolgt anschließend in der Regel ohne Narbenbildung. Die Entzündung kann häufig wiederkehren, wobei sie z. B. durch UV-Strahlen (Sonnenstrahlen) oder fieberhafte Erkrankungen ausgelöst wird.

Man unterscheidet beim Herpes simplex zwei Virustypen. Typ 1 liegt beim **Herpes labialis** im Bereich der Lippen, Typ 2 beim **Herpes genitalis** im Bereich der Geschlechtsorgane vor.

Pilzerkrankungen (Mykosen)

Pilze (mykes gr. – Pilz) führen im Allgemeinen nur bei einer Abwehrschwäche zu einer Erkrankung der Mundschleimhaut.

Unter den verschiedenen Pilzerregern hat der Hefepilz **Candida albicans** die größte praktische Bedeutung. Die Erkrankung wird als **Candidose** bzw. **Soor** bezeichnet. Auf der Schleimhaut liegen dabei abwischbare weiße Beläge auf gerötetem Grund vor, sodass die Schleimhaut wie gezuckert aussieht.

10.3.2 Tumoren

> Als Tumor (Geschwulst) wird **im weiteren Sinn jede örtliche Anschwellung** eines Gewebes bezeichnet.
> **Im engeren Sinn** bezeichnet man nur **Neubildungen von Gewebe** als Tumoren. Sie sind durch ein unkontrolliertes, autonomes (selbstständiges) Wachstum gekennzeichnet.

Nach dem Wachstumsverhalten des Tumors und seinen Auswirkungen für den Patienten unterscheidet man gutartige und bösartige Tumoren.

Gutartige (benigne) Tumoren wachsen in der Regel langsam und geordnet, wobei sie das Nachbargewebe verdrängen. Sie bestehen aus normal aufgebauten Zellen und bilden keine Tochtergeschwülste, also keine Metastasen.

> Frühdiagnostik von Mundhöhlenkrebs
> → siehe **Leistungsabrechnung Band II**
> Lernfeld 10,
> Seiten 13 und 46

Bösartige (maligne) Tumoren wachsen dagegen im Allgemeinen schnell, ungeordnet und zerstörend, wobei sie in Nachbargewebe eindringen. Man bezeichnet dies als **Infiltration** in das umgebende Gewebe. Zusätzlich können bei bösartigen Tumoren **Tochtergeschwülste (Metastasen)** durch Verschleppung von Tumorzellen (vor allem über den Lymph- oder Blutweg) entstehen.

Abb. 10.13
Gutartige und bösartige Tumoren im Vergleich

Die **Bezeichnung der Tumoren** erfolgt allgemein nach dem Gewebetyp und biologischen Verhalten (gutartig oder bösartig). Tumoren werden dabei in der Fachsprache mit der Endung **-om** gekennzeichnet. So werden bösartige Tumoren des Epithelgewebes als **Karzinome** (karkinos gr. – Krebs) und bösartige Tumoren des Binde- und Stützgewebes oder des Muskelgewebes als **Sarkome** (sarkoma gr. – Fleischgeschwulst) bezeichnet.

Beispiele gut- und bösartiger Tumoren

gutartig

Adenom	– Drüsengewebetumor
Fibrom	– Bindegewebetumor
Lipom	– Fettgewebetumor
Hämangiom	– Blutgefäßtumor
Chondrom	– Knorpeltumor
Osteom	– Knochentumor
Myom	– Muskelgewebetumor

bösartig

Karzinom	– bösartiger Tumor des Epithelgewebes
Sarkom	– bösartiger Tumor des Binde- und Stützgewebes oder des Muskelgewebes

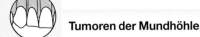

Tumor
verdrängtes Organ
Blutgefäß, vom Tumor verdrängt

Tumor
Organ, vom Tumor infiltriert
Blutgefäß, vom Tumor infiltriert

Kennzeichen von gutartigen und bösartigen Tumoren

Gutartige Tumoren	Bösartige Tumoren
wachsen langsam und geordnet	wachsen schnell und ungeordnet
verdrängen Nachbargewebe und bleiben abgegrenzt	infiltrieren Nachbargewebe und sind nicht abgegrenzt
bestehen aus normal aufgebauten Zellen	enthalten veränderte, atypische Zellen
bilden keine Metastasen	können Metastasen bilden

Die **Heilungsaussichten** hängen bei bösartigen Tumoren wesentlich von ihrer rechtzeitigen Entdeckung ab. Zur **Früherkennung eines Mundhöhlenkarzinoms** ist es daher wichtig, so frühzeitig wie möglich bei jeder nicht eindeutig erklärbaren Schleimhautveränderung an das Vorliegen eines Karzinoms zu denken!

Heilt ein **Ulkus** (Gewebedefekt, der über die Haut oder Schleimhaut hinaus in die Tiefe reicht) nach Ausschalten möglicher lokaler Ursachen nicht innerhalb von **zwei Wochen** ab oder kommt es in dieser Zeit sogar zu einer Gewebevermehrung, so ist der Patient wegen Krebsverdacht zu überweisen!

Die Entstehung eines Mundhöhlenkarzinoms wird durch übermäßigen Alkoholgenuss, jegliche Form von Nikotinkonsum

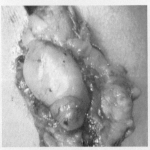

Lipom unter der Haut

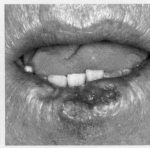

Karzinom der Unterlippe

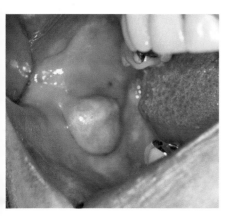

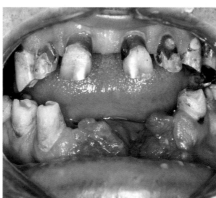

Abb. 10.14 – links
Fibrom im
Wangenbereich

Abb. 10.15 – rechts
Karzinom im Bereich
des Alveolarfortsatzes
des Unterkiefers

und chronische Entzündungsherde bei schlechter Zahnpflege begünstigt. Die schädigende Wirkung von Alkohol und Nikotin beschränkt sich also nicht nur auf die inneren Organe wie Leber oder Lunge, sondern beginnt bereits an der Eintrittsstelle in den Körper – der Mundhöhle!
Will man eine ernsthafte Krebsvorsorge betreiben, so sind übermäßiger Alkoholgenuss und jeder Nikotinkonsum zu vermeiden! Eine regelmäßige gewissenhafte Zahnpflege zur Vorbeugung von chronischen Entzündungsherden sollte heutzutage nicht nur zur Krebsvorsorge selbstverständlich sein!

Häufig gibt bereits das klinische Bild bei der Untersuchung einen Anhalt dafür, ob im Einzelfall ein gutartiger oder bösartiger Tumor vorliegt. Sicherheit gibt jedoch erst die feingewebliche Untersuchung beim Pathologen.
Die Entnahme einer Gewebeprobe wird als **Probeexzision (PE)** bezeichnet. Die Probeexzision gehört bei Verdacht auf einen bösartigen Tumor nicht mehr in die Hand des Zahnarztes, sondern des zuständigen Mund-Kiefer-Gesichtschirurgen.
Eine besondere Bedeutung zur Früherkennung hat die **Leukoplakie** (leukos gr. – weiß; plakos gr. – Platte). Dies ist ein weißer, nicht abwischbarer Fleck der Schleimhaut, der keiner anderen Krankheit zugeordnet werden kann.
Eine Leukoplakie kann eine **Krebsvorstufe (Präkanzerose)** sein. Dabei ist jedoch

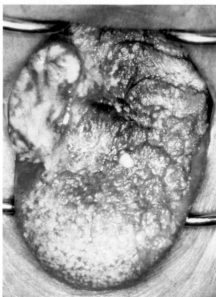

Abb. 10.16
Zungenkarzinom:
Der Tumor befindet sich auf der rechten Seite.
Durch mangelnde mechanische Abschilferung ist die gesamte Zunge stark belegt.

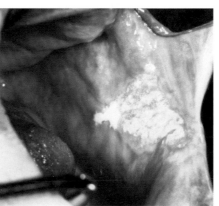

Abb. 10.17
Leukoplakie im
Bereich der
Wangenschleimhaut

längst nicht jede Leukoplakie eine Prä-kanzerose. Verdächtige Schleimhautver-änderungen müssen aber auf jeden Fall feingeweblich untersucht werden!

Abb. 10.18
Leukoplakie im Bereich des Gaumens

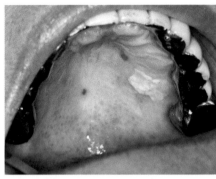

Hypertrophie, Hyperplasie und Atrophie

Von den Tumoren sind die Hypertrophie, Hyperplasie und Atrophie als Anpas-sungsvorgänge des Gewebes auf ver-mehrte bzw. verminderte Belastungen oder Reize zu unterscheiden.

Hypertrophie – Vergrößerung der ein-zelnen Zellen eines Organs bei gleich bleibender Zellzahl (z. B. Masseter-hypertrophie bei übermäßiger Belastung der Kaumuskulatur)
Hyperplasie – Zunahme der Zellzahl bei unveränderter Zellgröße (z. B. Gingiva-hyperplasie)
Atrophie – Rückbildung (Schwund) ei-nes Organs (z. B. Atrophie des Alveolar-kamms beim unbezahnten Patienten)

Abb. 10.19
Aphthe im Bereich des Mundbodens

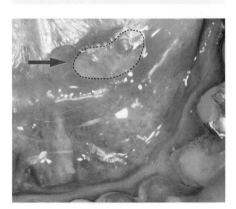

Unter einer **Regeneration** versteht man die erneute Bildung verloren gegangener Zellen, zum Beispiel nach Verletzungen.
Unter **Degeneration** versteht man dage-gen einen ungünstigen Verlauf, bei dem sich minderwertiges Gewebe aus früher normalem Gewebe entwickelt. Ein typi-sches Beispiel hierfür ist die **Arthrose**, ei-ne Gelenkerkrankung infolge von Abnut-zungserscheinungen. Chronische Über-beanspruchungen der Gelenke (z. B. durch Fehlstellung oder Fehlfunktion), Stoffwechselstörungen oder Vorschädi-gungen der Gelenke durch Unfälle oder Entzündungen können die Ursache sein.
Kommt es zum Absterben von Zellen im lebenden Organismus, so spricht man von einer **Nekrose**. Ein Beispiel hierfür ist die Pulpanekrose nach einer Entzündung, wodurch der Zahn devital wird.

Regeneration – Wiederherstellung, er-neute Bildung von verloren gegangenem Gewebe
Degeneration – Entwicklung von min-derwertigem Gewebe aus früher norma-lem Gewebe
Nekrose – lokaler Gewebetod in einem lebenden Organismus

10.3.3 Weitere Erkrankungen der Mundhöhle

Aphthen

Aphthen sind entzündliche Schleimhaut-veränderungen mit einem **oberfläch-lichen Schleimhautdefekt (Erosion)**.

In den meisten Fällen liegen etwa linsengro-ße, rundliche, deutlich gerötete Schleim-hautdefekte mit einem fest haftenden wei-ßen Belag vor. Sie können sehr schmerzhaft sein und zu Lymphknotenschwellungen vor allem im Kieferwinkelbereich führen.
Aphthen treten als Begleitsymptom bei Allgemeinerkrankungen und bei körper-licher Abwehrschwäche auf, z. B. bei Ver-dauungs- oder Menstruationsstörungen. Sie sind nicht infektiös und heilen ohne Folgen ab.

Druckstellen

Eine ständig auf die Schleimhaut einwirkende **Druckbelastung** kann zu einer
schmerzhaften Druckstelle führen. Dabei kann ein örtlicher Gewebedefekt bis
unter die Schleimhaut entstehen, der als
Ulkus (Geschwür) bezeichnet wird.

Druckstellen kommen vor allem bei neu
eingegliederten Prothesen und kieferorthopädischen Apparaturen vor. Sobald
der auslösende mechanische Reiz beseitigt wird (z. B. durch Ausschleifen der störenden Stelle auf der Prothesenunterseite), heilt das Ulkus in der Regel rasch ab.

Rhagaden (Schrunden)

Rhagaden sind kleine, oft sehr schmerzhafte **spaltförmige Einrisse der Haut**.

Rhagaden können am Mundwinkel sehr
hartnäckig sein, da sie bei der Mundöffnung immer wieder einreißen.
Als Ursache kommen unter anderem ein
abgesunkener Biss bei Zahnlosigkeit und
verschiedene innere Krankheiten infrage.
So tritt bei einem Diabetes mellitus häufig
eine Pilzinfektion im Bereich der Mundwinkel mit dem Erreger **Candida albicans**
auf, eine so genannte **Candidose** bzw.
Soor.

Lichen ruber planus

Der Lichen ruber planus **(flache Knöt-
chenflechte)** ist eine Hautkrankheit vor
allem im Bereich der Beugeseiten der
Arme und Beine, an den Handgelenken,
den Unterschenkeln sowie im Bereich
des Genitals und der Mundschleimhaut.

Die Ursache dieser Erkrankung ist unbekannt. Bei ca. 30% aller Fälle liegen nur
Symptome in der Mundhöhle vor.
Für den Lichen sind **netzförmige, milchige Streifen** auf der Wangeninnenseite typisch. Teilweise ist ein Lichen jedoch nur
schwer von einer Leukoplakie abzugrenzen.

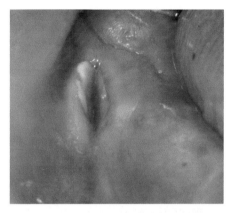

Abb. 10.20
Prothesendruckstelle
im Vestibulum des
Unterkiefers rechts

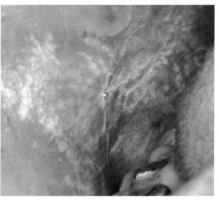

Abb. 10.21
Lichen der Mund-
schleimhaut auf der
Wangeninnenseite

Schleimhautreaktionen auf Arznei-
mittel

Medikamente können
– **direkt** bei örtlicher Anwendung und
– **indirekt** nach Einnahme über den
  Magen-Darm-Trakt oder nach Injektionen
zu Veränderungen der Mundschleimhaut führen.

Ätzende Medikamente können die
Schleimhaut bei längerem Verweilen in der
Mundhöhle direkt schädigen. Dies kann
z. B. bei manchen **Schmerztabletten** geschehen, wenn sie entgegen der Gebrauchsanweisung in die Umschlagfalte
gelegt werden.
Von diesen lokalen Verätzungen durch falsche Anwendung sind sorgfältig die
Nebenwirkungen verschiedener Medika-

mente bei **regelrechter Einnahme** zu unterscheiden. So kann es bei **Antibiotika** zu einer Störung des Gleichgewichts der Mikroorganismen in der Mundhöhle kommen, wodurch **Pilzinfektionen** begünstigt werden.

Eine der bekanntesten Medikamentennebenwirkungen auf das Zahnfleisch ist die **Gingivahyperplasie** durch Medikamente, die z. B. zur Behandlung von Herzerkrankungen, zerebralem Anfallsleiden (Epilepsie) und verschiedenen Nervenerkrankungen verschrieben werden.

Durch **Überempfindlichkeit (Allergie)** auf ein Medikament kann es schließlich auch zu Schleimhautentzündungen mit teilweise massiven Schwellungen sowie deutlicher Rötung kommen. In schweren Fällen können Blasen oder Geschwüre entstehen. Zusätzliche Symptome können unter anderem Schleimhautbrennen, Hitzegefühl und Geschmacksstörungen sein.

> **Einzelheiten zur systematischen Parodontalbehandlung**
> - im Rahmen der **Kassenabrechnung**
>   → siehe **Leistungsabrechnung Band II**
>   Lernfeld 10.1.3, Seiten 14-26
> - im Rahmen der **Privatabrechnung**
>   → siehe **Leistungsabrechnung Band II**
>   Lernfeld 10.2.3, Seiten 47-64

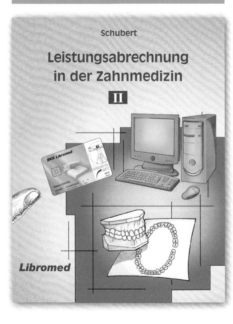

Schubert

Leistungsabrechnung in der Zahnmedizin

II

Libromed

10.4 Systematische Parodontalbehandlung

Im Lernfeld 10.1 wurden bereits die Grundlagen des gesunden Parodontiums und in Lernfeld 10.2 die verschiedenen Parodontalerkrankungen vorgestellt.

In der Praxis überwiegen die entzündlichen Parodontalerkrankungen. Entsprechend wird in diesem Lernfeld vor allem die **systematische Behandlung der entzündlichen Parodontalerkrankungen** erläutert. Dabei werden die maßgebenden Richtlinien berücksichtigt:
- der **Deutschen Gesellschaft für Parodontologie**
- und des **PAR-Vertrages**, der für die Behandlung von sozialversicherten Patienten gilt.

Ergänzend werden in diesem Lernfeld auch die Behandlungsmöglichkeiten der **nicht-entzündlichen Parodontalerkrankungen** im Abschnitt 10.4.5 beschrieben.

Die hier vorgestellten Möglichkeiten der Diagnostik und Therapie gehen zum Teil über den Rahmen der gesetzlichen Krankenversicherung hinaus. Einzelheiten zum Leistungsspektrum der gesetzlichen bzw. privaten Krankenversicherung sind LF 10 der **Leistungsabrechnung** zu entnehmen.

Behandlungsziel und parodontale Heilung

Die Parodontalbehandlung hat zum Ziel:
- eine **optimale Mundhygiene** zu ermöglichen sowie
- Form und Funktion eines **entzündungsfreien Parodontiums** wiederherzustellen und dauerhaft zu erhalten.

Im Idealfall strebt man eine
- **Wiederanheftung (Reattachment;** attachment engl. – Befestigung) bzw.
- **Regeneration (Wiederherstellung)** des parodontalen Gewebes an.

Die vollständige Ausheilung des Parodontiums ist jedoch nur bei wenigen Parodontalerkrankungen zu erreichen. Insbesondere bei fortgeschrittener Zerstörung des parodontalen Gewebes mit tiefen Taschen ist nur eine **reparative Heilung** zu erwarten. Darunter versteht man, dass die zerstörten

Anteile des Zahnhalteapparates durch Wundheilungsvorgänge und Bildung von Ersatzgewebe (Narbengewebe) lediglich teilweise wiederhergestellt werden können. Dennoch kann dadurch ein entzündungsfreies Parodontium mit geringer Sondierungstiefe erzielt werden. Diese Form der Heilung gilt bei parodontal-chirurgischen Eingriffen als befriedigendes Ergebnis.

Zeichen einer erfolgreichen Parodontalbehandlung

– entzündungsfreies marginales Parodontium
– Reduzierung der Sondierungstiefen
– Rückgang einer erhöhten Zahnbeweglichkeit
– teilweise oder vollständige Auffüllung von Knochentaschen durch körpereigenes Gewebe

Behandlungsablauf

Die systematische Parodontalbehandlung gliedert sich in 5 Abschnitte:
1. Erstuntersuchung und vorläufige Diagnose
2. Initialtherapie (parodontale Vorbehandlung)
3. ausführliche parodontale Befunderhebung, endgültige Diagnose und Behandlungsplanung
4. weiterführende Parodontaltherapie (chirurgische Behandlung)
5. Erhaltungstherapie (Recall).

Nach **Erstuntersuchung**, ggf. erforderlicher Notfallbehandlung und vorläufiger Diagnose wird zunächst eine **Initialtherapie (parodontale Vorbehandlung)** durchgeführt.
Anschließend erfolgt eine Bewertung des bisherigen Behandlungserfolges mit ausführlicher **parodontaler Befunderhebung**. Die vorläufige Diagnose wird überprüft und eine endgültige Diagnose und Behandlungsplanung erstellt.
• Wurden die Ziele der Initialtherapie nicht erreicht und ist der Patient nicht ausreichend motiviert, so wird die **Initialtherapie** wiederholt.

• Wurden die Ziele der Initialtherapie erreicht, liegen aber noch parodontale Taschen vor, die bei Sondierung bluten, so wird eine **weiterführende Parodontalbehandlung** eingeleitet.
• Wurden die Ziele der Initialtherapie erreicht und liegen keine entzündeten Parodontien mehr vor, so wird zur Sicherung des Behandlungserfolges eine regelmäßige Nachsorge durchgeführt **(Erhaltungstherapie, Recall)**.

Im Rahmen der Nachsorge wird regelmäßig überprüft, ob gegebenenfalls wieder eine Initialtherapie oder weiterführende Parodontalbehandlung erforderlich ist. Eine Übersicht zum Behandlungsablauf gibt Abb. 10.22.

Behandlungsziel, Behandlungsablauf
→ siehe auch
Libromed-CD
Folien 10.13-10.15

Abb. 10.22
Behandlungsablauf einer systematischen Parodontalbehandlung

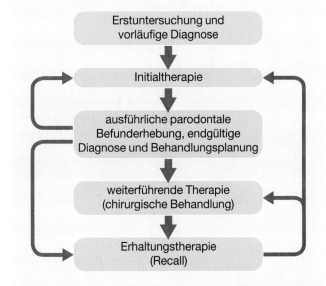

10.4.1 Befunderhebung und Diagnostik

Im Rahmen dieses Abschnittes werden die Grundlagen der parodontalen Befunderhebung und Diagnostik nicht nur für die Erstuntersuchung, sondern auch für die gründliche Untersuchung nach der Initialtherapie aufgezeigt.

Die parodontale Untersuchung gliedert sich in:
– Anamnese (siehe LF 2.2)
– extraoraler Befund
– intraoraler Befund
– Diagnose.

Anamnese

Bei der Anamnese sind von besonderem Interesse:
– **Allgemeinerkrankungen** (z. B. Diabetes mellitus, Blutkrankheiten, siehe LF 10.2.4)
– **Arzneimittel** mit Einfluss auf das Parodontium (z. B. einige Herzmedikamente, Mittel zur Vorbeugung von Krampfanfällen)
– **Beschwerden** des Patienten (z. B. Zahnfleischbluten)
– **Mundhygiene** des Patienten
– **Lebensgewohnheiten** (Rauchen, Ernährung, Stress)
– **bisherige zahnärztliche Maßnahmen.**

Extraoraler Befund

Der **extraorale Befund** kann kurz gefasst werden. Dabei ist zu achten auf:
– Lippenhaltung und Lippenschluss, die auf eine **Mundatmung** hinweisen können.
– tastbare **Lymphknoten**, die bei akuten Entzündungen vergrößert oder druckschmerzhaft sein können.

Intraoraler Befund

Die **intraorale Befunderhebung** wurde bereits in **LF 4.4** dargestellt (Seiten 128-131).
Bei der **parodontalen Befunderhebung** sind von besonderer Bedeutung:
– Inspektionsbefund der Gingiva und Zähne
– Sondierungstiefe der parodontalen Taschen
– Lockerungsgrad der Zähne
– Beteiligung der Bi- bzw. Trifurkationen der Zähne
– Mundhygiene und Entzündungsgrad der Gingiva
– Mukogingivalbefund
– Röntgenbefund
– ggf. mikrobiologische Untersuchung.

Inspektionsbefund der Gingiva und Zähne

Es werden überprüft:
– Form, Farbe, Verlauf und Beschaffenheit der Gingiva
– Breite der befestigten (attached) Gingiva
– Ausmaß von freiliegenden Zahnhälsen (parodontale Rezessionen).

Sondierungstiefe der parodontalen Taschen

Die Tiefe der sondierbaren Zahnfleischtaschen wird vorsichtig mit einer **Parodontalsonde** gemessen. Die Parodontalsonden sind vorne stumpf und werden nur mit geringer Kraft in die Zahnfleischtasche eingeführt, damit man beim Sondieren nicht über den Taschenboden hinaus in das Gewebe eindringt.
Die Parodontalsonden haben Farbmarkierungen (z. B. WHO-Sonde) oder eine Millimeter-Einteilung.

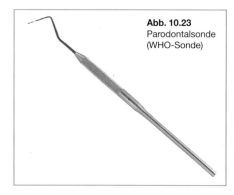

Abb. 10.23
Parodontalsonde
(WHO-Sonde)

Lockerungsgrad der Zähne

Die Zahnbeweglichkeit kann manuell mit Handinstrumenten oder mit Hilfe eines Messgerätes ermittelt werden.
Im Allgemeinen genügt die **manuelle Untersuchung**. Dabei unterscheidet man folgende Lockerungsgrade:

Grad I geringe horizontale Zahnlockerung (0,2 mm - 1 mm)
Grad II moderate horizontale Zahnlockerung (mehr als 1 mm)
Grad III ausgeprägte horizontale Zahnlockerung (mehr als 2 mm) und in vertikaler Richtung.

WHO-Sonde
Aufbau der WHO-Sonde
→ siehe **Leistungsabrechnung Band II**
Lernfeld 10, Seite 22

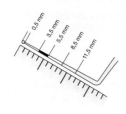

Beteiligung der Bi- bzw. Trifurkationen
Bei fortgeschrittenen Zahnfleischtaschen wird auch ein Knochenabbau im Bereich der **Furkationen (Wurzelgabelungen)** der mehrwurzeligen Zähne beobachtet. Die Untersuchung der Furkationen erfolgt mit einer speziellen gebogenen Sonde.
Beim Furkationsbefall unterscheidet man:
Grad 1 bis 3 mm horizontal
Grad 2 mehr als 3 mm horizontal
Grad 3 durchgängig.

Mundhygiene und Entzündungsgrad der Gingiva
Zur intraoralen Befunderhebung gehört auch die Bewertung
– der Mundhygiene des Patienten und
– des Entzündungsgrades der Gingiva.
Zur Beurteilung der **Mundhygiene** eignen sich **Plaqueindizes**. Ein bewährter Index ist der **Approximalraum-Plaque-Index (API)**. Hierbei wird nach Anfärben der Plaque beurteilt, ob im Approximalraum Beläge vorhanden sind (siehe LF 11.5.1).
Zur Beurteilung des Entzündungsgrades der Gingiva werden **Gingivaindizes (Blutungsindizes)** verwendet. Dabei nutzt man die Erfahrung, dass der Entzündungsgrad der Gingiva mit der Blutungsneigung nach vorsichtigem Sondieren mit einer Parodontalsonde übereinstimmt. Ein geeigneter Index hierfür ist der **Papillen-Blutungs-Index (PBI)**, der in LF 11.5.1 beschrieben wird.
Die erhobenen Befunde werden zu Beginn der Behandlung und zur Verlaufskontrolle bei den folgenden Sitzungen in einem speziellen Befundblatt aufgezeichnet.
Da die Einfärbung der Zähne bei der Plaquekontrolle die Beurteilung der Gingivablutung nach Sondierung erschwert, sollte grundsätzlich erst der Blutungsindex und dann der Plaqueindex erhoben werden.

Mukogingivalbefund
Beim Mukogingivalbefund wird der Ansatz der Lippen-, Wangen- und Zungenbändchen sowie der Muskulatur am Alveolarfortsatz untersucht. Hoch ansetzende, in die Gingiva einstrahlende Bänder und Muskelfasern können einen Zug auf das Zahnfleisch ausüben und so zu Rezessionen führen.

Röntgenbefund
Der Röntgenbefund ergänzt den klinischen Befund. In der Regel wird dazu ein **Röntgenstatus** mit **Einzelzahnaufnahmen in Paralleltechnik** durchgeführt (siehe LF 10.7).
Röntgenaufnahmen dienen zur Feststellung und Beurteilung folgender Befunde:
– Knochenabbau im Bereich des Zahnhalteapparates
– Knochendefekte und Erweiterungen des Parodontalspaltes
– Veränderungen im Bereich der Furkationen (Wurzelgabelungen)
– Knochenveränderungen an der Wurzelspitze
– Wurzelfüllungen
– überstehende Kronen- und Füllungsränder
– Konkremente in den Zahnfleischtaschen
– Veränderungen der Zahnhartsubstanzen.

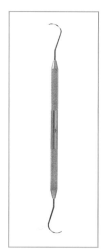

Abb. 10.24
Furkationssonde

Mikrobiologische Untersuchungen
Ergänzend zur klinischen Befunderhebung und Röntgenuntersuchung ist auch eine **mikrobiologische Untersuchung der Plaque** möglich. Dadurch können die in der Plaque vorhandenen Bakterien bestimmt werden, sodass ein entsprechend wirksames Antibiotikum ausgewählt werden kann, wenn es erforderlich ist.
Zur Untersuchung wird subgingivale Plaque mit einer **sterilen Kürette oder Papierspitze** entnommen. Damit das Ergebnis nicht verfälscht wird, muss der supragingivale Zahnbelag vorher sorgfältig entfernt werden.
Folgende mikrobiologische Untersuchungen können z. B. durchgeführt werden:
– Züchtung von **Bakterienkulturen auf Selektivnährböden**, auf denen zur Keimbestimmung nur ausgewählte Bakterienarten wachsen.
– Bestimmung der Bakterien unter dem **Mikroskop mit speziellen Färbemethoden** (z. B. **Gram-Färbung**, siehe LF 3.2.2).

Zur Beurteilung einer **Parodontalerkrankung** hat sich in der Praxis der **Parodontale Screening-Index (PSI)** bewährt.
→ siehe **vorletzte Seite im Buch** (Buchinnendeckel)

PSI
→ siehe auch
Libromed-CD
Folien 10.16-10.18

– Bestimmung von **pathogenen Markerkeimen** in der Plaque durch ein mikrobiologisches Labor anhand der charakteristischen **Bakterien-DNA** (siehe LF 3.2).

Diagnose

Für die Diagnose ist vor allem die **intraorale Befunderhebung** und **Röntgenuntersuchung** wichtig. Dabei muss jeder Zahn einzeln beurteilt werden, da in der Regel nicht alle Parodontien gleich schwer erkrankt sind. Aus den **Einzeldiagnosen** ergibt sich die **Gesamtdiagnose**.

Der Umfang der **Erstuntersuchung** ist individuell unterschiedlich. Er richtet sich auch nach den aktuellen Beschwerden und einer eventuell erforderlichen Notfallbehandlung. Zur Befunderhebung zu Beginn gehören zumindest:
– Inspektionsbefund der Gingiva und Zähne
– Sondierungstiefe der parodontalen Taschen
– Lockerungsgrad der Zähne.

Weiterhin ist ein **Plaque- und Blutungsindex** zu Beginn der Behandlung zu bestimmen, um den Ausgangsbefund sorgfältig zu dokumentieren.

Häufig ist bei der Erstuntersuchung nur eine **Verdachtsdiagnose** möglich. Eine **endgültige Diagnose** kann dann erst nach der Initialtherapie erfolgen.

Eine Einteilung der marginalen Parodontopathien mit den Diagnosen nach den Empfehlungen der Deutschen Gesellschaft für Parodontologie ist in Lernfeld 10.2 wiedergegeben (S. 286).

10.4.2 Initialtherapie (parodontale Vorbehandlung)

Ziel der Initialtherapie ist es, den Patienten zu einer **sorgfältigen Mundhygiene** anzuleiten und **saubere Mundverhältnisse** ohne Plaque oder Zahnstein zu schaffen.

Initialtherapie
→ siehe auch
Libromed-CD
Folie 10.19

Wird bei der Erstuntersuchung eine marginale Parodontopathie mit entzündlichen Veränderungen festgestellt, so ist eine **initiale Parodontaltherapie** angezeigt, wenn der Patient zu einer entsprechenden Behandlung bereit ist.

Im Rahmen der Initialtherapie werden folgende **Behandlungsmaßnahmen** durchgeführt:
– Aufklärung des Patienten über seine Parodontalerkrankung
– Anleitung und Motivation des Patienten zu einer wirksamen Mundhygiene
– Entfernung aller klinisch sichtbaren supra- und subgingivalen Beläge einschließlich Politur der Zahnoberflächen
– Beseitigung bzw. Konturierung überstehender Füllungs- und Kronenränder, um Reizfaktoren auszuschalten und eine effektive Mundhygiene überhaupt erst möglich zu machen
– Beseitigung von Okklusions- und Artikulationsstörungen.

Patientenmotivation und -anleitung

Eine Parodontalbehandlung setzt den Willen des Patienten zur Mitarbeit voraus. Dazu muss er über die
– Bedeutung der Plaque und
– Möglichkeiten zur Plaquevorbeugung und -entfernung informiert werden.

Dazu gehören:
• **Ernährungsberatung**
  – Hinweise zur zahngesunden Ernährung
  – Aufklärung über die Wechselwirkungen von Plaque und Zuckerkonsum
• **ausführliche und wiederholte Mundhygieneanleitungen**
  – Systematik des Zähneputzens
  – Anleitung zu bestimmten Zahnputztechniken
  – Anleitung zur Interdentalhygiene
• **Fluoridierung**
  – Hinweise zum Wirkungsmechanismus der Fluoridierung
  – Durchführung einer lokalen Fluoridierung abhängig vom Befund und der Fluoridanamnese.

Einzelheiten zur Ernährung, Mundhygiene und Fluoridierung sind Lernfeld 11 zu entnehmen.

Damit der Patient selbst eine wirksame Plaquekontrolle durchführen kann, hat sich die Anfärbung der Plaque mit **Färbemitteln (sog. Revelatoren)** bewährt. Mit ihnen kann dem Patienten demonstriert werden, in welchen Bereichen die Mundhygiene noch verbessert werden muss.

Mengenmäßig kann der Plaquebefall durch einen **Plaqueindex** erfasst werden (z. B. **Approximalraum-Plaque-Index, API** → siehe LF 11.5.1).

Ergänzend ist ein **Gingivaindex (Blutungsindex)** zur Beurteilung des Entzündungsgrades der Gingiva zu erheben (z. B. **Papillen-Blutungs-Index, PBI** → siehe LF 11.5.1).

Blut ist für den Patienten stets ein Warnsignal für einen krankhaften Prozess. Eine Blutung wird vom Patienten daher oft mehr ernst genommen als die durch Anfärbung erkennbare Verschmutzung.

Der Plaque- und Blutungsindex sind zu Beginn der Behandlung und bei den Kontrollsitzungen zu erheben. Damit kann dem Patienten eine Besserung des Befundes durch seine Mitarbeit deutlich gemacht werden. Der Patient erkennt die Fortschritte seiner eigenen Bemühungen und wird durch den persönlichen Erfolg in seiner Motivation bestärkt.

Die einmal gewählten Indizes sind selbstverständlich während des Behandlungszeitraumes beizubehalten, um die Befunde miteinander vergleichen zu können.

In der letzten Sitzung der Initialtherapie werden die Sondierungstiefen und Lockerungsgrade der Zähne erneut überprüft und mit dem Anfangsbefund verglichen.

Ziel der Initialtherapie ist es, die Mitarbeit des Patienten so weit zu fördern, dass er durch seine eigene Mundhygiene am Ende der Initialtherapie z. B. API-Werte von 35 % und weniger erreicht.

Zahnstein- und Konkrementenentfernung

Die sorgfältige Entfernung von Zahnstein, Konkrementen, Belägen und Verfärbungen ist eine mühsame, jedoch sehr wichtige Routinearbeit. Sie kann mit Handin-

strumenten oder maschinell betriebenen Instrumenten erfolgen. Zur Politur dienen zusätzlich spezielle Reinigungs- und Polierpasten, die mit rotierenden Bürsten oder elastischen Polierern aufgetragen werden.

Als **Handinstrumente** verwendet man

Scaler: (to scale engl. – abschaben) Sie laufen am sichelförmigen Arbeitsende spitz zu und haben einen dreieckigen Querschnitt.

Scaler werden vor allem zur Entfernung von supragingivalem Zahnstein und zur Bearbeitung der Zahnoberflächen bei parodontalen Eingriffen verwendet. Für die subgingivale Konkrementenentfernung sind Scaler in den meisten Fällen zu groß.

Haken-Scaler (Hauen bzw. Hoes): Sie haben ein flächiges, scharfes Arbeitsende, das hauenförmig bzw. hakenförmig abgeknickt ist. Die Haken-Scaler dienen zur Entfernung von subgingivalen Konkrementen, wobei sie jedoch aufgrund ihrer Form nicht den Taschenboden erreichen. Bei der Bearbeitung der Zahnoberfläche hinterlassen sie oft Riefen, die durch sorgfältiges Glätten entfernt werden müssen.

Küretten: (frz. – Schaber) Sie haben ein abgerundetes Arbeitsende und sind im Querschnitt halbrund.

Küretten können gut in Zahnfleischtaschen eingeführt werden und dienen sowohl zum Entfernen von subgingivalen Konkrementen und nekrotischem Zement als auch zum Glätten der Wurzeloberfläche und Ausschaben des Taschengewebes.

Meißel: Sie sind spezielle Scaler zur Entfernung von Zahnstein im Approximalraum der Frontzähne und vorderen Seitenzähne. Mit ihnen wird stoßend gearbeitet im Gegensatz zu den anderen Instrumenten, die zur Arbeitshand hingezogen werden.

Feilen: Sie haben scharfe Rillen zum Glätten der Wurzeloberfläche.

Abrechnung einer Parodontalbehandlung
→ siehe Leistungsabrechnung Band II Lernfeld 10

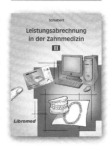

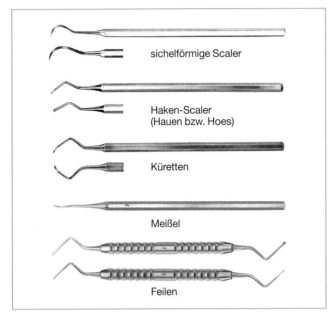

sichelförmige Scaler

Haken-Scaler
(Hauen bzw. Hoes)

Küretten

Meißel

Feilen

Abb. 10.25
Handinstrumente
zur Zahnstein- und
Konkrement-
entfernung

Instrumente regelmäßig nachgeschärft werden. Dazu eignen sich entsprechende **Schleifsteine (z. B. Arkansassteine)** sowie **Aufschleifmaschinen**.

Zur **maschinellen Zahnreinigung** haben sich vor allem **Ultraschallgeräte** bewährt. Sie arbeiten mit hochfrequenten Schwingungen (bis zu 50.000 pro Sekunde). Dabei werden kleine Instrumentenansätze in ähnlicher Form wie die Scaler benutzt. Die Instrumente sind jedoch nicht scharf und werden auch nicht nachgeschliffen.

Zur maschinellen Zahnreinigung eignen sich weiterhin so genannte **Airscaler**. Sie werden über den Turbinenanschluss am Behandlungsstuhl mit Luft angetrieben und arbeiten im Schallbereich. Wie bei Ultraschallgeräten verwendet man Instrumentenansätze aus Metall, die jedoch mit geringerer Frequenz schwingen (max. 10.000 Schwingungen pro Sekunde).
Auch bei Airscalern ist eine sorgfältige Kühlung erforderlich.

Pulverstrahlgeräte können ergänzend zur Reinigung von Fissuren und Entfernung von Verfärbungen benutzt werden. Dabei wird Luft mit beigefügtem Pulver unter hohem Druck auf die Zähne gesprüht.
Pulverstrahlgeräte dienen nicht zur Zahnstein- und Konkrementenentfernung. Mit diesem Verfahren ist jedoch eine effektive Reinigung der Zähne von festhaftenden Belägen und Verfärbungen möglich. Dabei ist besonders sorgfältig vorzugehen, da durch den Pulverstrahl die Gefahr von Zahnfleischverletzungen besteht sowie einer Schädigung von freiliegendem Wurzelzement, Dentin und Kompositfüllungen.

Bei der **Anwendung** werden die Instrumente wie eine Schreibfeder in der Hand gehalten. Dabei stützt man sich stets fest und sicher mit dem Mittelfinger auf der Zahnreihe ab, damit die Instrumente bei der Behandlung nicht abrutschen können. Nur mit scharfen Handinstrumenten ist eine effektive Zahnstein- und Konkremententfernung möglich. Deshalb müssen die

Nach der Zahnreinigung mit Handinstrumenten oder maschinell angetriebenen Instrumenten muss noch eine **Politur** mit kleinen Bürsten oder elastischen Polierern und entsprechenden Reinigungspasten erfolgen. Anschließend ist eine **Fluoridierung** der Zahnoberflächen empfehlenswert.

Grundregeln zur Benutzung von Ultraschallgeräten

– Stets für ausreichende Wasserkühlung sorgen.
– Instrumentenspitze nicht senkrecht auf den Zahn richten, da es hierbei zu einer Schädigung der Zahnoberfläche kommen kann. Das Instrument soll vielmehr flach auf den Zahn aufgesetzt werden.
– Mit dem Instrument nur über die Zahnoberfläche gleiten, keinen Druck ausüben.
– Während der Zahnsteinentfernung Mundschutz und Schutzbrille zum Schutz vor der keimhaltigen Aerosolwolke tragen.
– Da in tiefen Zahnfleischtaschen keine ausreichende Kühlung gewährleistet ist, sollte mit dem Instrument nur in Tiefen bis zu 4 mm gearbeitet werden.
– Instrumentenspitzen nach Gebrauch desinfizieren, reinigen und sterilisieren.
– Instrumentenspitzen in regelmäßigen Abständen erneuern, da sie sich abnutzen.

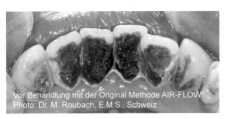

Vor Behandlung mit der Original Methode AIR-FLOW®
Photo: Dr. M. Roubach, E.M.S., Schweiz

Befund vor der Behandlung

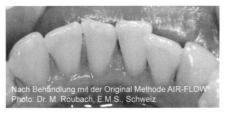

Nach Behandlung mit der Original Methode AIR-FLOW®
Photo: Dr. M. Roubach, E.M.S., Schweiz

Ergebnis nach der Behandlung

Abb. 10.26
Reinigung im Front-
zahnbereich mit einem
Pulverstrahlgerät

Die **Initialtherapie (parodontale Vorbe-handlung)** bewirkt bei entsprechender Mitarbeit des Patienten bereits nach weni-gen Wochen einen deutlichen Rückgang der marginalen Entzündung. Abschlie-ßend kann der Erfolg frühestens nach 4-6 Wochen beurteilt werden.

10.4.3 Weiterführende Therapie (chirurgische Behandlung einer Parodontitis)

Wenn nach Abschluss der Initialtherapie noch Resttaschen verblieben sind, die bei Sondierung bluten, so ist bei entspre-chender Mitarbeit des Patienten eine **weiterführende Parodontaltherapie** in-diziert (angezeigt).
Hat die in Lernfeld 10.4.2 beschriebene Vorbehandlung jedoch bereits zu einer Heilung geführt, so kann direkt mit der **Er-haltungstherapie** fortgefahren werden.
Die systematische Parodontalbehandlung stellt somit ein **abgestuftes Behand-lungskonzept** dar. Die weiterführende Pa-rodontaltherapie wird nur bei entsprechend fortgeschrittenen Entzündungsprozessen durchgeführt, wenn der Patient während der Vorbehandlung eine entsprechende Bereitschaft zur Mitarbeit erkennen ließ.

Befunddokumentation

Zur Befunderhebung und -dokumentation dienen der Parodontalstatus und Rönt-genbilder.

Für die systematische Parodontalbehand-lung ist bei gesetzlich versicherten Patien-ten der so genannte **Parodontalstatus (PAR-Status)** vorgeschrieben.

Auf **Blatt 1 des Parodontalstatus** werden die Patientendaten eingetragen und Fra-gen zur allgemeinen und speziellen Vorge-schichte (Anamnese) sowie zum Befund beantwortet (siehe S. 306).
Weiterhin wird auf Blatt 1 die Diagnose an-gegeben und eingetragen, ob es sich um einen Behandlungsplan oder eine Therapie-ergänzung handelt.
Auf **Blatt 2 des Parodontalstatus** werden der Lokalbefund und die geplanten Leis-tungen eingetragen.

Zum Lokalbefund gehören:
– Sondiertiefen der Zahnfleischtaschen (in Millimeter)
– Grad der Zahnlockerung (Grad I - III)
– Grad des Furkationsbefalls (Grad 1 - 3)
– fehlende Zähne
– Rezessionen (in Millimeter).
Bei der Behandlungsplanung wird zwi-schen **geschlossenem** und **offenem Vorgehen** unterschieden.

Der **Röntgenbefund** erfordert aktuelle, auswertbare Röntgenaufnahmen, die in der Regel nicht älter als 6 Monate sein sol-len.
Auf Blatt 2 des Paradontalstatus wird auch die Stellungnahme des Gutachters eingetragen, falls ein Gutachten angefor-dert wird.
Nach abgeschlossener Behandlung er-folgt auf Blatt 2 des Parodontalstatus die Abrechnung der erbrachten Leistungen. Einzelheiten hierzu sind dem Buch **Leis-tungsabrechnung Band II** zu entneh-men.

Systematische
Parodontaltherapie
→ siehe auch
Libromed-CD
Folien 10.21-10.26

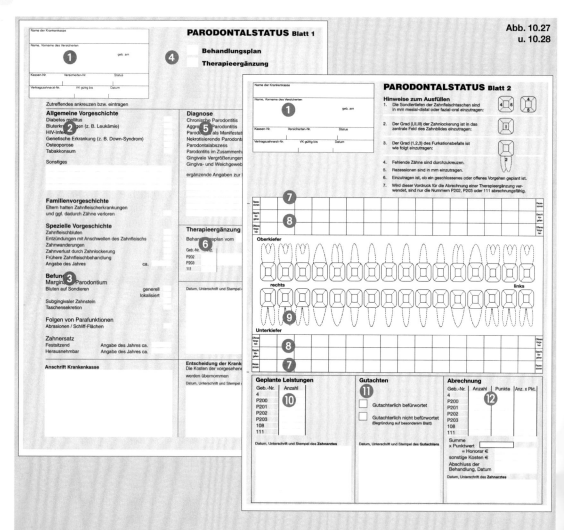

Abb. 10.27 u. 10.28

① Das Versichertenfeld wird mit den Daten der Krankenversichertenkarte bedruckt. Ersatzweise kann dieses Feld auch manuell ausgefüllt werden.

② Anamnese (Vorgeschichte)
– Allgemeine Anamnese des Patienten
– Familienanamnese
(bezogen auf Parodontalerkrankungen)
– Spezielle Anamnese

③ Orientierender Befund

④ Ankreuzen, ob Behandlungsplan oder Therapieergänzung

⑤ Diagnose

⑥ Nur ausfüllen bei Therapieergänzung

⑦ Rezessionen in mm eintragen

⑧ Eintragen, ob geschlossenes oder offenes Vorgehen geplant ist

⑨ Parodontalbefund ausfüllen
– Sondiertiefen in mm (2 Angaben pro Zahn)
– Zahnlockerung   Grad I   (0,2-1 mm horizontal)
                         Grad II (mehr als 1 mm horizontal)
                         Grad III (mehr als 2 mm horizontal und in vertikaler Richtung)
– Furkationsbefall Grad 1   (bis 3 mm horizontal)
                         Grad 2   (mehr als 3 mm horizontal)
                         Grad 3   (durchgängig)
– Fehlende Zähne durchkreuzen

⑩ Geplante Leistungen eintragen

⑪ Abschnitt für gutachterliche Stellungnahme

⑫ Abrechnung eintragen

Chirurgische Behandlung einer Parodontitis

Parodontalerkrankungen, die nach ordnungsgemäß durchgeführter Initialtherapie noch bestehen, werden chirurgisch behandelt. Dabei haben folgende parodontal-chirurgische Eingriffe besondere Bedeutung:

- geschlossene Kürettage
- parodontale Lappenoperation (offene Kürettage)
- Gingivektomie
- regenerative Parodontaltherapie.

Geschlossene Kürettage

Bei der **geschlossenen Kürettage** werden die parodontalen Taschen ohne Aufklappung in örtlicher Betäubung ausgeschabt.

Zur geschlossenen Kürettage gehören folgende Arbeitsschritte:

- **Scaling** (to scale engl. – abschaben)
  Subgingivale Plaque- und Zahnsteinentfernung mit Scalern und Küretten
- **Root planing** (root engl. – Wurzel, to plane engl. – glätten)
  Entfernung von nekrotischem, toxinhaltigem Zement und Glättung der Wurzeloberfläche mit Küretten und Feilen
- **Weichteilkürettage**
  Entfernung von krankhaft verändertem Taschengewebe mit Küretten.

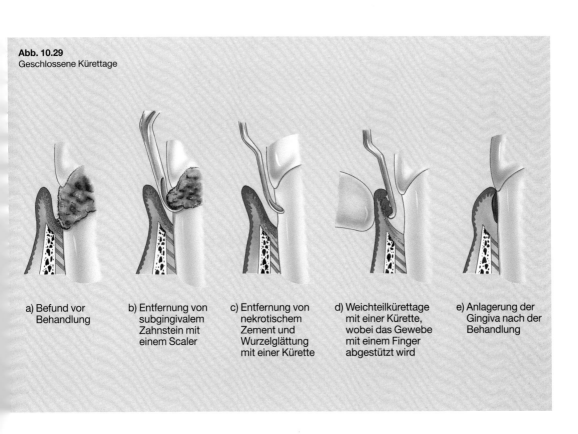

Abb. 10.29
Geschlossene Kürettage

a) Befund vor Behandlung

b) Entfernung von subgingivalem Zahnstein mit einem Scaler

c) Entfernung von nekrotischem Zement und Wurzelglättung mit einer Kürette

d) Weichteilkürettage mit einer Kürette, wobei das Gewebe mit einem Finger abgestützt wird

e) Anlagerung der Gingiva nach der Behandlung

Parodontale Lappenoperation (offene Kürettage)

Unter einer **parodontalen Lappenoperation** versteht man ein chirurgisches Verfahren, bei dem ein **Schleimhaut-** bzw. **Schleimhaut-Periost-Lappen** gebildet wird, um die Wurzeloberflächen und Knochentaschen unter direkter Sicht zu behandeln.

Die Behandlung der parodontalen Taschen unter Sicht nennt man auch eine **offene Kürettage**. Wie bei einer geschlossenen Kürettage erfolgen bei einer parodontalen Lappenoperation:
– **Scaling**
– **Root planing** und
– **Weichteilkürettage**.
Die Entfernung des entzündeten Weichgewebes wird hierbei jedoch weitgehend mit dem Skalpell und nur zum Teil mit Küretten vorgenommen.

Es gibt verschiedene Methoden der parodontalen Lappenoperation. Ein bekanntes Verfahren ist die **modifizierte Widman-Operation**, bei der 3 Inzisionen durchgeführt werden (Abb. 10.30 a, c und d).
Der Wundverschluss erfolgt anschließend mit interdentalen Nähten.

Gingivektomie

Unter einer **Gingivektomie** versteht man die chirurgische Abtragung des Zahnfleisches
– zur **Beseitigung von Zahnfleischtaschen** über der knöchernen Alveole (supraalveoläre Taschen) oder
– zur Korrektur einer **Gingivahyperplasie**.

Abb. 10.30
Parodontale Lappenoperation (modifizierte Widman-Operation)

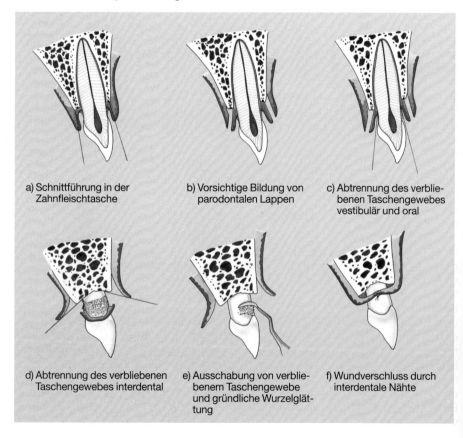

a) Schnittführung in der Zahnfleischtasche

b) Vorsichtige Bildung von parodontalen Lappen

c) Abtrennung des verbliebenen Taschengewebes vestibulär und oral

d) Abtrennung des verbliebenen Taschengewebes interdental

e) Ausschabung von verbliebenem Taschengewebe und gründliche Wurzelglättung

f) Wundverschluss durch interdentale Nähte

Man unterscheidet 2 Formen der Gingivektomie:

– die **externe Gingivektomie** als alleinige Maßnahme z. B. zur vollständigen Entfernung einer Zahnfleischtasche (Abb. 10.31) und

– die **interne Gingivektomie** z. B. zu Beginn einer parodontalen Lappenoperation (Abb. 10.30 a).

Bei einer externen Gingivektomie werden die tiefsten Punkte der Zahnfleischtaschen zunächst mit einer speziellen **Taschenmarkierungspinzette** auf der Außenseite dargestellt. Dazu führt man die gerade Branche jeweils bis zum Taschengrund und markiert die Taschentiefe mit der abgeknickten Branche auf der Außenseite, indem die Pinzette zusammengedrückt wird. Anschließend kann die markierte Gingiva mit entsprechenden **Gingivektomiemessern** abgetragen werden. Für die anschließende anatomische Ausformung des Gingivasaumes eignen sich vor allem kleine **Elektroschlingen**.

Regenerative Parodontaltherapie

Bei der konventionellen Parodontaltherapie kommt es in den meisten Fällen nicht zu einer **Regeneration** (regenerare lat. – neu hervorbringen) des durch eine Parodontitis zerstörten Zahnhalteapparates, sondern nur zu einer **reparativen Heilung** (reparare lat. – ausbessern). Dabei bilden die schnell wachsenden Epithelzellen von der Oberfläche aus ein langes Saumepithel (vgl. LF 10.1) bis in die Tiefe der behandelten Tasche, wodurch der Aufbau eines normalen Zahnhalteapparates durch die langsamer wachsenden Zellen der Wurzelhaut verhindert wird.

Durch den Einsatz von speziellen parodontal-chirurgischen Techniken ist jedoch eine parodontale Ausheilung (Regeneration) in bestimmten Situationen möglich. Ein bekanntes Verfahren hierzu ist die **gesteuerte Geweberegeneration** (**GTR** engl. – **g**uided **t**issue **r**egeneration).

Bei der **GTR-Technik** wird eine Membran während einer parodontalen Lappenope-

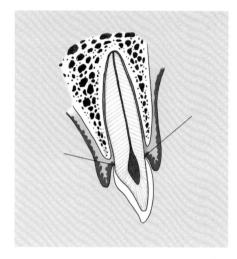

Abb. 10.31
Schnittführung bei einer externen Gingivektomie

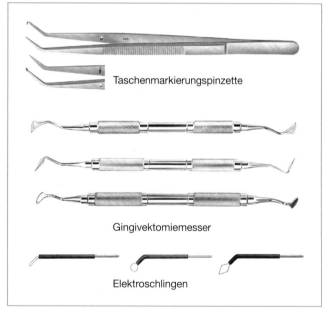

Taschenmarkierungspinzette

Gingivektomiemesser

Elektroschlingen

Abb. 10.32
Instrumente zur Gingivektomie

ration manschettenartig über eine bestehende Knochentasche gelegt (Abb. 10.33). Hierdurch wird das Wachstum der Epithelzellen in die Tiefe verhindert, sodass die langsamer wachsenden Zellen aus dem Parodontalspalt im Idealfall einen neuen Zahnhalteapparat aufbauen können.

Die Membran muss nach einigen Wochen wieder entfernt werden, wenn sie nicht aus resorbierbarem Material besteht.

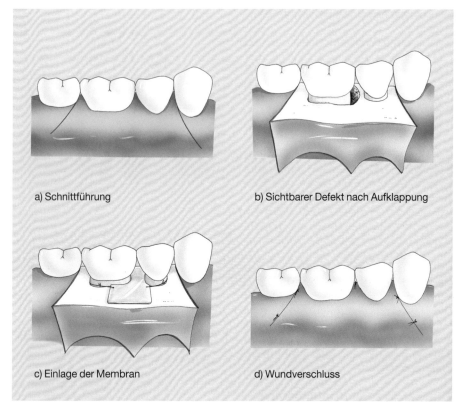

a) Schnittführung

b) Sichtbarer Defekt nach Aufklappung

c) Einlage der Membran

d) Wundverschluss

Abb. 10.33
Gesteuerte Geweberegeneration bei einer Knochentasche

Wundverband

Im Rahmen der chirurgischen Parodontalbehandlung ist häufig eine Abdeckung der Wunde erforderlich. Man spricht dann auch von einem **Zahnfleischverband**. Die Industrie bietet dazu verschiedene Produkte an (z. B. Peripac®, Coe-pak®).

Funktionelle Behandlung

Im Zusammenhang mit einer Parodontalbehandlung kann es erforderlich sein, okklusale Über- oder Fehlbelastungen auszuschalten. Dies erfolgt in der Regel durch Einschleifen im Mund des Patienten, eventuell nach einer vorangegangenen Aufbissschienen-Behandlung.

10.4.4 Erhaltungstherapie (Recall)

Der Erfolg einer Parodontalbehandlung hängt wesentlich von einer konsequent durchgeführten Erhaltungstherapie ab.

Sie wird deshalb auch als **unterstützende Parodontitistherapie** bezeichnet.

Nach abgeschlossener systematischer Parodontalbehandlung muss der Patient in regelmäßigen Abständen wiedereinbestellt werden (recall engl. – Zurückrufung). Die Abstände zwischen diesen Terminen richten sich nach dem Schweregrad der Erkrankung und sollten 6 Monate (besser 3 Monate) nicht überschreiten.

Im Rahmen dieser Nachbehandlung ist folgendes Vorgehen empfehlenswert:

– sorgfältige Kontrolle der Mundhygiene mit Erhebung eines Plaque- und Blutungsindex
– erneute Anleitung und Remotivation des Patienten
– professionelle Zahnreinigung (LF 11.5.4).

Vom Ergebnis der Nachuntersuchung und eventuell erforderlicher weiterer Behandlungsschritte hängt der Zeitabstand bis zum nächsten Behandlungstermin ab.

Erhaltungstherapie
→ siehe auch
LF 11
Prophylaxe
LF 11.5
**Individual-
prophylaxe**
insbesondere
LF 11.5.3 S.387
LF 11.5.4 S.388

10.4.5 Behandlung von nicht entzündlichen Parodontalerkrankungen

Bei der Behandlung von nicht entzündlichen Parodontalerkrankungen haben in der Praxis folgende Verfahren besondere Bedeutung:
– Gingivoplastiken und
– mukogingivale Eingriffe.

Gingivoplastik

> Die **Gingivoplastik** ist eine chirurgische Maßnahme zur Wiederherstellung der natürlichen anatomischen Form der Gingiva.

Die Gingivoplastik dient der natürlichen Ausformung des Zahnfleisches z. B. bei wulstartigen Verdickungen oder bei Gingivahyperplasien (siehe LF 10.2.3). Sie dient zur Erleichterung der Mundhygiene und Verbesserung der Ästhetik.

Bei einer Gingivoplastik wird eine Gingivektomie durchgeführt. Hierbei verwendet man:
– Skalpelle, Scheren
– Elektrochirurgiegerät oder
– Laser.

Mukogingivale Chirurgie

> Zur **mukogingivalen Chirurgie** gehören Eingriffe zur Verbreiterung der befestigten Gingiva, zur Behandlung von Rezessionen und zur Beseitigung von Bändern, die im Bereich der marginalen Gingiva ansetzen.

Ein typisches Beispiel für die mukogingivale Chirurgie ist die Verbreiterung der befestigten Gingiva mit einem **freien Schleimhauttransplantat**. Dazu wird die Schleimhaut im Bereich der Mukogingivalgrenze durchtrennt und anschließend zusammen mit darunter liegendem Bindegewebe und Muskelfasern vorsichtig vom Periost ab-

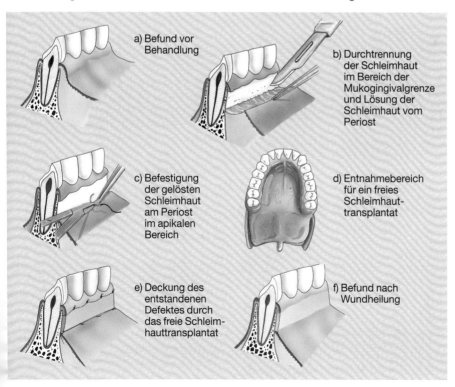

a) Befund vor Behandlung

b) Durchtrennung der Schleimhaut im Bereich der Mukogingivalgrenze und Lösung der Schleimhaut vom Periost

c) Befestigung der gelösten Schleimhaut am Periost im apikalen Bereich

d) Entnahmebereich für ein freies Schleimhauttransplantat

e) Deckung des entstandenen Defektes durch das freie Schleimhauttransplantat

f) Befund nach Wundheilung

Abb. 10.34
Verbreiterung der befestigten Gingiva mit einem freien Schleimhauttransplantat

präpariert. Anschließend wird die Schleimhaut im apikalen Bereich an das verbliebene Periost angenäht. Der entstandene Defekt wird durch Schleimhaut bedeckt, die z. B. am Gaumen entnommen werden kann. Diese Schleimhaut wird als freies Transplantat auf den Defekt gelegt und mit Nähten fixiert.

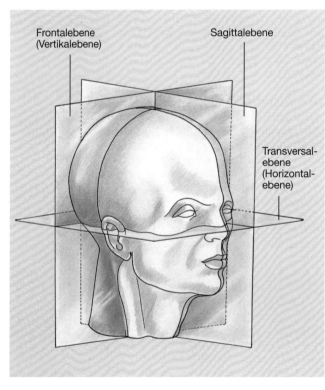

Abb. 10.35
Bezugsebenen
zur räumlichen
Orientierung

Zahn- und Kieferanomalien
→ siehe auch *Libromed-CD*, Folien 10.28-10.32
Kieferorthopädie
→ siehe auch *Libromed-CD*, Folien 10.33-10.39

10.5 Zahn- und Kieferanomalien

Es gibt eine Vielzahl von Zahn- und Kieferanomalien. Dazu gehören Abweichungen der:
– Zähne in Zahl, Form, Größe, Struktur und Stellung
– Okklusion
– Form und Stellung der Kiefer
– Lage des Gebisses zum Schädel.

Liegt ein regelrechtes Kauorgan vor, das anatomisch wohlgeformt und funktionell einwandfrei ist, so spricht man von **Eugnathie** (eu gr. – gut; gnathos gr. – Kiefer). Abweichungen von diesem Idealzustand werden als **Dysgnathie** (dys gr. – Vorsilbe für eine Störung) bezeichnet.

Eugnathie – regelrechtes, wohlgeformtes und funktionell einwandfreies Kauorgan (regelrechtes Gebiss)
Dysgnathie – Fehlentwicklung des Kauorgans (Gebissfehlentwicklung)

Um die verschiedenen Stellungsanomalien exakt beschreiben zu können, orientiert man sich an den 3 Raumebenen in sagittaler, transversaler und vertikaler Richtung (siehe Abb. 10.35). Vorbeugung, Erkennung und Behandlung von Zahn- und Kieferstellungsabweichungen sind Aufgaben der Kieferorthopädie (siehe LF 10.6).

10.5.1 Zahnanomalien

Zahnzahlabweichungen
Es ist sowohl eine Zahnüberzahl als auch Zahnunterzahl möglich.
Zahnüberzahl: Eine Zahnüberzahl kann durch eine zusätzliche Zahnanlage entstehen. Hinter den Weisheitszähnen gelegene überzählige Zähne werden dabei als **Distomolaren** bezeichnet. Ein überzähliger, zwischen den mittleren Schneidezähnen gelegener Zahn wird **Mesiodens** genannt. Allgemein wird eine Zahnüberzahl als **Hyperdontie** bezeichnet. Eine überzählige Zahnanlage kann jedoch auch vorgetäuscht werden, wenn sich ein

Milchzahn noch im Mund befindet, während der nachfolgende bleibende Zahn schon durchgebrochen ist. Der Verbleib eines Milchzahnes über die Zeit des normalen Zahnwechsels hinaus wird als **Persistenz** bezeichnet.

Zahnunterzahl: Eine Zahnunterzahl entsteht, wenn ein Zahn nicht angelegt ist. Eine **Nichtanlage** wird als **Aplasie** bezeichnet.

Eine Nichtanlage kann jedoch auch vorgetäuscht werden, wenn Zähne verspätet oder gar nicht durchbrechen. Um eine Aplasie zweifelsfrei feststellen zu können, muss daher stets ein Röntgenbild gemacht werden.

Fehlen einzelne Zähne, so wird die Zahnunterzahl als **Hypodontie** bezeichnet. Eine völlige Zahnlosigkeit durch Nichtanlage aller Zähne wird **Anodontie** genannt.

Zahnformabweichungen

Es gibt vielfältige Abweichungen von der normalen Zahnform. So kommen unter anderem Verkümmerungsformen, Zahnverschmelzungen und verschiedene Formabweichungen durch Entzündungen oder schädigende Medikamente vor.

Weiterhin kann eine unvollkommene Schmelzbildung **(Schmelzhypoplasie)** oder Dentinbildung **(Dentinhypoplasie)** zu Abweichungen der Zahnform führen.

Störungen des Zahndurchbruchs

Bleibt ein Zahn über seine normale Durchbruchszeit hinaus im Kiefer, so spricht man von einer **Retention**. Als Ursache kommen unter anderem Platzmangel, Zahnverlagerung, Überzahl von Zähnen, Zysten, verletzungsbedingte Schädigungen sowie eine Spätentwicklung infrage. Retinierte Zähne sind dabei oft verlagert.

Insbesondere bei unteren Weisheitszähnen kommt es häufig aufgrund eines Platzmangels zu einem erschwerten Zahndurchbruch **(Dentitio difficilis)**. Dabei können heftige Schmerzen durch eine Schlupfwinkelinfektion zwischen dem zum Teil durchgebrochenen Zahn und der Schleimhaut entstehen. Eine Dentitio diffi-

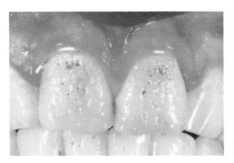

Abb. 10.36
Schmelzhypoplasie

cilis kann dabei auch zu einem Abszess führen.

Ist ein Zahn nur zum Teil durchgebrochen, jedoch am weiteren Zahndurchbruch gehindert, so spricht man von einem **teilretinierten Zahn**.

Zahnstellungsabweichungen

Zähne können gedreht, gekippt oder an einem falschen Platz stehen. Entsprechend der Fehlstellung bezeichnet man die Zahnstellungsabweichung als:
– Mesialstand (Zahn steht mesial vom richtigen Platz)
– Distalstand (Zahn steht distal vom richtigen Platz)
– Labialstand
– Bukkalstand
– Lingualstand
– Palatinalstand.

Stehen die Frontzähne insgesamt zu weit nach vorn, so spricht man von einer **Protrusion**. Den umgekehrten Fall mit zurückstehenden Frontzähnen nennt man **Retrusion**.

Eine Lückenbildung zwischen einzelnen Zähnen bezeichnet man als **Diastema** (diastema gr. – Zwischenraum, Abstand). Liegt die Zahnlücke zwischen den mittleren Schneidezähnen, so nennt man dies ein **Diastema mediale**. Ursache hierfür kann eine Überentwicklung des Lippenbändchens sein, weshalb dann auch eine chirurgische Korrektur erforderlich ist (siehe S. 261).

Zahnstellungsabweichungen werden häufig durch einen **frühzeitigen Zahnverlust** verursacht. Entsprechend ist auf den Erhalt der bleibenden Zähne, aber auch der Milchzähne bis zum Zahnwechsel zu ach-

Zahnabweichungen
→ siehe auch
Libromed-CD
Folie 10.29

Okklusionsanomalien

ten, da die Milchzähne eine wichtige **Platzhalterfunktion** für die bleibenden Zähne haben. So besteht bei einem frühzeitigen Verlust der Milchmolaren die Gefahr, dass der bleibende 6-Jahres-Molar zu weit nach mesial durchbricht. In der Folge kommt es dann zu einem Platzmangel für die nachfolgenden Prämolaren und den bleibenden Eckzahn.

Abb. 10.37
Mögliche Folgen des Verlustes von Zahn 46

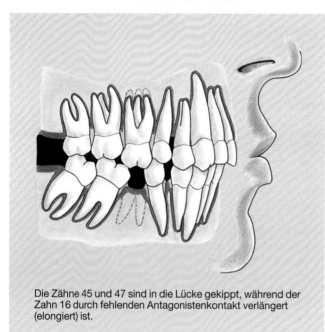

Die Zähne 45 und 47 sind in die Lücke gekippt, während der Zahn 16 durch fehlenden Antagonistenkontakt verlängert (elongiert) ist.

10.5.2 Okklusionsanomalien

Bei **regelrechter Okklusion** stimmen die Mittellinien des oberen und unteren Zahnbogens im Frontzahnbereich überein. Die Schneidekanten der oberen Frontzähne überdecken die Schneidekanten der unteren Frontzähne geringgradig, sodass ein leichter Scherenbiss entsteht (siehe auch S. 72). Im Seitenzahnbereich ragt die Spitze des oberen Eckzahns zwischen den unteren Eckzahn und den ersten Prämolaren. Der mesiobukkale Höcker des ersten Molaren im Oberkiefer greift in die mesiobukkale Fissur des ersten unteren Molaren. Diese regelrechte Verzahnung wird auch als **Neutralbiss** bezeichnet.

Okklusions-
abweichungen
→ siehe auch
Libromed-CD
Folie 10.30

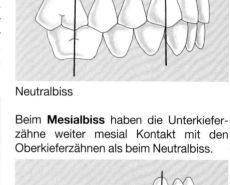

Neutralbiss

Beim **Mesialbiss** haben die Unterkieferzähne weiter mesial Kontakt mit den Oberkieferzähnen als beim Neutralbiss.

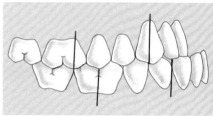

Mesialbiss

Beim **Distalbiss** haben die Unterkieferzähne weiter distal Kontakt mit den Oberkieferzähnen als beim Neutralbiss.

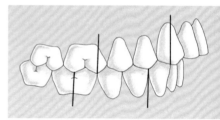

Distalbiss

Bei einem **tiefen Biss** überragen die oberen Schneidezähne die unteren bei geschlossener Zahnreihe um mehr als 2 mm.

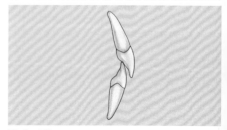

Tiefer Biss

Beim **Kopfbiss** beißen die Schneidekanten der Frontzähne bzw. Höcker der Seitenzähne aufeinander. Während der Kopfbiss im Bereich der Schneidezähne noch als regelrechte Verzahnung gilt, trifft dies im Seitenzahnbereich nicht zu. Dort findet man normalerweise eine Höcker-Fissuren-Verzahnung.

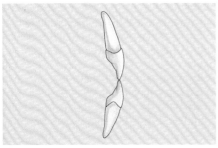

Kopfbiss

Ein **offener Biss** liegt vor, wenn auch beim Schlussbiss noch ein Spalt zwischen der oberen und unteren Zahnreihe besteht. Man unterscheidet:
– **frontal offenen Biss** und
– **seitlich offenen Biss**.
Eine mögliche Ursache für einen offenen Biss ist eine Verformung der Kiefer bei **Rachitis**, einer verzögerten Mineralisation der Knochen im Kindesalter vor allem durch Mangel an Vitamin D.

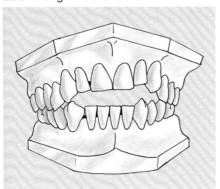

Frontal offener Biss

Beim **Kreuzbiss** kreuzen sich die obere und untere Zahnreihe. Dabei unterscheidet man einen frontalen und seitlichen Kreuzbiss.

Frontaler Kreuzbiss: Beim Schlussbiss stehen die unteren Schneidezähne vor den oberen.

Seitlicher Kreuzbiss: Beim Schlussbiss stehen die bukkalen Höcker der unteren Seitenzähne weiter bukkal als die oberen.

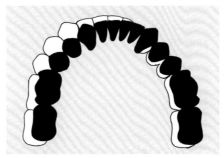

Einseitiger seitlicher Kreuzbiss

Stimmt die Mittellinie von Ober- und Unterkiefer nicht mit der Gesichtsmitte überein, so spricht man von einer Mittellinienverschiebung.

Angle-Klassifikation

Edward H. Angle (1855-1930) teilte die Gebissanomalien 1899 nach der Lage der ersten Molaren als „Schlüssel der Okklusion" ein. Er unterschied drei Klassen,

Abb. 10.38
Angle-Klassifikation

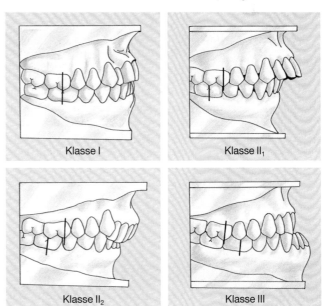

Klasse I

Klasse II₁

Klasse II₂

Klasse III

315

Angle-Klassifikation
→ siehe auch
Libromed-CD
Folie 10.31

wobei er Klasse II noch weiter unterteilte.

Klasse I : Anomalien mit **Neutralbiss**

Klasse II₁: Anomalien mit **Distalbiss** und vorstehenden oberen Schneidezähnen **(Protrusion)**

Klasse II₂: Anomalien mit **Distalbiss** und zurückstehenden oberen Schneidezähnen **(Retrusion)**

Klasse III : Anomalien mit **Mesialbiss**

10.5.3 Kieferanomalien

Progenie

Progenie heißt wörtlich übersetzt „vorstehendes Kinn" (pro lat. – vor; geneion gr. – Kinn). Unter dieser Bezeichnung werden Anomalien zusammengefasst, bei denen ein umgekehrter Frontzahnüberbiss vorliegt, bei denen also die unteren Frontzähne beim Schlussbiss vor den oberen stehen (frontaler Kreuzbiss).

Die **echte Progenie** beruht auf einer Überentwicklung des Unterkiefers in sagittaler Richtung. Da hierbei nicht nur das Kinn, sondern der gesamte Unterkiefer überentwickelt ist, spricht man genauer von einer **mandibulären Prognathie** als von einer Progenie.

Beim **progenen Zwangsbiss** rutscht der Unterkiefer in der letzten Phase des Schlussbisses durch die Stellung der Frontzähne in eine progene Verzahnung. Die oberen und unteren Frontzähne sind beim progenen Zwangsbiss somit stets in Kontakt.

Bei der **unechten Progenie (Pseudoprogenie)** besteht ein umgekehrter Frontzahnüberbiss durch eine Wachstumshemmung des Oberkiefers bei normal

entwickeltem Unterkiefer. Als Ursache kommen unter anderem vorzeitige Zahnverluste im Oberkiefer, Nichtanlagen von Oberkieferzähnen und Lippen-Kiefer-Gaumenspalten infrage.

Prognathie

Prognathie heißt wörtlich übersetzt „vorstehender Kiefer" (pro lat. – vor; gnathos gr. – Kiefer). Dieser Begriff kann daher sowohl für einen vorstehenden Ober- als auch Unterkiefer verwendet werden. Im deutschen Sprachraum wird der Begriff Prognathie jedoch häufig nur für den Oberkiefer verwendet, während für den Unterkiefer der Begriff Progenie benutzt wird. Der exakte Begriff für eine Überentwicklung des Oberkiefers ist **maxilläre Prognathie**.

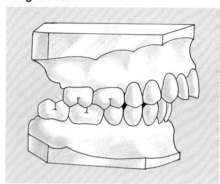

Maxilläre Prognathie

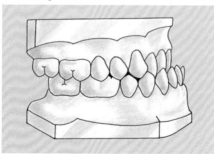

Progenie (mandibuläre Prognathie)

Kieferanomalien
→ siehe auch
Libromed-CD
Folie 10.32

Bezeichnungen für sagittale Entwicklungsstörungen von Ober- und Unterkiefer	
vorstehender Unterkiefer	– Progenie (genauer: mandibuläre Prognathie)
vorstehender Oberkiefer	– Prognathie (genauer: maxilläre Prognathie)
zurückstehender Unterkiefer	– mandibuläre Retrognathie
zurückstehender Oberkiefer	– maxilläre Retrognathie

Mikrogenie

Als Mikrogenie (wörtlich: kleines Kinn) bezeichnet man eine Unterentwicklung des Unterkiefers. Das Kinn liegt dadurch zurück (fliehendes Kinn). Da hierbei in den meisten Fällen nicht nur das Kinn, sondern der gesamte Unterkiefer unterentwickelt ist, spricht man dann genauer von einer **mandibulären Mikrognathie**.

Mikrognathie

Als Mikrognathie (wörtlich: kleiner Kiefer) bezeichnet man eine Unterentwicklung des Oberkiefers. Zur genaueren Beschreibung empfiehlt sich der Begriff **maxilläre Mikrognathie**.

Durch die Unterentwicklung des Oberkiefers kann eine progene Verzahnung entstehen. Man nennt dies eine **unechte Progenie**, da die Ursache nicht eine Überentwicklung des Unterkiefers, sondern eine Unterentwicklung des Oberkiefers ist.

Deckbiss

Beim Deckbiss besteht ein Schneidezahnüberbiss, bei dem die steil gestellten oberen Frontzähne die unteren beim Schlussbiss überdecken. Es liegt somit ein **tiefer Biss** mit einer **Steilstellung der oberen Frontzähne** vor.

Der Deckbiss ist keine isolierte Stellungsanomalie der Frontzähne. Vielmehr ist die gesamte Oberkieferbasis überentwickelt. Auffällig ist zusätzlich eine häufig deutlich ausgeprägte Lippen-Kinn-Falte.

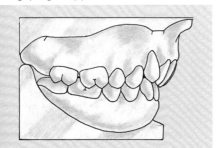

Deckbiss

Kieferkompression

Bei einer **Kieferkompression (Kompressionsanomalie)** ist der Oberkiefer übermäßig schmal. Er wirkt dabei wie zusammengepresst (komprimiert).

Aufgrund des Schmalkiefers haben die Frontzähne nicht genügend Platz zur korrekten Einstellung im Zahnbogen. Dadurch besteht ein frontaler Engstand bei gleichzeitig hohem Gaumen.

Eine wesentliche Ursache für eine Kompression des Oberkiefers ist die **Mundatmung**. Bei der Mundatmung liegt die Zunge dem Unterkiefer und nicht - wie bei der Nasenatmung - dem Gaumen an. Das funktionelle Gleichgewicht von Zungen- und Wangendruck ist dadurch gestört. In der Folge kann es zu einer Kompression des Oberkiefers und damit Hebung des Gaumendaches kommen, die zu einer **Erschwerung der Nasenatmung** mit Verkrümmung der Nasenscheidewand führen kann.

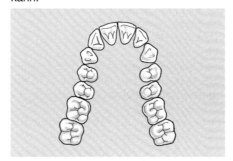

Kieferkompression

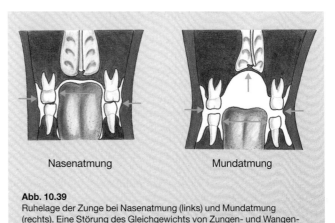

Nasenatmung   Mundatmung

Abb. 10.39
Ruhelage der Zunge bei Nasenatmung (links) und Mundatmung (rechts). Eine Störung des Gleichgewichts von Zungen- und Wangenmuskulatur bei Mundatmung kann zur Hebung des Gaumendachs und damit auch zur Behinderung der Nasenatmung führen.

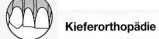
10.6 Kieferorthopädie

Abrechnung kiefer-orthopädischer Leistungen
→ siehe **Leistungs-abrechnung Band II**
LF 10.1.4 bei Kassenabrechnung
LF 10.2.4 bei Privatabrechnung

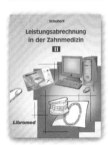

Die **Kieferorthopädie** ist die Lehre von den Gebissfehlentwicklungen und deren Behebung (orthos gr. – gerade; paideia gr. – Erziehung).

Aufgaben der Kieferorthopädie sind die **Vorbeugung, Erkennung und Behandlung von Zahn- und Kieferstellungsabweichungen.**
Die Patienten sind vor allem Kinder und Jugendliche. Zunehmende Bedeutung bekommt jedoch auch die kieferorthopädische Behandlung von Erwachsenen.

10.6.1 Kieferorthopädische Diagnostik

Vor Beginn der kieferorthopädischen Behandlung muss zunächst eine sorgfältige **Diagnostik** erfolgen.
Dazu gehören:
– Anamnese
– Allgemeinbefund
– Spezieller Befund
  (extra- und intraoral)
– Röntgenbefund
– Modellbefund
– Fotobefund.

Anamnese

Die **Anamnese** (anamnesis gr. – Erinnerung) ist die Vorgeschichte des Patienten und seiner Erkrankung.

In der Kieferorthopädie sind folgende Fragen von besonderem Interesse:
– Bestehen auch **bei Verwandten Gebissfehlentwicklungen?**
  Falls dies der Fall ist, so kann man dadurch Rückschlüsse auf Erbfaktoren als Ursache einer Gebissfehlentwicklung ziehen.
– Gab es Besonderheiten bei der Geburt, während der Stillzeit oder der weiteren kindlichen Entwicklung?
  Dabei sind insbesondere vom Kind durchgemachte **Kinderkrankheiten** wichtig.

– Wurden regelmäßig **Vitamin D** und **Fluorid** verabreicht?
– Wie war die **Zahnentwicklung?**
  Wann kam der erste Zahn? Wann haben die Schneidezähne gewechselt?
– Kam es zum vorzeitigen Verlust von Milchzähnen oder bleibenden Zähnen?
– Wie ist die **Atmung?**
  Atmet das Kind vorwiegend über den Mund oder die Nase?
  Wurden Operationen im Nasen-Rachenraum durchgeführt?
– Bestehen oder bestanden **schädliche Angewohnheiten (Habits),** wie z. B. Lutschangewohnheiten, Nägelkauen? (habit engl. – Angewohnheit)
– Wie ist die **Sprachentwicklung?**
  Liegen Sprachstörungen vor?
– Von wem kommt die Anregung zur kieferorthopädischen Behandlung?
– Welche Vorstellungen und Wünsche haben die Eltern?

Allgemeinbefund

Mit dem Allgemeinbefund versucht man, sich einen orientierenden Gesamteindruck vom Patienten zu verschaffen. Dabei wird der **Entwicklungsstand des Kindes** beurteilt und mit der normalen altersgemäßen Entwicklung verglichen.

Spezieller Befund

Beim speziellen Befund unterscheidet man in üblicher Weise einen extraoralen und intraoralen Befund (siehe auch Lernfeld 4.4).

Extraoraler Befund

Das Gesicht wird von vorn und von der Seite betrachtet. Dabei wird unter anderem auf folgende Befunde geachtet:
– Gesichtstyp: z. B. schmal, breit
– Symmetrie des Gesichts
– Gesichtsprofil: z. B. vorliegender oder zurückliegender Ober- bzw. Unterkiefer
– Lippenlage in Ruhe und bei Bewegung
– Funktion des Kiefergelenks
– Mundöffnung.

Intraoraler Befund

Es erfolgt eine gründliche Untersuchung

der Mundhöhle, wobei zunächst die verschiedenen Mundbereiche betrachtet werden, wie Lippen, Mundvorhof, Alveolarfortsätze, Gaumen, Zunge, Mundboden und Rachen. Im Bereich der Schleimhaut wird insbesondere auf den Ansatz der Lippenbändchen und des Zungenbändchens geachtet.

Anschließend wird der **Zahnstatus** in üblicher Weise aufgenommen, wobei exakt unterschieden werden muss, welche Milchzähne und welche bleibenden Zähne sich im Zahnbogen befinden. Die vorhandenen Zähne werden unter anderem auf Karies, Füllungen, Mineralisationsstörungen und Belagbildung untersucht. Dabei wird auch auf eventuell vorhandene Entzündungen der Gingiva geachtet.

Aufgrund dieser Untersuchungen wird die **Mundhygiene** beurteilt. Sie kann anschließend – falls erforderlich – durch eine entsprechende Beratung verbessert werden (siehe Lernfeld 11).

Anschließend wird ein **Funktionsbefund** erhoben. Dabei wird die Funktion von Lippe, Wange und Zunge sowie die Bewegung des Unterkiefers bei der Artikulation überprüft. Von besonderem Interesse ist die Art und Weise der Atmung (z. B. Mundatmung), die Beurteilung der Sprache und das Bewegungsmuster beim Schluckvorgang.

Röntgenbefund

Zur kieferorthopädischen Diagnostik gehört neben der bereits beschriebenen Erhebung von Anamnese und klinischem Befund auch stets eine sorgfältige Röntgenuntersuchung. Dabei werden folgende Aufnahmen durchgeführt:

- **Röntgenstatus** von Ober- und Unterkiefer
- **Fernröntgenseitenaufnahme** des Schädels
- **Handröntgenaufnahme**.

Die technische Durchführung der einzelnen Röntgenaufnahmen wird ausführlich in Lernfeld 10.7 erläutert. An dieser Stelle wird zunächst die Bedeutung der einzelnen Aufnahmen für die Kieferorthopädie dargelegt.

Röntgenstatus

Es muss ein vollständiger Röntgenstatus von Ober- und Unterkiefer erstellt werden, um neben den sichtbaren Zähnen auch die bereits vorhandenen Zahnkeime beurteilen zu können.

Bei ca. 30 % aller röntgenologisch untersuchten Kinder und Jugendlichen werden erst durch die Röntgenaufnahmen klinisch nicht erkennbare, jedoch für die Gebissentwicklung wichtige Befunde festgestellt. Dazu gehören z. B. überzählige Zähne, Nichtanlagen, Verlagerungen und Retentionen von Zähnen sowie Knochenveränderungen im Kiefer.

Als Übersichtsaufnahmen eignen sich vor allem **Panorama-Schichtaufnahmen**, wie z. B. das **Orthopantomogramm (OPG)**. Ergänzend werden bei unklaren Befunden noch einzelne **Zahnfilme** angefertigt.

Fernröntgenaufnahmen

Zur exakten Ausmessung des Schädels werden Fernröntgenaufnahmen gemacht. Man kann diese Aufnahmen in den verschiedenen Raumebenen durchführen. Für die Praxis hat dabei vor allem die **Fernröntgenseitenaufnahme (FRS)** Bedeutung. Dies ist eine standardisierte seit-

Kieferorthopädische Diagnostik
→ siehe auch
Libromed-CD
Folien 10.34-10.36

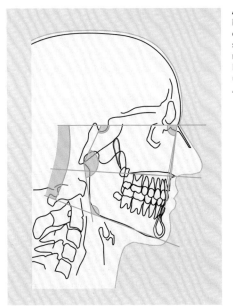

Abb. 10.40
Durchzeichnung einer Fernröntgenseitenaufnahme mit zugehörigen Bezugspunkten und -linien für eine Auswertung

liche Schädelaufnahme, die mit einem Mindestabstand von 1,5 m durchgeführt wird. Der Kopf wird dazu mit einem speziellen Einstellgerät fixiert, sodass die Aufnahmen stets unter gleichen Bedingungen angefertigt werden (siehe Abb. 10.79, 10.80).

Die Fernröntgenaufnahmen werden sorgfältig ausgewertet. Dies kann am PC erfolgen oder per Hand mit Hilfe einer durchsichtigen Folie, die auf dem Röntgenbild befestigt wird. Dort werden genau festgelegte Bezugspunkte eingezeichnet und durch Linien miteinander verbunden (siehe Abb. 10.40). Die entstehenden Winkel und Strecken werden daraufhin gemessen und mit Normwerten verglichen.

Die Auswertung der Fernröntgenseitenaufnahme dient der Untersuchung von:
– Schädelaufbau
– Lage des Gebisses im Schädel
– Lage der Kiefer zueinander
– Stellung der Zähne im Ober- und Unterkiefer.

Eine Fernröntgenseitenaufnahme ist nicht nur zu Beginn einer Behandlung ein wichtiges Hilfsmittel für Diagnose, Therapie und Prognose einer Gebissfehlentwicklung. So kann eine erneute Fernröntgenaufnahme zu einem späteren Zeitpunkt durchgeführt werden, um dann durch Vergleich mit der alten Aufnahme Stellungsveränderungen der Zähne und Kiefer durch Wachstum und/oder Behandlung festzustellen. Eine Fernröntgenaufnahme kann somit auch zur Beurteilung eines Behandlungsergebnisses hinzugezogen werden.

Handröntgenaufnahme

Für die kieferorthopädische Behandlung ist das **Wachstumsstadium** wichtig, in dem sich ein Patient befindet. So lässt sich die Gebissentwicklung besonders günstig in der Zeit des stärkeren Wachstums während der Pubertät durch kieferorthopädische Maßnahmen beeinflussen.

Mit Hilfe einer Handröntgenaufnahme kann die Wachstumsphase eines Patienten gut bestimmt werden. Dazu wird im Bereich der Handknochen die Breite und Form der Epiphysen mit den zugehörigen Diaphysen verglichen und das allmähliche Verknöchern der Epiphysenfugen beurteilt (siehe auch LF 5.1.1, S. 167). Zusätzlich wird das erstmalige Auftreten einzelner Knochen bzw. Knochenstrukturen festgestellt.

Der ermittelte Entwicklungsstand kann in einer standardisierten **Wachstumskurve** eingetragen werden, auf der sich leicht erkennen lässt, ob ein Patient z. B. den pubertären Wachstumsschub noch vor sich hat.

Modellbefund

Zusätzlich zu den bereits genannten Unterlagen werden auch stets **Studienmodelle** zur kieferorthopädischen Diagnostik benötigt. Dazu werden entsprechende Abformungen von Ober- und Unterkiefer mit Alginat gemacht und anschließend mit Gips ausgegossen. Die so entstandenen Modelle sollen neben den Zähnen auch die Alveolarfortsätze, den harten Gaumen sowie die Ansätze der Lippen- und Wangenbänder wiedergeben. Die Modelle werden in Okklusion zueinan-

Abb. 10.41
Handskelett mit Markierung der für die Auswertung wichtigen Abschnitte

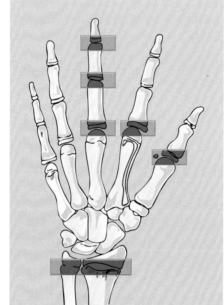

der orientiert und an den Rändern ent-sprechend mit einem Gipstrimmer be-schliffen. Die Rückfläche der Gipsmodelle wird dabei so beschliffen, dass sie an-schließend senkrecht zur Längsfalte im Gaumen, der Raphe palati (siehe S. 74), steht.

Die Studienmodelle von Ober- und Unter-kiefer werden anschließend sorgfältig untersucht. Man spricht dabei auch von einer **dreidimensionalen Modellanalyse**, da die Modelle sorgfältig in den 3 Raum-ebenen in sagittaler, transversaler und ver-tikaler Richtung (siehe Abb. 10.35) ausge-wertet werden.

Da die Längen- und Breitenentwicklung der Zahnbögen im normalen Gebiss in direktem Zusammenhang zur Breite der oberen Schneidezähne steht, wird zu-nächst die **Länge und Breite der Zahn-bögen** an genau festgelegten Bezugs-punkten sowie die Breite der oberen Schneidezähne gemessen. Die erhaltenen Werte werden anschließend mit Normwer-ten verglichen. So können die Zahnbögen in sagittaler (längs) und transversaler (quer) Richtung beurteilt werden. Zusätz-lich wird noch die **Mittellinie der Zahnbö-gen** auf eine eventuell vorhandene Ver-schiebung zu einer Seite untersucht. In vertikaler Richtung wird bei der Untersu-chung der Zahnbögen darauf geachtet, ob einzelne Zähne verkürzt oder verlängert sind.

Nach der Untersuchung der Zahnbögen werden anschließend noch alle weiteren Stellungsabweichungen einzelner Zähne in sagittaler, transversaler und vertikaler Richtung notiert. Abschließend wird die Okklusion und die Lage der Kiefer zuein-ander beurteilt.

Fotobefund

Eine Gebissfehlentwicklung kann erhebli-che Auswirkungen auf das Aussehen ei-nes Patienten haben. Die Kieferorthopädie kann durch die Behandlung der Gebiss-fehlentwicklung auch eine Verbesserung des Aussehens erreichen.

Zur kieferorthopädischen Diagnostik sind standardisierte Aufnahmen des Gesichtes von vorn und von der Seite mit entspre-chender Auswertung entwickelt worden. Besonders große Bedeutung hat dabei die **Profilanalyse** (siehe Abb. 10.43).

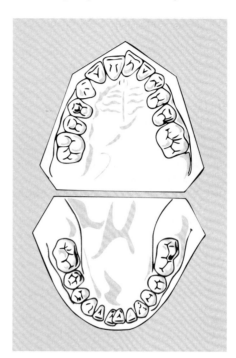

Abb. 10.42
Beschliffene Studien-modelle von Ober- und Unterkiefer

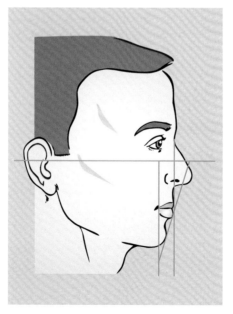

Abb. 10.43
Auswertungslinien für eine Profilanalyse

Abrechnung der kieferorthopädischen Behandlung
→ siehe **Leistungsabrechnung Band II**
LF 10.1.4 bei Kassenabrechnung
LF 10.2.4 bei Privatabrechnung

Kieferorthopädische Behandlung
→ siehe auch
Libromed-CD
Folien 10.37-10.39

10.6.2 Kieferorthopädische Behandlung

Die kieferorthopädische Behandlung kann grundsätzlich mit **herausnehmbaren** oder **festsitzenden Apparaturen** erfolgen. Neben intraoralen Behandlungsgeräten unterscheidet man dabei auch extraorale Hilfsmittel, wie z. B. Kopf-Kinn-Kappen oder den Gesichtsbogen.

Zusätzlich kann bei der kieferorthopädischen Behandlung eine **Extraktionstherapie** erforderlich sein, bei der gesunde Zähne entfernt werden (z. B. erste Prämolaren), um Platz zur Einordnung der übrigen Zähne zu erhalten und den Behandlungsablauf somit günstig zu beeinflussen. Bei extremen Gebissfehlentwicklungen kann auch eine **kieferchirurgische Korrektur** notwendig sein. Dies kann z. B. bei einer Progenie (mandibuläre Prognathie) der Fall sein. Dabei wird nach einer kieferorthopädischen Vorbehandlung eine chirurgische Rückverlagerung des Unterkiefers durchgeführt (siehe auch Lernfeld 8, Seite 261). Zur Sicherung des Operationsergebnisses und Feinkorrektur erfolgt anschließend in der Regel noch eine kieferorthopädische Nachbehandlung.

Die verschiedenen Behandlungsmöglichkeiten haben jeweils ihre Vor- und Nachteile. Es ist dabei für jeden Patienten bei der Behandlungsplanung sorgfältig ein **individuelles Konzept** festzulegen.

Abb. 10.44
Aktive Platte

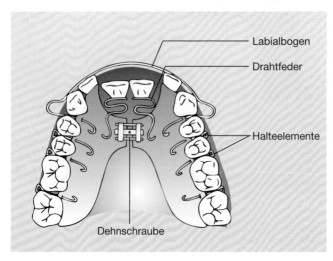

Labialbogen

Drahtfeder

Halteelemente

Dehnschraube

Behandlung mit herausnehmbaren Apparaturen

Die herausnehmbaren Apparaturen kann man in 2 große Gruppen einteilen:
– **Plattenapparaturen**, die jeweils nur im Ober- und Unterkiefer wirken
– **funktionskieferorthopädische Apparaturen**, die gleichzeitig eine Wirkung auf beide Kiefer haben.

Plattenapparaturen

Herausnehmbare Platten bestehen prinzipiell aus folgenden 3 Anteilen:
– **Plattenkörper** aus Kunststoff
– **Halteelemente** (Drahtklammern) zur Verankerung der Platte
– **Bewegungselemente** (aktive Elemente) zur Bewegung von Zähnen oder Zahngruppen. Dazu gehören der Labialbogen, Drahtfedern und aktive Schrauben.

Herausnehmbare Platten können schon frühzeitig während des Zahnwechsels angewendet werden, da sie sich nicht nur an den Zähnen, sondern auch am Alveolarfortsatz und am Gaumen abstützen. Sie werden vom Zahntechniker nach Angaben des behandelnden Zahnarztes hergestellt und eignen sich vor allem zur Behandlung einfacher Zahnfehlstellungen. Aufgrund der aktiven Elemente spricht man auch von **aktiven Platten**.

In regelmäßigen Zeitabständen werden die Patienten zur Kontrolle einbestellt. Die Halte- und Bewegungselemente werden dann kontrolliert und die Schrauben und Federn aktiviert, bis das Behandlungsziel erreicht ist.

Vorteile der Plattenapparaturen sind:
– einfache Herstellung
– keine Beeinträchtigung der Mundhygiene, daher kaum Gefahr einer Schmelzentkalkung
– Schonung der Parodontien, da nur geringe mechanische Kräfte einwirken
– zahlreiche Abwandlungsmöglichkeiten des Grundgerätes.

Ein **Nachteil der Plattenapparaturen** ist die Abhängigkeit des behandelnden Zahnarztes von der Mitarbeit des Patienten. Nur wenn die Platten regelmäßig getragen werden, ist auch ein Behandlungserfolg möglich.

Neben den üblichen Plattenapparaturen sei noch erwähnt, dass es auch herausnehmbare Geräte gibt, die nur aus gebogenen, zusammengelöteten Drähten bestehen. Diese Drahtapparaturen werden auch als **Crozat-Geräte** bezeichnet.

Funktionskieferorthopädische Apparaturen

Die funktionskieferorthopädischen Apparaturen **(FKO-Apparaturen)** arbeiten im Gegensatz zu den Plattenapparaturen nicht mit aktiven mechanischen Kräften, sondern nutzen körpereigene Kräfte zur Gebissregulierung. Sie werden daher auch als **passive Apparaturen** bezeichnet. Sie liegen den Zähnen und Alveolarfortsätzen von Ober- und Unterkiefer an und übertragen von ihnen ausgelöste Muskelimpulse auf das Zahnsystem.

Ein typisches Beispiel für ein funktionskieferorthopädisches Gerät ist der **Aktivator**. Seine Basis besteht aus einem Kunststoffblock, an dem Drahtelemente (z. B. Labialbogen, Haltedorne) befestigt sind. Er dient vor allem zur Bisslagen- und Bisshöhenkorrektur, wobei gleichzeitig Ober- und Unterkiefer bewegt werden. Weiterhin können mit einem Aktivator auch die Zahnbögen ausgeformt und einfache Zahnbewegungen durchgeführt werden. Die größte Wirksamkeit hat der Aktivator in der Wechselgebissphase.

Neben dem Aktivator wurden noch verschiedene weitere funktionskieferorthopädische Geräte entwickelt, wie z. B. der **Bionator** und der **Funktionsregler**.

Zur Herstellung einer funktionskieferorthopädischen Apparatur benötigt der Techniker neben den Arbeitsmodellen auch einen **Konstruktionsbiss**. Dies ist z. B. ein Wachsbiss, durch den die Position festgelegt wird, in der beide Kiefer zueinander stehen sollen. Nach Fertigstellung der Apparatur schleift der Zahnarzt das Gerät so ein, dass die gewünschten Zahnbewegungen erfolgen können. In regelmäßigen Abständen werden die Patienten einbe-

stellt, sodass die Wirkung der Behandlungsgeräte kontrolliert und gegebenenfalls korrigiert werden kann.

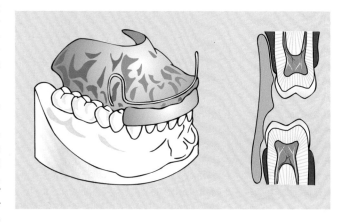

Behandlung mit festsitzenden Apparaturen

Festsitzende Apparaturen werden fest mit dem Zahnsystem verbunden, sodass sie nur mit besonderen Kenntnissen und Hilfsmitteln eingesetzt und wieder entfernt werden können.

Man unterscheidet grundsätzlich folgende 3 Elemente bei festsitzenden Apparaturen:

– **Bänder** aus dünnem, rostfreien Stahlblech, die um die Zähne geführt und fest aufzementiert werden.

Abb. 10.45
Aktivator auf einem Gebissmodell vom Unterkiefer und im Schnitt

Abb. 10.46
Bänder, Brackets und Röhrchen

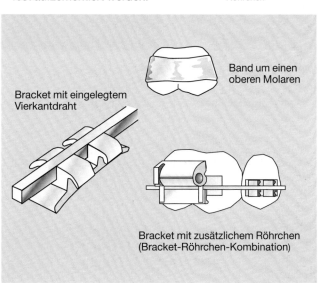

Bracket mit eingelegtem Vierkantdraht

Band um einen oberen Molaren

Bracket mit zusätzlichem Röhrchen (Bracket-Röhrchen-Kombination)

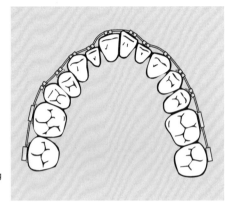

Abb. 10.47
Prinzip der Behandlung mit einer festsitzenden Apparatur

Bei den festsitzenden Apparaturen wird die spätere Zahnbogenform durch die Form des Drahtbogens vorgegeben. Der Drahtbogen kann als **Außenbogen** auf den Vestibulärflächen oder als **Innenbogen** auf den Oralflächen der Zähne angebracht werden. Die einzelnen Zähne lassen sich dabei durch die festsitzende Apparatur gut in allen gewünschten Richtungen bewegen.

Bei zu starker Krafteinwirkung besteht jedoch die Gefahr einer parodontalen Schädigung durch Überbelastung. Es kann so zu **Zahnlockerungen** und **Wurzelresorptionen** kommen. Bei festsitzenden Apparaturen muss daher eine besonders vorsichtige Dosierung der einwirkenden Kräfte erfolgen.

– **Schlösser (Brackets), Röhrchen** und **Häkchen**, die mit den Bändern oder mit Hilfe der Adhäsivtechnik (siehe Seite 161) ohne Verwendung von Bändern an den Zähnen befestigt werden
– **Bögen** aus geflochtenem, rundem oder kantigem Draht mit in der Regel hoher Federelastizität.

Abb. 10.48
Festsitzende Apparatur im Mund

Ein weiterer Nachteil der festsitzenden Apparaturen ist eine **erhöhte Kariesgefährdung** der Zähne sowie Gefahr von Entzündungen des Zahnhalteapparates. Daher muss die Mundpflege bei einer festsitzenden Behandlungsmaßnahme besonders gut sein. Hinzu kommt eine regelmäßige kontrollierte Fluoridierung (siehe LF 11.4).

Festsitzende Apparaturen werden vor allem nach dem Zahnwechsel bei bereits weit fortgeschrittenem Wurzelwachstum angewendet. Aufgrund der relativ großen, auf die Zähne einwirkenden Kräfte müssen sie regelmäßig kontrolliert werden.

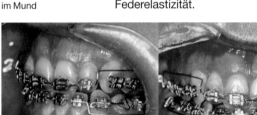

Abb. 10.49
Prinzip der schiefen Ebene

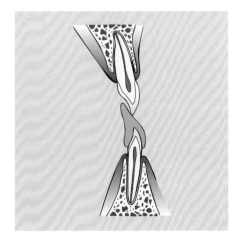

Schiefe Ebene

Eine schiefe Ebene kann sowohl herausnehmbar als auch festsitzend zur Behandlung einer Gebissfehlentwicklung verwendet werden. Sie dient vor allem zur Korrektur des **umgekehrten Frontzahnüberbisses**. Die oberen Schneidezähne können dabei mit Hilfe der schiefen Ebene nach vorn verlagert werden, sodass man einen normalen Überbiss erhält. Die schiefe Ebene kann dazu mit einer Unterkieferplatte kombiniert oder direkt auf die unteren Frontzähne aufzementiert werden.

Eine schiefe Ebene kann nur in ausgewählten Fällen angewendet werden. Bei unsachgemäßer Handhabung besteht insbesondere die Gefahr einer Schädigung der Frontzähne.

Extraorale Hilfsmittel

Extraorale Hilfsmittel werden zur Unterstützung von Bewegungen einzelner Zähne und Zahngruppen sowie zur Beeinflussung der Skelettentwicklung im Ober- und Unterkiefer verwendet. Besondere Bedeutung haben
– die Kopf-Kinn-Kappen
– und der Gesichtsbogen (Headgear).

Kopf-Kinn-Kappen bestehen aus einer Kinnkappe aus Metall oder Kunststoff und einer Verankerung am Schädeldach in Form einer Kopfkappe bzw. eines Bandapparates. Es kann hiermit z. B. eine Progenie im Milchgebiss oder ein offener Biss behandelt werden.

Ein **Gesichtsbogen (Headgear)** besteht aus einem Drahtgestell, an dem man einen Außenbogen und einen damit fest verbundenen Innenbogen unterscheidet. Der Innenbogen wird in der Regel an den bebänderten ersten oberen Molaren befestigt, während der Außenbogen mit elastischen Zügen sowohl am Nacken als auch im Bereich des Schädeldaches in verschiedenen Richtungen verankert werden kann. Mit Hilfe des Headgears können die oberen Molaren z. B. nach distal bewegt oder für intraorale Behandlungsgeräte in ihrer Position stabilisiert werden. Zusätzlich kann das Oberkieferwachstum mit einem Headgear gesteuert werden.

Retentionsphase

Um das durch herausnehmbare oder festsitzende Apparaturen erzielte Behandlungsergebnis zu sichern, wird die kieferorthopädische Behandlung mit einer Retentionsphase abgeschlossen. Im Verlauf dieser Retentionsphase kann sich das Kausystem funktionell dem neuen Gebisszustand anpassen. Gleichzeitig können in dieser Zeit noch Feineinstellungen erfolgen.
Die Dauer der Retentionsphase hängt von Art und Umfang der vorgenommenen Behandlung und dem Schweregrad der vorher bestandenen Gebissfehlentwicklung ab. Im Allgemeinen ist die Retentions-

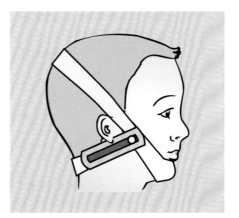

Abb. 10.50
Kopf-Kinn-Kappe

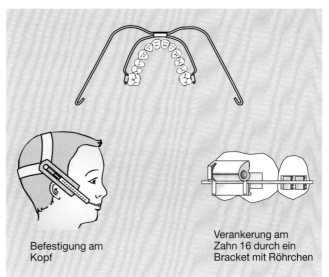

Befestigung am Kopf

Verankerung am Zahn 16 durch ein Bracket mit Röhrchen

Abb. 10.51
Gesichtsbogen (Headgear)

phase nach Behandlung mit festsitzenden Geräten länger als nach Behandlung mit herausnehmbaren Apparaturen.
Nach einer funktionskieferorthopädischen Behandlung ist häufig nur eine relativ kurze Retentionsphase erforderlich, da hierbei in der Regel bereits während der Behandlung eine funktionelle Umstellung des Kausystems auf den neuen Gebisszustand erzielt werden kann.
Bleibt die Anpassung des Kausystems an den neuen Gebisszustand aus, so kann es zu einem **Rezidiv (Rückfall)** kommen. Man versteht hierunter eine rückläufige Entwicklung in Richtung auf den ursprünglichen Zustand.

Abrechnung der Röntgendiagnostik
→ siehe **Leistungs-abrechnung Band II**
LF 10.1.1 bei Kassenabrechnung
LF 10.2.1 bei Privatabrechnung

Röntgenkunde
→ siehe auch
Libromed-CD
Folien 10.40-10.107

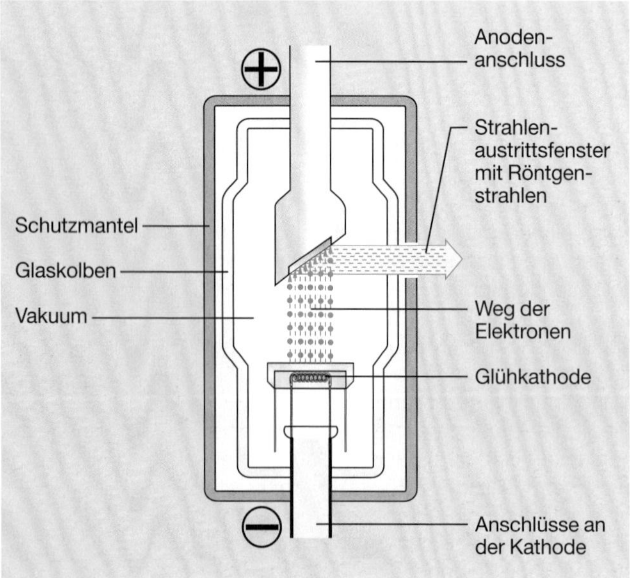

Abb. 10.52
Schematischer Aufbau einer Röntgenröhre mit fester Anode

10.7 Röntgenkunde - einschließlich Strahlenschutz

10.7.1 Physikalische Grundlagen

Geschichte

Wilhelm Conrad Röntgen (1845 - 1923) entdeckte 1895 bei physikalischen Studien die später nach ihm benannten **Röntgenstrahlen**. Er selbst bezeichnete sie als **X-Strahlen** und erhielt für ihre eingehende Untersuchung 1901 als erster den Nobelpreis für Physik.

Mit Röntgenstrahlen wurden von Beginn an auch Aufnahmen vom menschlichen Körper gemacht. So hat Wilhelm Röntgen bereits 1895 eine Röntgenaufnahme der Hand seiner Ehefrau angefertigt.

Anfangs wurde noch sorglos mit Röntgenstrahlen umgegangen. Langsam wurden jedoch auch ihre schädigenden Wirkungen bekannt, weshalb sie heutzutage nur unter strikter Beachtung der **Strahlenschutzbestimmungen** angewendet werden dürfen (siehe LF 10.7.5).

Eigenschaften der Röntgenstrahlen

Röntgenstrahlen gehören wie das sichtbare Licht zum **Spektrum der elektromagnetischen Wellen** (siehe Abb. 10.53).

Wie die Lichtstrahlen breiten sie sich geradlinig aus, können auch reflektiert werden und haben im Vakuum die gleiche Ausbreitungsgeschwindigkeit wie Licht (ca. 300.000 km/s). Sie haben jedoch eine wesentlich geringere Wellenlänge als Lichtstrahlen, wodurch sich einige Unterschiede zum Licht ergeben.

Eigenschaften der Röntgenstrahlen

- Sie breiten sich geradlinig aus.
- Sie können reflektiert, gebeugt und gebrochen werden.
- Sie sind unsichtbar.
- Sie können feste Körper durchdringen, die für Licht undurchlässig sind.
- Sie lassen fluoreszierende Stoffe aufleuchten.
- Sie belichten fotografische Filme.
- Sie ionisieren Gase und machen sie so elektrisch leitend.
- Sie haben eine biologisch schädigende Wirkung, indem sie das Zellwachstum hemmen und Gewebe zerstören.
- Durch geeignete Schutzwände bzw. Schutzschichten können Röntgenstrahlen abgeschirmt werden.
- Im Vakuum haben sie eine Ausbreitungsgeschwindigkeit von ca. 300.000 km/s.

Erzeugung von Röntgenstrahlen

Röntgenstrahlen werden mit **Röntgenröhren** erzeugt. Diese Röhren bestehen aus einem **luftleeren Glaskolben**, wo zwischen dem dort befindlichen negativen Pol (Kathode⊖) und dem positiven Pol (Anode⊕) eine **Hochspannung** angelegt wird (siehe Abb. 10.52). Die Anode wird auch als Antikathode (=Gegenkathode) bezeichnet.

Die Kathode wird zusätzlich durch einen gesonderten Stromkreis aufgeheizt **(Glühkathode)**, sodass **Elektronen** aus der Kathode austreten und durch die Hochspannung zur Anode beschleunigt werden. Dort prallen sie mit hoher Geschwindigkeit auf. Durch dieses plötzliche Abbremsen der Elektronen auf der Anode entstehen völlig neue Strahlen - die **Röntgenstrahlen**.

Anoden-anschluss

Strahlen-austrittsfenster mit Röntgenstrahlen

Schutzmantel

Glaskolben

Vakuum

Weg der Elektronen

Glühkathode

Anschlüsse an der Kathode

Exkurs Spektrum der elektromagnetischen Wellen

Zum Spektrum der elektromagnetischen Wellen gehören die Radiowellen, Mikrowellen, Infrarotwellen, Lichtwellen, Ultraviolettwellen sowie die Wellen der Röntgen- und Gammastrahlung.

Die elektromagnetischen Wellen breiten sich im **Vakuum mit Lichtgeschwindigkeit** (ca. 300.000 km/s) aus. Wenn die Wellen jedoch ein Medium durchdringen (z. B. Glas oder Wasser), so wird ihnen ein Widerstand entgegengesetzt, der ihre **Ausbreitungsgeschwindigkeit** herabsetzt.

Die verschiedenen elektromagnetischen Wellen werden dabei durch die einzelnen Medien unterschiedlich stark abgebremst. Die elektromagnetischen Wellen unterscheiden sich in ihrer **Frequenz** (= Zahl der Schwingungen pro Sekunde) und ihrer **Wellenlänge**. Dabei besteht zwischen der Frequenz einer Welle und ihrer Wellenlänge folgende Beziehung:

$$\text{Lichtgeschwindigkeit} = \text{Frequenz} \cdot \text{Wellenlänge}$$

Da die Lichtgeschwindigkeit im Vakuum konstant ist, ergibt auch das Produkt von Frequenz und Wellenlänge im Vakuum stets den gleichen Betrag. Elektromagnetische Wellen mit hoher Frequenz haben entsprechend eine geringe Wellenlänge (z. B. Röntgenstrahlen), während Wellen mit niedriger Frequenz große Wellenlängen haben (z. B. Radiowellen).

Das **sichtbare Licht** hat Wellenlängen zwischen **ca. 400 nm (violettes Licht)** und **750 nm (rotes Licht)**.

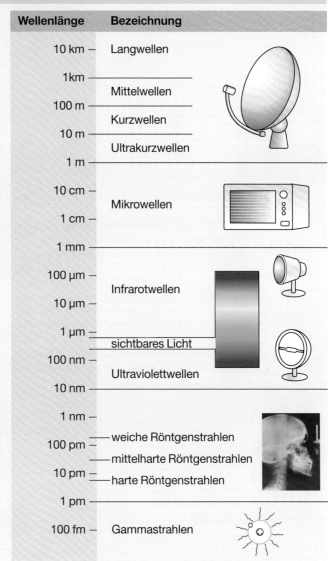

Wellenlänge	Bezeichnung
10 km	Langwellen
1 km	
	Mittelwellen
100 m	
	Kurzwellen
10 m	
	Ultrakurzwellen
1 m	
10 cm	
	Mikrowellen
1 cm	
1 mm	
100 μm	
	Infrarotwellen
10 μm	
1 μm	
	sichtbares Licht
100 nm	
	Ultraviolettwellen
10 nm	
1 nm	
100 pm	weiche Röntgenstrahlen
	mittelharte Röntgenstrahlen
10 pm	harte Röntgenstrahlen
1 pm	
100 fm	Gammastrahlen

Röntgenstrahlen werden erzeugt, indem man **Elektronen** mit hoher Geschwindigkeit **auf eine Metallfläche prallen** lässt.

Beim Aufprall der Elektronen auf der Anode wird jedoch nur ein geringer Teil der **Bewegungsenergie** in **Röntgenstrahlen** umgewandelt. Die meiste Energie geht in Form von **Wärme** verloren. Auf der Anode können dadurch Temperaturen von bis zu 2.000°C entstehen, weshalb die Anode zur Schonung des Materials bei leistungsstarken Geräten in der Medizin gedreht wird (**Drehanode**, Abb. 10.54).

Bei den geringeren Leistungen der Dentalröntgengeräte reichen in der Regel Rönt-

Abb. 10.53
Spektrum der elektromagnetischen Wellen

Abb. 10.54
Prinzip einer
Drehanode

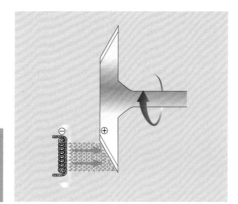

Von einem Röntgen-
gerät gehen **nur
solange Röntgen-
strahlen** aus, wie der
Auslöser betätigt
wird.

Abb. 10.55
Strahlenschutz durch
Aluminiumfilter und
Lochblende bei einem
Dentalröntgengerät.
Das bestrahlte Haut-
feld ist nicht größer
als 6 cm.

genröhren mit fester Anode aus (Abb.
10.52).
Durch einen **Bleimantel** um die Röntgenröhre wird die Umgebung vor unbeabsich-
tigt austretenden Röntgenstrahlen geschützt. Nur durch ein kleines **Austritts-
fenster** können die Strahlen nach außen
gelangen und so genutzt werden.
Die Entstehung von Röntgenstrahlen wird
durch 3 Faktoren wesentlich beeinflusst:
– **Röhrenspannung:** Je höher die Span-
nung zwischen Anode und Kathode ist,
desto größer ist die Geschwindigkeit,

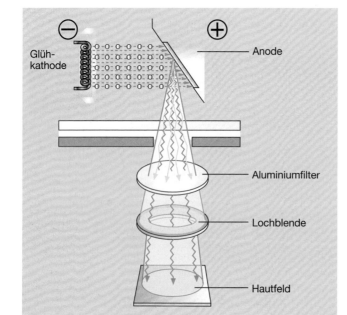

Glüh-
kathode

Anode

Aluminiumfilter

Lochblende

Hautfeld

mit der die Elektronen auf die Anode
prallen. Durch die erhöhte Aufprallge-
schwindigkeit entstehen energiereichere
Röntgenstrahlen mit einer größeren Fähigkeit, Körper zu durchdringen. Man
spricht dann auch von **harten Röntgenstrahlen**. Andererseits entstehen bei geringer Röhrenspannung **weiche Röntgenstrahlen** mit nur geringer Durchdrin-
gungsfähigkeit.
Die Röhrenspannung beträgt bei Dentalröntgengeräten 50-70 kV und bei
Panorama-Schichtaufnahmegeräten
60-80 kV (**kV = Kilovolt**; 1kV = 1000 V).
– **Stromstärke:** Erhöht man die Stromstärke zum Erwärmen der Glühkathode,
so treten mehr Elektronen aus der Kathode aus und gelangen zur Anode. In
der Folge entstehen mehr Röntgenstrahlen. Durch Veränderung der Stromstärke
kann also die **Intensität** der Röntgenstrahlung reguliert werden. Die Stromstärke wird in Ampere (A) gemessen und
beträgt bei Dentalröntgengeräten einige
Milliampere (mA).
– **Einschaltdauer:** Durch Veränderung der
Einschaltdauer des Röntgengerätes
kann ebenfalls die Menge der entstehenden Röntgenstrahlung variiert werden. Durch eine lange Einschaltzeit können so auch Objekte großer Dicke auf einem Röntgenbild dargestellt werden.

Die Entstehung von Röntgenstrahlen
wird beeinflusst durch die **Röhrenspannung, Stromstärke** und **Einschaltdauer**.

Weiche, energiearme Röntgenstrahlen
können für die Röntgendiagnostik nicht
genutzt werden, da sie den Körper nicht
oder nur gering durchdringen können. Da
sie die Hautoberfläche unnötig belasten,
werden sie hinter dem Strahlenaustrittsfenster durch eine dünne, für sie undurch-
dringliche **Aluminiumplatte** herausgefil-
tert.
Zusätzlich wird das Röntgenstrahlenbün-
del in seiner Ausdehnung zur Seite hin
durch eine **Lochblende aus Blei** begrenzt. Dadurch wird gewährleistet, dass

nur der zu untersuchende Körperbereich mit Strahlen belastet wird.

Röntgenfilme

Bei der **konventionellen Röntgentechnik** arbeitet man mit Röntgenfilmen. Die Besonderheiten der **digitalen Röntgentechnik** werden in LF 10.7.4 erarbeitet.

Zahnfilme

Für intraorale Röntgenaufnahmen werden so genannte **Zahnfilme** verwendet. Der Standardfilm hat das Format 3 x 4 cm. Weiterhin werden in der Praxis noch häufig Zahnfilme im Format 2 x 3 cm für Einzelaufnahmen und 4 x 5 bzw. 5 x 7 cm für Aufbissaufnahmen verwendet.

Ein Röntgenfilm besteht aus mehreren Schichten (siehe Abb. 10.56). Auf dem zumeist aus Polyester bestehenden Schichtträger ist beidseits jeweils
– eine Haftschicht
– eine lichtempfindliche Fotoschicht mit eingelagerten **Silberbromidteilen** und
– eine Schutzschicht
aufgetragen.

In den Filmpackungen liegen die Zahnfilme zwischen **schwarzem Papier**, sodass sie vor Lichteinfall geschützt sind. Auf der Rückseite befindet sich zusätzlich noch eine **Metallfolie aus Blei**, die hinter dem Film befindliche Objekte bei der Belichtung vor unnötiger Strahlenbelastung schützt. Weiterhin verhindert diese Bleifolie, dass in der Mundhöhle entstehende Streustrahlen den Film von hinten belichten.

Auf der **Rückseite der Filmverpackung** befindet sich in einer Ecke ein kleiner Kreis. Hinter dieser äußeren Markierung befindet sich im Film eine kleine Delle, deren Hohlseite stets nach hinten zeigt. So können an dem fertig belichteten Film später stets Vorder- und Rückseite unterschieden werden.

Kassettenfilme

Bei extraoralen Röntgenaufnahmen werden zur Verminderung der Strahlenbelastung des Patienten **Filmkassetten mit Verstärkerfolien** verwendet.
Die Röntgenfilme werden dazu in der Dun-

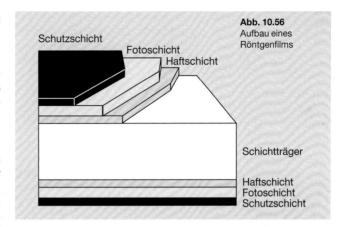

Abb. 10.56
Aufbau eines Röntgenfilms

Schutzschicht
Fotoschicht
Haftschicht
Schichtträger
Haftschicht
Fotoschicht
Schutzschicht

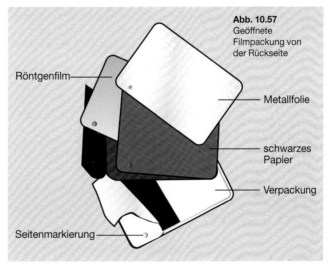

Abb. 10.57
Geöffnete Filmpackung von der Rückseite

Röntgenfilm
Metallfolie
schwarzes Papier
Verpackung
Seitenmarkierung

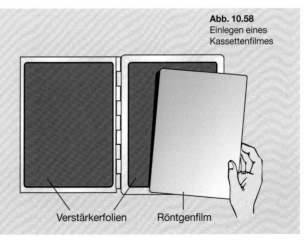

Abb. 10.58
Einlegen eines Kassettenfilmes

Verstärkerfolien
Röntgenfilm

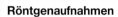
kelkammer in eine Aluminiumkassette gelegt, die auf beiden Innenseiten jeweils eine **Verstärkerfolie** enthält. Diese Folien sind mit einem **fluoreszierenden Stoff** belegt, der durch Strahlung aufleuchtet. Die Belichtung des Films erfolgt dann zum größten Teil durch das von den Folien ausgehende Licht und nur zu einem geringen Teil durch die Röntgenstrahlen direkt.

Das **Fluoreszenzlicht** verstärkt die fotografische Wirkung der Röntgenstrahlen um den Faktor 7-20. Dies bedeutet eine erhebliche **Reduktion der erforderlichen Strahlendosis.**

Die Verstärkerfolien müssen behutsam behandelt werden. Ein Kratzer auf einer Folie wird auf jedem Röntgenfilm sichtbar. Verunreinigungen müssen daher vorsichtig mit einem sauberen, antistatischen Tuch abgewischt werden.

Abb. 10.59
Aufbau einer Filmkassette mit Verstärkerfolien

Die Belichtung ist auf den Röntgenfilmen zunächst nicht erkennbar. Erst durch die **Filmentwicklung** werden die belichteten Flächen geschwärzt. Es entstehen dann **Röntgennegative**, auf denen die unbelichteten Flächen im Bereich der Metallfüllungen und -kronen weiß, Knochen und Zähne grau und die Weichteile schwarz erscheinen.

Von dem Röntgennegativ kann man auch – wie bei der üblichen Fototechnik – ein **Röntgenpositiv** herstellen. Füllungen, Kronen und Brücken stellen sich im Röntgenpositiv schwarz, Knochen und Zähne grau und die übrigen Flächen hell dar.

In der Praxis wird jedoch nur mit Röntgennegativen gearbeitet. Eine im Röntgennegativ dunkel erscheinende Veränderung wird dann im Hinblick auf das entsprechende Röntgenpositiv als **Aufhellung** und eine helle Veränderung als **Verschattung** bezeichnet.

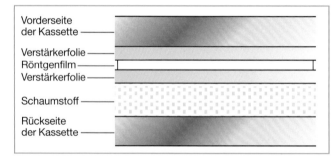

Aufhellung – dunkel erscheinende Veränderung im Röntgennegativ

Verschattung – hell erscheinende Veränderung im Röntgennegativ

Geometrische Grundlagen

Röntgenstrahlen breiten sich von der **Strahlquelle** wie ein Lichtkegel aus. Genauer handelt es sich bei der Strahlenquelle um den **Brennfleck (Fokus)**, wo die Röntgenstrahlen durch den Aufprall der Elektronen auf die Anode entstehen.

Mit zunehmendem Abstand von der Strahlenquelle wird die bestrahlte Fläche immer größer. Gleichzeitig nimmt die Intensität der Strahlung ab, da sich die Strahlenmenge auf eine immer größer werdende Fläche verteilt.

Wie man Abb. 10.60 entnehmen kann, nimmt die bestrahlte Fläche mit dem Abstand von der Strahlenquelle im Quadrat zu. Im gleichen Verhältnis sinkt dabei die Strahlenintensität. Diese Gesetzmäßigkeit wird als **Abstandsquadratgesetz** bezeichnet.

10.7.2 Röntgenaufnahmen

Bildentstehung bei der konventionellen Röntgentechnik

Röntgenstrahlen belichten fotografische Filme. Befindet sich vor dem Röntgenfilm jedoch ein Gegenstand, der für Röntgenstrahlen undurchlässig ist, so bleibt der Film in diesem Bereich unbelichtet. Entsprechend bilden sich Füllungen und Kronen aus Metall auf den Röntgenfilmen als unbelichtete Flächen und mineralreiche Körpersubstanzen (Knochen, Zähne) als gering belichtete Flächen ab, da sie Röntgenstrahlen nur schwer durchlassen. Weichgewebe (z. B. der Wange) ist für Röntgenstrahlen dagegen leicht durchgängig, sodass die Röntgenfilme hier gut belichtet werden.

Geometrische Grundlagen
→ siehe auch
Libromed-CD
Folien 10.52-10.54

Bei der doppelten Entfernung von der Strahlenquelle ist die bestrahlte Fläche 4-mal so groß, bei dreifacher Entfernung sogar bereits 9-mal so groß.

Befindet sich ein Röntgenfilm nicht direkt hinter dem zu untersuchenden Objekt, so kommt es durch die Ausbreitung des Strahlenfeldes zu einer vergrößerten Abbildung auf dem Film. Die **Vergrößerung** wird dabei umso stärker:
– je größer der Abstand zwischen Objekt und Film (Abb. 10.61) und
– je kleiner der Abstand zwischen Fokus und Objekt wird (Abb. 10.80).

Bei senkrechtem Strahleneinfall auf Objekt und Film wird das Objekt maßstabsgetreu abgebildet. Bei schrägem Strahleneinfall kommt es jedoch zu einer **Verzeichnung**, die eine spätere Auswertung erschwert (Abb. 10.63).

Um ein Objekt auf einem Röntgenbild möglichst originalgetreu wiederzugeben:
– sollte der **Abstand** zwischen Film und Objekt **gering**
– der **Strahlengang** zu Objekt und Film annähernd **senkrecht** sein.

Zur praktischen Erleichterung hat man den Begriff **Zentralstrahl** eingeführt. Es handelt sich dabei um den im **Zentrum des Nutzstrahlenbündels** verlaufenden Strahl. Röntgenröhre, Objekt und Film werden nach diesem Zentralstrahl eingestellt (Abb. 10.62).

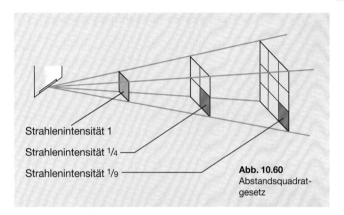

Strahlenintensität 1
Strahlenintensität ¼
Strahlenintensität ⅑

Abb. 10.60
Abstandsquadratgesetz

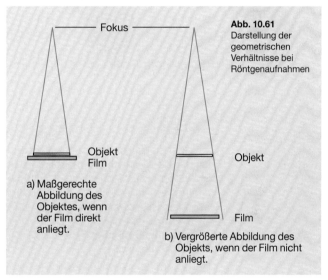

Fokus

Abb. 10.61
Darstellung der geometrischen Verhältnisse bei Röntgenaufnahmen

Objekt
Film

a) Maßgerechte Abbildung des Objektes, wenn der Film direkt anliegt.

Objekt

Film

b) Vergrößerte Abbildung des Objekts, wenn der Film nicht anliegt.

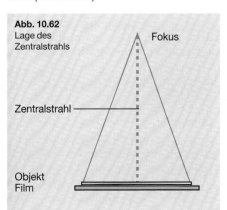

Abb. 10.62
Lage des Zentralstrahls

Fokus

Zentralstrahl

Objekt
Film

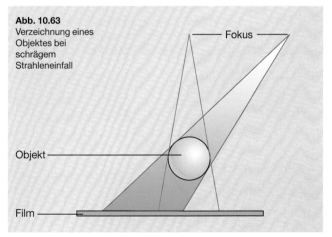

Abb. 10.63
Verzeichnung eines Objektes bei schrägem Strahleneinfall

Fokus

Objekt

Film

Kopfhaltung
→ siehe auch
Libromed-CD
Folie 10.59

Abb. 10.64
Kopfhaltung bei
intraoralen Röntgen-
aufnahmen

Intraorale Röntgenaufnahmen

Bei intraoralen Röntgenaufnahmen befindet sich der **Film in der Mundhöhle**, während die Röntgenröhre außerhalb ist. Man verwendet dazu Zahnfilme der Größe 2 x 3 cm, 3 x 4 cm oder 4 x 5 cm.

Eine wesentliche Voraussetzung für gute Röntgenaufnahmen ist die richtige Kopfhaltung des Patienten. Der Kopf wird so eingestellt, dass sich der betreffende Kiefer bei der Röntgenaufnahme jeweils in der Horizontalen befindet.

a) im Unterkiefer   b) im Oberkiefer

Um eine möglichst maßgetreue Darstellung der Zähne und ihrer Umgebung zu erzielen, wurden verschiedene Aufnahmeverfahren entwickelt. Für die Praxis haben besondere Bedeutung:

• **Halbwinkeltechnik**
• **Rechtwinkeltechnik**
• **Paralleltechnik**.

Halbwinkeltechnik

Benutzt man keine Einstellungshilfen, so bilden Zahnachse und Filmebene aufgrund der anatomischen Verhältnisse einen Winkel. Der Zahn wird nur maßgetreu

Abb. 10.65
Einstellung nach der
Halbwinkeltechnik
(Isometrieregel)

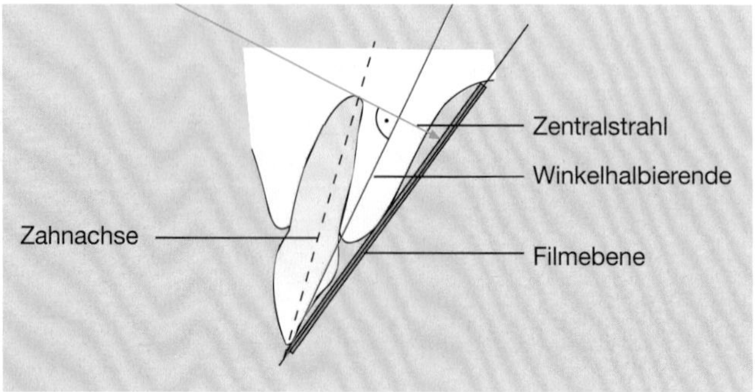

auf dem Film wiedergegeben, wenn der Zentralstrahl senkrecht auf die gedachte **Winkelhalbierungsebene** gerichtet wird, die den Winkel zwischen Zahnachse und Filmebene teilt. Der Zentralstrahl soll dabei durch den apikalen Bereich des Zahnes verlaufen (Abb. 10.65).

Wird der Zentralstrahl dagegen nicht senkrecht zur Winkelhalbierungsebene eingestellt, so entsteht eine verzerrte Aufnahme. Der Zahn erscheint dann verkürzt oder verlängert (Abb. 10.66).

Praktisches Vorgehen bei der Halbwinkeltechnik

Der Patient wird zunächst gebeten, eventuell vorhandene Prothesen herauszunehmen. Falls er eine Brille trägt, sollte er diese ablegen.

Anschließend wird dem Patienten eine **Strahlenschutzschürze** (Bleigleichwert mindestens 0,4 mm) angelegt, wobei auf einen sicheren Abschluss am Hals geachtet wird. Es kann auch mit einem **Strahlenschutzschild** gearbeitet werden, das zweckmäßigerweise erst nach Einstellung der Röntgenröhre angelegt wird.

Darauf wird der Kopf des Patienten mit der **Kopfstütze** richtig gelagert, sodass sich der zu untersuchende Kieferabschnitt in der Horizontalen befindet. Bei Oberkieferaufnahmen muss der Kopf entsprechend aufrecht eingestellt werden, während er bei Unterkieferaufnahmen leicht nach hinten geneigt wird (Abb. 10.64).

Nun wird die Röntgenröhre zunächst in die ungefähre Lage für die Aufnahme gebracht. Dabei gelten für die einzelnen Zahngruppen jeweils verschiedene Neigungswinkel zur Horizontalebene.

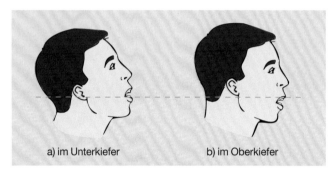

Zentralstrahl

Winkelhalbierende

Zahnachse

Filmebene

Neigungswinkel des Röntgentubus zur Horizontalebene		
Oberkiefer	Frontzähne	+ 55°
	Prämolaren	+ 45°
	Molaren	+ 35°
Unterkiefer	Frontzähne	- 20°
	Prämolaren	- 10°
	Molaren	- 5°

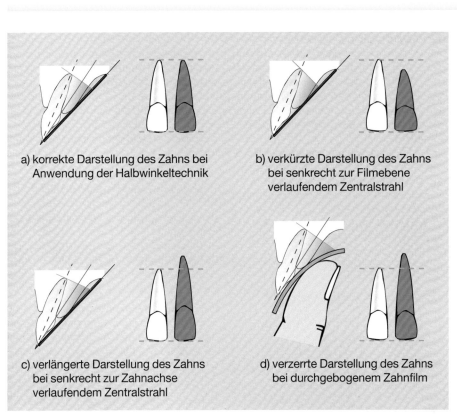

Abb. 10.66
Größenwiedergabe
eines Zahnes bei
unterschiedlichem
Strahlengang

a) korrekte Darstellung des Zahns bei Anwendung der Halbwinkeltechnik

b) verkürzte Darstellung des Zahns bei senkrecht zur Filmebene verlaufendem Zentralstrahl

c) verlängerte Darstellung des Zahns bei senkrecht zur Zahnachse verlaufendem Zentralstrahl

d) verzerrte Darstellung des Zahns bei durchgebogenem Zahnfilm

Die **Grobeinstellung** der Röntgenröhre noch vor dem Einlegen des Films ist vor allem Ungeübten zu empfehlen, damit der Patient den Röntgenfilm nicht zu lange im Mund halten muss.

Man kann sich die Einstellung der Röntgenröhre erleichtern, wenn man den Tubus auf die in Abb. 10.67 angegebenen Punkte ausrichtet. Für den Oberkiefer liegen diese Punkte auf einer Linie, die vom Ohrläppchen zum Nasenwinkel führt. Im Unterkiefer liegen diese Punkte ca. 6 mm über dem Unterrand des Unterkiefers.

Erst nachdem die Röntgenröhre in etwa richtig ausgerichtet ist, wird der Röntgenfilm eingelegt. Im Seitenzahnbereich wird in der Regel das **Querformat** und im Frontzahnbereich das **Hochformat** gewählt. Bei richtiger Lage überragt der Film die Kauflächen im Seitenzahnbereich um ca. 3-4 mm und im Frontzahnbereich um ca. 2 mm.

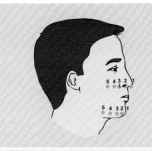

Abb. 10.67
Hilfspunkte für die
Einstellung des
Zentralstrahls auf die
Wurzelspitzen bei der
Halbwinkeltechnik

Oberkiefer
1 = mittlere Schneidezähne: Nasenspitze
2 = seitlicher Schneidezahn: Nasenflügel
3 = Eckzahn und 1. Prämolar: Nasenwinkel
4 = Prämolaren und 1. Molar: unterhalb der Pupille (seitliche Betrachtung bei geradeaus schauendem Patienten)
5 = 2. und 3. Molar: unterhalb des äußeren Augenwinkels und des Jochbeins

Unterkiefer
1 = mittlere und seitliche Schneidezähne beidseits
2 = mittlerer und seitlicher Schneidezahn einer Seite
3 = Eckzahn und 1. Prämolar
4 = Prämolaren und 1. Molar
5 = 2. und 3. Molar

Rechtwinkeltechnik
Parallaltechnik
→ siehe auch
Libromed-CD
Folien 10.55, 10.56

Abb. 10.68 – oben
Anwendung der
Rechtwinkeltechnik
bei einem oberen
Frontzahn

Abb. 10.69 – unten
Anwendung der Paral-
leltechnik bei einem
oberen Frontzahn

Der Patient wird nun gebeten, den Film mit dem Zeigefinger oder einer Klemme in dieser Position festzuhalten. Dazu sollte er stets die Hand der Gegenseite verwenden. Der Zahnfilm darf dabei nicht durchgebogen werden, da es sonst zu einer Verzerrung der darzustellenden Zähne kommt.

Nun erfolgt die **Feineinstellung** der Röntgenröhre, wobei der Zentralstrahl exakt zur Winkelhalbierenden eingestellt wird. Anschließend wird die Einschaltdauer bzw. das Aufnahmeobjekt am Röntgengerät eingestellt und die Röntgenaufnahme durchgeführt. Der Patient wird gebeten, den Kopf dabei ruhig zu halten.

Die Aufnahmen werden heutzutage grundsätzlich mit einem **Langtubus** gemacht. Der Langtubus hat den Vorteil, dass die Strahlen an seinem Ende paralleler verlaufen als bei einem Kurztubus. Die Zähne werden daher bei Verwendung eines Langtubus auf dem Film weniger stark vergrößert abgebildet als bei einem Kurztubus.

Rechtwinkel- und Paralleltechnik

Bei der Halbwinkeltechnik besteht stets die Schwierigkeit, die Winkelhalbierungsebene richtig abzuschätzen und den Zentralstrahl dazu senkrecht einzustellen. Die dabei auftretenden Ungenauigkeiten kann man mit der Rechtwinkel- bzw. Paralleltechnik umgehen.

Bei der **Rechtwinkeltechnik** wird mit einem rechtwinkeligen, starr mit dem Röntgengerät verbundenen Filmhalter gearbeitet (Abb. 10.68).

Bei der **Paralleltechnik** wird dagegen ein isolierter Filmhalter verwendet, mit dessen Hilfe die Filmebene parallel zur Zahnachse ausgerichtet wird. Der Zentralstrahl wird anschließend senkrecht zur Zahnachse und Filmebene eingestellt. Dabei wird ein **Visierring** als Hilfsmittel benutzt (Abb. 10.69).

Mit dieser Technik können sehr genaue Abbildungen der Zähne und der umgebenden Knochenstrukturen angefertigt werden. In der Parodontologie wird die Rechtwinkel- bzw. Paralleltechnik z. B. zum exakten Ausmessen von Knochentaschen verwendet.

Einstelltechnik nach Le Master

Wendet man die Halbwinkeltechnik an, so kommt es im Seitenzahnbereich des Oberkiefers häufig zu Überlagerungen der Molarenwurzeln durch das Jochbein. Von **Le Master** stammt daher die Empfehlung, zwischen Zahnkrone und Film eine Wattrolle zu legen, sodass Zahnachse und Film annähernd parallel liegen (Abb. 10.70). Dadurch wird der Einstellwinkel kleiner und es treten keine Überlagerungen mehr durch das Jochbein auf.

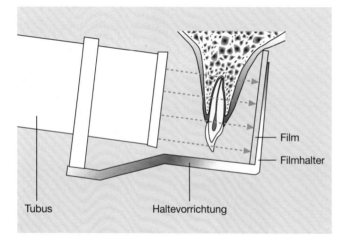

Film
Filmhalter
Tubus
Haltevorrichtung

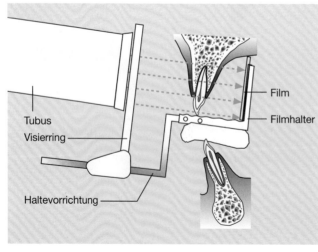

Film
Filmhalter
Tubus
Visierring
Haltevorrichtung

Bissflügelaufnahmen

Zur Karies- und Parodontaldiagnostik können Bissflügelaufnahmen durchgeführt werden. Man verwendet dazu im Allgemeinen Zahnfilme im Format 3 x 4 cm, die mit einem **Bissflügel** versehen sind. Der Patient beißt während der Aufnahme auf diesen Flügel und fixiert ihn somit in der vorgesehenen Position. Der Zentralstrahl wird senkrecht auf den Film gerichtet, sodass gleichzeitig die oberen und unteren Zahnkronen auf dem Film abgebildet werden (Abb. 10.71).

Mit einer Bissflügelaufnahme kann insbesondere **Approximalkaries** gut festgestellt werden (siehe LF 4.4).

Aufbissaufnahmen

Um eine Übersicht vom Gaumen oder Mundboden zu erhalten, kann man eine Aufbissaufnahme durchführen. Sie eignet sich insbesondere zur **Lagediagnostik** von verlagerten Zähnen, großen Zysten oder Speichelsteinen im Mundboden. Dazu wird ein Film zwischen die Zahnreihen gelegt und vom Patienten durch leichten Zubiss fixiert (Abb. 10.73).

Lagebestimmung von Zähnen, Wurzeln und Fremdkörpern

In den meisten Fällen kann die Lage eines Zahnes mit seinen Wurzeln durch eine einzelne Röntgenaufnahme mit ausreichender Genauigkeit festgestellt werden.

Filmnah gelegene Objekte werden schärfer abgebildet als filmfern gelegene.

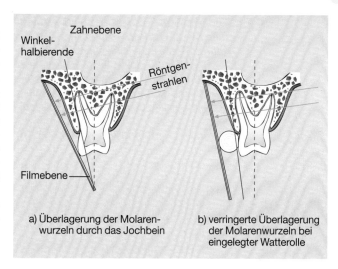

a) Überlagerung der Molarenwurzeln durch das Jochbein

b) verringerte Überlagerung der Molarenwurzeln bei eingelegter Watterolle

Abb. 10.70
Einstelltechnik nach Le Master

Le Master
→ siehe auch
Libromed-CD
Folie 10.61

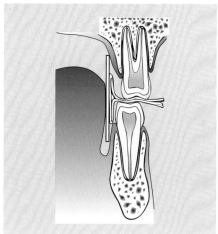

Abb. 10.71
Bissflügelaufnahme

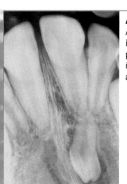

Abb. 10.72
Aufbissaufnahme im Oberkiefer bei palatinal gelegener überzähliger Zahnanlage

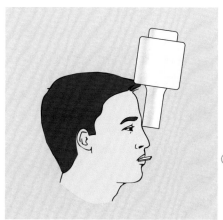

Abb. 10.73
Tubuseinstellung für eine Aufbissaufnahme im Oberkiefer

Aufbissaufnahmen
→ siehe auch
Libromed-CD
Folie 10.63

Zur genaueren Diagnostik sind **Aufnahmen in 2 Ebenen** empfehlenswert. So kann z. B. die Lage eines oberen verlagerten Eckzahnes durch eine Röntgenaufnahme in üblicher Paralleltechnik und eine zusätzliche **Aufbissaufnahme** exakt festgestellt werden. Erst durch die Aufbissaufnahme wird erkennbar, ob der Eckzahn palatinal oder vestibulär liegt.

Eine andere Möglichkeit der Lagebestimmung besteht darin, Aufnahmen mit unterschiedlicher Richtung des Zentralstrahls bei gleicher Lage von Objekt und Film durchzuführen.

Man unterscheidet:

– **orthoradiale Einstellung:** Der Zentralstrahl trifft in der Horizontalebene senkrecht auf den Zahn.
– **mesialexzentrische Einstellung:** Die Röntgenröhre wird nach mesial verschoben.
– **distalexzentrische Einstellung:** Die Röntgenröhre wird nach distal verschoben.

Mit dieser Aufnahmetechnik können z. B. Zahnwurzeln einzeln dargestellt werden, die sich bei orthoradialer Einstellung überlagern (Abb. 10.75). Weiterhin dienen die

Abb. 10.74 Unterschiedliche Einstellung des Zentralstrahls

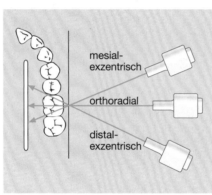

Abb. 10.75 Exzentrische Darstellung von Wurzeln

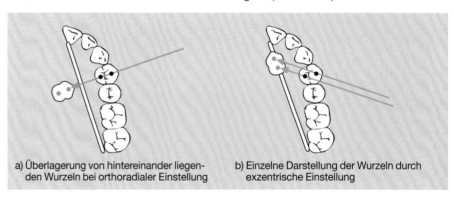

a) Überlagerung von hintereinander liegenden Wurzeln bei orthoradialer Einstellung

b) Einzelne Darstellung der Wurzeln durch exzentrische Einstellung

Abb. 10.76 Strahlengang bei einer Panorama-Schichtaufnahme

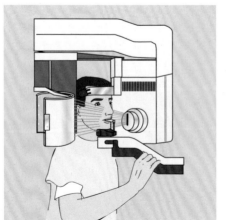

Extraorale Röntgenaufnahmen → siehe auch *Libromed-CD* Folien 10.66-10.72

exzentrischen Aufnahmen zur **Lagediagnostik** bei verlagerten Zähnen oder Fremdkörpern.

Extraorale Röntgenaufnahmen
Bei extraoralen Röntgenaufnahmen befindet sich der **Film außerhalb der Mundhöhle**. Zur Verminderung der Strahlenbelastung des Patienten werden dazu stets **Filmkassetten mit Verstärkerfolien** verwendet.

Man unterscheidet:
– Panoramaaufnahmen
– extraorale Unterkieferaufnahmen
– Kiefergelenkaufnahmen
– Übersichtsaufnahmen des Schädels.

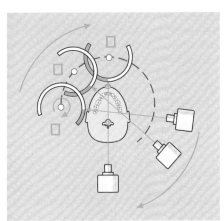

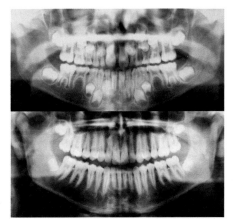

Abb. 10.77 – links
Abschnittsweise
Belichtung des Films
bei Panorama-
Schichtaufnahmen

Abb. 10.78 – rechts
Panorama-Schicht-
aufnahme (Orthopan-
tomogramm = OPG)
vom Wechselgebiss
eines 7-jährigen
Kindes (oben) und
vom bleibenden
Gebiss eines
19-jährigen (unten)

Bei den extraoralen Röntgenaufnahmen
haben die **Panorama-Schichtaufnahmen**
die größte Bedeutung für die Zahnarztpraxis. Es handelt sich dabei um Übersichtsaufnahmen des gesamten Kauorgans, die
nach einem speziellen Schichtaufnahme-
verfahren hergestellt werden. Röntgenröhre und Film werden dazu um den Kopf des
Patienten gedreht (Abb. 10.76), wobei der
Film abschnittsweise belichtet wird (Abb.
10.77).

In der kieferorthopädischen Diagnostik
werden als Spezialaufnahme häufig **Fern-
röntgenseitenaufnahmen (FRS)** und Röntgenaufnahmen der Hand durchgeführt.

Eine Fernröntgenseitenaufnahme ist eine
standardisierte seitliche Schädelaufnahme, die mit einem Fokus-Objekt-Abstand
von mindestens 1,5 m durchgeführt wird.
Der Kopf wird dazu mit einem speziellen
Einstellgerät fixiert, sodass die Aufnahmen
stets unter gleichen Bedingungen angefertigt werden.

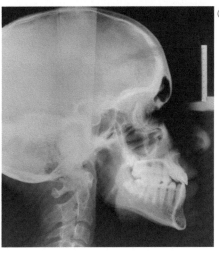

OPG, FRS
→ siehe auch
Libromed-CD
Folien 10.67-10.69

Abb. 10.79
Fernröntgenseiten-
aufnahme (FRS)

Röntgenaufnahmen der Hand sind ein
Hilfsmittel, um das Wachstumsalter eines
Patienten festzustellen. Es können daraus
Rückschlüsse auf die Kieferentwicklung
gezogen werden.

→ siehe auch
Libromed-CD
Folien 10.70-10.72

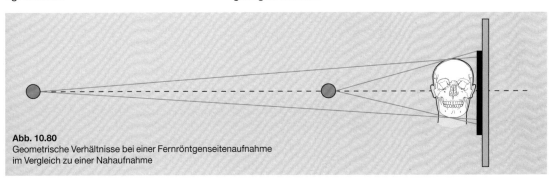

Abb. 10.80
Geometrische Verhältnisse bei einer Fernröntgenseitenaufnahme
im Vergleich zu einer Nahaufnahme

10.7.3 Entwicklung und Fixierung

Vergleiche zum
Filmaufbau
Seite 329

Bei einer konventionellen Röntgenaufnahme wird eine chemische Veränderung der belichteten Silberbromidteile des Röntgenfilms eingeleitet. Diese Veränderung bleibt jedoch ohne weitere chemische Bearbeitung unsichtbar.

Erst durch den **Entwicklungsvorgang** werden die belichteten Silberbromidteile in **schwarzes metallisches Silber** umgewandelt. Die nicht von Röntgenstrahlen getroffenen Silberbromidteile bleiben bei diesem Vorgang unverändert.

Durch den **Fixiervorgang** werden anschließend die **unbelichteten Silberbromidteile herausgelöst**. Dadurch wird verhindert, dass ein Röntgenbild durch Einwirkung der Lichtstrahlen nachbelichtet werden kann, da die Silberbromidschicht sowohl röntgen- als auch lichtempfindlich ist.

> Durch den **Entwicklungsvorgang** wird das Röntgenbild **sichtbar** und durch den **Fixiervorgang haltbar** gemacht.

Beim praktischen Vorgehen unterscheidet man die Handentwicklung von der maschinellen Filmentwicklung. Das Prinzip ist dabei jeweils gleich und lässt sich besonders gut am Beispiel der Handentwicklung erklären, die jedoch heutzutage nur noch selten durchgeführt wird.

Abb. 10.81
Entwicklungsautomat mit Tageslichtvorsatz zum Einlegen eines Films

Handentwicklung

Die Handentwicklung erfolgt in einer Dunkelkammer, in der sich ein schwaches Licht (15 W) mit rotem Filter befindet.

Die Filmbearbeitung gliedert sich in 4 Arbeitsschritte:
- Entwicklung
- Zwischenwässerung
- Fixierung
- Schlusswässerung.

Der zu entwickelnde Zahnfilm wird aus der Verpackung herausgenommen und mit Hilfe eines Metallrahmens oder Filmhalters zunächst in das **Entwicklerbad** gehängt. Dabei wird der Film am Anfang leicht hin- und herbewegt, damit sich keine Luftbläschen an der Filmoberfläche bilden. Im Bereich der Luftbläschen würde sonst keine Filmentwicklung erfolgen, sodass der Film in diesen Bereichen helle Flecken aufweisen würde. Die Entwicklungsdauer beträgt bei einer Temperatur von 18°C 5 Minuten.

Nach dieser Zeit wird der Film aus dem Entwicklerbad herausgenommen und in ein **Zwischenwasserbad** getaucht, um am Film verbliebene Entwicklerlösung gründlich abzuspülen. Dadurch wird eine Verunreinigung des anschließenden Fixierbades durch die Entwicklerlösung vermieden.

Im **Fixierbad** wird der Film für mindestens 10 Minuten belassen. Hier werden die nicht belichteten Silberbromidteile herausgelöst, sodass der Film später nicht nachdunkeln kann. Der Film verliert während des Fixiervorgangs seine milchige Trübung. Die Schwärzungen werden deutlicher, während die unbelichteten Stellen durchsichtig werden.

Anschließend erfolgt eine gründliche **Schlusswässerung** unter fließendem Wasser, um alle Chemikalienreste von Film und Filmhalter gründlich zu entfernen. Zum Schluss lässt man den Film trocknen.

Entwickler- und Fixierlösung lassen mit zunehmender Anwendungsdauer nach und müssen daher regelmäßig erneuert werden.

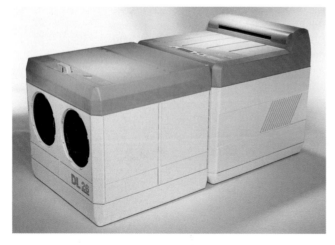

Maschinelle Filmentwicklung

In der zahnärztlichen Praxis wird heutzutage vor allem mit **Entwicklungsautomaten** gearbeitet. Bei der vollautomatischen Filmentwicklung müssen die Filme nur noch aus der Verpackung herausgenommen und in das Gerät gelegt werden. Im Gerät werden die Filme mit Hilfe von Transportrollen durch die einzelnen Bäder geleitet und abschließend mit Warmluft oder Infrarotlicht getrocknet. Eine Zwischenwässerung entfällt dabei, da die Entwicklerreste vor dem Fixierbad durch Quetschrollen ausgepresst werden.

Fehleranalyse

Bei Röntgenaufnahmen entstehen Fehler vor allem durch **Mängel bei der Filmverarbeitung**. Von der Röntgenröhre und ihrer Steuereinheit gehen dagegen nur selten Fehler aus.

- **Fingerabdrücke:** Sie entstehen, wenn der Film auf der Schichtfläche berührt wird. Filme sollen daher nur mit trockenen, sauberen Fingern an den Kanten angefasst werden.
- **Flecken:** Sie können durch aufgetropfte Chemikalien entstehen, wie z. B. Entwicklertropfen (schwarze Flecken) oder Fixierlösung (helle Flecken). Eine weitere Ursache können Luftbläschen auf der Filmoberfläche während der Filmverarbeitung sein. So verhindern Luftbläschen auf dem Film im Entwicklerbad eine Schwärzung an der betreffenden Stelle, sodass die Röntgenaufnahme in diesem Bereich später einen hellen Fleck aufweist.

Ursache	Röntgenaufnahme zu dunkel	Röntgenaufnahme zu hell
Entwickler	zu konzentriert	zu schwach, verbraucht
Temperatur des Entwicklers	zu hoch	zu niedrig
Entwicklungszeit	zu lang	zu kurz
Filmempfindlichkeit	zu hoch	zu niedrig
Film ist	durch Licht oder Röntgenstrahlen vorbelichtet (z. B. zu helle Dunkelkammerleuchte)	
Filmlagerung	zu lang oder falsch	
Belichtung	zu lang	zu kurz
Röhrenspannung oder Stromstärke der Röntgenröhre	zu hoch	zu niedrig

- **Kratzer:** Mit Filmklammern, Pinzetten oder Fingernägeln kann insbesondere der nasse Film leicht verkratzt werden.
- **Druck- und Knickstellen:** Drückt man beim Beschriften einer Filmhülle stark auf, so kann die Schrift auch auf dem Film sichtbar werden. Knickstellen können z. B. Streifen auf dem Röntgenbild ergeben.
- **Farbschleier:** Farbig schillernde Schleier auf dem Röntgenbild können unter anderem durch eine Verunreinigung des Entwicklers mit Fixierlösung oder durch eine verbrauchte Fixierlösung entstehen.

Tab. 10.1
Mögliche Ursachen zu heller oder zu dunkler Röntgenaufnahmen

Abb. 10.82
Fehler bei der Einstelltechnik

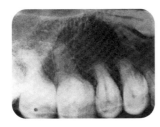

Fehler
verkürzt dargestellte Zähne

Ursache
zu steiler Einstellwinkel

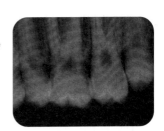

Fehler
verlängert und unscharf dargestellte Zähne

Ursache
zu flacher Einstellwinkel

10.7.4 Digitale Röntgenverfahren

Digitale Röntgentechnik
→ siehe auch
Libromed-CD
Folien 10.49-10.51
und 10.104-10.107

Digitale Röntgenverfahren werden auch als **digitale Radiographie** bezeichnet. Hierbei werden Röntgenbilder erzeugt, indem die Strahlungsintensität hinter einem Objekt durch geeignete Sensoren aufgezeichnet wird. Dabei werden **Grauwerte** gemessen, die elektronisch bearbeitet, gespeichert und über einen Monitor dargestellt werden können.

Digitale Radiographie	– Aufzeichnung der Röntgenstrahlen mit einem elektronischen Sensor

Radio- : bedeutet Strahl
-graphie : bedeutet Aufzeichnungsverfahren
digital : Darstellung von Daten und Informationen durch ganzzahlige Werte
(allgemeine Bedeutung: mit dem Finger; digitus lat. - Finger)

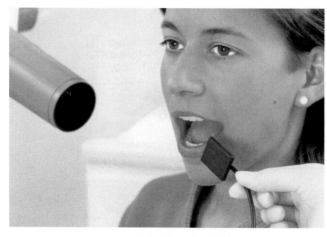

Abb. 10.83
Digitale Röntgentechnik bei einer intraoralen Aufnahme mit elektronischem Sensor

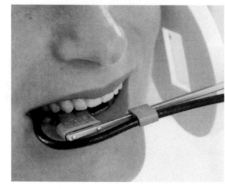

Abb. 10.84
Rechtwinkeltechnik beim digitalen Röntgen

Man unterscheidet 2 Verfahren:
– **Direkte digitale Systeme** mit **elektronischen Sensoren**, die über ein Kabel mit einem Rechner verbunden sind und das Bild nahezu ohne Verzögerung darstellen können.
– **Indirekte digitale Systeme** mit **Speicherfolien**, die nach dem Röntgen mit einem Laser-Scanner ausgelesen werden. Durch den Lesevorgang entsteht dabei eine kleine Verzögerung bis zur Bilddarstellung.

Direkte digitale Röntgentechnik

Statt eines Röntgenfilms bei der konventionellen Röntgentechnik wird ein **elektronischer Sensor** verwendet, der die auftreffenden Röntgenstrahlen in elektrische Signale umwandelt. Dieser Sensor ist über ein Kabel mit einem Rechner verbunden, der die elektrischen Signale zu einem Bild verarbeitet, das auf einem Monitor dargestellt werden kann (Abb. 10.85).
Die Röntgenaufnahme ist direkt verfügbar und kann bei einem Praxisnetzwerk entsprechend übertragen und abgerufen werden. Ein Nachteil ist jedoch die Größe des Sensors und die manchmal störende Kabelverbindung vom Sensor zum Rechner.

Indirekte digitale Röntgentechnik

Bei der indirekten Technik wird eine **Speicherfolie** verwendet, die keine Kabelverbindung zum Rechner hat. Größe und Handhabung der Speicherfolien entsprechen dabei etwa den üblichen Zahnfilmen. Auf der Speicherfolie ist das Bild zunächst noch nicht erkennbar. Die Speicherfolie muss erst in einem **Laser-Scanner** eingelesen werden, wobei ein Laserstrahl die Folie abtastet. Die dabei entstehenden elektrischen Signale werden in einem Rechner zu einem digitalen Bild verarbeitet (Abb. 10.85).
Die Speicherfolie kann danach erneut verwendet werden. Sie wird dazu nach dem Einlesen neutralisiert (gelöscht) und bei intraoralen Aufnahmen aus hygienischen Gründen mit einer Schutzhülle versehen.

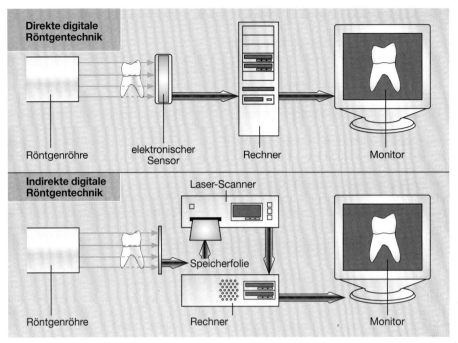

Abb. 10.85
Prinzip der digitalen
Röntgentechniken

**Direkte digitale
Röntgentechnik**

Röntgenröhre   elektronischer
Sensor   Rechner   Monitor

**Indirekte digitale
Röntgentechnik**   Laser-Scanner

Speicherfolie

Röntgenröhre   Rechner   Monitor

10.7.5 Strahlenschutz – Röntgen-
verordnung

Strahlenbiologische Grundlagen

Röntgenstrahlen schädigen lebendes Gewebe. Gefahren, die sich durch Röntgenstrahlen für den Menschen ergeben, hängen ab von:
– Strahlenmenge (Dosis),
– bestrahltem Volumen (Ganzkörper- oder
Teilkörperbelastung)
– Strahlenempfindlichkeit des Gewebes.

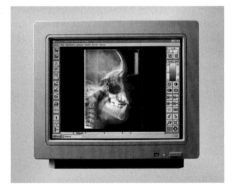

Abb. 10.86
Digitale Fernröntgen-
seitenaufnahme (FRS)
auf einem Monitor zur
computergestützten
Vermessung

Tab. 10.2
Vor- und Nachteile der
direkten digitalen
Röntgentechnik bei
intraoralen Aufnahmen
gegenüber der kon-
ventionellen Technik

Direkte digitale Röntgentechnik bei intraoralen Aufnahmen	
Vorteile	**Nachteile**
• geringere Strahlendosis • keine Filmentwicklung mit umweltbelastenden Chemikalien • Bild steht sofort zur Verfügung • Bildnachbearbeitung möglich (z. B. Ausschnittsvergrößerung, Verstärkung von Kontrasten, Längenmessung) • Datenübertragung möglich (Vernetzung) • Platz sparende Archivierung mit schnellem Zugriff	• gegenüber Zahnfilmen schwierigere Handhabung der Sensoren (größere Dicke, störendes Kabel) • keine ausreichende Bildqualität von Ausdrucken

**Ionisierende
Strahlung,
Strahlenbiologie**
→ siehe auch
Libromed-CD
Folien 10.75-10.84

Besonders strahlenempfindlich sind Zellen mit einer hohen Teilungsrate wie Knochenmarkzellen, Fortpflanzungszellen, embryonale Zellen und schnell wachsende Tumorzellen.

Zur exakten Bestimmung einer Strahlendosis werden die Begriffe Energiedosis, Ionendosis und Äquivalentdosis verwendet.

Unter der **Energiedosis** versteht man die pro kg Materie (hier: Körpergewebe) aufgenommene (absorbierte) Strahlungsenergie. Ihre Maßeinheit ist **Gray (Gy)**.

Mit der **Ionendosis** wird die ionisierende Wirkung von Strahlen gemessen. Man versteht darunter die Bildung von positiv oder negativ geladenen Teilchen (so genannten Ionen). Die Einheit der Ionendosis ist **Coulomb/kg**.

Die **Äquivalentdosis** ist die entscheidende Größe zur Beurteilung einer **biologischen Strahlenwirkung**. Erst durch diesen Begriff wird berücksichtigt, dass die verschiedenen Strahlarten unterschiedliche biologische Wirkungen haben.

Man errechnet die Äquivalentdosis durch Multiplikation der Energiedosis mit einem Faktor, der die biologische Wirkung der Strahlenart bewertet. Dieser Faktor ist für Röntgenstrahlen 1, sodass die Energiedosis und Äquivalentdosis in diesem Fall

gleich sind. Die Maßeinheit der Äquivalentdosis ist **Sievert (Sv)**.

Jede einzelne, sachgerecht vorgenommene Röntgenaufnahme in der Zahnarztpraxis hat nur eine geringe schädigende Wirkung. Die im Laufe des Lebens auf den menschlichen Körper einwirkenden Röntgenstrahlen addieren sich jedoch zu immer höheren Dosen und können so zu krankhaften Veränderungen führen.

In der Zahnmedizin kann nicht auf die Anwendung von Röntgenstrahlen verzichtet werden. Zum Schutz von Zahnarzt, Zahnmedizinischer Fachangestellten und Patient wurden daher umfangreiche Strahlenschutzbestimmungen eingeführt.

Die **gesetzliche Grundlage** zum Betrieb einer Röntgeneinrichtung ist die
– Verordnung über den Schutz vor Schäden durch Röntgenstrahlen (Röntgenverordnung - RöV) vom 08.01.1987 mit mehreren nachfolgenden Änderungen und die
– Verordnung zur Änderung der Röntgenverordnung und anderer atomrechtlicher Verordnungen vom 18.06.2002.

Die Vorschriften der Röntgenverordnung sind bei der Anwendung von Röntgenstrahlen beim Menschen exakt einzuhalten. Der Text der Röntgenverordnung muss in jeder Zahnarztpraxis mit einer Röntgeneinrichtung in der aktuellen Fassung zur Einsicht ständig verfügbar gehalten werden (§18 Abs.1 Nr. 4).

Es folgen Hinweise auf wichtige Paragraphen der Röntgenverordnung mit ergänzenden Erläuterungen.

Anwendung von Röntgenstrahlen durch Zahnmedizinische Fachangestellte

Zahnmedizinische Fachangestellte sind zur technischen Durchführung von Röntgenuntersuchungen an Menschen berechtigt, wenn:
– sie **unter ständiger Aufsicht und Verantwortung eines Zahnarztes (bzw. Arztes)** sind, der die erforderliche Fachkunde im Strahlenschutz besitzt, und

Dosisbegriffe	
Energiedosis (Gray = Gy)	– Energie, die von ionisierender Strahlung auf Materie übertragen und dort absorbiert wird (Energie pro Kilogramm bestrahlter Masse)
Ionendosis (Coulomb/kg)	– elektrische Ladung der durch ionisierende Strahlung in Luft erzeugten positiv oder negativ geladenen Ionen (pro kg Luft)
Äquivalentdosis (Sievert = Sv)	– Maß für die biologische Wirkung einer ionisierenden Strahlung (wird durch Multiplikation der Energiedosis mit einem Bewertungsfaktor errechnet)

Ionisierende Strahlung ist so energiereich, dass sie beim Durchstrahlen von Materie positiv oder negativ geladene Ionen bildet. Dazu gehört neben der **Röntgenstrahlung** auch die **Alpha,- Beta - und Gammastrahlung**.

– sie die erforderlichen **Kenntnisse im Strahlenschutz** besitzen (§24 Abs.2 Nr.4).

Die erforderlichen Kenntnisse im Strahlenschutz werden mit Bestehen der **Abschlussprüfung** als Zahnmedizinische Fachangestellte erworben, wenn die zuständige Behörde zuvor festgestellt hat, dass in dieser Ausbildung die erforderlichen Kenntnisse und praktischen Erfahrungen im Strahlenschutz vermittelt werden.

Die Kenntnisse im Strahlenschutz müssen **mindestens alle 5 Jahre aktualisiert** werden. Dazu ist die erfolgreiche Teilnahme an einem von der zuständigen Stelle anerkannten Kurs oder anderen von der zuständigen Stelle als geeignet anerkannten Fortbildungsmaßnahmen erforderlich (§18a).

Kenntnisse im Strahlenschutz, die vor In-Kraft-Treten der geänderten Röntgenverordnung am 01.07.2002 erworben und bescheinigt wurden, gelten weiter. Sie müssen aber ebenfalls aktualisiert werden, wobei Übergangsregelungen bestehen (§45).

Beim Betrieb einer Röntgeneinrichtung ist dafür zu sorgen, dass damit beschäftigte Zahnmedizinische Fachangestellte anhand einer deutschsprachigen Gebrauchsanweisung durch eine entsprechend qualifizierte Person in die **sachgerechte Handhabung** eingewiesen werden. Über die Einweisung ist eine Aufzeichnung anzufertigen (§18 Abs.1 Nr.1).

Weiterhin sind **schriftliche Arbeitsanweisungen** für die an dieser Einrichtung häufig vorgenommenen Untersuchungen zu erstellen. Die Arbeitsanweisungen sind für die dort tätigen Mitarbeiter jederzeit zur Einsicht bereitzuhalten und auf Anforderung der zuständigen Stelle zu übersenden (§18 Abs.2).

Anwendungsgrundsätze

Röntgenstrahlen dürfen beim Menschen in Ausübung der Heilkunde (Medizin) oder Zahnheilkunde nur angewendet werden, wenn ein Arzt bzw. Zahnarzt mit der erforderlichen Fachkunde im Strahlenschutz hierfür die **rechtfertigende Indikation** ge-

stellt hat (§23 Abs.1). Dazu muss der gesundheitliche **Nutzen** der Anwendung gegenüber dem **Strahlenrisiko** überwiegen.

Um eine unnötige Strahlenbelastung zu vermeiden, sind die Patienten über **frühere Anwendungen von Röntgenstrahlen**, die für die vorgesehene Röntgenuntersuchung von Bedeutung sind, zu befragen (§23 Abs.2).

Gebärfähige Frauen sind zu befragen, ob eine **Schwangerschaft** besteht oder bestehen könnte. Bei bestehender oder nicht auszuschließender Schwangerschaft ist die Dringlichkeit der Röntgenuntersuchung besonders zu prüfen (§23 Abs.3).

Die durch eine Röntgenuntersuchung bedingte Strahlenbelastung ist so weit einzuschränken, wie dies mit den Erfordernissen der medizinischen Wissenschaft zu vereinbaren ist (§25 Abs.2).

Körperbereiche, die bei der vorgesehenen Anwendung von Röntgenstrahlen nicht von der Nutzstrahlung getroffen werden müssen, sind vor einer Strahlenbelastung so weit wie möglich zu schützen. Dazu werden in der Praxis **Schutzschürzen** oder entsprechende **Strahlenschutzschilde** verwendet. Dabei ist jeweils auf einen sicheren Abschluss im Halsbereich zu achten, damit es nicht zu einer unbeabsichtigten Bestrahlung der Schilddrüse kommt.

Ist bei Frauen trotz bestehender oder nicht auszuschließender Schwangerschaft die Anwendung von Röntgenstrahlung geboten, sind alle Möglichkeiten zur Herabsetzung der Strahlenbelastung der Schwangeren und insbesondere des ungeborenen Kindes auszuschöpfen (§25 Abs.2).

Aufzeichnungen

Über jede Anwendung von Röntgenstrahlen am Menschen sind Aufzeichnungen anzufertigen (§28 Abs.1). Die Aufzeichnungen über Röntgenuntersuchungen müssen enthalten:

– Angaben des Patienten über frühere Anwendungen von Röntgenstrahlen, die für die vorgesehene Röntgenauf-

Röntgenverordnung
→ siehe auch
Libromed-CD
Folien 10.85-10.107

Röntgen durch ZFA
→ siehe auch
Libromed-CD
Folien 10.86-10.88

nahme von Bedeutung sind
– bei Frauen im gebärfähigen Alter, ob eine Schwangerschaft besteht oder bestehen könnte
– Zeitpunkt und Art der Röntgenuntersuchung
– untersuchte Körperregion
– Angaben zur rechtfertigenden Indikation
– den erhobenen Befund
– Strahlenbelastung des Patienten oder die erforderlichen Daten und Angaben zur Ermittlung der Strahlenbelastung.

Die Aufzeichnungen sind gegen unbefugten Zugriff und unbefugte Änderung zu sichern.

Dem Patienten ist auf Wunsch eine Abschrift oder Ablichtung der Aufzeichnungen zu überlassen. Bei Röntgenuntersuchungen sind **Röntgenpässe** bereitzuhalten und dem untersuchten Patienten anzubieten. Wird ein Röntgenpass ausgestellt oder legt der Patient einen Röntgenpass vor, so müssen eingetragen werden:
– Zeitpunkt und Art der Röntgenuntersuchung
– untersuchte Körperregion
– Angaben zum untersuchenden Arzt bzw. Zahnarzt.

Röntgenbilder und die zugehörigen Aufzeichnungen sind **10 Jahre lang** nach der letzten Untersuchung **aufzubewahren**. Röntgenbilder und die Aufzeichnungen von Röntgenuntersuchungen eines Patienten, der das 18. Lebensjahr noch nicht vollendet hat, sind bis zur Vollendung des 28. Lebensjahres des Patienten aufzube-

RÖNTGEN-PASS
Röntgennachweisheft gemäß
§ 28 Röntgenverordnung

(Name)

(Vorname)

(Geburtsdatum)

(Straße)

(PLZ, Wohnort)

Abb. 10.87
Überprüfung der Filmverarbeitung und der optischen Dichte (Schwärzung) bei einem Zahnfilm (wöchentlich/monatlich)

wahren. Wird also bei einem 6-jährigen Kind eine Röntgenaufnahme gemacht, so sind die Aufnahme und die Aufzeichnungen 22 Jahre aufzubewahren!

Röntgenbilder und die zugehörigen Aufzeichnungen können als Wiedergabe auf einem **Bildträger** oder auf anderen **Datenträgern** aufbewahrt werden, wenn sichergestellt ist, dass die Wiedergaben oder die Daten

1. mit den Bildern oder Aufzeichnungen bildlich oder inhaltlich übereinstimmen, wenn sie lesbar gemacht werden und
2. während der Dauer der Aufbewahrungsfrist verfügbar sind und jederzeit innerhalb angemessener Zeit lesbar gemacht werden können,

und sichergestellt ist, dass während der Aufbewahrungszeit keine Informationsänderungen oder -verluste eintreten können.

Röntgenaufnahmen und Röntgenaufzeichnungen sind anderen Ärzten oder Zahnärzten auf ihr Verlangen vorübergehend zu überlassen. Auch ohne dieses Verlangen sind die Röntgenaufnahmen und Aufzeichnungen dem Patienten zur Weiterleitung an einen später untersuchenden oder behandelnden Arzt oder Zahnarzt vorübergehend zu überlassen, wenn zu erwarten ist, dass dadurch eine weitere Untersuchung mit Röntgenstrahlung vermieden werden kann. Auf die Pflicht zur Rückgabe der Röntgenaufnahmen und Aufzeichnungen an den Aufbewahrungspflichtigen ist in geeigneter Weise hinzuweisen.

Qualitätssicherung

Vor Inbetriebnahme ist eine **Abnahmeprüfung** der Röntgeneinrichtung durch den Hersteller oder Lieferanten durchzuführen (§16 Abs.2). Dabei werden Aufnahmen von Prüfkörpern angefertigt, die als Vergleichsfilme für spätere **Konstanzprüfungen** dienen. Im Protokoll der Abnahmeprüfung werden alle wichtigen technischen Daten wie Belichtungszeit, Spannungswert und verwendetes Filmmaterial vermerkt, damit die späteren Konstanzprüfungen unter gleichen Bedingungen gemacht werden können. Die Aufzeich-

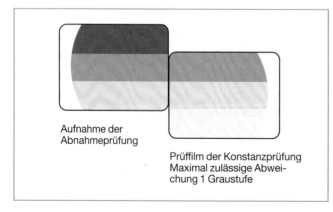

Aufnahme der Abnahmeprüfung

Prüffilm der Konstanzprüfung Maximal zulässige Abweichung 1 Graustufe

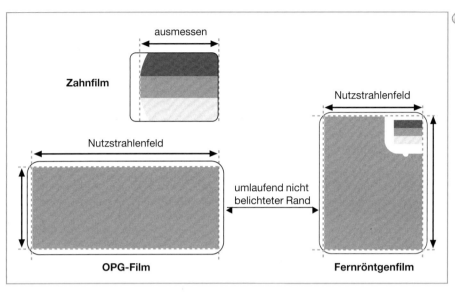

ausmessen

Zahnfilm

Nutzstrahlenfeld

OPG-Film

Nutzstrahlenfeld

umlaufend nicht
belichteter Rand

Fernröntgenfilm

Qualitätssicherung
→ siehe auch
Libromed-CD
Folien 10.97-10.107

Abb. 10.88
Prüfung des Nutz-
strahlenfeldes
(monatlich)

nungen der Abnahmeprüfung sind mit den Aufnahmen der Prüfkörper für die Dauer des Betriebes der Röntgeneinrichtung, mindestens jedoch bis 2 Jahre nach dem Abschluss der nächsten vollständigen Abnahmeprüfung aufzubewahren.

Nach jeder Änderung der Einrichtung oder ihres Betriebes, welche die Bildqualität oder die Höhe der Strahlenexposition beeinflussen kann, ist dafür zu sorgen, dass eine Abnahmeprüfung durch den Hersteller oder Lieferanten durchgeführt wird, die sich auf die Änderung und deren Auswirkungen beschränkt.

In regelmäßigen Zeitabständen, mindestens jedoch **monatlich**, ist eine **Konstanzprüfung** durchzuführen (§16 Abs.3), um festzustellen, ob die Bildqualität und die Höhe der Strahlenbelastung noch den Angaben der Abnahmeprüfung entsprechen.

Bei der **Filmverarbeitung** ist die Konstanzprüfung in der Zahnheilkunde mindestens **wöchentlich** durchzuführen.

Das Ergebnis der Konstanzprüfungen ist mit den Aufnahmen der Prüfkörper 2 Jahre aufzubewahren. Ist die erforderliche Bildqualität nicht mehr gegeben oder nur mit einer höheren Strahlenbelastung des Patienten zu erreichen, ist unverzüglich die Ursache zu ermitteln und zu beseitigen.

Die Konstanzprüfung ist somit ein einfaches Verfahren zur **Qualitätssicherung**. Die Aufzeichnungen sind der zuständigen zahnärztlichen Stelle (Zahnärztekammer) auf Verlangen vorzulegen.

Kontrollbereich und betrieblicher Überwachungsbereich

Bereiche, in denen Personen im Kalenderjahr eine effektive Dosis von mehr als 6 Millisievert erhalten können, sind als **Kontrollbereiche** abzugrenzen (§19 Abs.1). Sie müssen während der Einschaltzeit gekennzeichnet sein. Dabei müssen deutlich sichtbar die Worte „Kein Zutritt - Röntgen" zu lesen sein. Die Kennzeichnung muss

**Konstanzprüfung
beim digitalen
Röntgen**
→ siehe auch
Libromed-CD
Folien 10.104-10.107

Abb. 10.89
Überprüfung der Dunkelraum-Beleuchtung
(jährlich)

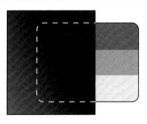
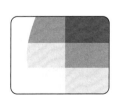

Ein belichteter Prüffilm wird halbseitig bedeckt ca. 1 Minute der Dunkelraum-Beleuchtung ausgesetzt.

Danach wird der Film entwickelt. Es darf dann kein Dichteunterschied zwischen beiden Seiten erkennbar sein.

auch während der Betriebsbereitschaft vorhanden sein.

Neben dem Kontrollbereich unterscheidet man noch den **betrieblichen Überwachungsbereich** mit geringerer Strahlenbelastung, in denen Personen im Kalenderjahr eine effektive Dosis von mehr als 1 Millisievert erhalten können (§19 Abs.1).

Im Kontrollbereich hat das Personal eine ausreichende **Schutzkleidung** zu tragen, soweit nicht bereits durch die Einrichtung ein ausreichender Schutz gewährleistet ist. Der Aufenthalt im Kontrollbereich ist dabei auf das unbedingt notwendige Maß zu beschränken.

Zur Überwachung der Strahlenbelastung muss das Personal im Kontrollbereich **Strahlendosismessgeräte** (sog. **Dosimeter**) tragen. In der Röntgenverordnung sind dazu **höchstzulässige Strahlendosen** festgelegt worden. Zusätzlich sind für das Personal im Kontrollbereich regelmäßige gesundheitliche Untersuchungen bei dazu ermächtigten Ärzten vorgeschrieben. Nach umfangreichen Dosismessungen umfasst der Kontrollbereich bei Dentalröntgengeräten eine Zone von 1,50 m um die Strahlenquelle. Das Röntgengerät soll daher aus einer Entfernung von mindestens 1,50 m ausgelöst werden, wobei man sich hinter dem Strahlenaustrittsfenster befinden soll. Ist dies aus räumlichen Gründen nicht möglich, so müssen geeignete zusätzliche **Strahlenschutzschilde**

oder **Strahlenschutzwände** installiert werden, da sich der Zahnarzt oder die Zahnmedizinische Fachangestellte sonst während der Aufnahmen im Kontrollbereich mit allen oben genannten Konsequenzen befindet!

Bei den zahnmedizinischen Röntgenuntersuchungen ist der Aufenthalt von Zahnarzt bzw. Zahnmedizinischer Fachangestellten im Kontrollbereich während der Aufnahme nicht erforderlich. Der Zahnfilm wird grundsätzlich mit einem Filmhalter oder durch den Finger des Patienten gehalten. Der Auslöseknopf befindet sich stets außerhalb des Kontrollbereiches.

Wenn eine Person geröntgt werden soll, die den Film selbst nicht festhalten kann, so sollte eine Begleitperson unter Beachtung der Strahlenschutzvorschriften zu Hilfe gebeten werden.

Der Zahnarzt und die Zahnmedizinische Fachangestellte haben sich grundsätzlich nicht im Kontrollbereich aufzuhalten. Sonst müssten Schutzkleidung sowie Strahlendosismessgeräte (Dosimeter) getragen werden.

Unterweisung

Personen, denen der Zutritt zum Kontrollbereich gestattet wird, sind vor dem erstmaligen Zutritt über die Arbeitsmethoden, die möglichen Gefahren, die anzuwendenden Sicherheits- und Schutzmaßnahmen und den für ihre Beschäftigung oder Anwesenheit wesentlichen Inhalt der Röntgenverordnung und der Strahlenschutzanweisung zu unterweisen (§36). Die Unterweisung ist mindestens einmal im Jahr zu wiederholen.

Frauen sind im Rahmen der Unterweisungen darauf hinzuweisen, dass eine Schwangerschaft im Hinblick auf die Risiken einer Strahlenbelastung für das ungeborene Kind so früh wie möglich mitzuteilen ist.

Über den Inhalt und den Zeitpunkt der Unterweisung sind Aufzeichnungen zu führen, die von der unterwiesenen Person zu unterzeichnen sind. Die Aufzeichnungen sind 5 Jahre aufzubewahren.

Kontrollbereich
mehr als 6 mSv
im Jahr

**Überwachungs-
bereich**
mehr als 1 mSv
im Jahr

Abb. 10.90
Kontrollbereich
bei einem Dental-
röntgengerät

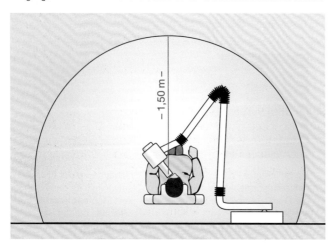

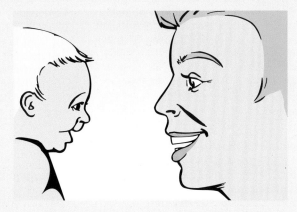

Fallsituation

Frau K. kommt alle 6 Monate zur zahnärztlichen Untersuchung in die Praxis.
Vor 3 Monaten ist sie Mutter geworden. Schwangerschaft und Geburt verliefen komplikationslos. Während der Schwangerschaft hat sie dabei besonderen Wert auf eine ausgewogene Ernährung und sorgfältige Mundpflege gelegt. Heute hat Frau K. ihren Sohn Felix mitgebracht. Er wird regelmäßig von ihr gestillt und hat sich gut entwickelt.
Bei der eingehenden Untersuchung stellt Dr. Müller bei Frau K. ein tadelloses Gebiss fest. Die Zähne sind kariesfrei und parodontal gesund.
Frau K. möchte, dass ihr Sohn später auch gesunde Zähne hat. Darum fragt sie Dr. Müller, was sie für eine gesunde Entwicklung der Zähne bei ihrem Sohn Felix tun kann.

Fragen zur Fallsituation

1. Wann kommen bei Felix die ersten Zähne?
2. Welche Grundsäulen der Karies- und Parodontalprophylaxe kennen sie?
3. In welchem Alter sollte man mit Prophylaxemaßnahmen beginnen?
4. Von welchem Lebensalter an sollte man regelmäßig Zähne putzen?

Prophylaxe – von klein auf, ein Leben lang!

Prophylaxe
→ siehe auch
Libromed-CD
Folie 11.1

Abrechnung von
Prophylaxemaßnahmen
→ siehe **Leistungsabrechnung Band II**
LF 11.1 bei Kassenabrechnung
LF 11.2 bei Privatabrechnung

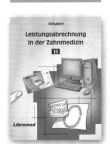

11.1 Grundlagen

11.1.1 Formen der Prophylaxe

Unter **Prophylaxe** versteht man vorbeugende Maßnahmen zur Verhütung von Krankheiten.
Gleichbedeutend wird auch der Begriff **Prävention** verwendet (siehe LF 3.1.2).

Prophylaxe ist ein umfassender Ansatz in der modernen Zahnmedizin. Dabei unterscheidet man 3 Stufen (siehe auch S. 80):
Primäre Prävention – alle Maßnahmen zur Erhaltung und Festigung der Gesund-

heit (z. B. Vorbeugung von Karies und Parodontalerkrankungen durch gesunde Ernährung, sorgfältige Mundhygiene und regelmäßige Fluoridierung).

Sekundäre Prävention – Maßnahmen zur Früherkennung und Frühbehandlung von Krankheiten (z. B. frühzeitige Karies- und Parodontaldiagnostik, Maßnahmen zur Remineralisation von initialen Schmelzveränderungen, KFO-Frühbehandlung).

Tertiäre Prävention – Maßnahmen zur Behandlung einer Krankheit, um eine Verschlimmerung zu verhindern und Krank-

Grundsätze der Prävention
→ siehe Lernfeld 3.1, S. 80, Abb. 3.1

heitsfolgen auszugleichen. Dazu gehört z. B. die **Wiederherstellung (Rehabilitation)** von Form und Funktion des Kauorgans durch Füllungen, Kronen, Brücken und Prothesen.

Rehabilitation – Wiederherstellung
(re- lat. - wieder; habilis lat. - passend, tauglich)

Zahnmedizinische Prophylaxe

Bei der zahnmedizinischen Prophylaxe unterscheidet man 3 Teilbereiche:

- **Kariesprophylaxe**
  Vorbeugung von Karies durch:
  - gesunde Ernährung
  - sorgfältige Mundhygiene
  - regelmäßige Fluoridierung
  - Fissurenversiegelung.
- **Parodontalprophylaxe**
  Vorbeugung von Parodontalerkrankungen durch:
  - allgemeine Maßnahmen (gesunde Ernährung, nicht Rauchen, Behandlung von Allgemeinerkrankungen z. B. Diabetes mellitus)
  - lokale Maßnahmen (sorgfältige Mundhygiene, professionelle Zahnreinigung, korrekte Ausformung von Füllungs- und Kronenrändern)
  - funktionelle Maßnahmen (Beseitigung von Okklusions- und Artikulationsstörungen).

Kieferorthopädische Prophylaxe

Vorbeugung von Gebissfehlentwicklungen z. B. durch:
- ausreichende Vitamin- und Mineralstoffzufuhr
- Ausschalten von sog. Habits (schädliche Angewohnheiten wie z. B. Daumenlutschen)
- Erhaltung der Milchzähne als Platzhalter für die bleibenden Zähne
- Entfernung bleibender Zähne, die zu einem Engstand führen können.

Zielgruppen der Prophylaxe

Nach der Zielgruppe der Prophylaxe unterscheidet man:
- **Individualprophylaxe** – vorbeugende Maßnahmen beim einzelnen Patienten (individuell durch den Zahnarzt und seine qualifizierten Mitarbeiter in der Zahnarztpraxis)
- **Gruppenprophylaxe** – vorbeugende Maßnahmen bei bestimmten Bevölkerungsgruppen (in Kindergärten, Schulen und anderen Einrichtungen außerhalb der Zahnarztpraxis)
- **Kollektivprophylaxe** – vorbeugende Maßnahmen für große Teile der Bevölkerung (z. B. durch Salzfluoridierung, Trinkwasserfluoridierung).

11.1.2 Aufbau der Karies- und Parodontalprophylaxe

Karies und Parodontalerkrankungen sind die häufigsten Krankheiten in unserer Wohlstandsgesellschaft.

Zahnschäden sind jedoch vermeidbar. Man muss diese Zivilisationskrankheiten nicht bekommen, wenn man ihnen entsprechend vorbeugt. Man hat es – im wahrsten Sinn des Wortes – selbst in der Hand, sich wirksam und dauerhaft vor Zahnschäden zu schützen.

Karies und Parodontalerkrankungen werden durch **Plaque** (auch **Biofilm** genannt) verursacht. In den Lernfeldern 4.3 und 10.2 wurde die Entstehung dieser Erkrankungen bereits erläutert. Dabei wurde die **zentrale Bedeutung der Plaque** für Karies und Parodontalerkrankungen hervorgehoben (siehe Abb. 10.3, Seite 287).

Abb. 11.1
Die 3 Ebenen der Prophylaxe

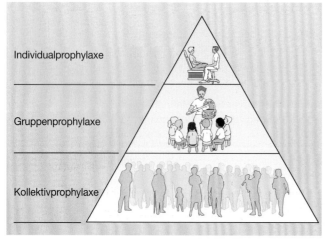

Individualprophylaxe

Gruppenprophylaxe

Kollektivprophylaxe

Plaque (Biofilm) ist ein fest haftender, nicht abspülbarer bakterieller Belag.

Wenn zuckerhaltige Nahrungsmittel verzehrt werden, gelangt stets ein Teil des Zuckers in die Plaque. Die Bakterien zerlegen den Zucker, um Energie für ihren Stoffwechsel zu gewinnen. Dabei entstehen **Säuren**, die eine **Entkalkung der Zahnhartsubstanzen** bewirken. Gleichzeitig vermehren sich die Bakterien stark, wodurch die Beläge zunehmen.

Die Bakterien in der Plaque bilden neben der Säure auch **Giftstoffe, so genannte Toxine**. Diese Giftstoffe wirken auf das Zahnfleisch ein und verursachen dort eine Entzündung. Es kommt zunächst zu einer **Gingivitis**, die durch Taschenbildung und Knochenabbau zu einer **marginalen Parodontitis** führen kann.

Die systematische **Karies- und Parodontalprophylaxe** steht auf **4 Säulen**:
– gesunde Ernährung
– sorgfältige Mundhygiene
– regelmäßige Fluoridierung
– zahnärztliche Maßnahmen.

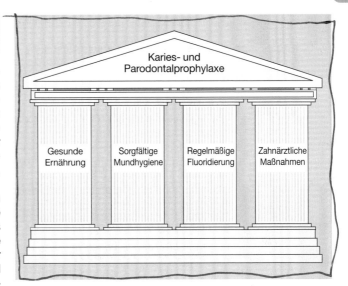

Abb. 11.2
Die 4 Säulen der Prophylaxe von Karies und Parodontalerkrankungen

11.2 Gesunde Ernährung

Durch **falsche Ernährung** können typische **Zivilisationskrankheiten** wie Karies, Zahnhalteapparaterkrankungen, Diabetes mellitus, Gicht und Übergewicht entstehen. Es ist daher nicht nur zur **Karies- und Parodontalprophylaxe** wichtig, ein solides Grundwissen über Ernährung und Verdauung zu haben.

Es folgt deshalb zunächst eine Einführung mit den Schwerpunkten:
– **Inhaltsstoffe der Nahrung**

– **Aufbau und Funktion** des Verdauungssystems.

Darauf aufbauend werden anschließend Hinweise zur **vollwertigen Ernährung** unter besonderer Berücksichtigung der Zahngesundheit gegeben.

11.2.1 Inhaltsstoffe der Nahrung

Die Inhaltsstoffe der Nahrung werden eingeteilt in:
– **Nährstoffe** (Eiweiß, Kohlenhydrate, Fett, Wasser, Mineralstoffe, Vitamine),
– **Ballaststoffe** mit fördernder Wirkung auf die Darmtätigkeit und
– **Geschmacksstoffe**.

Eiweiß (Proteine)

Eiweiß ist aus einzelnen **Aminosäuren** aufgebaut. Durch die unterschiedliche Zusammensetzung der Aminosäuren unter-

Nahrungsmittel
→ siehe auch
Libromed-CD
Folie 11.5

Abb. 11.3
Inhaltsstoffe der Nahrung

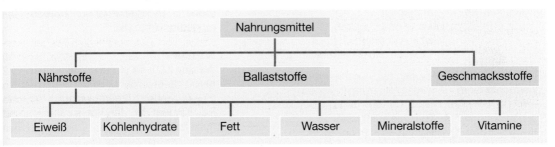

scheiden sich die einzelnen Eiweiße voneinander.

Nach der **Herkunft** unterscheidet man:
– **tierisches Eiweiß** in Fleisch, Fisch, Eiern, Milch und Milchprodukten
– **pflanzliches Eiweiß** z. B. in Getreide und Hülsenfrüchten.

Eiweiß kann vom Körper erst nach Aufspaltung in seine Aminosäuren im **Darm** resorbiert werden. Zur weiteren Verwertung werden die Aminosäuren vom Darm über die **Pfortader zur Leber** transportiert, wo sie umgebaut und zu **körpereigenem Eiweiß** zusammengesetzt werden.

Der Körper kann zwar die Mehrzahl der Aminosäuren selber aufbauen, einige müssen dem Körper jedoch mit der Nahrung zugeführt werden. Sie sind **essentielle, d. h. lebensnotwendige** Nahrungsstoffe. Man findet sie vor allem in tierischem Eiweiß.

Eiweiß dient hauptsächlich zum Aufbau von körpereigenen Substanzen, weniger zur Energiegewinnung.

Kohlenhydrate (Saccharide)

Bei den Kohlenhydraten unterscheidet man:
– **Einfachzucker (Monosaccharide)**
– **Doppelzucker (Disaccharide)**
– **Vielfachzucker (Polysaccharide).**

Nahrungs-resorption
→ siehe auch
Libromed-CD
Folie 11.17

Weitere Informationen über **Zucker**
→ siehe S. 362-364

Tab. 11.1
Übersicht der Kohlenhydrate

Stoffgruppe	Beispiele
Monosaccharide (Einfachzucker)	Glukose (Traubenzucker) Fruktose (Fruchtzucker) Galaktose
Disaccharide (Doppelzucker)	Saccharose (Rüben- bzw. Rohrzucker) ist aus je einem Molekül Glukose und Fruktose aufgebaut
	Maltose (Malzzucker) ist aus zwei Molekülen Glukose aufgebaut
	Laktose (Milchzucker) ist aus je einem Molekül Glukose und Galaktose aufgebaut
Polysaccharide (Vielfachzucker)	Glykogen bei Mensch und Tier Amylose (pflanzliche Stärke) sind aus 100 - 1000 Molekülen Glukose aufgebaut
	Ballaststoffe in Pflanzen

Kohlenhydrate werden zum überwiegenden Teil mit **pflanzlicher Nahrung** (Getreide, Gemüse, Kartoffeln, Obst und Zucker) aufgenommen. Neben den verdaulichen Kohlenhydraten unterscheidet man unverdauliche Kohlenhydrate, die **Ballaststoffe** (z. B. Zellulose). Sie regen die Darmtätigkeit an.

Kohlenhydrate können im **Darm** erst nach **Aufspaltung in Einfachzucker** aufgenommen werden. Für den Organismus dienen sie anschließend in erster Linie als Energielieferanten.

Fette (Lipide)

Fette sind wasserunlöslich und haben einen hohen Energiegehalt.

Nach der Herkunft unterscheidet man:
– **tierisches Fett** in Fleisch, Fisch, Eiern und Milch
– **pflanzliches Fett** z. B. in Pflanzensamen.

Das pflanzliche Fett enthält deutlich mehr lebensnotwendige **essentielle Fettsäuren** als tierisches Fett.

Chemisch stellen die Fette **Triglyzeride** dar, d. h. sie bestehen aus jeweils 1 Glyzerinmolekül und 3 (Tri-) Fettsäuremolekülen. Dabei unterscheidet man **gesättigte** und **ungesättigte Fettsäuren**, wobei einige ungesättigte Fettsäuren essentiell sind. Fette werden im **Darm** erst nach **Aufspaltung in Glyzerin und Fettsäuren** aufgenommen. Im Gegensatz zu den Proteinen und Kohlenhydraten erfolgt die Fettaufnahme vor allem über die **Lymphgefäße** und nicht über die Blutgefäße.

Im Körper werden die Fette als Energielieferanten und Aufbaustoffe verwendet.

Zu den fettähnlichen Stoffen gehört auch das **Cholesterin**, welches ein wichtiger Zellbestandteil und Grundstoff vieler Hormone ist. Es kommt nur in tierischen Nahrungsprodukten vor.

Wasser

Wasser (H_2O) ist ein unentbehrlicher Körperbestandteil, der beim Erwachsenen ca. 55 – 60 % des Körpergewichts ausmacht. Bei Kindern ist der Wasseranteil sogar noch höher.

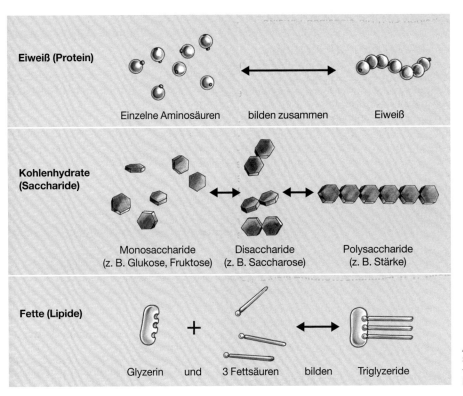

Eiweiß (Protein)

Einzelne Aminosäuren   bilden zusammen   Eiweiß

Kohlenhydrate (Saccharide)

Monosaccharide   Disaccharide   Polysaccharide
(z. B. Glukose, Fruktose) (z. B. Saccharose)   (z. B. Stärke)

Fette (Lipide)

Glyzerin   und   3 Fettsäuren   bilden   Triglyzeride

Abb. 11.4
Schematischer Aufbau von Eiweiß, Kohlenhydraten und Fett

Der Wassergehalt des Körpers muss durch regelmäßige Zufuhr konstant gehalten werden. Sonst kommt es innerhalb weniger Tage zur Eindickung des Blutes mit Kreislaufversagen. Wasser dient im Körper als Lösungs- und Transportmittel und steht in engem Zusammenhang mit dem **Elektrolythaushalt** (siehe Mineralstoffe).

Mineralstoffe

Mineralstoffe sind feste, in Kristallform vorkommende Naturstoffe. Im Körper liegen sie meist in Form von **Salzen** vor. Bei der Lösung in Wasser zerfallen sie in positiv und negativ geladene Ionen, so genannte **Elektrolyte**.
Natrium (Na), **Kalium (K)** und **Chlorid (Cl⁻)** sind die wichtigsten Elektrolyte der Körperflüssigkeiten und haben große Bedeutung für den Wasserhaushalt. Die chemische Verbindung **Natriumchlorid (NaCl)** wird auch als **Kochsalz** bezeichnet. Chlorid ist weiterhin auch ein Bestandteil der **Salzsäure (HCl)** im Magen.

Kalzium (Ca) und **Phosphor (P)** sind wichtige mineralische Bestandteile der **Knochen und Zähne**, wo sie in Form von **Hydroxylapatit** vorliegen (siehe S. 115). Kalzium ist weiterhin für die Übertragung von Nervenimpulsen, für die Muskelkontraktion und die Blutgerinnung erforderlich. Zur Kalziumaufnahme im Darm ist das **Vitamin D** notwendig.
Phosphor ist zusätzlich noch ein wichtiger Bestandteil für den Zellstoffwechsel.
Magnesium (Mg) ist für den Energiestoffwechsel sowie die Nerven- und Muskelfunktion notwendig.
Eisen (Fe) ist ein wichtiger Bestandteil des Blutfarbstoffs **Hämoglobin** und dient so dem Sauerstofftransport (siehe LF 7.1).

Chemische Elemente, die im Körper nur in sehr kleinen Mengen vorkommen, werden **Spurenelemente** genannt. Wichtige Spurenelemente sind **Jod (J)** als Baustein der Schilddrüsenhormone und **Fluorid (F⁻)** als Bestandteil der Knochen und Zähne.

Weiterhin zählt man auch verschiedene Metalle dazu, wie z. B. Kupfer (Cu), Zink (Zn), Mangan (Mn) und Kobalt (Co).

Vitamine

Vitamine (vita lat. - Leben) sind **lebensnotwendige Wirkstoffe**, die der Körper nicht (oder nicht ausreichend) selber bilden kann und die deshalb mit der Nahrung aufgenommen werden müssen. Vitamine liefern keine Energie, sind jedoch für den normalen Ablauf der Lebensfunktionen unentbehrlich. Sie sind **essentielle** Nahrungsbestandteile.

Man unterscheidet:
– **fettlösliche Vitamine** (A, D, E, K) und
– **wasserlösliche Vitamine** (B$_1$ B$_2$ B$_6$ B$_{12}$, C, H).

Die **Vitamine A und D** können im Körper aus **Vorstufen (Provitaminen)** gebildet werden.

Bei ungenügender Vitaminzufuhr kommt es anfangs zu Müdigkeit und Leistungsschwäche, später zu ernsthaften Mangelerscheinungen (siehe Tab. 11.2).

Tab. 11.2
Übersicht der Vitamine
Hier sind nur die wichtigsten Vitamine aufgeführt. Weitere Vitamine sind z.B.: Biotin (Vitamin H), Niacin und Pantothensäure. Sie haben verschiedene Stoffwechselaufgaben.

Vitamin	Wichtig für	Mangelsymptome	Vorkommen
A (Retinol)	Augen, Haut und Schleimhäute	herabgesetzte Sehschärfe, Nachtblindheit, Haut- und Schleimhautveränderungen	Lebertran, Leber, Milch und Milchprodukte; als Vorstufe (Carotin) in Gemüse (z. B. Karotten) und Früchten
D (Calciferol)	Kalziumaufnahme im Darm, Knochenmineralisation	verminderte Knochenmineralisation führt in der Kindheit zur **Rachitis**	Lebertran, Fettfische (z. B. Hering, Lachs, Sardine), Eigelb, Milch, Kakaobohnen. Unter dem Einfluss der UV-Strahlen des Sonnenlichts wird Vitamin D im Körper aus Vorstufen gebildet.
E (Tocopherol)	schützt ungesättigte Fettsäuren und Vitamin A im Körper vor Oxidation	nicht nachgewiesen	pflanzliche Öle und Fette, Getreidekeime
K (Phyllochinon)	Blutgerinnung	verzögerte Blutgerinnung	Bildung durch Darmbakterien, ansonsten vor allem in Leber, Milch und Blattgemüse
B$_1$ (Thiamin)	Nerven, Muskeln, Kohlenhydratstoffwechsel	herabgesetzte körperliche und geistige Leistungsfähigkeit; bei schwerem Mangel **Beriberi**	Fleisch, Leber, Getreide, Hülsenfrüchte, Kartoffeln
B$_2$ (Riboflavin)	Stoffwechsel, Haut, Schleimhäute und Augen	Haut- und Schleimhautveränderungen, Augenbrennen, Lichtempfindlichkeit	Milch, Käse, Fleisch, Eier, Getreide
B$_6$ (Pyridoxin)	Nerven, Haut, Blutbildung	Krämpfe, Hautveränderungen, Anämie	Leber, Fleisch, Milch, Getreide, Kartoffeln
B$_{12}$ (Cobalamin)	Blutbildung, Nerven, Haut und Schleimhäute	Anämie, Haut- und Schleimhautveränderungen	Leber, Fisch, Eier, Milch
C (Ascorbinsäure)	körpereigene Abwehrkraft, Eisenaufnahme, Bindegewebe und Knochen	Abgespanntheit, Schleimhautblutungen, Anfälligkeit für Infektionen, verzögerte Wundheilung; bei schwerem Mangel **Skorbut** mit Zahnlockerung	Obst, Gemüse, Kartoffeln, Sauerkraut

Fettlösliche Vitamine

Wasserlösliche Vitamine

11.2.2 Gliederung und Aufgaben des Verdauungssystems

Die Verdauungsorgane haben folgende Aufgaben:
– mechanische Zerkleinerung und Verflüssigung der aufgenommenen Nahrung
– Aufspaltung der Nahrung in einzelne Bausteine mit Hilfe von Enzymen
– Aufnahme der Nahrungsbausteine in das Blut- und Lymphsystem
– Ausscheidung der unverdaulichen Nahrungsbestandteile sowie der Abbauprodukte des Stoffwechsels.

Enzyme sind Eiweißstoffe, die chemische Reaktionen im Organismus beschleunigen. Sie wirken z. B. bei der Aufspaltung der Nahrungsbestandteile sowie beim Aufbau körpereigener Produkte mit.

Gliederung und Aufgaben des Verdauungssystems

Körperregion	Verdauungsabschnitt	Funktion
Kopf	Mundhöhle	Nahrungsaufnahme und -kontrolle Mechanische Zerkleinerung und Verflüssigung der Nahrung Einleitung der enzymatischen Aufspaltung von Kohlenhydraten (Stärke)
	Rachen	Schluckvorgang
Brust	Speiseröhre	Nahrungstransport
Bauch	Magen	Nahrungssammlung Infektionsabwehr Einleitung der enzymatischen Aufspaltung von Eiweiß
	Dünndarm	Enzymatische Aufspaltung von Eiweiß, Kohlenhydraten und Fett mit anschließender Nahrungsresorption
	Dickdarm	Eindickung durch Rückresorption Ausscheidung

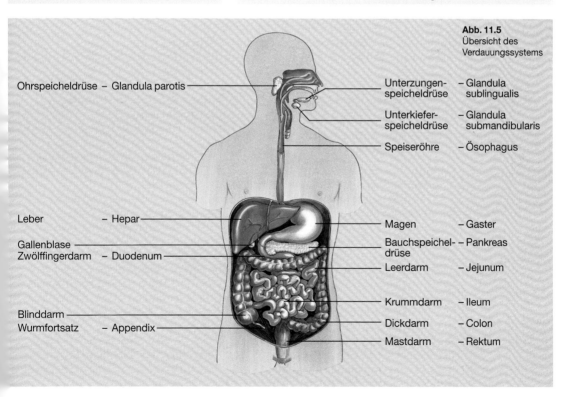

Abb. 11.5
Übersicht des Verdauungssystems

Ohrspeicheldrüse – Glandula parotis

Unterzungenspeicheldrüse – Glandula sublingualis

Unterkieferspeicheldrüse – Glandula submandibularis

Speiseröhre – Ösophagus

Leber – Hepar

Gallenblase
Zwölffingerdarm – Duodenum

Magen – Gaster

Bauchspeicheldrüse – Pankreas

Leerdarm – Jejunum

Krummdarm – Ileum

Blinddarm
Wurmfortsatz – Appendix

Dickdarm – Colon

Mastdarm – Rektum

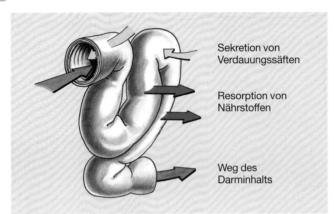

Sekretion von
Verdauungssäften

Resorption von
Nährstoffen

Weg des
Darminhalts

Abb. 11.6
Schema von Sekretion
und Resorption

Speiseröhre
→ siehe auch
Libromed-CD
Folie 11.14

Durch den Verdauungsapparat wird die Nahrung aus der Umwelt aufgenommen und so aufbereitet, dass sie durch Blut und Lymphe aufgenommen werden kann. Der Verdauungsapparat besteht dabei im Grundaufbau aus einem vom Mund zum After reichenden Rohr, dessen Wand die Grenzfläche zwischen Umwelt und Innenwelt ist. In den Wänden des Verdauungskanals liegen verschiedene Drüsen, die den Nahrungsbrei aufbereiten und für die Aufnahme in den Körper **(Resorption)** vorbereiten. Größere Drüsen (Mundspeicheldrüsen, Bauchspeicheldrüse, Leber) sondern ihr Sekret über Ausführungsgänge in den Verdauungskanal ab.

11.2.3 Abschnitte des Verdauungssystems

Mundhöhle und Rachen
Die **Mundhöhle** ist der erste Abschnitt des Verdauungssystems. Die Nahrung wird über den Mund aufgenommen, durch den Geschmacks- und Geruchssinn kontrolliert, mit den Zähnen zerkleinert und dabei durch Hinzufügung des Speichels verflüssigt. Anschließend kann der so gewonnene Nahrungsbrei über den **Rachen (Pharynx)** in die Speiseröhre gelangen.
Der Speichel enthält das Verdauungsenzym α-**Amylase (= Ptyalin)**, mit dem **Stärke in Malzzucker (Maltose)** gespaltet wird. In der Mundhöhle wird somit bereits die **enzymatische Aufspaltung von Kohlenhydraten** eingeleitet.

Ist die Nahrung genügend zerkleinert und verflüssigt, so drückt die Zunge den Speisebrei nach hinten gegen den weichen Gaumen und die Rachenhinterwand, wodurch der **Schluckreflex** ausgelöst wird. Das Gaumensegel hebt sich dabei und verschließt die Nasenhöhle, während sich der Kehldeckel auf den Kehlkopf legt und so den Eingang zur Luftröhre versperrt. Die Speisen können so ohne Gefährdung des Atemweges von der Mundhöhle durch den Rachen in die Speiseröhre gelangen.

Speiseröhre (Ösophagus)
Die ca. 25 cm lange **Speiseröhre** zieht hinter der Luftröhre und dem Herzen vom Rachen zum Magen.
Der **Nahrungstransport** erfolgt in der Speiseröhre durch eine **ringförmige Kontraktion** der Wandmuskulatur. Dabei zieht sich die Speiseröhrenmuskulatur wellenförmig von oben nach unten zusammen. Diese fortschreitende Muskelkontraktion nennt man **Peristaltik**.

> **Peristaltik** – fortschreitende, ringförmige Muskelkontraktion (z. B. in Speiseröhre, Magen oder Darm)

Magen (Gaster, Ventriculus)
Der **Magen** liegt unter dem Zwerchfell im **linken Oberbauch**, wobei er teilweise noch von Rippen bedeckt wird. Er sammelt die mit den Mahlzeiten aufgenommene Nahrung und leitet sie portionsweise in den Darm weiter.
Im Magen wird die Nahrung weiter verflüssigt und durch Kontraktionen der Wandmuskulatur durchgemischt. Die im Magensaft enthaltene **Salzsäure** tötet dabei Keime ab und aktiviert das Eiweiß spaltende Enzym **Pepsin** aus einer inaktiven Vorstufe. Im Magen beginnt somit bereits die **Eiweißverdauung**. Eine Schleimschicht schützt die Magenwand vor Salzsäure und Pepsin.
Weiterhin bildet der Magen einen für die Resorption des **Vitamins B$_{12}$** wichtigen Faktor und produziert das verdauungsfördernde Hormon **Gastrin**.

Am Magenausgang liegt ein ringförmiger Muskel, der **Magenpförtner**. Nach einer Verweildauer von durchschnittlich 2-4 Stunden im Magen lässt er den Speisebrei portionsweise in den Zwölffingerdarm passieren. Besonders fetthaltige Speisen verbleiben jedoch bis zu 8 Stunden im Magen, während Flüssigkeiten relativ rasch in den Darm gelangen.

Dünndarm

Im Dünndarm erfolgt die **enzymatische Aufspaltung der Nahrung** mit Hilfe der Verdauungssäfte und die anschließende **Nahrungsaufnahme (Resorption)** über die Blut- und Lymphgefäße. Die Oberfläche der Darmschleimhaut ist dabei zur Erleichterung der Nahrungsaufnahme durch **Schleimhautfalten** und **kleine, fingerförmige Ausstülpungen (Zotten)** deutlich vergrößert. Jede Zotte enthält ein zentrales Lymphgefäß, ein Blutgefäßnetz sowie Muskel- und Nervenfasern.

In der **Darmschleimhaut** befinden sich kleine Drüsen, die den **Darmsaft** absondern. Der Darmsaft bildet eine **Schutzschicht** auf der Darmschleimhaut und enthält **Verdauungsenzyme**.

Es gibt 3 Dünndarmabschnitte:

Zwölffingerdarm – Duodenum
Leerdarm – Jejunum
Krummdarm – Ileum

Zwölffingerdarm

Dieser 25-30 cm lange, auf den Magen folgende Darmabschnitt beschreibt einen hufeisenförmigen Bogen um die Bauch-

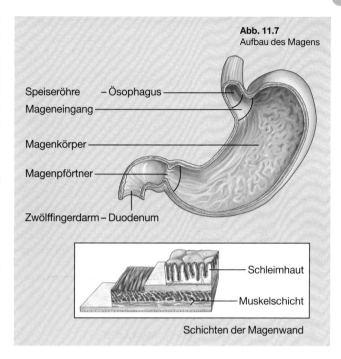

Abb. 11.7
Aufbau des Magens

Speiseröhre – Ösophagus
Mageneingang
Magenkörper
Magenpförtner
Zwölffingerdarm – Duodenum

Schleimhaut
Muskelschicht

Schichten der Magenwand

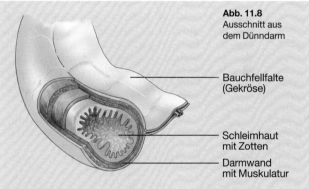

Abb. 11.8
Ausschnitt aus dem Dünndarm

Bauchfellfalte (Gekröse)
Schleimhaut mit Zotten
Darmwand mit Muskulatur

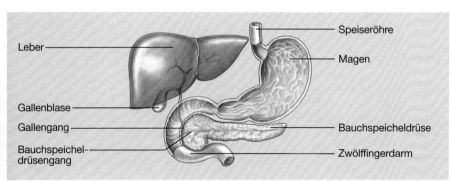

Leber
Speiseröhre
Magen
Gallenblase
Gallengang
Bauchspeicheldrüse
Bauchspeicheldrüsengang
Zwölffingerdarm

Magen, Dünndarm
→ siehe auch
Libromed-CD
Folien 11.15-11.19

Abb. 11.9
Lage von Magen, Zwölffingerdarm, Leber und Bauchspeicheldrüse

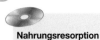

Nahrungsresorption im Dünndarm, Darmabschnitte
→ siehe auch
Libromed-CD
Folien 11.17-11.20

speicheldrüse. Der Name Zwölffingerdarm weist auf die Länge hin, die ungefähr 12 nebeneinander liegenden Fingern entspricht.

In den **Zwölffingerdarm** leiten sowohl die **Bauchspeicheldrüse** als auch die **Gallenblase** ihre Verdauungssäfte ein. Ihre Ausführungsgänge münden dabei zusammen auf einer kleinen warzenförmigen Erhebung in den Darm. Von der **Bauchspeicheldrüse** kommen Enzyme zur Aufspaltung von Eiweiß, Kohlenhydraten und Fett. Die **Gallenflüssigkeit** hat dagegen besondere Bedeutung für die **Fettverdauung**. Sie verteilt (emulgiert) die Nahrungsfette im Zwölffingerdarm in kleinste Tröpfchen und ermöglicht dadurch erst die Fettverdauung. Während die meisten Nahrungsbestandteile über die Blutgefäße aufgenommen werden, gelangen die Fette vorwiegend über die Lymphgefäße in den Körper.

Leer- und Krummdarm

Auf den Zwölffingerdarm folgt der **Leerdarm**, der anschließend ohne scharfe Grenze in den **Krummdarm** übergeht. Leer- und Krummdarm liegen in zahlreichen, gut gegeneinander verschieblichen Schlingen in der Bauchhöhle. Sie sind dabei über eine **Bauchfellfalte (Gekröse)** an der hinteren Bauchwand befestigt (Abb. 11.8).

Im **Leer- und Krummdarm** erfolgt die weitere **Aufspaltung und Resorption der Nahrung**. Zur Oberflächenvergrößerung weist der **Leerdarm** dazu ringförmige

Abb. 11.10.
Übergang des Dünndarms in den Dickdarm im rechten Unterbauch

Schleimhautfalten auf. In der Wand des **Krummdarms** befinden sich viele kleine Lymphknoten.

Dickdarm (Colon)

Der **Dickdarm** ist der letzte Abschnitt des Verdauungsweges. Er verläuft girlandenförmig um den Dünndarm und endet am After.

> **Man unterscheidet 6 Dickdarmabschnitte:**
>
> – Blinddarm mit
>   Wurmfortsatz (= Appendix)
> – aufsteigender Dickdarm
> – quer liegender Dickdarm
>   (= Quercolon)
> – absteigender Dickdarm
> – Sigmaschleife
> – Mastdarm (=Rektum)

Der Dünndarm mündet seitlich in den Dickdarm. Dadurch ist ein blind endender Darmbereich **(Blinddarm)** entstanden, an dem sich der **Wurmfortsatz (Appendix)** befindet. Eine ventilartige Klappe an der Eintrittsstelle des Dünndarms in den Dickdarm verhindert einen Rückfluss des bakterienreichen Dickdarminhalts in den Dünndarm (Abb. 11.10).

Der Wurmfortsatz ist ein Lymphorgan (siehe Seite 219), das sich leicht entzünden kann. In der Umgangssprache wird dies fälschlich als **Blinddarmentzündung** bezeichnet. Richtig ist jedoch die Bezeichnung **Wurmfortsatzentzündung**, da der Blinddarm hierbei normalerweise nicht entzündet ist.

Vom Blinddarm aus steigt der Dickdarm auf der rechten Körperseite bis zur Leber hin auf (aufsteigender Abschnitt), verläuft dann quer unter dem Magen zur linken Körperseite (quer liegender Abschnitt) und steigt von dort nach unten zum Becken hin ab (absteigender Abschnitt). Es folgt die S-förmige Sigmaschleife, die anschließend in den **Mastdarm (Rektum)** übergeht. Nach außen wird der Mastdarm durch den Ringmuskel des **Afters (Anus)** verschlossen.

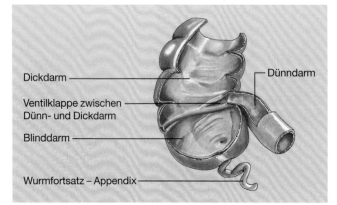

Dickdarm

Ventilklappe zwischen
Dünn- und Dickdarm

Blinddarm

Wurmfortsatz – Appendix

Dünndarm

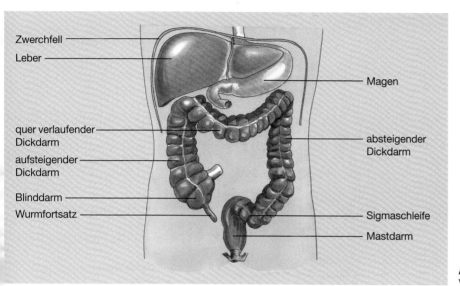

Abb. 11.11
Verlauf des Dickdarms

Die aufgenommene Nahrung wurde auf dem Weg von der Mundhöhle bis zum Dünndarm durch Hinzufügung der verschiedenen Verdauungssäfte verflüssigt. Aufgabe des Dickdarms ist nun die **Rückresorption der Verdauungssäfte**, wodurch der Darminhalt eingedickt wird. Gleichzeitig laufen im Dickdarm Gärungsprozesse durch die dort reichlich vorhandenen Darmbakterien ab. Als Nebenprodukt bilden die Darmbakterien das für die Blutgerinnung wichtige **Vitamin K** und zum Teil auch **Vitamine vom B-Komplex**.

11.2.4 Leber und Bauchspeicheldrüse

Leber (Hepar)

Die beim Erwachsenen ca. 1,5 kg schwere Leber liegt auf der rechten Körperseite unter dem Zwerchfell. Die Leber:
- bildet als **größte Drüse des Körpers** die Gallenflüssigkeit für die Fettverdauung,
- ist das **zentrale Stoffwechselorgan** im Körper und
- hat **Aufgaben für Blut und Kreislauf**.

Über die **Pfortader** erhält die Leber venöses Blut mit den resorbierten Nahrungsstoffen aus dem Magen-Darm-Trakt (siehe Abb. 7.15), über die Leberarterien wird sie mit frischem arteriellem Blut versorgt.

Drüsenfunktion

Die Leber produziert die **Gallenflüssigkeit** (kurz: Galle), die in der Gallenblase gesammelt und bei Bedarf in den Zwölffingerdarm entleert wird. Die Gallenflüssigkeit ist für die Zerlegung der Fette in kleinste Tröpfchen **(Emulgierung)** zur **Fettverdauung** erforderlich.

Weiterhin wird mit der Galle der Farbstoff **Bilirubin**, ein Abbaustoff des Hämoglobins, ausgeschieden. Durch weiteren Abbau des Bilirubins erhält der Stuhl seine typische bräunliche Farbe.

Stoffwechselfunktionen

Die Leber hat **zentrale Bedeutung für den Eiweiß-, Kohlenhydrat- und Fettstoffwechsel**. So kann sie z. B. Traubenzucker (Glukose) in seine Speicherform Glykogen umbauen und in dieser Form sammeln. Bei Bedarf baut sie Glykogen wieder zu Glukose ab.

Zusätzlich hat die Leber eine wichtige **Entgiftungsfunktion** (z. B. beim Abbau von Alkohol). Sie baut jedoch auch viele Medikamente zu unwirksamen Verbindungen ab.

Funktionen für Blut und Kreislauf

Die Leber **baut überalterte rote Blutkörperchen ab** und wandelt dabei den Blutfarbstoff Hämoglobin zum **Gallenfarbstoff**

Leber –
Bau und Funktion
→ siehe auch
Libromed-CD
Folien 11.21, 11.22

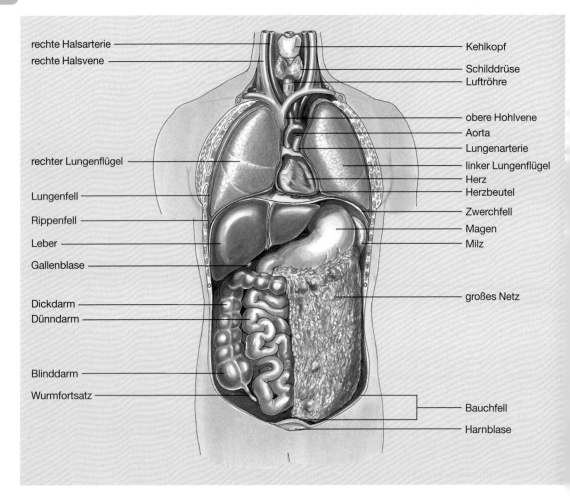

Abb. 11.12
Darstellung der inneren Organe im Brust- und Bauchraum: Lungenfell, Herzbeutel und Bauchfell sind zum Teil entfernt worden.

Labels in figure:
- rechte Halsarterie
- rechte Halsvene
- rechter Lungenflügel
- Lungenfell
- Rippenfell
- Leber
- Gallenblase
- Dickdarm
- Dünndarm
- Blinddarm
- Wurmfortsatz
- Kehlkopf
- Schilddrüse
- Luftröhre
- obere Hohlvene
- Aorta
- Lungenarterie
- linker Lungenflügel
- Herz
- Herzbeutel
- Zwerchfell
- Magen
- Milz
- großes Netz
- Bauchfell
- Harnblase

Bauchspeicheldrüse
→ siehe auch
Libromed-CD
Folien 11.23, 11.24

Bilirubin um. Das aus dem abgebauten Hämoglobin frei werdende **Eisen** wird anschließend zum Teil in der Leber gespeichert.

In der Leber werden weiterhin auch die für die **Blutgerinnung** wichtigen Eiweißkörper **Fibrinogen** und **Prothrombin** gebildet (siehe auch Abb. 7.4).

Bauchspeicheldrüse (Pankreas)

Die ca. 70-90 g schwere, längliche Bauchspeicheldrüse liegt quer im Bauchraum hinter dem Magen. Sie besteht aus zwei unterschiedlichen Drüsenanteilen:
– **exokriner Teil**, der Verdauungssäfte bildet
– **endokriner Teil**, der Hormone bildet.

Verdauungsfunktion

Im exokrinen Teil bildet die Bauchspeicheldrüse täglich ca. 1-1,5 l Bauchspeichel mit Enzymen zur Aufspaltung von Eiweiß, Kohlenhydraten und Fett. Diese Verdauungsenzyme gelangen über der Bauchspeicheldrüsengang in den Zwölffingerdarm.

Hormonbildung

Im endokrinen Teil bildet die Bauchspeicheldrüse die Hormone **Insulin** und **Glukagon**, die den Blutzuckerspiegel regulieren. Der endokrine Drüsenteil besteht aus einzelnen Gewebeinseln, den **Langerhans-Inseln**, die in den exokrinen Drüsenteil eingestreut sind.

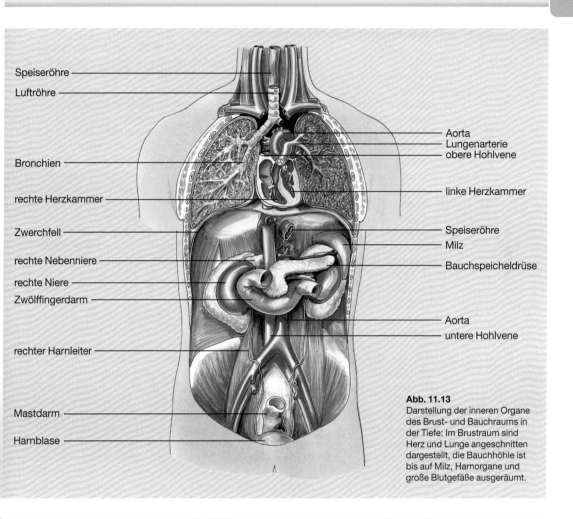

Speiseröhre

Luftröhre

Bronchien

rechte Herzkammer

Zwerchfell

rechte Nebenniere

rechte Niere

Zwölffingerdarm

rechter Harnleiter

Mastdarm

Harnblase

Aorta
Lungenarterie
obere Hohlvene

linke Herzkammer

Speiseröhre
Milz

Bauchspeicheldrüse

Aorta
untere Hohlvene

Abb. 11.13
Darstellung der inneren Organe
des Brust- und Bauchraums in
der Tiefe: Im Brustraum sind
Herz und Lunge angeschnitten
dargestellt, die Bauchhöhle ist
bis auf Milz, Harnorgane und
große Blutgefäße ausgeräumt.

Exkurs **Drüsen**

Drüsen sind Organe, die für den Körper wichtige Sekrete
(Absonderungen) bilden. Man unterscheidet exokrine und
endokrine Drüsen.

Exokrine Drüsen haben einen Ausführungsgang, über den
sie ihr Sekret absondern. Ein typisches Beispiel hierfür sind
die Speicheldrüsen.

Endokrine Drüsen haben keinen Ausführungsgang. Sie
produzieren **Hormone**, die bereits in geringen Mengen den
Stoffwechsel und die Organtätigkeiten regulieren. Die endokrinen Drüsen geben ihre Hormone direkt an das Blut ab,
sodass sie den gesamten Körper über den Blutkreislauf beeinflussen können.

Zusammen bilden die endokrinen Drüsen das **Hormonsystem**,
das man deshalb auch als **endokrines System** bezeichnet.

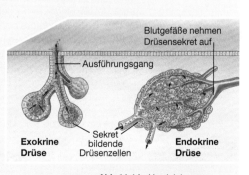

Blutgefäße nehmen
Drüsensekret auf

Ausführungsgang

**Exokrine
Drüse**

Sekret
bildende
Drüsenzellen

**Endokrine
Drüse**

Abb.11.14 Vergleich von
exokriner und endokriner Drüse

11.2.5 Ernährung und Zahngesundheit

Die Nahrung kann die Zahngesundheit beeinflussen:
– **systemisch** über den Stoffwechsel nach Resorption im Darm
– **lokal durch direkten Kontakt** mit den Zähnen oder
  indirekt über die Mikroorganismen der Plaque.

Systemische Wirkung

Die systemische Wirkung der Nahrung ist vor allem während der Schmelz- und Dentinbildung von Bedeutung, also in der Schwangerschaft und nach der Geburt bis etwa zum 12. Lebensjahr. Über die Blutbahn werden die Nährstoffe dabei zu den Zähnen bzw. Zahnkeimen transportiert.

Für eine optimale Entwicklung der Zähne sind besonders wichtig:
– **Kalzium und Phosphat** (vor allem in Milch und Milchprodukten enthalten)
– **Vitamin D** (z. B. in Leber, Fisch, Eigelb, Margarine)
– **Fluorid** (z. B. in Trinkwasser, Seefischen, einigen Teesorten).

Zur Deckung des **Kalziumbedarfs** sollten Kinder - nach Gewicht und Alter - täglich mindestens ¼ bis ½ Liter Milch trinken.

Vitamin D ist für die Resorption von Kalzium und Phosphat im Darm und den Einbau dieser Mineralstoffe im Knochen erforderlich. Aufgrund des erhöhten Bedarfs wird Vitamin D während des 1. Lebensjahrs in der Regel in Tablettenform zugeführt z. B. in Kombination mit Fluorid als **D-Fluoretten**. Der Vitamin-D-Gehalt von Muttermilch oder Kuhmilch reicht in dieser Zeit nicht zur Deckung des Bedarfs aus. Ein Mangel an Vitamin D kann bei Kindern zur **Rachitis** führen, wobei es durch mangelnde Mineralisation zu Verformungen vor allem der schnell wachsenden Knochen kommt.

Einzelheiten zu **Fluorid** sind LF 11.4 zu entnehmen.

Lokale Wirkungen
– Direkte Wirkung der Nahrung –

Beim direkten Kontakt der Nahrung mit den Zähnen haben 3 Faktoren eine besondere Bedeutung:
– Konsistenz (Beschaffenheit),
– Temperatur und
– Säuregehalt der Nahrung.

Konsistenz: Feste, intensiv zu kauende Nahrung fördert die Selbstreinigung des Gebisses und regt den Speichelfluss an. Dadurch entstehen weniger Zahnbeläge. Harte Nahrung unterstützt beim Heranwachsenden zusätzlich die Ausformung der Kiefer.

Temperatur: Extrem kalte oder heiße Nahrung kann Mikrorisse im Schmelz verursachen und so den Zahn schädigen. Entsprechend sind extreme Temperaturen zu meiden.

Saure Nahrung: Säurehaltige Speisen demineralisieren die Zahnoberfläche bei direktem Kontakt. Dadurch kann es zu einer so genannten **Erosion** kommen (siehe S. 127). Durch abrasive Nahrung oder kräftiges Zähneputzen direkt nach dem Konsum säurehaltiger Nahrung wird die Schädigung noch verstärkt.

Säurehaltige Nahrungsmittel sind z. B. **Zitrusfrüchte (Zitronensäure)**, **Joghurt (Milchsäure)** und **Essig (Essigsäure)**. Nach dem Verzehr von frischen Früchten sollte man daher nicht sofort die Zähne putzen, sondern etwas warten und den Mund zunächst nur mit Wasser ausspülen oder etwas Milch trinken.

– Indirekte Wirkung der Nahrung –

Neben der direkten Wirkung hat die Nahrung auch eine indirekte Wirkung auf die Zähne, indem sie die **Mikroorganismen der Plaque** beeinflusst.

Die Plaquebildung wird vor allem durch regelmäßige Einnahme von Zucker gefördert, der aus kleinen, leicht spaltbaren Molekülen besteht und somit schnell von Bakterien abgebaut werden kann. Dies sind die **Einfach- und Doppelzucker**, die auch als **niedermolekulare Kohlenhydrate** bezeichnet werden (siehe Tab. 11.1).

Vollwertige Ernährung

Eine **vollwertige Ernährung** hat zum Ziel, die Gesundheit zu erhalten und ernährungsbedingte Erkrankungen zu vermeiden. Dabei kommt es auf eine **ausgewogene Mischung** von Eiweiß, Kohlenhydraten, Fetten, Mineralstoffen und Vitaminen an. Die folgenden **Grundregeln** und die abgebildete **Ernährungspyramide** geben eine Übersicht.

– Vielseitig essen, jedoch nicht zu viel.
– Zurückhaltend mit Süßigkeiten sowie Fett und fettreichen Lebensmitteln sein, wie z. B. Fleisch, Wurst oder Schokolade.
– Weniger tierisches Eiweiß essen, mehr pflanzliches Eiweiß.
– Vor allem Vollkornprodukte, Gemüse, Kartoffeln, Hülsenfrüchte und Obst essen. Diese Lebensmittel enthalten wichtiges pflanzliches Eiweiß, hochmolekulare Kohlenhydrate, lebenswichtige Vitamine, Mineralstoffe und Spurenelemente sowie verdauungsfördernde Ballaststoffe. Harte und faserige Nahrung (z. B. körniges Brot, Obst) vermindert die Bildung von Zahnbelägen und unterstützt beim Heranwachsenden die Ausformung der Kiefer durch den Kauakt.
– Würzig, aber nicht salzig essen.

– Flüssigkeit vorwiegend in Form von Mineralwasser, ungesüßtem Früchtetee, verdünntem Obstsaft oder Milch einnehmen. Nur in Maßen schwarzen Tee oder Kaffee trinken. Große Zurückhaltung mit Alkohol. Er ist kalorienreich, schadet in größeren Mengen der Leber und kann zur Abhängigkeit führen.
– Statt der üblichen 3 Hauptmahlzeiten besser 5 kleinere Mahlzeiten einnehmen. Dabei auf Zwischenmahlzeiten - insbesondere Süßigkeiten zwischendurch - verzichten.
– Nahrung schmackhaft und nährstoffschonend zubereiten. Daher nur kurz mit wenig Wasser und Fett garen. Insbesondere durch zu langes Kochen mit zu viel Wasser werden viele lebensnotwendige Nährstoffe ausgelaugt oder zerstört.

Zucker und Fette nur in Maßen zu sich nehmen. Dabei auf versteckte Zucker und Fette achten und pflanzliches Fett bevorzugen.

Fleisch und Fisch enthalten tierisches Eiweiß. **Milchprodukte** enthalten hochwertiges Eiweiß, Kalzium und Vitamine. Vorsicht mit fettreichen Produkten.

Gemüse und Obst enthalten Vitamine, Mineralstoffe und Ballaststoffe. Bei einigen Obstsorten ist der hohe Gehalt an Traubenzucker zu beachten.

Stärkehaltige Kohlenhydrate bilden die Basis einer gesunden Ernährung. Dazu gehören Nudeln, Reis, Kartoffeln, Brot, Brötchen und Getreide.

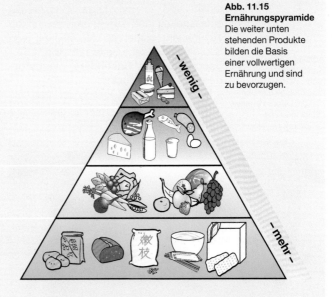

Abb. 11.15
Ernährungspyramide
Die weiter unten stehenden Produkte bilden die Basis einer vollwertigen Ernährung und sind zu bevorzugen.

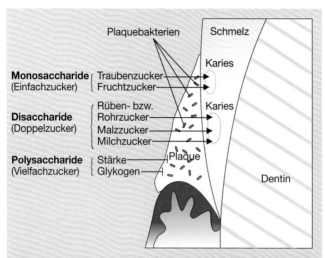

Plaquebakterien   Schmelz

Karies

Monosaccharide ⌠ Traubenzucker
(Einfachzucker) ⌡ Fruchtzucker

Karies

Disaccharide ⌠ Rüben- bzw.
(Doppelzucker) ⎬ Rohrzucker
⎪ Malzzucker
⎩ Milchzucker

Plaque

Polysaccharide ⌠ Stärke
(Vielfachzucker) ⌡ Glykogen

Dentin

Die Plaquebakterien können **Mono- und Disaccharide** zur Energiegewinnung abbauen, wobei Milchsäure entsteht. Dies führt zur Demineralisation (Entkalkung) des Schmelzes und es entsteht Karies.
Polysaccharide können von den Plaquebakterien nicht genutzt werden.

Abb. 11.16
Säurebildung aus Kohlenhydraten der Nahrung durch Plaquebakterien

Weitere Informationen über **Kohlenhydrate** → siehe S. 350, 351

Abb. 11.17
Kariös zerstörtes Milchgebiss durch regelmäßige Einnahme von gesüßtem Fertigtee (Nursing-bottle-Syndrom).

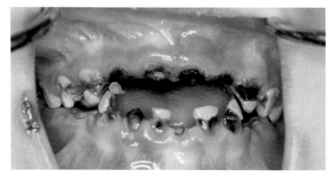

Besonders plaquefördernd sind die **Disaccharide (Doppelzucker)** und darunter vor allem der in der Nahrung häufig vorkommende Haushaltszucker **Saccharose (Rüben- oder Rohrzucker)**. Dieser Doppelzucker ist aus je einem Molekül Glukose (Traubenzucker) und Fruktose (Fruchtzucker) zusammengesetzt. Die Belagbakterien sind in der Lage, Saccharose aufzuspalten und zur Energiegewinnung abzubauen, wobei es zur Bildung von Säure kommt (siehe Seite 121, Abb. 4.5).
Saccharose ist besonders plaquefördernd, da dieser Zucker:
– leicht in Wasser löslich ist und als niedermolekulares Kohlenhydrat gut Plaque durchdringen kann.

– einfach und schnell von Bakterien abgebaut werden kann, wobei Säure entsteht.
– von den Bakterien zur Bildung von Haftstoffen in der Plaque außerhalb der Zellen (= **extrazelluläre Polysaccharide**) genutzt werden kann.
– im Inneren der Bakterienzellen in Form eines **intrazellulären Polysaccharides** gespeichert werden kann.
Glukose (Dextrose, Traubenzucker) ist genauso plaquefördernd wie Saccharose. Glukose ist z. B. in Honig und Weintrauben enthalten.
Fruktose (Fruchtzucker) in klebrigen Früchten wie Bananen, Dörrfrüchten und Feigen ist ebenfalls stark plaquefördernd. Frische, nicht klebrige Früchte (z. B. Äpfel, Orangen) sind dagegen nicht so plaquefördernd und können daher als Zwischenmahlzeiten empfohlen werden. Der Speichelfluss wird dabei durch die Fruchtsäure und die erforderlichen Kaubewegungen angeregt.
Im Gegensatz zu den Einfach- und Doppelzuckern können die **hochmolekularen Kohlenhydrate** (z. B. pflanzliche Stärke in Kartoffeln und Brot) von den Belagbakterien nicht abgebaut werden. Erst wenn zum Beispiel Stärke im Mund durch das Speichelenzym **α-Amylase** in Malzzucker aufgespalten worden ist, können die Plaquebakterien diese Kohlenhydrate nutzen und dabei Säure bilden. Dieser Abbau vollzieht sich jedoch nur sehr langsam, sodass die entstehende Säure leicht vom Speichel neutralisiert und damit unschädlich gemacht werden kann.

Beim Trinken von gesüßten Getränken wird der Hauptanteil des Zuckers in der Regel sofort heruntergeschluckt, sodass nur geringe Mengen in die Plaque gelangen. Anders ist es jedoch insbesondere bei Kindern, wenn sie
– genüsslich mit einem Strohhalm trinken oder
– aus einer Saugerflasche nuckeln.
Der Zucker von **gesüßten Fertigtees (sog. Kindertees)** oder **Fruchtsäften**

kann dann längere Zeit die Zähne umspülen und so zu Karies bzw. Erosionen führen. Dadurch kann es bereits bei Kleinkindern zu einer raschen Zerstörung des Milchgebisses kommen. Da dies vor allem bei unkontrolliertem Gebrauch von Saugerflaschen in der frühen Kindheit beobachtet wird, nennt man dieses Krankheitsbild auch

- **Nursing-bottle-Syndrom (Nuckelflaschensyndrom)** bzw.
- **Early Childhood Caries (ECC).**

Bei der Nahrung ist vor allem auf versteckte Zucker zu achten. So enthält 1 Glas Cola mit 200ml Inhalt ca. 20g Zucker. Dies entspricht 7 Zuckerwürfeln pro Glas! Selbst viele Nahrungsmittel, die nicht als süß empfunden werden, haben oft einen hohen Zuckeranteil. So sind in 500g Tomatenketchup 100-150g Zucker enthalten (entspricht ca. 33-50 Zuckerwürfeln!).

Nach dem deutschen Lebensmittelgesetz heißt **"nicht gezuckert"** nur, dass **kein Zucker zugesetzt** worden ist. Diese Lebensmittel müssen also nicht zuckerfrei sein. Sie können z. B. Glukose oder Fruktose enthalten und somit Karies verursachen.

Will man sicher gehen, so sollte man gezielt zahnfreundliche Lebensmittel kaufen, die durch das **Zahnmännchen mit Schirm** gekennzeichnet sind. Mit diesem international geschützten Markenzeichen sind ausschließlich Lebensmittel ohne Zucker oder andere zahnschädigende Substanzen gekennzeichnet.

Tab. 11.3
Versteckte Zucker in einigen Nahrungsmitteln

Nahrungsmittel	Zuckergehalt in 100g (Saccharose, Glukose, Fruktose)		
Limonade, Cola-Getränke	ca. 10g	= 3 ½	Zuckerwürfel
Schokolade	ca. 50g	= 17	Zuckerwürfel
Honig	ca. 80g	= 27	Zuckerwürfel
Tomatenketchup	ca. 20-30g	= 6-10	Zuckerwürfel

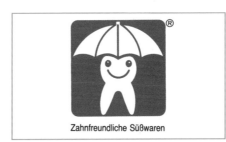

Abb. 11.18
Das Zahnmännchen mit Schirm kennzeichnet zahnfreundliche Süßwaren, die zuckerfrei sind und daher keine Karies verursachen.

Abb. 11.19
Säurebildung nach Nahrungsaufnahme: Verläuft die Kurve im unteren roten Bereich, so wird Säure gebildet. Süße Zwischenmahlzeiten führen zu einer andauernden Säureeinwirkung auf die Zähne.

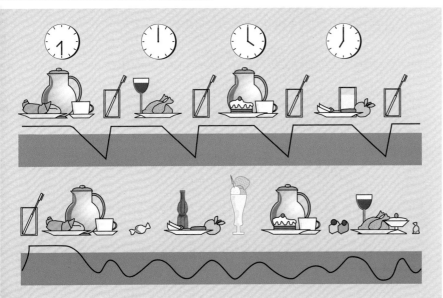

Zwischenmahlzeiten

Der Zeitfaktor ist entscheidend für die Plaquebildung und somit die Entstehung von Karies und Parodontalerkrankungen. Daher sollte auf jede Mahlzeit eine gründliche Mundpflege folgen, um die Einwirkungszeit der durch den Abbau der Nahrung entstehenden Säuren zu verkürzen. Werden jedoch zusätzlich zu den Hauptmahlzeiten zuckerhaltige Zwischenmahlzeiten eingenommen, so können ständig im Mund gebildete Säuren auf die Zähne einwirken (Abb. 11.19). Bei gleichzeitig vernachlässigter Mundpflege kommt es dann fast zwangsläufig zu Zahnschäden.

Zuckerersatzstoffe

Zuckerersatzstoffe sind eine zahnfreundliche Alternative zu Zucker. Sie schmecken süß, ohne selbst die Plaquebildung zu fördern oder Karies zu verursachen. Man unterscheidet bei den **Zuckerersatzstoffen**:
– **Süßstoffe** und
– **Zuckeraustauschstoffe**.

Süßstoffe

Zu den Süßstoffen gehören unter anderem das **Saccharin** (ca. 500-fache Süßkraft von Saccharose) und das **Cyclamat** (ca. 35-fache Süßkraft). Sie haben keinen Nährwert und können keine Karies verursachen.

Aufgrund ihrer sehr hohen Süßkraft ist die Dosierung der Süßstoffe schwierig. Sie eignen sich z. B. bei der Lebensmittelherstellung zum Süßen von Limonaden, Cola-Getränken, Obstkonserven und Speiseeis. Durch Süßstoffe wird der Blutzuckerspiegel nicht verändert, sodass sie auch für Diabetiker geeignet sind.

Zuckeraustauschstoffe

Zuckeraustauschstoffe weisen einige Unterschiede zu Süßstoffen auf:
– chemisch ähnlicher Aufbau wie Zucker
– gleiches Volumen wie Zucker
– Nährwert wie Zucker
– im Vergleich zu Zucker gleiche oder etwas geringere Süßkraft
– wirken bei übermäßigem Verzehr abführend.

Zuckeraustauschstoffe können wie normaler Haushaltszucker (Saccharose) zum Backen, Süßen oder Kochen verwendet werden. Von der Industrie werden sie zur Herstellung von Bonbons, Karamell und Kaugummis verwendet. Zu den bekanntesten gehören:
– **Xylit**
– **Sorbit**
– **Mannit**.

Xylit hat in etwa die gleiche Süßkraft wie Haushaltszucker. Da Xylit von den Belagbakterien nicht verwertet werden kann, ist dieser Zuckeraustauschstoff **nicht kariogen (nicht kariesverursachend)**. Xylit hemmt zusätzlich den Bakterienstoffwechsel und erschwert die Haftung der Bakterien an den Zahnflächen. Damit ist Xylit der einzige Zuckeraustauschstoff, der sogar **karieshemmend** ist. Aus diesem Grund wird Xylit auch in Zahnpasten und Kaugummis zum Süßen verwendet. Aufgrund der aufwändigen Herstellung ist Xylit jedoch erheblich teurer als Zucker.

Tab. 11.4
Zuckerersatzstoffe und ihre Süßkraft im Vergleich zu Saccharose

Zuckerersatzstoffe			
Süßstoffe	Süßkraft im Vergleich zu Saccharose (=1)	**Zuckeraustauschstoffe**	Süßkraft im Vergleich zu Saccharose (=1)
Saccharin	500 x	Xylit	1 x
Cyclamat	35 x	Sorbit	0,6 x
Aspartam	200 x	Mannit	0,6 x
Acesulfam-K	200 x	Palatinit	0,5 x

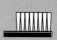

Sorbit ist nur etwa halb so süß wie Haushaltszucker. Es wird nur langsam abgebaut, wobei keine Milchsäure, sondern nur in geringen Mengen die nicht so aggressive Ameisensäure bzw. Essigsäure gebildet wird. Daher sind Süßigkeiten mit Sorbit nur wenig kariogen, aber auch nicht vollkommen unschädlich für die Zähne.

Sorbit wird bei Diabetikern als Zuckeraustauschstoff verwendet. Bei Einnahme größerer Mengen von Sorbit kann es durch die verzögerte Resorption im Darm zu Durchfall kommen.

Kaugummi

Das Kauen von Kaugummi hat 2 Effekte:
– Die Sekretion der Speichel- und Magendrüsen wird angeregt.
– Durch die Bewegung der Zunge und der Wangen wird die Selbstreinigung des Gebisses verbessert.

Wichtig ist natürlich, dass man ein zuckerfreies Kaugummi verwendet, am besten mit **Xylit** gesüßt. Plaque wird durch das Kauen eines Kaugummis nicht entfernt. Das Zähneputzen wird dadurch also **nicht** ersetzt!

Durch das Kaugummikauen wird jedoch für längere Zeit mehr Speichel gebildet, der dann entsprechend die Zähne auch umspülen und Säure neutralisieren kann. Der nach dem Essen niedrigere pH-Wert (siehe S. 85) in der Plaque wird dadurch innerhalb von 10-20 Minuten wieder in den neutralen Bereich angehoben, was ohne Kaugummikauen sonst 30-40 Minuten dauert. Der natürliche zahnschützende Effekt des Speichels wird dadurch verstärkt.

Zu beachten ist jedoch, dass sowohl die Anregung der Speichel- und Magensekretion als auch die verstärkte Tätigkeit der Kaumuskulatur zu Beschwerden führen kann. Das Kauen von Kaugummi ist also nur in Maßen sinnvoll.

11.3 Mundhygiene

Durch die Mundhygiene sollen Speisereste und Beläge von den Zähnen entfernt werden. Bei korrekter Zahnreinigung wird das Zahnfleisch gleichzeitig massiert und die Durchblutung dadurch angeregt.

Ein sauberer Zahn wird nicht kariös. Eine vollständige mechanische Entfernung der Plaque ist jedoch insbesondere in den Zahnzwischenräumen schwierig. Zur Mundhygiene stehen daher neben der normalen Zahnbürste noch verschiedene Hilfsmittel zur Verfügung, wie zum Beispiel:
– Zahnseide
– Zahnhölzer
– Zahnzwischenraumbürsten
– Mundduschen.

Nach jeder Mahlzeit sollten die Zähne mit der Zahnbürste gereinigt werden, um die Säurebildung in der Mundhöhle möglichst gering zu halten (siehe Abb. 11.19). Wichtig ist die Zahnreinigung insbesondere:
– morgens nach dem Frühstück,
– abends vor dem Schlafengehen sowie
– nach jedem Genuss von zuckerhaltigen Speisen.

Die mittlere Putzdauer sollte mindestens 3 Minuten betragen.

11.3.1 Mundpflegeartikel

Zahnbürsten

Die Industrie bietet eine Vielzahl von unterschiedlich geformten Zahnbürsten an. **Folgende Merkmale** kennzeichnen eine gute Zahnbürste:
– Die Zahnbürste muss **gut und sicher in der Hand** liegen. Der Stiel muss daher griffig und abrutschsicher sein.
– Die **Form des Stiels** spielt keine entscheidende Rolle. Ein gerader oder leicht geknickter Stiel mit vorn abgerundetem Bürstenkopf ist am sinnvollsten.
– Der **Bürstenkopf** darf nicht zu groß sein, damit er im Mund - insbesondere zur Reinigung der lingualen und palatinalen Zahnflächen - ausreichend bewegt werden kann. Das **Borstenfeld** sollte **für Erwachsene 2,5 - 3 cm** und **für Kinder 2 - 2,5 cm lang** sein.

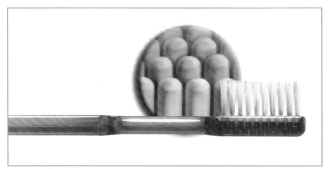

Abb. 11.20
Multi-tufted Zahnbürste
mit abgerundeten
Kunststoffborsten

Abb. 11.21
Elektrische
Zahnbürste

– Die einzelnen Borsten sollten zu **Büscheln** zusammengefasst sein. Eine Zahnbürste mit vielen Büscheln wird als **multi-tufted** bezeichnet (tuft engl. - Büschel).
– Die Zahnbürste sollte ein planes Borstenfeld aufweisen mit einer großen Zahl von Borstenbüscheln. Dadurch kann sie nicht nur die Zähne reinigen, sondern auch das Zahnfleisch massieren.
– Die einzelnen Borsten sollen aus **Kunststoff** sein, wobei die **Enden ab-**

gerundet sein müssen. Naturborsten sind nicht empfehlenswert, da ihr Markkanal einen Schlupfwinkel für Bakterien bietet. Weiterhin splittern Naturborsten leicht und ihre Enden können nicht abgerundet werden.
– Im Allgemeinen sollten Zahnbürsten mit **mittelharten Borsten** verwendet werden. Bei empfindlichem, leicht blutendem Zahnfleisch können vorübergehend weiche Borsten benutzt werden.

Nach Gebrauch ist die Zahnbürste gründlich zu spülen. Reste der Zahnpaste sind dabei zu entfernen. Anschließend ist die Zahnbürste so aufzubewahren, dass die Borsten gut trocknen können. Es ist dazu günstig, die Zahnbürste mit erhobenem Bürstenkopf in den Zahnputzbecher zu stellen, wobei die einzelnen Borsten nach unten abtrocknen können (siehe Abb. 11.19). Den Bakterien wird dadurch der Nährboden entzogen.
Die Zahnbürste sollte gewechselt werden, wenn die Borsten verbogen sind. Grundsätzlich sollte keine Zahnbürste länger als 8 Wochen verwendet werden.

Für die Mundpflege sollte eine **multi-tufted Kurzkopfbürste mit abgerundeten, mittelharten Kunststoffborsten** benutzt werden.

Elektrische Zahnbürsten
Zur Erleichterung der Putzarbeit kann statt einer Handzahnbürste auch eine **elektrische Zahnbürste** verwendet werden. Es gibt dazu elektrische Zahnbürsten mit Batterien, elektrischem Anschluss über ein Kabel oder Auflademöglichkeit durch ein Ladegerät.
Selbstverständlich sollten **multi-tufted Bürsten** mit **abgerundeten, mittelharten Kunststoffborsten** benutzt werden.

Zusätzliche Hilfsmittel zur Zahnreinigung
Zahnseide dient zur Entfernung von weichen Belägen in den Zahnzwischenräu-

men, die mit einer Zahnbürste nicht erreicht werden können. Von den verschiedenen Arten hat die **ungewachste Zahnseide** die größte Reinigungswirkung, da sich die einzelnen Fäden im Zahnzwischenraum auffächern können. Für Ungeübte ist jedoch zunächst die **gewachste Zahnseide** aufgrund ihrer höheren Gleitfähigkeit zu empfehlen.

Zur Reinigung größerer Approximalräume eignet sich **"Superfloss"**. Diese spezielle Zahnseide unterscheidet sich von der üblichen Zahnseide durch einen flauschigen Faseranteil.

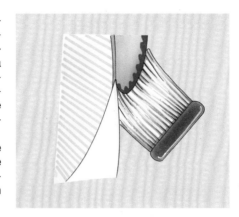

Abb. 11.22
Richtige Haltung der
Zahnbürste am
Zahnfleischsaum

Abb. 11.23
Handhabung von
Zahnseide

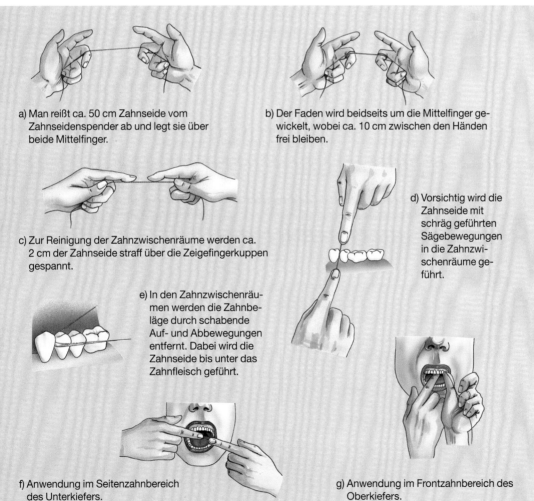

a) Man reißt ca. 50 cm Zahnseide vom Zahnseidenspender ab und legt sie über beide Mittelfinger.

b) Der Faden wird beidseits um die Mittelfinger gewickelt, wobei ca. 10 cm zwischen den Händen frei bleiben.

c) Zur Reinigung der Zahnzwischenräume werden ca. 2 cm der Zahnseide straff über die Zeigefingerkuppen gespannt.

d) Vorsichtig wird die Zahnseide mit schräg geführten Sägebewegungen in die Zahnzwischenräume geführt.

e) In den Zahnzwischenräumen werden die Zahnbeläge durch schabende Auf- und Abbewegungen entfernt. Dabei wird die Zahnseide bis unter das Zahnfleisch geführt.

f) Anwendung im Seitenzahnbereich des Unterkiefers.

g) Anwendung im Frontzahnbereich des Oberkiefers.

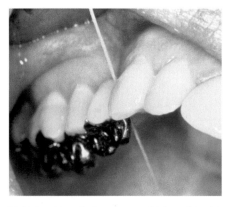

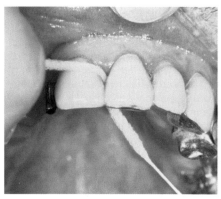

Abb. 11.24 – links
Anwendung von
Zahnseide

Abb. 11.25 – rechts
Anwendung von
Superfloss

Bei der Handhabung von Zahnseide ist darauf zu achten, dass man das interdentale Zahnfleisch nicht durch starke Sägebewegungen verletzt.

Zahnzwischenräume, in denen die Zahnseide aufgefasert wird, sind Retentionsstellen für Beläge. Sie müssen daher vom Zahnarzt kontrolliert werden.

Als Hilfsmittel zur Anwendung von Zahnseide bietet die Industrie spezielle Zahnseidenhalter an. Die Handhabung der Zahnseide wird als "Fädeln" oder "Flossing" bezeichnet.

Interdentalbürsten (Zahnzwischenraumbürsten) dienen der Reinigung von

Zahnzwischenräumen, die mit einer normalen Zahnbürste nicht erreicht werden können. Diese Bürsten haben nur ein einzelnes Borstenbündel, mit dem die großen Interdentalräume bei einem parodontal geschädigten Gebiss gut gereinigt werden können. Weiterhin eignen sich diese Bürsten zur Säuberung von Zwischenräumen unter festsitzendem Zahnersatz sowie bei festsitzenden kieferorthopädischen Apperaturen.

Einbüschel-Zahnbürsten können bei **unregelmäßigen Zahnständen, kleinen Zahnlücken, Brücken oder kieferorthopädischen Apparaturen** verwendet werden. Durch ihren kompakten Borstenbüschel können sie jede beliebige Stelle erreichen und reinigen.

Medizinische Zahnhölzer dienen der Reinigung von **Zahnzwischenräumen**. Sie sollen aus weichem, nicht splitterndem Holz bestehen, den Zahnzwischenräumen durch eine dreieckige Form angepasst sein und vorn spitz zulaufen. Vor Gebrauch sind sie mit Speichel anzufeuchten.

Neben der **Zahnreinigung** eignen sich Zahnhölzer auch zur **Massage** von abgeflachten Zahnfleischpapillen.

Stimulatoren (stimulare lat. - antreiben, anregen) sind spezielle Instrumente zur **Massage** der Gingiva bei abgeflachten Zahnfleischpapillen. Bei der Massage des Zahnfleisches erfolgt auch eine begrenzte Reinigung der Approximalflächen.

Abb. 11.26
Zahnseidenhalter

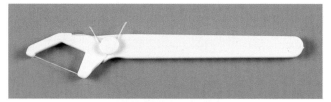

Abb. 11.27
Anwendung einer
Zahnzwischenraumbürste

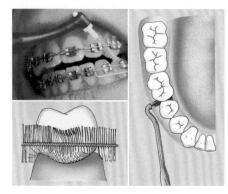

Sulkus-Zahnbürsten haben lediglich **zwei multi-tufted Borstenreihen**. Sie dienen zur Reinigung und Massage von **Zahnfleischtaschen und Zahnzwischenräumen** bei überkronten Zähnen und festsitzenden kieferorthopädischen Apparaturen.

Daneben gibt es auch spezielle Zahnbürsten zur Reinigung bei kieferorthopädischen Multiband-Apparaturen.

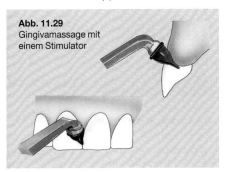

Abb. 11.29
Gingivamassage mit einem Stimulator

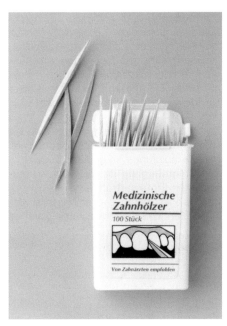

Abb. 11.28
Medizinische Zahnhölzer

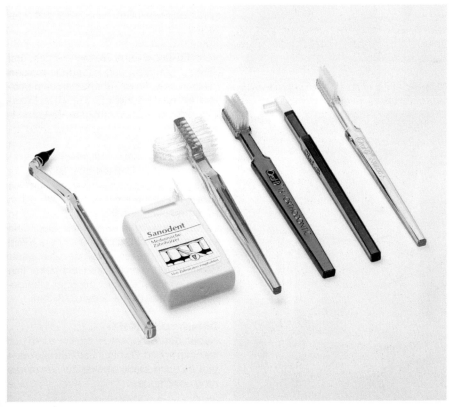

Abb. 11.30
Hilfsmittel zur Zahnreinigung
von links nach rechts:
– Stimulator
– Zahnhölzer
– Prothesenzahnbürste
– Zahnbürste zum Gebrauch bei kieferorthopädischen Apparaturen
– Einbüschel-Zahnbürste
– Sulkus-Zahnbürste

Mundduschen dienen vor allem der **Zahnfleischmassage**. Zusätzlich können mit ihnen nach dem Zähneputzen gelockerte Speisereste aus den Zahnzwischenräumen herausgespült werden. **Fest haftende Zahnbeläge** können mit einer Munddusche jedoch **nicht entfernt** werden.

Zur **Zahnfleischmassage** eignet sich vor allem ein **pulsierender Mehrfachstrahl**. Die Durchblutung wird dadurch angeregt.

Zur **Zahnreinigung** ist vor allem ein **pulsierender Einfachstrahl** empfehlenswert. Bei falscher Richtung des Wasserstrahls in die Zahnfleischfurchen hinein kann es

jedoch auch zu einer Schädigung des Zahnhalteapparates kommen. Es ist daher sorgfältig darauf zu achten, dass keine Speisereste oder gelockerte Beläge in die Zahnfleischfurchen hineingetrieben werden.

Zahnpasten

Zahnpasten erhöhen den Reinigungseffekt beim Zähneputzen mit einer Zahnbürste. Sie enthalten:

– Putzkörper
– Feuchthaltemittel
– Wasser
– Tenside (Schaumbildner)
– Bindemittel
– Konservierungsmittel
– Farb- und Geschmacksstoffe
– vorbeugend wirkende Zusätze (z. B. Fluorid).

Putzkörper sollen die mechanische Plaqueentfernung durch die Zahnbürste verbessern und die Zahnoberfläche gleichzeitig polieren. Sind die Putzkörper in der Zahnpaste jedoch zu abrasiv, so können Schäden an den natürlichen Zähnen, Füllungen und Verblendungen entstehen. Entsprechend haben die meisten klinisch getesteten Zahnpasten eine **mittlere Abrasivität** (siehe S. 371: **RDA-Wert**). **Fluoride** sind der wichtigste Wirkstoff in Zahnpasten.

Der Fluoridanteil:

– erhöht die Widerstandsfähigkeit des Zahnschmelzes gegenüber Säuren,
– beschleunigt die Remineralisation von oberflächlichen Entkalkungen und
– hemmt die Plaquebakterien.

In **Kinderzahnpasten** soll der Fluoridanteil reduziert sein, da insbesondere Kleinkinder einen hohen Anteil der Zahnpaste beim Putzen verschlucken. Ein hoher Fluoridanteil könnte sonst zu einer Überdosierung führen (siehe Seiten 378, 380).

Chlorhexidin (CHX)

Neben den Zahnpasten, die vor allem den mechanischen Reinigungseffekt steigern, gibt es auch Medikamente zur Verminderung der Plaque.

Abb. 11.31
Anwendung einer Munddusche
a) pulsierender Einfachstrahl zur Zahnreinigung
b) pulsierender Mehrfachstrahl zur Zahnfleischmassage

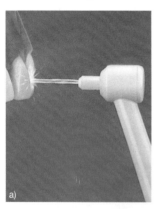
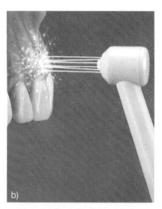

a) b)

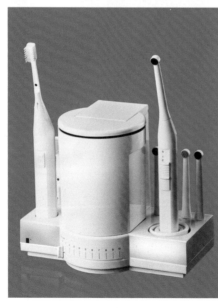

Abb. 11.32
Kombination einer Munddusche mit einer elektrischen Zahnbürste

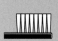
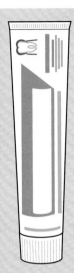

20 – 40 %	Putzkörper
20 – 40 %	Feuchthaltemittel
20 – 40 %	Wasser
10 %	Zusätze

- Tenside (Schaumbildner)
- Bindemittel
- Konservierungsmittel
- Farb- und Geschmacksstoffe
- vorbeugend wirkende Zusätze
(z. B. Fluorid, siehe auch S. 378: Fluoridgehalt von Zahnpasten)

RDA-Wert
Die **Abrasionswirkung einer Zahnpaste** wird durch den **RDA-Wert** bestimmt (**R**adioactive **D**entin **A**brasion). Der RDA-Wert gibt an, wieviel Dentin im Laborversuch durch eine Zahnpaste abgerieben wird.

RDA-Wert über 100: hohe Abrasivität, nicht empfehlenswert
RDA-Wert 60-100: mittlere Abrasivität, für gesunde Patienten
RDA-Wert unter 60: geringe Abrasivität, z. B. bei Zahnhalsüberempfindlichkeit

Abb. 11.33
Zusammensetzung einer Zahnpaste

Chlorhexidin (CHX) ist das wirksamste Mittel zur chemischen Plaquebehandlung. Es kann als Spüllösung oder Gel verwendet werden, wobei es meistens in Form von **Chlorhexidin-diglukonat** eingesetzt wird.
Eigenschaften von Chlorhexidin:
- **antibakteriell** (wirkt gegen Bakterien, indem es den Bakterienstoffwechsel hemmt und in hohen Konzentrationen Bakterien abtötet)
- **antimykotisch** (wirkt gegen Pilze)
- **plaquehemmend** (hemmt das Plaquewachstum)
- **hemmt die Bakterienanlagerung** auf der Zahnoberfläche
- hat eine **Depotwirkung**, da es auf den Belägen und der Mundschleimhaut haften bleibt. Dadurch kann es längere Zeit in der Mundhöhle wirken.

Chlorhexidin wirkt jedoch nicht gegen alle Bakterien und hat einige **Nebenwirkungen**. Bei längerem Gebrauch können
- Geschmacksstörungen,
- Schleimhautveränderungen und
- Verfärbungen von Zunge und Zähnen auftreten.

Daher sollte **Chlorhexidin nur gezielt und zeitlich begrenzt** angewendet werden, z. B. vor und nach chirurgischen Eingriffen oder bei schweren Zahnfleischentzündungen.

11.3.2 Zahnputztechniken

Systematik
Die Zähne müssen vollständig und gründlich gereinigt werden. Damit keine Zahnfläche ausgelassen wird, muss die **Zahnreinigung systematisch** erfolgen.
Dazu empfiehlt es sich, zunächst die

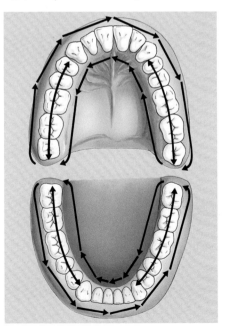

Abb. 11.34
Systematische Zahnreinigung
a) Außenflächen
b) Innenflächen
c) Okklusalflächen

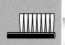
Außenflächen der Zähne, darauf die **Innenflächen** und abschließend die **Kauflächen** zu putzen.

Man bedenke beim Zähneputzen, dass für Rechtshänder die rechte Seite und für Linkshänder die linke Seite schwieriger zu putzen ist. Auf dieser Seite muss man sich entsprechend mehr Mühe geben. Die Reinigung erfolgt abschnittsweise jeweils im Bereich von 2-3 Zähnen entsprechend der Größe des Borstenfeldes.

Bei **Kleinkindern** ist es zunächst wichtig, dass sie überhaupt die Zähne putzen. Eine ausgefeilte Technik ist bei ihnen noch nicht zu erwarten. Im Alter von 3-5 Jahren reicht in der Regel das horizontale Bürsten der Kauflächen zur Zahnreinigung aus. Anschließend ist die Technik langsam zu verbessern.

Die **Eltern** müssen das Zähneputzen bei Kleinkindern überwachen und **bis in das Schulalter** hinein die Zähne ihres Kindes **nachputzen**.

Zahnputztechnik nach Bass

Das Borstenfeld wird schräg im Winkel von **ca. 45° zum Zahnfleisch** gerichtet. Die Zahnbürste ruht dabei jeweils zum Teil auf dem Zahnfleisch und der Zahnoberfläche. Von dieser Grundhaltung aus erfolgen kleine **rüttelnde Hin- und Herbewegungen**, die in jedem Zahnabschnitt **ca. 10-mal** ausgeführt werden. Dabei dringen die Borsten gezielt in den **Zahnfleischsulkus** und in die **Interdentalräume**, um supra- und subgingivale Plaque zu entfernen. Gleichzeitig wird die marginale Gingiva stimuliert.

Um die Rückseite der Schneidezähne zu putzen, stellt man die Zahnbürste senkrecht und putzt auch hier mit kleinen Hin- und Herbewegungen. Die Kauflächen werden mit senkrecht aufliegenden Borsten gesäubert.

Die Zahnputztechnik nach Bass ist für **Jugendliche und Erwachsene die beste Methode** zur Zahnreinigung. Neben einer

Abb. 11.35
Zahnputztechnik nach Bass

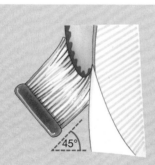

a) Grundhaltung der Zahnbürste am Zahnfleischsaum

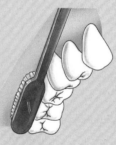

b) Aktivierung der Zahnbürste durch leichten Druck gegen Zahnfleisch und Zahn

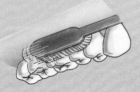

c) Reinigung der Zähne mit rüttelnden Bewegungen, die etwa eine Prämolarenbreite hin und her gehen

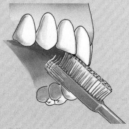

d) Reinigung der Rückflächen der Schneidezähne

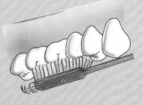

e) Reinigung der Kauflächen

guten **Reinigung** der Zähne - insbesondere an den schwer zugänglichen Bereichen am Zahnfleischsulkus und interdental - bewirkt sie auch eine gute **Massage** der Gingiva.

Zahnputztechnik nach Charters
Diese Methode wird **mehr zur Zahnfleischmassage** als zur Zahnreinigung angewendet. Sie ist daher vor allem bei und nach Behandlung von **Parodontalerkrankungen** angezeigt.

Das Borstenfeld wird **kronenwärts im Winkel von ca. 45°** zur Zahnachse gerichtet. Anschließend wird das Borstenfeld rüttelnd in einer Abrollbewegung **von der Kaufläche zum Zahnfleisch** geführt. Durch kleine kreisende und vibrierende Bewegungen erfolgt dabei eine intensive Massage der Gingiva.
Bei korrekter Anwendung dauert diese Methode mindestens 8 Minuten.

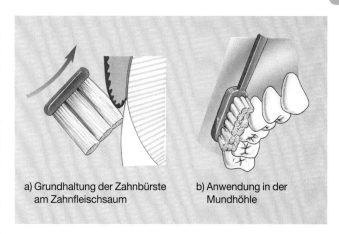

a) Grundhaltung der Zahnbürste am Zahnfleischsaum

b) Anwendung in der Mundhöhle

Abb. 11.36
Zahnputztechnik nach Charters

Zahnputztechnik nach Stillman (modifiziert)
Das Borstenfeld wird schräg im Winkel von **ca. 45° zur Zahnachse auf die Gingiva** gedrückt, sodass sie leicht blass wird. Von dieser Grundhaltung aus wird das Borstenfeld mit **leichten Rüttelbewe-**

Abb. 11.37
Zahnputztechnik nach Stillman

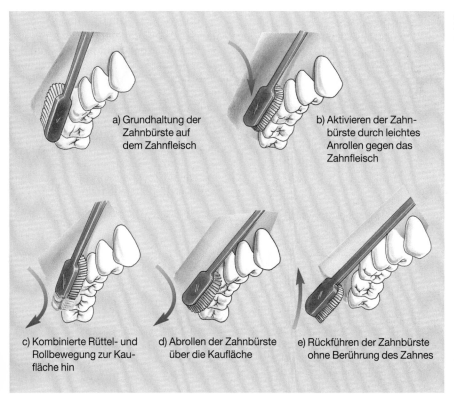

a) Grundhaltung der Zahnbürste auf dem Zahnfleisch

b) Aktivieren der Zahnbürste durch leichtes Anrollen gegen das Zahnfleisch

c) Kombinierte Rüttel- und Rollbewegung zur Kaufläche hin

d) Abrollen der Zahnbürste über die Kaufläche

e) Rückführen der Zahnbürste ohne Berührung des Zahnes

gungen zur Kaufläche hin abgerollt. Zum Schluss der Bewegung befindet sich das Borstenfeld nahezu im rechten Winkel zur Kaufläche.

Diese Bewegung wird in jedem Abschnitt etwa **5-mal wiederholt**, wobei das Borstenfeld jeweils ohne Berührung von Zahn oder Gingiva in die Grundhaltung zurückgeführt wird.

Das Zahnfleisch wird bei dieser Technik gut massiert. Die Reinigung der Zahnfleischfurche ist bei dieser Methode jedoch **nicht so gut** wie bei der **Bass-Technik**.

Rotationsmethode nach Fones

Die Zähne stehen im Schneidekantenkontakt, während das Borstenfeld senkrecht auf die **Zahnaußenflächen** gedrückt wird. Anschließend wird die Zahnbürste in großen Kreisbewegungen über das Zahnfleisch und die Zähne von Ober- und Unterkiefer geführt. Die **lingualen und palatinalen Flächen** werden entsprechend bei geöffnetem Mund mit kleinen Kreisbewegungen gesäubert.

Diese Technik ist leicht zu lernen und deshalb **für Kinder geeignet**. Die Kinder können sich vorstellen, sie würden große Kreise auf die Zähne malen. Im Bereich der Zahnfleischfurchen und Approximalräume ist der Reinigungseffekt jedoch nicht gut.

Abb. 11.38
Rotationsmethode nach Fones:
Die Kreisbewegungen können für Ober- und Unterkiefer gleichzeitig oder getrennt durchgeführt werden.

siehe auch
Abrasion und Erosion
→ Zahnhalsdefekt durch falsche Putztechnik, S. 127

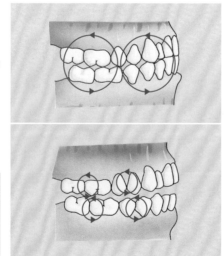

Vertikale Rot-nach-Weiß-Methode

Die Zähne stehen im Schneidekantenkontakt, während das **Borstenfeld senkrecht auf das Zahnfleisch** gedrückt wird. Anschließend wird die Zahnbürste senkrecht **vom Zahnfleisch zur Kaufläche** geführt **(rot nach weiß)**.

Diese Methode ist leicht zu erlernen. Das Borstenfeld überspringt jedoch die Zahnfleischfurche, sodass die Reinigung dort nur unzureichend ist.

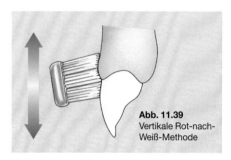

Abb. 11.39
Vertikale Rot-nach-Weiß-Methode

Horizontale Schrubbmethode

Es handelt sich hierbei um eine **unsystematische Zahnputztechnik**, bei der das **Borstenfeld senkrecht auf die Zahnflächen** gedrückt und anschließend **hin- und herbewegt** wird. Diese Methode kann nur für Kinder als Einstieg in die Zahnpflege akzeptiert werden.

Die Zahnzwischenräume werden dabei nicht gesäubert. Der Zahnfleischsaum kann geschädigt werden, sodass er zurückweicht. Im freiliegenden weichen Zahnzement am Zahnhals können dann keilförmige Defekte entstehen (siehe S. 127).

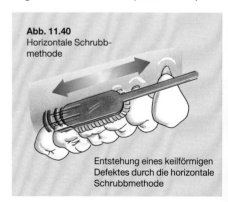

Abb. 11.40
Horizontale Schrubbmethode

Entstehung eines keilförmigen Defektes durch die horizontale Schrubbmethode

11.4 Fluoridierung

Fluorid erhöht die Widerstandsfähigkeit des Schmelzes gegenüber Säuren, beschleunigt die Remineralisation des Schmelzes und hemmt den Stoffwechsel der Mikroorganismen in der Plaque.

Fluorid ist ein essentieller, d. h. lebensnotwendiger Bestandteil der Nahrung. Fluorid ist die chemisch gebundene Form des Gases Fluor. Dieses sehr reaktionsfähige Gas kommt in der Natur nicht frei vor, sondern nur in Verbindung mit anderen Elementen (z. B. als Kalziumfluorid).

Fluorid ist ein wichtiger Bestandteil der Knochen und Zähne. In der Nahrung kommt Fluorid nur in geringen Mengen vor, die für eine wirkungsvolle Karieshemmung in der Regel nicht ausreichen.

Vermehrt findet man Fluorid nur in Seefischen, rohem Meersalz, Sojanahrung, Vollkornerzeugnissen, bestimmten Mineralwässern und einigen Teesorten. Täglich nimmt man mit der Nahrung durchschnittlich 0,2 - 0,5 mg Fluorid auf. Fluorid wirkt über 3 Mechanismen karieshemmend:

– **Verringerung der Säurelöslichkeit** des Schmelzes durch Einbau des Fluorids. Der Schmelz wird dadurch nicht härter, sondern nur widerstandsfähiger gegenüber Säuren.
– **Beschleunigung der Remineralisation** von entkalktem Schmelz durch Bindung von Kalzium und Phosphat aus dem Speichel und Bildung von Fluorapatit.
– **Verringerung der Plaquebildung** durch Hemmung des Bakterienstoffwechsels.

11.4.1 Möglichkeiten der Fluoridierung

Fluorid kann den Zähnen auf 2 Wegen zugeführt werden:

– **systemisch** mit der Nahrung (Trinkwasser, Fluoridsalz oder Fluoridtabletten)
– **lokal** mit Zahnpaste, Mundspüllösung, Gel oder Lack.

Systemische Fluoridanwendung

Fluorid aus der Nahrung wird im Dünndarm aufgenommen und gelangt so in die

---

Erhöhung der Widerstandsfähigkeit des Zahnschmelzes gegenüber Säuren durch Fluorid

Fluorid macht die Zähne widerstandsfähiger gegenüber Säuren. Diese Wirkung kann man anschaulich durch einen einfachen Versuch mit Eiern demonstrieren.

Zunächst taucht man 1 Ei zur Hälfte in ein Fluoridkonzentrat (Gelee). Das Fluoridkonzentrat lässt man ca. 4 Minuten auf die Eierschale einwirken. Nach der Fluoridierung wäscht man das Ei unter fließendem Wasser ab und taucht es anschließend in normalen Haushaltsessig (ca. 5%ige Essigsäure) ein.

Der Essig löst die nicht fluoridierte Eierschale auf, wobei CO_2-Bläschen entstehen, die aus der Lösung herausperlen. Die fluoridbehandelte Eihälfte bleibt dagegen unverändert. Dort wird die Eierschale nicht aufgelöst, sodass sich dort auch keine CO_2-Bläschen bilden.

Analog kann man sich auch die schützende Wirkung des Fluorids beim Zahnschmelz vorstellen.

Dieses Ei ist in Essig eingetaucht worden. Die untere Hälfte wurde vorher fluoridiert, wodurch ein wirksamer Schutz vor der Essigsäure besteht. Die obere Hälfte wurde vorher nicht fluoridiert. Entsprechend löst die Essigsäure dort die Eierschale auf, wobei CO_2-Bläschen entstehen.

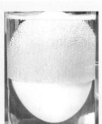

Blutbahn. Auf dem Blutweg kann das Fluorid dann zu den Knochen und Zähnen gelangen und dort eingebaut werden.

Bei den Zähnen hat der Fluorideinbau in den Schmelz bis zum 12. Lebensjahr besondere Bedeutung. In dieser Zeit erfolgt die Schmelzbildung und Schmelzreifung vor dem Zahndurchbruch. Insgesamt unterscheidet man 3 Phasen der Fluoridanreicherung im Schmelz. Dies sind die Phasen während der:

I. Schmelzbildung
II. Schmelzreifung vor dem Zahndurchbruch
III. Schmelzreifung nach dem Zahndurchbruch (Nachreifung).

I. Phase: Fluorid kann direkt bei der **Schmelzbildung** in das Schmelzkristall eingebaut werden. Es entsteht dann ein erhöhter Anteil von Fluorapatit anstelle von Hydroxylapatit im Schmelz.

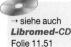
→ siehe auch
Libromed-CD
Folie 11.51

Die Mineralisation der Milchzähne beginnt in der Regel erst kurz nach der Geburt. Deshalb ist während der Schwangerschaft noch keine erhöhte Fluoridaufnahme der Mutter erforderlich.

II. Phase: Nach der Schmelzbildung erfolgt die **Schmelzreifung vor dem Zahndurchbruch**. Sie dauert bei bleibenden Zähnen 3-4 Jahre, bei Milchzähnen entsprechend kürzer. Auch in dieser Zeit kann Fluorid über die Blutbahn in den Schmelz eingebaut werden.

III. Phase: Nach dem Zahndurchbruch erfolgt eine **weitere Schmelzreifung**. Dabei kann Fluorid lokal auf den Zahnschmelz aufgetragen und so eingebaut werden.

Systemisch aufgenommenes Fluorid wirkt ebenfalls lokal, da über den Darm aufgenommenes Fluorid auf dem Blutweg auch zu den Speicheldrüsen gelangt. Dadurch steigt der Fluoridanteil im Speichel an, der entsprechend lokal auf den Zahnschmelz einwirkt.

Lokale Fluoridierung

Die Schmelzkristalle haben keine geschlossene Oberfläche, sondern sind durchlässig für Ionen. Deshalb kann lokal aufgetragenes Fluorid in die oberen Schichten des Schmelzes eindringen. Im Schmelz wird Fluorid zusammen mit Kalzium und Phosphat aus dem Speichel in das Kristallgefüge eingebaut und unterstützt so die Mineralisation bzw. Remineralisation des Schmelzes.

Fluorid kann über den Speichel lokal einwirken oder mit Zahnpaste, Mundspüllösung, Gel bzw. Lack aufgetragen werden.

11.4.2 Empfehlungen zur Kariesprophylaxe mit Fluoriden

Fluoride wirken in erster Linie **durch direkten Kontakt** mit den Zahnhartsubstanzen **karieshemmend**.
Aus diesem Grund ist die **lokale Fluoridierung** gegenüber der systemischen Fluoridanwendung **zu bevorzugen**.

Abb. 11.41
Wege zur Fluoridanreicherung im Schmelz

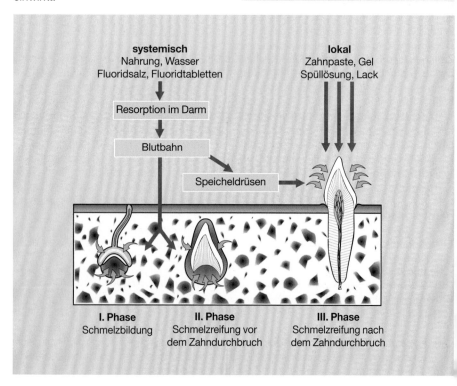

I. Phase
Schmelzbildung

II. Phase
Schmelzreifung vor dem Zahndurchbruch

III. Phase
Schmelzreifung nach dem Zahndurchbruch

Vor dem 6. Lebensmonat sind aus zahnärztlicher Sicht keine Fluoridierungsmaßnahmen erforderlich.

Sobald die ersten Milchzähne durchbrechen, sollen die Eltern die Zähne ihres Kindes **einmal am Tag** mit einer **fluoridhaltigen Kinderzahnpaste (maximal 500 ppm Fluorid)** putzen. Dabei soll nur eine höchstens erbsengroße Menge Zahnpaste verwendet werden, da die Kinder erfahrungsgemäß einen großen Anteil der Zahnpaste herunterschlucken. Entsprechend soll auch keine Zahnpaste mit Frucht- oder Bonbongeschmack verwendet werden, um keinen zusätzlichen Anreiz zum Herunterschlucken zu geben.

Ab dem 2. Geburtstag sollen die Zähne **zweimal am Tag** in gleicher Weise geputzt werden. Damit wird einer Karies bzw. Gingivitis effektiv vorgebeugt und das Kind frühzeitig an die tägliche Mundhygiene gewöhnt.

Zusätzlich zum Zähneputzen mit fluoridhaltiger Kinderzahnpaste wird die Verwendung von **fluoridhaltigem Speisesalz** empfohlen. Eine weitere Fluoridzufuhr ist in der Regel nicht erforderlich.

Bei Kleinkindern müssen die Eltern die Zähne putzen, später müssen sie das Zähneputzen zumindest überwachen und bis in das Schulalter hinein die Zähne ihres Kindes nachputzen.

Wird keine fluoridhaltige Zahnpaste und kein fluoridiertes Speisesalz verwendet, so ist eine Fluoridzufuhr mit **Fluoridtabletten** nach den Dosierungsempfehlungen der Deutschen Gesellschaft für Zahn-, Mund- und Kieferheilkunde möglich. Dabei muss gewährleistet sein, dass die empfohlene Tagesdosis nicht überschritten wird. Entsprechend muss die Fluoridzufuhr mit der Nahrung berücksichtigt werden, insbesondere der Fluoridgehalt des Trinkwassers und des täglich verwendeten Mineralwassers.

Vor der Verordnung von Fluoridtabletten ist daher eine individuelle **Fluoridanamnese** zu erheben. Die Fluoridkonzentration des Trinkwassers ist vom zuständigen Wasserwerk zu erfahren.

Ab dem Schuleintritt sollen die Zähne mit einer **Erwachsenenzahnpaste (1.000 - 1.500 ppm Fluoridgehalt)** geputzt werden. Zusätzlich sollte fluoridhaltiges Speisesalz verwendet werden.

Die ergänzende Anwendung von **höher dosierten Fluoridlacken, -lösungen oder -gelees** sollte nur nach zahnärztlicher Anweisung und unter zahnärztlicher Kontrolle erfolgen.

Fluoridgelees und -lösungen zur häuslichen Anwendung sollten erst vom Schulalter an bei Kindern mit erhöhtem Kariesrisiko benutzt werden. Es sollte dann auch eine intensive Betreuung zur Verbesserung der Mundhygiene sowie eine individuelle Ernährungsberatung erfolgen. Insbesondere ist dabei auf die Wechselwirkungen von Zuckerkonsum, Säurebildung, Plaqueentstehung und Zeit hinzuweisen.

Dosierungsempfehlung der Deutschen Gesellschaft für Zahn-, Mund- und Kieferheilkunde für die Tablettenfluoridierung in mg Fluorid/Tag

Alter	Fluoridkonzentration im Trinkwasser bzw. Mineralwasser (mg/l)		
	unter 0,3 mg/l	0,3-0,7 mg/l	über 0,7 mg/l
0 - 6 Monate	–	–	–
6 - 12 Monate	0,25	–	–
2. und 3. Lebensjahr	0,25	–	–
4. - 6. Lebensjahr	0,50	0,25	–
6 Jahre und älter	1,00	0,50	–

Die Fluoridkonzentration des Trinkwassers ist vom zuständigen Wasserwerk oder Gesundheitsamt zu erfahren.

Fluoridgehalt von Zahnpasten

Für den Fluoridgehalt von Zahnpasten gelten folgende Empfehlungen:

Kinderzahnpasten	maximal 500 ppm	(= 0,05 %) Fluorid
Erwachsenenzahnpasten	1.000 - 1.500 ppm	(= 0,1 - 0,15 %) Fluorid

Umrechnung von ppm in Prozent:

ppm (engl.) heißt **p**arts **p**er **m**illion
(Teile pro Million)
1 ppm ist also eine Konzentration von
1 Teil auf 1 Million Teile.

Prozent (%) gibt das Verhältnis **in Bezug zu 100** an.
1 % ist also eine Konzentration von 1 : 100
oder 10.000 Teile auf 1 Million Teile.

Entsprechend gilt die Umrechnung:
1   % = 10.000 ppm
0,1 % = 1.000 ppm
0,15 % = 1.500 ppm
0,05 % =   500 ppm

Empfehlungen zur Kariesprophylaxe mit Fluoriden

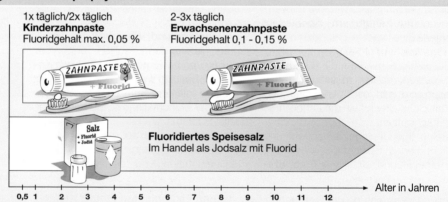

1x täglich/2x täglich
Kinderzahnpaste
Fluoridgehalt max. 0,05 %

2-3x täglich
Erwachsenenzahnpaste
Fluoridgehalt 0,1 - 0,15 %

Fluoridiertes Speisesalz
Im Handel als Jodsalz mit Fluorid

0,5 1   2   3   4   5   6   7   8   9   10   11   12 → Alter in Jahren

- **Lokal anzuwendende Fluoridpräparate** sind gegenüber der systemischen Fluoridanwendung zu **bevorzugen**.
- **Vor dem 6. Lebensmonat** sind aus zahnärztlicher Sicht **keine Fluoridierungsmaßnahmen** erforderlich.
- **Mit dem Durchbruch der ersten Milchzähne** sollen die Eltern beginnen, die Zähne ihres Kindes **einmal am Tag** mit einer erbsengroßen Menge **Kinderzahnpaste** (max. 0,05 % Fluoridgehalt) zu putzen.
- **Ab dem 2. Geburtstag** sollen die Zähne in gleicher Weise **zweimal am Tag** geputzt werden. Zusätzlich wird die Verwendung von **fluoridiertem Speisesalz** empfohlen.
- **Ab dem Schuleintritt** sollen die Zähne mit einer **Erwachsenenzahnpaste** (0,1 - 0,15 % Fluoridgehalt) geputzt werden.
- Wird **keine fluoridhaltige Zahnpaste** und **kein fluoridhaltiges Speisesalz** verwendet, so kann eine Fluoridzufuhr mit **Fluoridtabletten** erfolgen.
- Die Anwendung von **Fluoridlacken, -lösungen oder -gelees** sollte nur nach zahnärztlicher Anweisung und unter zahnärztlicher Kontrolle z. B. **bei erhöhtem Kariesrisiko** erfolgen.

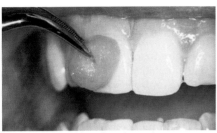

Einpinseln (Touchieren) zur intensiven Kariesprophylaxe

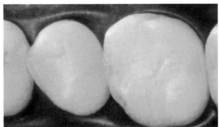

Refluoridierung nach Schmelzätzung

Abb. 11.42
Anwendung von Fluorid in der Zahnarztpraxis

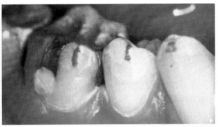

Refluoridierung nach okklusalem Einschleifen

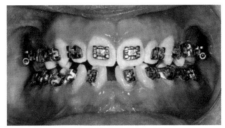

Refluoridierung nach Einsetzen oder Entfernen von Brackets

Fluoridierung mit Fluoridgelees und -lösungen

Fluoridgelees und -lösungen zur häuslichen Anwendung können z. B. einmal in der Woche nach vorheriger gründlicher Zahnreinigung mit einer Zahnbürste auf die Zähne aufgetragen werden. Das Einbürsten sollte mindestens 2 Minuten lang erfolgen, wobei der Zahnfleischrand mit einzubeziehen ist. Der beim Bürsten entstehende weiße Schaum soll nach einer kurzen Einwirkungszeit von ca. ½ Minute ausgespuckt werden.

Bei **Lösungen** kann die Fluoridierung nach der Zahnreinigung auch ohne Zahnbürste durch einfaches Umspülen für 2 Minuten erfolgen.

In der zahnärztlichen Praxis erfolgt die Fluoridierung vor allem durch Einpinseln (Touchieren) mit Fluoridlösungen, durch Einbürsten von Fluoridgelees, durch fluoridierte Lacke oder durch Löffel, die mit Fluoridgel beschichtet sind.

Salzfluoridierung

Der Einsatz von fluoridiertem Speisesalz ist eine Maßnahme zur Kollektivprophylaxe (siehe LF 11.1.1), die einfach, wirksam und kostengünstig ist.

- **Einfache Handhabung:** Fluoridiertes Speisesalz wird einfach anstelle des herkömmlichen Speisesalzes verwendet. So wird eine kontinuierliche Fluoridzufuhr gewährleistet, ohne dass die Gefahr einer Überdosierung besteht.
- **Wirksame Prophylaxe:** Der Fluoridanteil im Salz wirkt schon während des Essens lokal auf die Zähne ein. Damit schützt das Fluorid die Zähne gerade dann, wenn eine verstärkte Säurebildung zu erwarten ist. Die Zähne kommen zudem mehrmals täglich mit Fluorid in Kontakt, nämlich jedes Mal, wenn Speisen mit fluoridiertem Salz gegessen werden. Nach dem Herunterschlucken wird das Fluorid mit der Nahrung im Darm aufgenommen und kann dann über die Blutbahn systemisch wirken (siehe Abb. 11.41).
- **Kostengünstig:** Die Mehrkosten von fluoridiertem Salz gegenüber herkömmlichem Speisesalz fallen insgesamt kaum ins Gewicht. Dem stehen

Einsparungen von Zahnbehandlungskosten durch die Fluoridierung entgegen. **Fluoridiertes Speisesalz** ist in Deutschland **nur in Kombination mit Jod** erhältlich (z. B. als Jodsalz mit Fluorid). Jod ist ein wichtiges Spurenelement, das für die Bildung der Schilddrüsenhormone benötigt wird. Von den meisten Menschen wird **Jod** nicht in ausreichender Menge eingenommen. Jodsalz mit Fluorid bietet somit einen doppelten Schutz:

– Kariesvorbeugung (durch Fluorid)
– Vorbeugung von Schilddrüsenvergrößerungen aufgrund von Jodmangel (durch Jod).

Die Verwendung von fluoridiertem Speisesalz ist eine empfohlene Möglichkeit der **systemischen Fluoridzufuhr**. Dabei sind jedoch 2 Grundsätze zu beachten:

– Um eine Überdosierung zu vermeiden, sollte **stets nur eine Form der systemischen Fluoridanwendung** gewählt werden (Fluoridsalz oder fluoridiertes Wasser oder Fluoridtabletten).
– Aufgrund der besseren Wirksamkeit sind grundsätzlich **lokale Möglichkeiten der Fluoridierung** gegenüber der systemischen Anwendung **zu bevorzugen**.

Fluoridüberdosierung

Die Fluoriddosierung muss sorgfältig erfolgen. Dabei sind die Dosierungsempfehlungen zur Kariesprophylaxe mit Fluoriden zu beachten, da **zu hohe Dosierungen** langfristig zu **Zahnschäden** mit Schmelzflecken und Entkalkungen führen können. Diese Schmelzveränderungen werden als **Dentalfluorose** (Abb. 11.43) bezeichnet.
Zahnschäden entstehen vor allem bei **chronisch überhöhter Fluoridzufuhr** **während der Zahnentwicklung in den ersten 12 Lebensjahren**. Eine Gefahr besteht zum Beispiel

– bei **chronisch überhöhter Dosis** der Fluoridtabletten
– bei **unkontrollierter Kombination** von lokaler und systemischer Fluoridanwendung
– bei **Gebrauch von Erwachsenenzahnpaste** bei Kindern unter 6 Jahren.

Kinder verschlucken erfahrungsgemäß einen großen Anteil der Zahnpaste beim Zähneputzen. Deshalb sollte bei Kindern bis zum Schuleintritt nur eine **erbsengroße Menge Kinderzahnpaste** verwendet werden.

Eine **Dentalfluorose** entwickelt sich nur, wenn über einen längeren Zeitraum zu viel Fluorid verwendet wird. Wenn ein Kind versehentlich einmal Erwachsenenzahnpaste bekommt oder eine falsche Fluoridtablette schluckt, wird sich nicht sofort eine Fluorose entwickeln.

Abb. 11.43
Dentalfluorose durch chronisch überhöhte Fluoridzufuhr

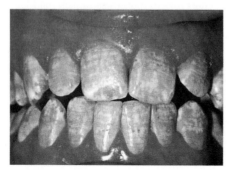

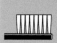

11.5 Individualprophylaxe

Unter **Individualprophylaxe** versteht man vorbeugende Maßnahmen beim einzelnen Patienten durch den Zahnarzt und seine qualifizierten Mitarbeiter.

In den vorangegangenen Abschnitten wurden die Grundlagen der zahnmedizinischen Prophylaxe erläutert:
– zahngesunde Ernährung
– sorgfältige Mundhygiene
– regelmäßige Fluoridierung.
In diesem Abschnitt geht es nun um die Durchführung der Individualprophylaxe und die entsprechenden zahnärztlichen Maßnahmen.

Ziel der Individualprophylaxe ist es, die Eigenverantwortung des Patienten zu stärken und ihn zum Erhalt der Zahngesundheit anzuleiten.

Dazu gehören:
• **Motivation** des Patienten, dass Zahngesundheit erstrebenswert ist und durch eigene Bemühungen dauerhaft erhalten werden kann.
• **Aufklärung** über die Ursachen von Karies und Parodontalerkrankungen sowie Möglichkeiten ihrer Vermeidung.
• **Anleitung zur**
  – **zahngesunden Ernährung** unter besonderer Beachtung des Zusammenhangs von Zuckerkonsum und Plaquebildung.
  – **Mundhygiene**, insbesondere Erlernung geeigneter Zahnputztechniken auch zur Reinigung der Zahnzwischenräume.
  – **Anwendung von Fluoridpräparaten** sowohl lokal als auch systemisch.
Durch die Fortschritte der Zahnmedizin ist es gelungen, die Ursachen von Karies und Parodontalerkrankungen weitgehend zu klären und wirksame Strategien zur Vorbeugung dieser Infektionskrankheiten zu entwickeln. **Präventive (vorbeugende)** und **kurative (Erkrankungen behandelnde) Maßnahmen** sind dabei eng miteinander verzahnt und gehen fließend ineinander über.

Die zahnärztliche Prophylaxe ist gerade dann besonders wirkungsvoll, wenn **individuelle Erkrankungsrisiken** frühzeitig erkannt und systematisch behandelt werden, bevor sie zu einem krankhaften Befund führen. Die Erfolgsaussichten einer systematischen Prophylaxe sind dabei am größten, wenn das vorbeugende Handeln möglichst schon im frühen Kindesalter erlernt und später dauerhaft fortgeführt wird. Dazu sind regelmäßige Kontrollen und wiederholte Anleitungen **(Remotivationen)** wichtig
– **von klein auf, ein Leben lang!**
Die Möglichkeiten der Individualprophylaxe gehen weit über den Rahmen hinaus, der für gesetzlich versicherte Patienten im **Sozialgesetzbuch (SGB V §22)** und den entsprechenden Richtlinien festgelegt worden ist.
Einzelheiten zu den
– **Früherkennungsuntersuchungen**
– und Maßnahmen zur
  Individualprophylaxe IP 1 - IP 5
sind Lernfeld 11 der Leistungsabrechnung zu entnehmen.
Die dort aufgeführten Leistungen können allenfalls als **Basisprophylaxe** in diesen Altersgruppen aufgefasst werden.
Die systematische Prophylaxe darf jedoch nicht auf diese Altersgruppen beschränkt bleiben. Gerade bei Erwachsenen hat die systematische Prophylaxe nicht nur von **Karies** sondern zunehmend auch von **Parodontalerkrankungen** Bedeutung.

11.5.1 Indizes

Ein **Index** (lat. - Anzeiger) ist eine aus mehreren Messwerten errechnete Maßzahl, um einen Befund zu beschreiben und vergleichbar zu machen.

Im Rahmen der zahnmedizinischen Prophylaxe gibt es
– Kariesindizes (z. B. DMF-T)
– Plaqueindizes (z. B. API, VPI)
– Gingiva- bzw. Blutungsindizes
  (z. B. PBI, SBI)
– Parodontal- und Zahnsteinindizes.

siehe auch
Leistungsabrechnung Band II
LF 11.1 bei Kassenabrechnung
LF 11.2 bei Privatabrechnung

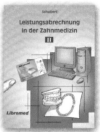

PSI – Parodontaler Screening-Index
→ siehe **Leistungsabrechnung Band II**
LF 10.1.3, Seite 16-18 und **vorletzte Seite in diesem Buch** (Buchinnendeckel)

Neben der Verwendung zu wissenschaftlichen Studien sind Indizes geeignet:
– die **Mundhygiene** eines Patienten zu Beginn einer Behandlung mit objektiven Messdaten zu beurteilen und mit späteren Messungen im Laufe der Behandlung zu vergleichen.
– das **Risiko einzuschätzen**, ob ein Patient an Karies oder Parodontalentzündungen erkranken wird.
– den **Schweregrad einer Entzündung** zu beurteilen.
– dem **Patienten zu demonstrieren**, in welchen Bereichen Entzündungen vorliegen, und ihn entsprechend zu einer besseren Mundhygiene anzuleiten.
– die **Mitarbeit des Patienten** im Laufe einer Behandlung zu beurteilen.

Es ist empfehlenswert, dem Patienten bei der Erhebung der Indizes einen Handspiegel zu geben, damit er die Messung und Beurteilung nachvollziehen kann. So kann er zum Beispiel den Zusammenhang zwischen Plaque, Blutung und Erkrankung besser verstehen. Die einmal gewählten Indizes sind innerhalb eines Prophylaxeprogramms beizubehalten.
Aus der Vielzahl der Indizes werden an dieser Stelle die auf Seite 381 beispielhaft genannten Indizes erläutert.

Kariesindex DMF-T

> Der **DMF-T-Index** ist eine Maßzahl für die von Karies betroffenen Zähne einer Person.

Der DMF-T-Index gibt die Summe an, wie viele der 28 bleibenden Zähne kariös sind, fehlen oder gefüllt sind, einschließlich der überkronten Zähne. Weisheitszähne werden dabei nicht bewertet.

Die Buchstaben bedeuten:
D decayed engl. – kariös
M missing engl. – fehlend
F filled engl. – gefüllt
T teeth engl. – Zähne.
Der entsprechende Index bei **Milchzähnen** wird mit Kleinbuchstaben geschrieben **(dmf-t)**. Dabei werden Milchzähne, die durch den Zahnwechsel verloren gegangen sind, nicht mitgezählt.
Der DMF-T-Index wird oft zu Vergleichszwecken herangezogen, um das Kariesvorkommen in einer Bevölkerungsgruppe zu erfassen. Es ist jedoch zu beachten, dass fehlende Zähne nicht unbedingt immer aufgrund einer Karies entfernt wurden. Da der DMF-T-Index mit zunehmendem Alter in der Regel ansteigt, ist bei Vergleichen zusätzlich die Altersangabe erforderlich.
Im Rahmen der **Früherkennungsuntersuchungen** wird die Erhebung des **dmf-t-Wertes** zur Einschätzung des Kariesrisikos verlangt.
Für wissenschaftliche Zwecke kann der genauere **DMF-S-Index** (dmf-s) erhoben werden, der sich auf die einzelnen Zahnflächen bezieht (S = surface engl. - Oberfläche). Der höchste erreichbare DMF-T-Wert ist 28 und DMF-S-Wert 128.

Plaqueindizes

> Ein **Plaqueindex** erfasst den Plaquebefall und seine Verteilung im Gebiss. Er ist somit ein Maß für die **Sauberkeit des Gebisses** und hilft, Problemzonen zu erkennen.

Um die Plaque sichtbar zu machen, werden häufig **Plaquefärbemittel (sog. Revelatoren)** verwendet, die in Form von Kautabletten, imprägnierten Färbestäbchen, Pellets, Flüssigkeiten und Gelees angeboten werden. Sie enthalten **Farbstoffe**, wie z. B. Erythrosin oder Fluoreszenzfarbstoffe.
Wendet der Patient Tabletten oder Lösungen zur Belagfeststellung selbst an, so muss er den Farbstoff ca. 1 Minute lang im Mund durch kräftiges Umspülen verteilen. Dabei wird nicht nur der Zahnbelag angefärbt, sondern auch die Mundschleimhaut vor allem im Bereich von Zunge, Wange und Lippen.
In der Zahnarztpraxis ist es sinnvoll, eine Lösung oder ein Gel mit einem Wattepellet

auf die Zähne und den Gingivalrand auf-
zutragen, um Beläge sichtbar zu machen.

Approximalraum-Plaque-Index (API)

Beim **Approximalraum-Plaque-Index
(API) nach Lange** wird nach Anfärben
der Plaque beurteilt, **ob Beläge im
Approximalraum** vorhanden sind oder
nicht. Es erfolgt dabei nur eine
Ja/Nein-Entscheidung ohne Beurteilung der Plaqueausdehnung.

Da die Entfernung der Plaque im Approximalraum vom Patienten eine besonders
gründliche Mundhygiene erfordert, kann
die **Mitarbeit des Patienten** mit diesem
Index gut eingeschätzt werden. Die Beurteilung der Approximalraumplaque erfolgt
• im 1. und 3. Quadranten oral und
• im 2. und 4. Quadranten vestibulär.
Anschließend wird der **prozentuale
Plaquebefall** errechnet. Dazu wird die
Summe der ermittelten Plaquestellen mit

100 multipliziert und anschließend durch
die Anzahl der Messpunkte geteilt.

$$API = \frac{\text{Summe der ermittelten Plaquestellen} \times 100}{\text{Anzahl der Messpunkte}}$$

Das Ergebnis wird folgendermaßen bewertet:

API-Wert	Mundhygiene
unter 25 %	optimale Mundhygiene
25 – 39 %	gute Mundhygiene, zum Teil noch zu ver- bessern
40 – 69 %	mäßige Mundhygiene, verbesserungsbedürftig
70 – 100 %	unzureichende Mund- hygiene

Im Rahmen der Individualprophylaxe
wird ein **API-Wert von 35 % und weniger** angestrebt.

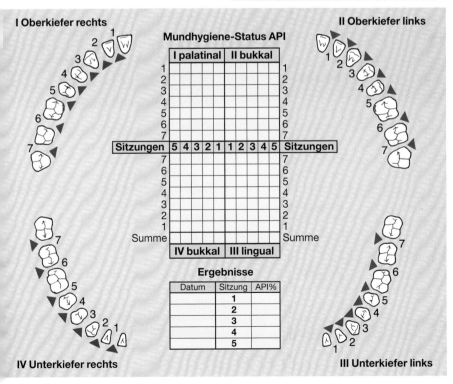

Abb. 11.44
Schema zur
Dokumentation des
Approximalraum-
Plaque-Index (API)
Der Befund (Plaque ja
oder nein) wird in
Form eines Plus- oder
Minuszeichens im
entsprechenden
Kästchen vermerkt.
Anschließend wird der
prozentuale Plaquebe-
fall errechnet.

Plaqueindex nach Quigley und Hein

Beim Plaqueindex nach Quigley und Hein wird nach Anfärben der Zahnbeläge beurteilt, **wie viel Plaque** auf den **vestibulären Zahnoberflächen** vorliegt.

Dies ist ein guter **Index zur Beurteilung der Zahnbürstentechnik.** Die approximale Plaque wird mit diesem Index jedoch nur unzureichend ermittelt.

Die Bewertung erfolgt in den Graden 0 - 5. Die Grade 2 - 5 werden auch gegeben, wenn die Plaque nur mesial oder distal so weit ausgedehnt ist.
Zur Berechnung des Plaqueindex nach Quigley und Hein werden die einzelnen Messwerte zusammengezählt und die Summe wird anschließend durch die Anzahl der bewerteten Zahnflächen geteilt.

Bewertungsgrade des Plaqueindex nach Quigley und Hein

Grad 0	=	keine Plaque

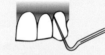

Grad 1	=	vereinzelte Plaqueinseln am zervikalen Rand

Grad 2	=	bis zu 1 mm breite, durchgehende Plaquelinie am zervikalen Rand

Grad 3	=	Plaque bedeckt das zervikale 1/3 der Zahnoberfläche

Grad 4	=	Plaque bedeckt bis zu 2/3 der Zahnoberfläche

Grad 5	=	Plaque bedeckt mehr als 2/3 der Zahnoberfläche

$$\text{Durchschnittswert des Index nach } \textbf{Quigley und Hein} = \frac{\text{Summe der Messwerte}}{\text{Anzahl der Messpunkte}}$$

Im Rahmen der Individualprophylaxe werden Durchschnittswerte unter 3 angestrebt.

Visible-Plaque-Index (VPI)

Der **Visible-Plaque-Index (VPI)** ist ein kindgerechter, einfacher Plaqueindex ohne Anfärbung.

Nach vorsichtiger Trocknung mit dem Luftbläser wird mit einer stumpfen Sonde über die supragingivalen Zahnflächen gestrichen. Dabei wird beurteilt, ob sich sichtbare (engl. - visible) Plaque an der Sonde sammelt oder nicht. Es erfolgt hier – wie beim API – nur eine einfache Ja/Nein-Entscheidung.
Der VPI ist gegenüber den Indizes mit Plaqueanfärbung ungenauer, was bei der Beurteilung zu berücksichtigen ist.
Im Rahmen der Individualprophylaxe werden VPI-Werte von 50 % und weniger angestrebt.

Gingivaindizes (Blutungsindizes)

Ein **Gingivaindex (Blutungsindex)** dient zur Beurteilung des **Entzündungsgrades** der Gingiva. Dabei nutzt man die Erfahrung, dass die Blutungsneigung der Gingiva nach vorsichtigem Sondieren mit dem Entzündungsgrad übereinstimmt.

Erhebt man gleichzeitig einen Plaqueindex, so kann man einschätzen, ob der Patient dauerhaft eine gute Mundpflege betreibt oder nur vor dem Zahnarztbesuch. Dies ist dann der Fall, wenn zwar ein niedriger Plaqueindex aber ein hoher Gingivaindex vorliegt.

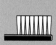
Papillen-Blutungs-Index (PBI)

Beim **Papillen-Blutungs-Index (PBI)** nach **Saxer und Mühlemann** erfolgt eine schonende Sondierung des Zahnfleischsulkus im **Papillenbereich** mit einer stumpfen **Parodontalsonde**.

Der Befund wird in ein dafür geeignetes Schema eingetragen. Der Index wird berechnet, indem die einzelnen Messwerte addiert und durch die Anzahl der Messpunkte geteilt werden.

$$PBI = \frac{\text{Summe der Messwerte}}{\text{Anzahl der Messpunkte}}$$

Nur entzündete Papillen bluten. Dem Patienten kann mit diesem **Blutungsindex** der **Grad der Entzündung** leicht deutlich gemacht werden. Man kann sich auch – wie beim API – auf die Feststellung einer Blutung ohne weitere Einteilung beschränken.

Sulkus-Blutungs-Index (SBI)

Beim **Sulkus-Blutungs-Index (SBI) nach Mühlemann und Son** erfolgt ebenfalls eine schonende Sondierung des Zahnfleischsulkus mit einer stumpfen Parodontalsonde - hierbei beschränkt man sich jedoch nicht auf den Papillenbereich. Dabei werden auftretende Blutungen sowie Farb- und Formveränderungen der Gingiva beurteilt.

Der Index wird berechnet, indem die Messwerte addiert und durch die Anzahl der Messpunkte geteilt werden.

$$SBI = \frac{\text{Summe der Messwerte}}{\text{Anzahl der Messpunkte}}$$

Beim **modifizierten SBI** wird - wie beim API - nur bewertet, ob eine Blutung bei Sondierung auftritt oder nicht.

Taschensekret (Sulkusflüssigkeit)

Neben der Möglichkeit einen **Plaque- und Gingivaindex** zu erheben, kann auch das **Taschensekret** mit einem in den Sulkus

Bewertungsgrade des Papillen-Blutungs-Index

Grad 0 = keine Blutung

Grad 1 = Es tritt nur ein einzelner Blutungspunkt auf.

Grad 2 = Nach dem Sondieren treten mehrere Blutungspunkte oder ein kleinerer Blutfleck auf.

Grad 3 = Das interdentale Dreieck füllt sich kurz nach der Sondierung mit Blut.

Grad 4 = Starke Blutung nach Sondierung, Blut fließt über den Zahn oder die Gingiva.

Bewertungsgrade des Sulkus-Blutungs-Index

Grad 0 = keine Blutung bei Sondierung, normal aussehende Gingiva

Grad 1 = Blutung bei Sondierung, keine Farb- oder Formveränderung

Grad 2 = Blutung bei Sondierung, Rötung der Gingiva, keine Formveränderung

Grad 3 = Blutung bei Sondierung, Rötung und leichte Schwellung der Gingiva

Grad 4 = Blutung bei Sondierung, Rötung und deutliche Schwellung der Gingiva

Grad 5 = Blutung bei Sondierung, Spontanblutung, deutliche Rötung und starke Schwellung, eventuell auch Ulkusbildung (Geschwürbildung).

eingebrachten Filterpapierstreifen gemessen werden. Je stärker die Entzündung ist, desto mehr Sekret wird durch Anfärben des Streifens sichtbar. Der Filterpapierstreifen wird üblicherweise 3 Minuten lang in den Sulkus eingebracht.

Kariesentstehung
→ siehe LF 4.3, S. 120
Kariesdiagnostik
→ siehe LF 4.4, S. 130

siehe auch
Leistungsabrechnung Band II
LF 11
Prophylaxemaßnahmen
und insbesondere
LF 11.2.4
Labordiagnostik

Kariesrisikobestimmung
→ siehe auch
Libromed-CD
Folien 11.67-11.72

11.5.2 Kariesrisikobestimmung

In Lernfeld 4.3 wurden die Grundlagen zur Karies, ihrer Entstehung und der beeinflussenden Faktoren erarbeitet. In Lernfeld 4.4 wurden anschließend die modernen Verfahren der Befunderhebung und frühzeitigen Kariesdiagnostik aufgezeigt.

In diesem Abschnitt geht es nun um die Möglichkeiten, nicht nur den gegenwärtigen Befund zu ermitteln, sondern auch eine Prognose für die Zukunft zu geben und so das Kariesrisiko zu bestimmen.

Dazu gibt die sorgfältige Diagnostik wichtige Hinweise durch:
– Anamnese
– zahnärztliche Untersuchung
– Erhebung von Plaque- und Blutungsindizes
– Speicheluntersuchungen.

Anamnese

Bei der Anamnese sind von besonderer Bedeutung:

• **Ernährungsbefragung (ggf. Ernährungsprotokoll)**
  – Anteil des Zuckers bei der täglichen Ernährung
  – zuckerhaltige Zwischenmahlzeiten
  – versteckte Zucker in der Nahrung
  – säurehaltige Nahrungsmittel (siehe auch LF 11.2.5)

• **Mundhygienegewohnheiten**
  – Häufigkeit und Intensität der Mundpflege
  – Zahnputztechnik
  – Pflege der Zahnzwischenräume

• **Anwendung von Fluoridpräparaten (Fluoridanamnese)**
  – fluoridhaltige Zahnpaste
  – fluoridhaltiges Speisesalz
  – Fluoridlösungen, -gelees, -tabletten.

Zahnärztliche Untersuchung

Bei der zahnärztlichen Untersuchung weisen folgende Befunde auf ein erhöhtes Kariesrisiko hin:
– ungünstige Zahnstellung und Zahnform (siehe Abb. 4.9)

– unbefriedigende Randgestaltung von Füllungen und Kronen
– aktive Karies (z. B. frische Kreideflecken).

Der **DMF-T-Index** lässt bei Erwachsenen meist keine Aussage zur Prognose zu, da dieser Wert nur abgelaufene Befunde beschreibt. So kann ein Erwachsener in der Kindheit und Jugend kariesaktiv gewesen sein und somit einen hohen DMF-T-Indexwert haben, jetzt aber durch verbesserte Prophylaxe kariesinaktiv sein.

Besondere Bedeutung hat jedoch der **dmf-t-Index bei Kindern**. Ein hohes Kariesrisiko ist bei Kindern mit folgenden Indexwerten anzunehmen:

Alter bis

3	Jahre	dmf-t	über	0
4	Jahre	dmf-t	über	2
5	Jahre	dmf-t	über	4
6	Jahre	dmf-t	über	5.

Plaque- und Blutungsindizes

Große Plaquemengen durch schlechte Mundhygiene sind ein Risikofaktor für Karies. Plaqueindizes zusammen mit Blutungsindizes eignen sich gut, um die Mundhygiene eines Patienten zu beurteilen. Aus der Entwicklung der Indexwerte im Laufe mehrerer Sitzungen kann neben dem aktuellen Befund auch auf die zukünftige Entwicklung geschlossen werden (Einzelheiten hierzu siehe LF 11.5.1).

Speicheldiagnostik

Eine **Speicheluntersuchung (Speicheltest)** kann Hinweise auf ein Kariesrisiko geben, kann aber auch zur Motivation des Patienten und Verlaufskontrolle dienen.

Untersuchungsmaterialien sind erhältlich zur Bestimmung:
– der Keimzahl von Streptococcus mutans und Laktobazillen
– der Speichelfließrate
– und der Pufferkapazität des Speichels.

Ohne Berücksichtigung des klinischen Befundes sind die Speicheltests jedoch unzuverlässig. Die Testergebnisse unterliegen dabei zum Teil großen Schwankungen.

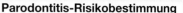

Streptococcus mutans ist eine Karies verursachende Streptokokkenart, die gut am Schmelz haften kann und Zucker in Milchsäure umwandelt.

Patienten mit einer geringen Anzahl von Streptococcus mutans haben nur ein geringes Kariesrisiko. Eine hohe Anzahl von Streptococcus mutans bedeutet aber nicht zwangsläufig ein hohes Kariesrisiko.

Laktobazillen (Lactobacillus, Milchsäurestäbchen) treten gehäuft bei unversorgten kariösen Defekten, hohem Zuckerkonsum und mangelhafter Mundhygiene auf. Damit geben sie indirekt einen Hinweis auf ein erhöhtes Kariesrisiko.

Für die Kariesentstehung haben die Laktobazillen im Vergleich zu Streptococcus mutans nur eine untergeordnete Bedeutung.

Die **Speichelfließrate** wird 3 - 5 Minuten nach Stimulation mit Paraffin gemessen. Als normal gilt die Bildung von 1 ml Speichel pro Minute durch stimuliertes Kauen.

Die **Pufferkapazität des Speichels** wird 5 Minuten nach Speichelstimulation mit einem **pH-Indikator** (siehe S. 85) gemessen. Bei einem pH-Wert von 6 und mehr liegt eine hohe Pufferkapazität vor.

Ist die Speichelfließrate sehr niedrig und die Pufferkapazität des Speichels gering, so kann das Kariesrisiko erhöht sein. Dies lässt sich aber eher vom erkennbaren Kariesbefall ableiten, wenn es nicht zu erheblichen Veränderungen in der letzten Zeit gekommen ist, z. B. durch Bestrahlung der Speicheldrüsen aufgrund eines Tumorleidens.

11.5.3 Parodontitis-Risikobestimmung

Im Lernfeld 10.2 wurden die Grundlagen der Parodontalerkrankungen und in Lernfeld 10.4 die systematische Parodontalbehandlung einschließlich Befunderhebung und Diagnostik erläutert. Um das Risiko einer Erkrankung an Parodontitis einschätzen zu können, sind die folgenden 6 Parameter von besonderer Bedeutung.

Zur Speichelstimulation wird ein geschmacksneutrales Paraffinpellet gekaut.

Der anfallende Speichel wird in einem Becher gesammelt.

Der gesammelte Speichel wird auf einen speziellen Nährboden gegeben.

48 h

37°C

Der Nährboden wird 48 Stunden bebrütet.

Das Ergebnis für Streptococcus mutans und Laktobazillen wird abgelesen.

Abb. 11.45
Prinzip eines Kariesrisikotests

Abb. 11.46
Testkarte zum Abschätzen der Keimzahl

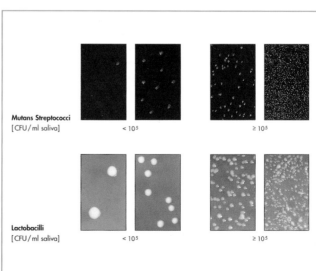

Mutans Streptococci
[CFU / ml saliva]　　　< 10⁵　　　　≥ 10⁵

Lactobacilli
[CFU / ml saliva]　　　< 10⁵　　　　≥ 10⁵

**Parodontitis-
Risikobestimmung**
→ siehe auch
Libromed-CD
Folien 11.73-11.79

– **Rauchen**
Das Risiko eines parodontalen Knochenverlustes ist für leichte Raucher 1,5-mal und starke Raucher mehr als 7-mal so groß wie für Nichtraucher. Der Konsum von mehr als 10 Zigaretten pro Tag stellt entsprechend ein hohes Risiko für die Entstehung einer Parodontitis dar.

– **Systemische Erkrankungen (Allgemeinerkrankungen)** z. B. schlecht eingestellter Diabetes mellitus und Immunschwäche

– **Sondierungstiefen von 5 mm und mehr** bei parodontalen Taschen

– **Blutung bei Sondierung** von parodontalen Taschen.
Die Sondierung erfolgt nur vorsichtig mit einer stumpfen Parodontalsonde.

– **Zahnverlust**
Die Anzahl der verloren gegangenen Zähne wird auf der Grundlage von 28 Zähnen ermittelt.
Mesial gewanderte Weisheitszähne gelten als zweite Molaren.

– **Knochenverlust in Relation zum Alter**
Der im Röntgenbild erkennbare Knochenverlust wird im Seitenzahnbereich an der am weitesten fortgeschrittenen Region in Prozent geschätzt und in Bezug zum Alter des Patienten bewertet.

Liegen erhöhte Werte für mindestens 2 von diesen 6 Parametern vor, so ist das **Parodontitis-Risiko** erhöht. Entsprechend ist dann eine intensive Betreuung erforderlich.

11.5.4 Professionelle Zahnreinigung (PZR)

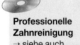

**Professionelle
Zahnreinigung**
→ siehe auch
Libromed-CD
Folien 11.80, 11.81

siehe auch
**Leistungsabrechnung Band II
LF 11.2.2, Seite 87**
zur Berechnung
einer professionellen
Zahnreinigung (PZR)

Zur **professionellen Zahnreinigung (PZR)** gehört die Entfernung von **supragingivalen** und klinisch erreichbaren **subgingivalen harten und weichen Belägen** durch den Zahnarzt oder entsprechend fortgebildetes Fachpersonal.

Die professionelle Zahnreinigung geht weit über die Zahnsteinentfernung im Rahmen der gesetzlichen Krankenversicherung hinaus. Ihr Umfang hängt vom Befund ab und richtet sich nach den Mundhygienedefiziten des Patienten. Dabei unterscheidet man 4 Arbeitsschritte:

1. **Grobreinigung:** Großflächige Zahnstein- und Konkrementablagerungen werden mit Handinstrumenten (Scaler, Meißel) und einem Ultraschallgerät entfernt. Entsprechende Hinweise zur Handhabung wurden bereits in LF 10.4.2 gegeben (Zahnstein- und Konkrementenfernung, Seiten 303, 304).

2. **Feinreinigung:** Feine Zahnsteinreste und Konkremente, die nach der Grobreinigung noch auf der Zahnoberfläche verblieben sind, werden mit feinen Scalern, Küretten und Feilen sowie einem Ultraschallgerät entfernt.

3. **Pulverstrahlreinigung:** Zur Reinigung der Fissuren und Entfernung von hartnäckigen Zahnverfärbungen eignen sich Pulverstrahlgeräte. Dabei muss besonders sorgfältig vorgegangen werden, um Zahnfleischverletzungen oder Schädigungen von freiliegendem Wurzelzement, Dentin und Kompositfüllungen durch den Pulverstrahl zu vermeiden (siehe Seite 304).

4. **Politur:** Zur Erzielung einer glatten Oberfläche folgt eine Politur der Zahnflächen mit Gummikelchen und Polierpaste.

11.5.5 Fissurenversiegelung

Die **Fissurenversiegelung** ist eine prophylaktische Maßnahme zur **Vorbeugung einer Fissurenkaries**.

Eine Fissurenversiegelung ist vor allem bei ungünstiger Fissurenform sinnvoll (siehe Abb. 4.9). Tiefe, spaltförmig eingezogene Fissuren können kariesverursachenden Bakterien einen günstigen Lebensraum bieten, der weder durch zahngesunde Ernährung noch Mundpflege oder Fluoridierung nennenswert beeinflusst wird.
Bei der **klassischen Fissurenversiegelung** wird die Fissur mit einem dünnfließenden Komposit verschlossen. Dabei

wendet man die **Adhäsivtechnik** an (siehe S. 161). In der Tiefe der Fissur verbliebene Bakterien werden dadurch von weiterer Substratzufuhr abgeschnitten, sodass keine Karies mehr entstehen kann.

Die Versiegelung einer gefährdeten Fissur sollte so früh wie möglich erfolgen, also am besten im ersten 1/2 Jahr nach dem Zahndurchbruch. Dabei müssen alle kariesfreien Fissuren einbezogen werden.

Praktische Durchführung

Beim praktischen Vorgehen wird die Kaufläche vor der Versiegelung zunächst gründlich mit einer Polierpaste gereinigt, anschließend sorgfältig gespült und trockengelegt. Darauf wird die Ätzlösung mit Wattepellets, Kunststoffschwämmchen oder einem dünnen Pinsel aufgetragen. Nach ca. 60 Sekunden wird die Ätzlösung gründlich abgespült. Ausreichend geätzter Schmelz erscheint anschließend opak (kreidig) weiß. Nun kann der Fissurenversiegler in einer dünnen Schicht aufgetragen werden. Während des gesamten Vorgangs muss die Kaufläche trocken bleiben. Geätzter, jedoch nicht versiegelter Schmelz ist nicht stärker kariesanfällig als normaler Schmelz, da das Ätzmuster durch Auftragen einer Fluoridlösung direkt beseitigt und die Remineralisation dadurch eingeleitet werden kann. Entsprechend ist eine Fluoridierung nach der Versiegelung sinnvoll.

Die Versiegelung muss regelmäßig (alle 4 - 6 Monate) kontrolliert werden, da sie langsam abgekaut werden kann und dabei Randausbrüche entstehen können.

Erweiterte Fissurenversiegelung

Eine Fissurenversiegelung kann auch mit einer okklusalen Füllung kombiniert werden. Dabei wird im Bereich einer kleinen Fissurenkaries eine einflächige Füllung gelegt, während die übrigen Fissurenanteile versiegelt werden.

Fissurenversiegelung
→ siehe auch
Libromed-CD, Folien 11.82-11.84

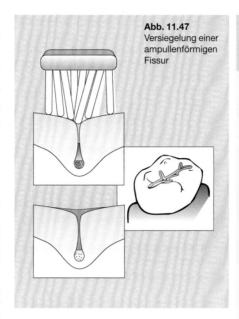

Abb. 11.47
Versiegelung einer ampullenförmigen Fissur

11.6 Gruppenprophylaxe

Unter **Gruppenprophylaxe** versteht man vorbeugende Maßnahmen bei bestimmten Bevölkerungsgruppen (z. B. in Kindergärten, Schulen und anderen Einrichtungen außerhalb der Zahnarztpraxis).

Gesetzlicher Rahmen

Grundlage für die Gruppenprophylaxe in Deutschland ist der im **Sozialgesetzbuch (SGB V § 21)** festgelegte Rahmen.
Danach haben
– die Krankenkassen
– zusammen mit den Zahnärzten
– und den für die Zahngesundheitspflege in den Ländern zuständigen Stellen (z. B. Ministerien, Gesundheitsämter)
Maßnahmen zur Erkennung und Verhütung von Zahnerkrankungen ihrer Versicherten, die das 12. Lebensjahr noch nicht vollendet haben, zu fördern und sich an den Kosten zu beteiligen.
Die Maßnahmen sollen:
– flächendeckend nach einheitlichen Grundsätzen erfolgen.
– vorrangig in Gruppen durchgeführt werden, insbesondere in Kindergärten und Schulen.

Ablauf einer Fissurenversiegelung

Reinigen der Kauflächen

Spülung und Trocknung

Auftragen des Ätzmittels

Spülung und Trocknung

Auftragen und Aushärten des Versieglers

Kontrolle der Okklusion und Politur

Fluoridierung der nicht versiegelten Zahnflächen

Gruppenprophylaxe
→ siehe auch
Libromed-CD
Folien 11.85-11.87

– in Schulen und Behinderteneinrichtungen, in denen das durchschnittliche Kariesrisiko der Schüler überproportional hoch ist, bis zum 16. Lebensjahr durchgeführt werden.

Der **Umfang der Maßnahmen (Basisprophylaxe)** ist nach dem Gesetz:
– Untersuchung der Mundhöhle
– Erhebung des Zahnstatus
– Anleitung zur Mundhygiene
– Ernährungsberatung und
– Zahnschmelzhärtung (Verbesserung der Schmelzqualität durch Fluoride).

Die gruppenprophylaktischen Maßnahmen sollen auch zum regelmäßigen Zahnarztbesuch motivieren.

Für Kinder mit besonders hohem Kariesrisiko sind spezifische Programme zu entwickeln **(Intensivprophylaxe)**.

Durchführung der Gruppenprophylaxe in Kindergärten (Altersgruppe bis 6 Jahre)

Gruppenprophylaktische Maßnahmen sollen möglichst frühzeitig einsetzen. Hierzu werden empfohlen:
– regelmäßiges Demonstrieren und Üben des Zähneputzens
– altersgerechte kontrollierte Fluoridverabreichung (nach zahnärztlicher Anweisung)
– Ernährungsberatung
– Besuch des Zahnarztes im Kindergarten und Motivation zum regelmäßigen Zahnarztbesuch
– Besuche von Kindergruppen in einer Zahnarztpraxis (zum Angstabbau)
– Informationsveranstaltungen für Eltern und Erzieher.

Durchführung der Gruppenprophylaxe in Schulen (Altersgruppe bis 12 Jahre)

Die Gruppenprophylaxe muss altersgerecht durchgeführt werden. Für Schulkinder werden folgende Maßnahmen empfohlen:
– Aufklärung über richtige Mundhygiene
– Demonstrieren und Üben des richtigen Zähneputzens
– Ernährungsberatung

– kontrollierte Fluoridverabreichung (nach zahnärztlicher Anweisung)
– Besuch des Zahnarztes in der Schule und Motivation zum regelmäßigen Zahnarztbesuch
– Informationsveranstaltungen für Lehrer.

Die Verabreichung von **konzentrierten Fluoridgelees und -lösungen** in der Gruppenprophylaxe setzt das **schriftliche Einverständnis der Eltern** voraus. Dies ist dagegen bei der Anwendung der altersgerechten fluoridierten Zahnpasten nicht erforderlich.

Die sachgerechte Durchführung der Gruppenprophylaxe liegt in der Verantwortung des **Zahnarztes**.

Die Fluoridapplikation kann in der Gruppenprophylaxe - wie bei der Individualprophylaxe - von geschultem **zahnmedizinischem Assistenzpersonal** durchgeführt werden. Nach entsprechender fachlicher Fortbildung können **Erzieher und Lehrer** die zahnmedizinische Gesundheitserziehung mit ihrer pädagogischen Erfahrung gut im täglichen Umgang mit den Kindern unterstützen.

Abstimmung von Gruppen- und Individualprophylaxe

Die **Gruppenprophylaxe** in Kindergärten und Schulen und die **Individualprophylaxe** in der Praxis müssen gut **aufeinander abgestimmt** sein. Dabei sollte im Rahmen der Gruppenprophylaxe immer wieder auf die Notwendigkeit des **regelmäßigen Zahnarztbesuches** hingewiesen werden. Dies gilt vor allem für Kinder mit **erhöhtem Kariesrisiko**.

Die **Intensivprophylaxe** lässt sich besonders effektiv **in der Zahnarztpraxis** durchführen, da nur hier auch die entsprechenden technischen Voraussetzungen für den fließenden Übergang von vorbeugender und kurativer Behandlung bestehen. Entsprechend ist eine gut funktionierende Gruppenprophylaxe erforderlich, die einen reibungslosen Übergang zur Individualprophylaxe ermöglicht.

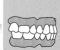
Fallsituation

Herr L. kommt zur Beratung in die Praxis Dr. Müller.

Im Unterkiefer rechts fehlen Herrn L. drei Zähne. Er wollte sich die Lücke früher nicht versorgen lassen. Jetzt hat Herr L. aber zunehmend Beschwerden beim Kauen. Deshalb möchte er nun wissen, welche Möglichkeiten es zum Ersatz der Zähne gibt.

Dr. Müller untersucht Herrn L. eingehend und lässt eine Röntgenaufnahme machen. Im Unterkiefer rechts fehlen die Zähne 46, 47 und 48. Im Bereich der übrigen Zähne liegen Zahnfleischtaschen zum Teil mit stärkerem Knochenschwund vor.

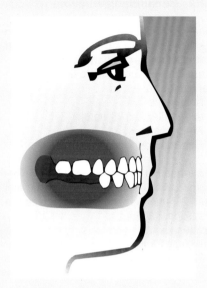

Dr. Müller erläutert Herrn L. den Befund und erklärt ihm die verschiedenen Versorgungsmöglichkeiten.

Fragen zur Fallsituation

1. Was für Beschwerden kann Herr L. haben?
2. Welche Möglichkeiten der Versorgung gibt es?
3. Ist vor der prothetischen Versorgung noch eine Vorbehandlung erforderlich?
4. Nennen Sie verschiedene Formen von Zahnersatz!

Zahnärztliche Prothetik
→ siehe auch
Libromed-CD
Folie 12.1

Abrechnung von prothetischen Behandlungen
(ZE-Abrechnung)
→ siehe **Leistungsabrechnung Band II**
LF 12.1 bei Kassenabrechnung
LF 12.2 bei Privatabrechnung
(siehe auch in diesem Buch auf S. 414)

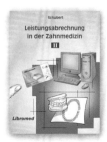

12.1 Aufgabengebiete

Eine **Prothese** ist ein künstlicher Ersatz aus körperfremdem Material für ein fehlendes Körperteil.

Aufgabengebiet der zahnärztlichen Prothetik ist der **Ersatz fehlender Zähne** durch festsitzenden oder herausnehmbaren Zahnersatz. Entsprechend wird dieses Fachgebiet auch als **Zahnersatzkunde** bezeichnet (ZE = Zahnersatz).

Die zahnärztliche Prothetik beschränkt sich jedoch nicht allein auf den Ersatz fehlender Zähne und den Lückenschluss im Kiefer. Vielmehr berücksichtigt sie auch die funktionellen Auswirkungen des Zahnverlustes und der entsprechenden prothetischen Versorgung. Diese funktionelle Betrachtung bildet die Grundlage der **Gnathologie**, der Lehre von der Funktion des Kauorgans.

Ein Spezialgebiet der zahnärztlichen Prothetik ist die Versorgung von Patienten mit Defekten im Mund-Kiefer-Gesichtsbereich. Die in diesen Fällen erforderlichen Defektprothesen werden vor allem in entsprechend fachkundigen Kieferkliniken angefertigt. Abnehmbare **Defektprothesen** zum Ersatz von Teilen des Gesichts werden als **Epithesen** bezeichnet.

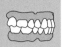
12.2 Behandlungsplanung

siehe auch
**Implantat-
behandlung**
LF 8.3, Seite 261,
insbesondere
Indikation S. 262,
Ablauf   S. 263

**Behandlungs-
planung**
→ siehe auch
Libromed-CD
Folien 12.5, 12.6

Eine wichtige Voraussetzung für jede prothetische Versorgung ist eine **systematische Behandlungsplanung**.
Grundlagen zum Aufstellen eines Behandlungsplans sind:
– Anamnese
– extraoraler und intraoraler Befund
– Röntgenstatus
– Gebissmodelle.

Die Erhebung von Anamnese und Befund wurde bereits ausführlich in den Lernfeldern 2.2 und 4.4 dargestellt. Für eine prothetische Planung sind vor allem folgende **Fragen** wichtig:
– Welche Zähne fehlen?
– Wie ist der Zustand der verbliebenen Zähne? (Karies? Vitalität? parodontale Taschen? Lockerung?)
– Wie sind Okklusion und Artikulation?
– Bestehen Kiefergelenksbeschwerden?
– Wie ist die Mundhygiene?
– Wie ist die Ästhetik?
– Liegen retinierte Zähne vor?
Zur prothetischen Planung sind die oben genannten Fragen zu beantworten. Daraufhin ist **sorgfältig zu prüfen**:
– Welche Zähne können erhalten werden?
– Welche Zähne müssen ersetzt werden?
– Wie ist die prothetische Versorgung durchzuführen?
Vor der Anfertigung des Zahnersatzes ist das Gebiss des Patienten gründlich zu sanieren. Soweit erforderlich, gehören dazu:
– Anleitung und Motivation des Patienten zu einer guten Mundhygiene
– Karies- und Füllungstherapie
– Wurzelkanalbehandlungen
– Parodontalbehandlungen
– Behandlung von funktionellen Störungen
– Entfernung von nicht erhaltungswürdigen Zähnen.

**Formen von
Zahnersatz**
→ siehe auch
Libromed-CD
Folien 12.3, 12.4

12.3 Abformung

Zur Herstellung prothetischer Arbeiten werden in der Regel Modelle benötigt, die eine exakte Wiedergabe der Mundverhältnisse im Labor ermöglichen. Zur Herstellung dieser Modelle ist eine entsprechend sorgfältige **Abformung** der Kiefer mit den angrenzenden Weichteilen erforderlich. Im Labor werden diese Abformungen ausgegossen. Mit Hilfe einer **Bissnahme** können die so erhaltenen Modelle anschließend in einem **Artikulator** (Gelenksimulator) einander zugeordnet werden.
Die Abformung stellt somit das wichtige Bindeglied zwischen der zahnärztlichen Behandlung am Patienten und der zahntechnischen Arbeit im Labor dar. In der Praxis wird jedoch oft nicht von einer Abformung, sondern von einem **Abdruck** gesprochen. Dies ist aber nicht ganz richtig, da bei der Abformung in der Regel kein Druck ausgeübt wird.

Abformarten
Es gibt eine Fülle unterschiedlicher Abformarten. Dabei ist die Unterscheidung zwischen anatomischer Abformung und Funktionsabformung wichtig.

Anatomische Abformung
Bei der anatomischen Abformung werden die Zähne mit den umgebenden Schleimhäuten und Bändern in Ruhe wiedergegeben. Man nennt dies auch eine **Situationsabformung**, da hierbei die normale Situation im Mund wiedergegeben wird.
Die anatomische Abformung wird durchgeführt, um z. B. Studienmodelle zur Behandlungsplanung oder Arbeitsmodelle zur Herstellung von Funktionslöffeln, Kronen und Brücken, Teilprothesen, Provisorien oder kieferorthopädischen Apparaturen zu erhalten.

Funktionsabformung
Bei der Funktionsabformung wird das Bewegungsspiel der Schleimhäute und Bänder wiedergegeben. Es werden aktive und passive Bewegungen der Wangen und Lippen, der Zunge sowie des Weichgau-

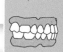

mens während der Abbindezeit des Abformmaterials durchgeführt.

Besondere Bedeutung hat die Funktionsabformung für die Anfertigung von **Vollprothesen**. Die bewegliche Schleimhaut am zukünftigen Prothesenrand (dem **Funktionsrand**) muss sorgfältig abgeformt werden, damit die Prothese später nicht durch Funktionsbewegungen abgehebelt werden kann.

Abformung von beschliffenen Zähnen

Bei der Abformung kommt es auf die exakte Wiedergabe der Präparationsgrenze an. Hierzu sind folgende Verfahren üblich:

– Korrekturabformung
– Doppelmischabformung
– Sandwichabformung.

Bei der **Korrekturabformung** wird die Zahnfleischfurche zunächst mit Baumwollfäden (so genannten **Retraktionsfäden**) oder elastischen Ringen erweitert, um eine exakte Wiedergabe der Präparationsgrenze zu ermöglichen. Dann wird erst eine **Vorabformung** mit einer knetbaren oder zähfließenden Abformmasse durchgeführt, während die Fäden noch liegen.

Die Vorabformung wird anschließend gründlich gesäubert und getrocknet. Damit der Löffel bei der späteren Korrekturabformung erneut eingesetzt werden kann, werden die störenden Abformungen der Interdentalräume und eventuell vorhandener Brückenglieder herausgeschnitten.

Zur **Korrekturabformung** werden die Retraktionsfäden entfernt und die Zahnstümpfe gründlich getrocknet. Anschließend wird ein dünnfließendes Abformmaterial in den Löffel gefüllt. Zusätzlich empfiehlt es sich, das dünnfließende Abformmaterial auch mit einer speziellen Abformspritze in die geöffnete und getrocknete Zahnfleischtasche einzuspritzen. Darauf wird der Abformlöffel wieder in den Mund eingesetzt.

Bei der **Doppelmischabformung** wird der Abformlöffel im Gegensatz zur Korrekturabformung nur einmal eingesetzt. Nach

Entfernen der Fäden und Trocknen der Stümpfe wird ein dünnfließendes Abformmaterial um die Zähne und in die Zahnfleischfurche gespritzt und gleichzeitig ein zähfließendes bzw. knetbares Abformmaterial in den Abformlöffel gefüllt. Anschließend wird der Löffel eingesetzt, sodass sich beide Materialien im Mund miteinander verbinden.

Bei der **Sandwichabformung** wird der Abformlöffel wie bei der Doppelmischabformung nur einmal eingesetzt. Dazu wird ein knetbares Abformmaterial und ein zugehöriges dünn- oder mittelfließendes Abformmaterial gleichzeitig angemischt. Anschließend wird der Abformlöffel zunächst mit der knetbaren Abformmasse beschickt und im Bereich der Zahnreihen muldenförmig vorgeformt. Das dünn- oder mittelfließende Abformmaterial wird auf diese Schicht sandwichartig aufgetragen und zusätzlich im Mund um die Zähne gespritzt. Dann wird der Abformlöffel eingesetzt, sodass sich die Materialien im Mund verbinden können (Abb. 12.1).

Mundgeschlossene Abformung

Neben der Abformung bei geöffnetem Mund gibt es auch die Möglichkeit einer **mundgeschlossenen Abformung**. Zur Herstellung von Vollprothesen hat dieses Verfahren den Vorteil, dass gleichzeitig beide Kiefer abgeformt werden und dabei auch ihre Lage zueinander wiedergegeben wird.

Abformungen
→ siehe auch
Libromed-CD
Folien 12.7-12.11

Abrechnung von Abformung und Bissnahme
→ siehe **Leistungsabrechnung Band II**
LF 12.1.2 bei
Kassenabrechnung
LF 12.2.2 bei
Privatabrechnung

Desinfektion von Abformungen
→ siehe Lernfeld 3.44
Seite 104, 105

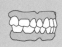
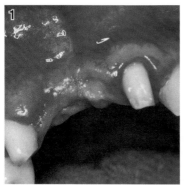

Ausgangssituation mit
beschliffenen Zähnen

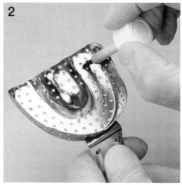

Abformlöffel mit Adhäsiv bestreichen
und trocknen lassen

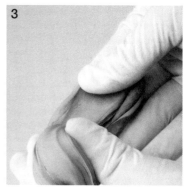

Knetbare Abformmasse anmischen, in
den Löffel geben und muldenförmig
vorformen

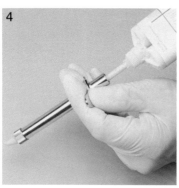

Abformspritze für die gezielte Anwendung im Bereich der Zahnstümpfe mit
dünnfließendem Material füllen

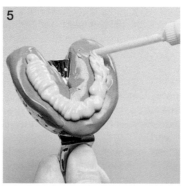

Dünnfließendes Abformmaterial auf
die knetbare Masse auftragen

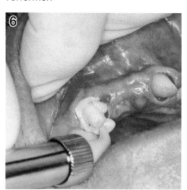

Retraktionsfäden entfernen, Zähne
trocknen und mit dünnfließendem
Abformmaterial umspritzen

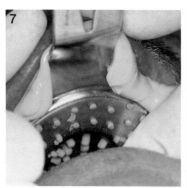

Abformlöffel einsetzen und
festhalten

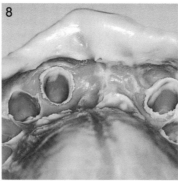

Ausgehärtete Abformung entnehmen
und desinfizieren

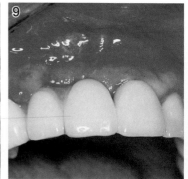

Fertige Restauration

Abb. 12.1
Sandwichabformung

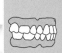
Abformlöffel

Abformlöffel dienen bei der Abformung als Träger für die Abformmaterialien. Man unterscheidet:
- von der Industrie hergestellte **Konfektionslöffel** und
- im zahntechnischen Labor angefertigte **individuelle Löffel**.

Konfektionslöffel werden in verschiedenen Größen für bezahnte, teilbezahnte und unbezahnte Kiefer angeboten. Zusätzlich gibt es spezielle Löffel für Teilabformungen. Zum besseren Halt des Abformmaterials können die Löffel perforiert sein oder einen wulstartig verdickten Rand haben.

Individuelle Löffel werden nach vorangegangener Abformung mit einem Konfektionslöffel individuell auf einem entsprechenden Gipsmodell zumeist aus Kunststoff hergestellt. Man benötigt individuelle Löffel vor allem für Funktionsabformungen, wobei ihr Rand im Mund des Patienten exakt ausgeformt wird. Zusätzlich können individuelle Löffel auch zur Situationsabformung bei außergewöhnlichen Kieferformen oder Zahnfehlstellungen erforderlich sein.

Abformmaterialien

Die Abformmaterialien können nach ihren Werkstoffeigenschaften in 4 Gruppen eingeteilt werden:
- **irreversibel-starre Materialien:** Bei diesen Abformmaterialien ist der chemische Aushärtungsvorgang irreversibel (= nicht umkehrbar). Zu dieser Gruppe gehören die Abformgipse, Zinkoxid-Eugenol-Pasten und Kunststoffabformmassen.
- **reversibel-starre, thermoplastische Materialien:** Diese Materialien sind bei höherer Temperatur plastisch (formbar) und härten durch Abkühlung bei Mundtemperatur aus. Durch erneute Erwärmung ist der Aushärtungsprozess reversibel (umkehrbar). Zu dieser Gruppe gehören z. B. die Kompositionsmassen Stents und Kerr sowie Guttapercha.
- **reversibel-elastische, thermoplastische Materialien:** Diese Materialien sind bei höherer Temperatur plastisch (formbar) und bei Mundtemperatur elastisch. Zu dieser Gruppe gehören die reversiblen Hydrokolloide.
- **irreversibel-elastische Materialien:** Zu dieser Gruppe gehören die Alginate und die gummielastischen Kunststoffabformmaterialien (Silikone, Polyäther, Polysulfide), die auch als **Elastomere** bezeichnet werden.

Bei der praktischen Anwendung müssen die Verarbeitungshinweise der Hersteller sorgfältig beachtet werden, um eine exakte Wiedergabe der Mundverhältnisse bei der Abformung zu erhalten.

Es folgen nun Details zur Anwendung und Verarbeitung der verschiedenen Abformmaterialien.

Abformlöffel, Abformmaterialien
→ siehe auch
Libromed-CD
Folien 12.12-12.14

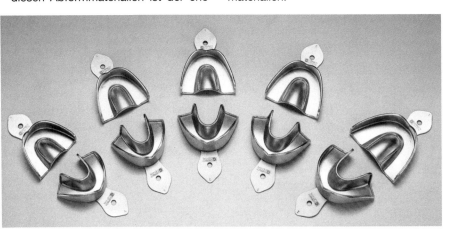

Abb. 12.2
Konfektionierte Abformlöffel

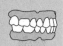

Alginat-abformung
→ siehe auch
Libromed-CD
Folien 12.15-12.17

Abformgips

Für Abformungen kann spezieller Gips verwendet werden, der in kurzer Zeit mit nur geringer Wärmeentwicklung abbindet. Das Anmischen erfolgt in einem Gumminapf. Dazu gießt man zunächst die entsprechende Wassermenge in den Napf und streut anschließend das Gipspulver ein. Darauf rührt man den Gips zu einer homogenen Masse an. Kaltes Wasser bzw. Zusatz von viel Wasser verlängert die Abbindezeit, warmes Wasser und langes Anrühren verkürzt die Abbindezeit.

Aufgrund der schwierigen Handhabung wird Abformgips heutzutage nur noch selten benutzt, z. B. im Zusammenhang mit Bissregistrierungen.

Stents und Kerr

Diese Abformmaterialien sind aus Harzen und Wachsen sowie verschiedenen Zusätzen zusammengesetzt. Sie werden entsprechend auch als **Kompositionsmassen** bezeichnet (compositio lat. - Zusammensetzung). Sie werden in Platten, Stangen oder Kegeln geliefert und auf 55-65°C erwärmt. Bei einer Temperatur von ca. 50°C wird abgeformt. Im Mund erstarren die Kompositionsmassen, wobei die Erhärtung mit kaltem Wasser beschleunigt werden kann.

Auch diese Abformmaterialien haben mittlerweile kaum noch Bedeutung in der Praxis. Sie werden zum Teil noch zur Randgestaltung bei individuellen Löffeln verwendet.

Abb 12.3
Wasserbad mit 3 Kammern für Abformungen mit Hydrokolloiden

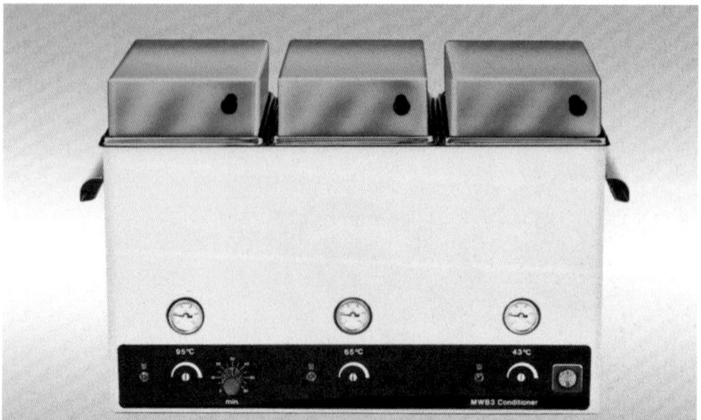

Hydrokolloide

Die Hydrokolloide bestehen aus **Agar-Agar**, Wasser und verschiedenen Zusätzen. Unter 40°C bilden sie eine gallertartige, elastische Masse (ein Gel). Erwärmt man die Hydrokolloide, so werden sie dünnflüssig. Man spricht dann auch vom Sol-Zustand. Erwärmt man ein Hydrokolloid nun auf 100°C, so bleibt es anschließend beim Abkühlen bis zu einer Temperatur von ca. 70°C dünnflüssig. Erst bei tieferen Temperaturen geht es wieder in den Gel-Zustand über. Der Wechsel zwischen Gel- und Sol-Zustand hängt somit von der Temperatur ab und ist jederzeit rückführbar.

Bei der Abformung mit einem reversiblen Hydrokolloid ist eine spezielle Ausrüstung erforderlich:
- Abformlöffel mit der Möglichkeit zur Wasserkühlung
- Verbindungsschläuche zur Zuführung und Ableitung von Wasser
- Wasserbäder: Ein Wasserbad mit 100°C zum Aufkochen des Hydrokolloids, ein Wasserbad mit ca. 65°C zum Aufbewahren des aufgekochten Hydrokolloids und ein Wasserbad von ca. 45°C zur Abkühlung des mit Hydrokolloid gefüllten Löffels auf die Gebrauchstemperatur.

Abformungen mit Hydrokolloiden sind direkt nach Entnahme aus dem Mund und entsprechender Säuberung auszugießen, da es sonst zu Ungenauigkeiten kommt. Hydrokolloide werden als Abformmaterialien zur Herstellung von Inlays, Kronen, Brücken und Prothesen sowie als Dubliermaterial verwendet.

Alginate

Alginate (alga lat. - Seetang) bestehen aus Salzen der Alginsäure sowie einem großen Anteil an Füllstoffen. Beim Anrühren verwendet man einen weichen Kunststoffnapf. Dabei streut man zunächst das Pulver in den Napf und schüttet anschließend eine entsprechend dosierte Wassermenge hinzu. Das Alginat wird darauf mit einem Spatel zu einem gleichmäßigen Brei angerührt. Mit kaltem Wasser kann der Abbin-

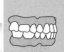

devorgang verlangsamt, mit warmem Wasser beschleunigt werden.

Damit das Material bei der Abformung im Löffel haften bleibt, verwendet man in der Regel Abformlöffel mit wulstartig verdicktem Rand oder perforierte Löffel. Zusätzlich kann ein **chemischer Kleber (Adhäsiv)** oder ein Klebeband verwendet werden.

Nach der Abformung ist der Abformlöffel zu säubern, zu desinfizieren und direkt auszugießen. Ist ein sofortiges Ausgießen nicht möglich, so muss die Abformung feucht aufbewahrt werden. Jede Aufbewahrung verschlechtert jedoch die Genauigkeit.

Alginate sind einfach zu handhabende Abformmaterialien. Sie werden vor allem zur Situationsabformung, Gegenkieferabformung und Herstellung von Planungs- und Dokumentationsmodellen verwendet.

Elastomere Abformmaterialien

Als **Elastomere** bezeichnet man gummielastische Kunststoffe. Bei den elastomeren Abformmaterialien unterscheidet man nach dem chemischen Aufbau:

– Silikone
– Polyäther und
– Polysulfide.

Die elastomeren Abformmaterialien werden durch Vermischen mit einem **Härter (Aktivator)** angemischt. Dabei gehen sie vom formbaren (plastischen) Zustand in einen elastischen Zustand über. Die Zeit bis zum Erreichen der Elastizität hängt von der Menge des Härters, der Mischintensität und -zeit sowie der Temperatur ab.

Die Abformung ist anschließend formstabil und kann daher auch noch Tage später ausgegossen werden.

Elastomere Abformmassen unterscheiden sich damit grundlegend von den Alginaten und Hydrokolloiden, die nach der Abformung durch Austrocknung schrumpfen.

Elastomere Abformmaterialien werden bei Funktionsabformungen und detailgetreuen Situationsabformungen zur Herstellung von Inlays, Kronen, Brücken und Prothesen verwendet. Für die verschiedenen Aufgabengebiete gibt es Elastomere in verschiedenen Konsistenzen.

Dabei unterscheidet man:

– niedrigviskös = dünnfließend
  („light body")
– mittelviskös = mittlere Fließfähigkeit
  („regular")
– hochviskös = zähfließend
  („heavy body")
– knetbar „putty".

Automatische Anmischung von Abformmaterialien

Zur Arbeitserleichterung und Verbesserung der Mischqualität bietet die Industrie automatische Mischsysteme für die Abformmaterialien an (Abb. 12.4).

Die Vorteile sind:

– exakte Dosierung
– homogenes, blasenfreies Anmischen
– stets gleich bleibende Mischqualität
– einfache Handhabung
– Zeitersparnis durch maschinelles Anmischen.

Elasomere Abformung
→ siehe auch
***Libromed*-CD**
Folien 12.18-12.21

Abb. 12.4
Automatische Anmischung von Abformmaterialien

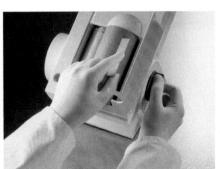

a) Einlegen einer Kartusche mit Abformmaterial in das Mischgerät

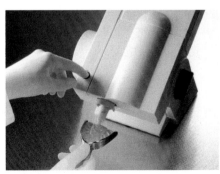

b) Direktes Befüllen des Abformlöffels aus dem Mischgeät

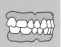
Abb. 12.5
Instrumente im
Rahmen der
zahnärztlichen
Prothetik

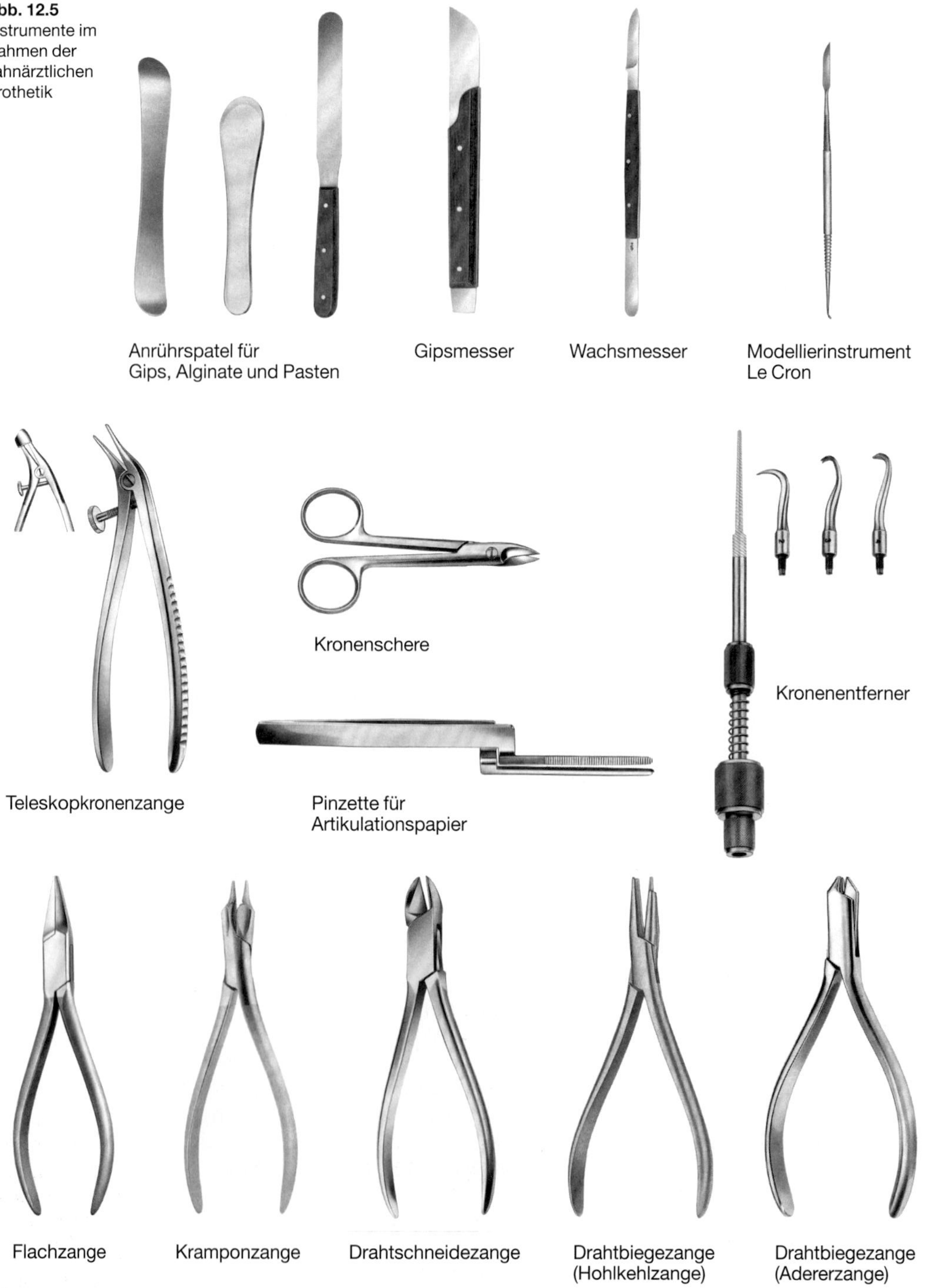

Anrührspatel für
Gips, Alginate und Pasten

Gipsmesser

Wachsmesser

Modellierinstrument
Le Cron

Kronenschere

Kronenentferner

Teleskopkronenzange

Pinzette für
Artikulationspapier

Flachzange

Kramponzange

Drahtschneidezange

Drahtbiegezange
(Hohlkehlzange)

Drahtbiegezange
(Adererzange)

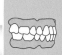
12.4 Kronen

Der Zahnersatz kann grundsätzlich in 3 Gruppen eingeteilt werden:

– festsitzender Zahnersatz
– herausnehmbarer Zahnersatz
– Kombination von festsitzendem und herausnehmbarem Zahnersatz.

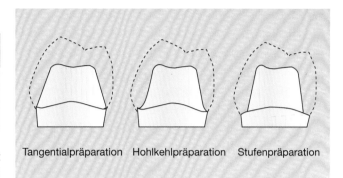

Tangentialpräparation   Hohlkehlpräparation   Stufenpräparation

Festsitzender Zahnersatz ist mit Zement oder durch Adhäsivtechnik fest an den Zähnen befestigt. Dabei unterscheidet man:
– **Kronen** zur Versorgung einzelner Zähne oder Implantate und
– **Brücken** zur Versorgung von Zahnlücken.

Mit **Kronen** können Zähne wieder aufgebaut werden, deren Zahnkronen durch **Karies oder Verletzungen** teilweise oder ganz verloren gegangen sind. Zusätzlich können mit Kronen auch **Stellungsanomalien und Fehlbildungen** der Zähne (z. B. Verkümmerungsformen der Zähne) ausgeglichen werden. Kronen werden aus Metall, Keramik oder Kunststoffen hergestellt.

Mit **Kronen** können **tief kariöse Zähne** wieder aufgebaut und somit erhalten werden. Kronen können auch als **Brückenanker** oder **Implantatkronen** zum **Ersatz von Zähnen** dienen (siehe auch Brücken LF 12.5).

Zur Aufnahme einer Krone muss ein Zahn leicht konisch beschliffen werden, damit die Krone anschließend korrekt eingesetzt werden kann. Der Zahn wird dabei in der Regel möglichst steil beschliffen, damit die Krone bereits ohne Zement einen guten Halt auf dem Zahnstumpf hat. Die Präparationsgrenze kann tangential, in Form einer Hohlkehle oder als Stufe beschliffen werden (Abb. 12.6).

Man unterscheidet folgende Arten von Einzelkronen:
– **Vollgusskrone:** Krone, die in einem Stück aus einer Metalllegierung gegossen wird.
– **Verblendkrone:** Krone aus einer Metalllegierung, die mit zahnfarbenem Material (Keramik oder Kunststoff) teilweise oder vollständig verblendet ist. Eine

Sonderform hierbei ist die **galvanokeramische Krone (Galvanokrone)**. Sie besteht aus einem galvanisch (in einem Wasserbad mit elektrischem Gleichstrom) hergestellten Goldkäppchen, das mit Keramik vollständig verblendet ist.
– **Mantelkrone:** Krone aus Keramik oder Kunststoff, die den gesamten Zahnstumpf wie einen Mantel (bzw. eine Jacke) umgibt. Sie wird auch als **Jacketkrone** bezeichnet (jacket engl. - Jacke), wobei dieser Begriff im engeren Sinne nur für Keramikmantelkronen verwendet wird. Da das Material bei Mantelkronen allseits eine bestimmte Mindeststärke haben muss, ist eine Präparationsgrenze in Form einer Stufe erforderlich.
– **Stiftkrone:** Krone, die mit einem Stift im Wurzelkanal des Zahnes verankert wird. Bei mehrwurzeligen Zähnen werden entsprechend mehrere Stifte verwendet. Diese Krone kann nur bei pulpatoten Zähnen angewendet werden. Dabei können Stift und Krone in einem Stück oder in getrennter Form als so genannter **Stiftaufbau** hergestellt werden.
– **Teilkrone:** Teilkronen bedecken nur einen Teil der natürlichen Zahnkrone. Nach dem Umfang der bedeckten natürlichen Zahnkrone kann man unter anderem Halbkronen und Dreiviertelkronen unterscheiden. Kleine Rillen oder Stifte können zusätzlich zur Verankerung dienen.

Zusätzlich unterscheidet man noch **Doppelkronen**, die aus einer fest auf den Pfeilerzahn zementierten Innenkrone und ei-

Abb. 12.6
Gestaltung der
Präparationsgrenze

Kronen
→ siehe auch
Libromed-CD
Folien 12.24-12.26

Abrechnung von Kronen
→ siehe **Leistungsabrechnung Band II LF 12.1.4** bei Kassenabrechnung
LF 12.2.4 bei Privatabrechnung

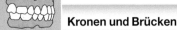
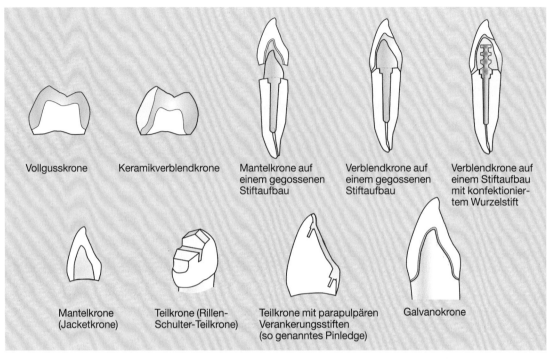

| Vollgusskrone | Keramikverblendkrone | Mantelkrone auf einem gegossenen Stiftaufbau | Verblendkrone auf einem gegossenen Stiftaufbau | Verblendkrone auf einem Stiftaufbau mit konfektioniertem Wurzelstift |

| Mantelkrone (Jacketkrone) | Teilkrone (Rillen-Schulter-Teilkrone) | Teilkrone mit parapulpären Verankerungsstiften (so genanntes Pinledge) | Galvanokrone |

Abb. 12.7
Kronenarten

ner herausnehmbaren, darauf geschobenen **Außenkrone** bestehen. Sie dienen zum Halt (Retention) und zur Abstützung von abnehmbarem Zahnersatz und werden in LF 12.6 erläutert.

Abb. 12.8
Galvanokeramische Kronen im Oberkiefer

Galvanogerüst

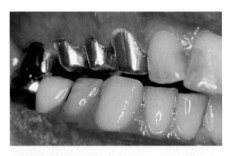

Fertige Kronen

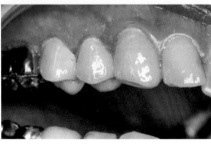

12.5 Brücken

Unter einer **Brücke** versteht man einen Zahnersatz zur Versorgung im Lückengebiss, der mit Hilfe von Kronen auf den natürlichen Zähnen oder Implantaten verankert ist.

Die Zähne bzw. Implantate bezeichnet man als **Brückenpfeiler**, die Kronen als **Brückenanker** und die ersetzten Zähne als **Zwischenglieder** bzw. **Brückenkörper**.

Nach der Konstruktion unterscheidet man unter anderem folgende **Brückenarten**:
– Einspannige Brücken, die eine einzelne Lücke schließen
– Mehrspannige Brücken, die mehrere Lücken schließen
– Freiendbrücken, die ein frei endendes Brückenglied haben
– Schwebebrücken, deren Zwischenglieder nicht der Schleimhaut aufliegen und somit unterspülbar sind
– Tangentialbrücken und Sattelbrücken,

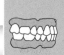
deren Zwischenglieder der Schleimhaut tangential oder sattelförmig aufliegen
- Kronenbrücken, Stiftkronenbrücken, Halbkronenbrücken und Inlaybrücken, jeweils nach der Art der verwendeten Brückenanker
- Festsitzende und abnehmbare Brücken
- Unverblendete, teilverblendete und vollverblendete Brücken
- Adhäsivbrücken (Klebebrücken, Maryland-Brücken), die flügelartig gestaltete Metallanker haben und mit geeigneten Komposits mit Hilfe der Adhäsivtechnik an den nur wenig beschliffenen Pfeilerzähnen befestigt werden.
- Geteilte Brücken, bei denen das Zwischenglied mit Hilfe eines Geschiebes oder einer Verschraubung mit dem Anker verbunden ist.

Kronen- und Brückenmaterialien
Als Kronen- und Brückenmaterialien werden verschiedene Metalle, keramische Massen und Kunststoffe verwendet. Diese Materialien können getrennt zur Herstellung von **Vollgusskronen** aus Metall oder **Mantelkronen** aus Keramik bzw. Kunststoff benutzt werden. Häufig werden

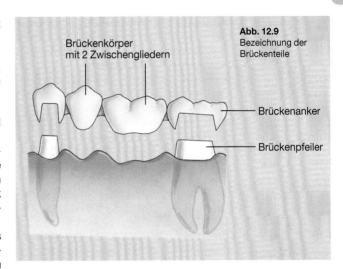

Brückenkörper mit 2 Zwischengliedern

Brückenanker

Brückenpfeiler

Abb. 12.9
Bezeichnung der Brückenteile

Folgen einer unversorgten Lücke
→ siehe Abb. 10.37, S.314

Abb. 12.10
Brückenarten

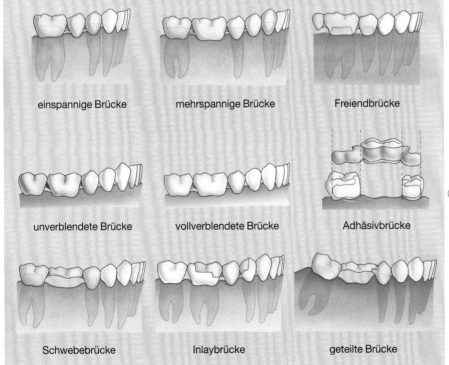

einspannige Brücke

mehrspannige Brücke

Freiendbrücke

unverblendete Brücke

vollverblendete Brücke

Adhäsivbrücke

Schwebebrücke

Inlaybrücke

geteilte Brücke

Brücken
→ siehe auch
Libromed-CD
Folien 12.27-12.32

Abrechnung von Brücken
→ siehe **Leistungs-abrechnung Band II**
LF 12.1.5 bei Kassenabrechnung
LF 12.2.5 bei Privatabrechnung

**Arbeitsablauf
bei Kronen
und Brücken**
→ siehe auch
Libromed-CD
Folien 12.30, 12.31

sie jedoch auch kombiniert angewendet. Dabei wird in der Regel ein **Metallgerüst** aus ästhetischen Gründen mit Keramik oder Kunststoff verblendet.

Bereits in Lernfeld 4.6 wurden verschiedene Metalle, keramische Massen und Kunststoffe zur Füllungstherapie vorgestellt. Die dort erläuterten Goldlegierungen (LF 4.6.5) und keramischen Massen (LF 4.6.6) werden auch in der zahnärztlichen Prothetik verwendet. Neben hochgoldhaltigen Legierungen werden auch goldreduzierte Legierungen und Nicht**e**del**m**etall-Legierungen **(NEM-Legierungen)** benutzt.

Besondere Bedeutung hat die **Verblendung von Kronen und Brücken** mit Kunststoffen oder keramischen Massen. Die **Verblendkunststoffe** leiten sich häufig von den Komposit-Füllungsmaterialien ab. Da zwischen den Kunststoffen und dem Metallgerüst keine direkte chemische Reaktion stattfindet, muss die Kunststoffverblendung entsprechend mechanisch auf dem Metallgerüst verankert werden oder eine spezielle Beschichtung als Haftvermittler aufgetragen werden.

Keramische Massen können dagegen auf das Metallgerüst aufgebrannt werden, wobei durch eine chemische Reaktion eine direkte Verbindung zwischen Gerüst und Verblendmaterial zustande kommt. Das Metallgerüst kann dabei aus folgenden Legierungen gegossen werden:

– hochgoldhaltige Legierungen, die mehr als 95% Gold und Platinmetalle enthalten

– goldreduzierte Legierungen, die weniger als 75% Gold und Platinmetalle enthalten

– Palladium-Basis-Legierungen, die mehr als 50% Palladium enthalten

– Silber-Palladium-Legierungen, die mehr als 50% Silber enthalten

– Nicht**e**del**m**etall-Legierungen **(NEM-** Legierungen) auf Nickel- oder Kobaltbasis mit Anteilen von Chrom und Molybdän sowie als Sonderform die Titanlegierungen.

Arbeitsablauf bei der Herstellung von Kronen und Brücken

1. Sitzung: In einer vorbereitenden Sitzung erfolgt zunächst eine gründliche Untersuchung, wobei eine Anamnese sowie ein extraoraler und intraoraler Befund erhoben werden. Zusätzlich werden Röntgenbilder angefertigt, auf denen das apikale und marginale Parodontium sowie die Ausdehnung der Pulpa zu beurteilen ist.

Auf der Grundlage dieser Befunde wird anschließend ein **Behandlungsplan** aufgestellt (siehe LF 12.2). Gebissmodelle können dazu eine wertvolle Hilfe sein.

2. Sitzung: Nach Abschluss der Behandlungsvorbereitungen empfiehlt sich folgendes Vorgehen:

– Lokalanästhesie

– anatomische Abformung für die spätere provisorische Versorgung

– anatomische Abformung des Gegenkiefers

– Präparation der Zähne

– Einlegen von Retraktionsfäden

– Abformung der beschliffenen Zähne

– Bissnahme (Bissregistrierung)

– Auswahl der Zahnfarbe

– Anfertigung und Eingliederung von provisorischen Kronen bzw. Brücken

Labor: Im Labor werden die Abformungen ausgegossen und entsprechende Sägemodelle hergestellt, bei denen die präparierten Stümpfe einzeln entnommen werden können. Die Modelle von Ober- und Unterkiefer werden mit Hilfe der Biss-

Abb. 12.11
Sägemodell zur
Herstellung einer
Brücke im Unterkiefer

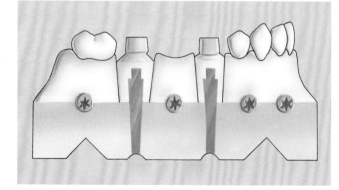

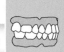

nahme einander zugeordnet und in einem **Artikulator** eingegipst. Mit dem Artikulator können Gelenkbewegungen nachgeahmt werden, sodass die Kronen bzw. Brücken im Labor funktionell korrekt ausgeformt werden können. Man unterscheidet dabei:

- **individuell einstellbare Artikulatoren**, die speziell auf die jeweilige Situation beim Patienten eingestellt werden können
- **standardisierte Mittelwertartikulatoren**, bei denen Durchschnittswerte für die Bewegungen des Kiefergelenkes eingestellt sind.

Neben diesen Artikulatoren gibt es auch einfache **Okkludatoren**, die lediglich ein reines Scharniergelenk haben. Mit ihnen kann nur die Okklusion, jedoch nicht die Artikulation überprüft werden.

Auf dem Arbeitsmodell wird im Labor zunächst eine **Wachsmodellation** der geplanten Arbeit hergestellt. Diese Wachsmodellation wird anschließend zur Herstellung einer Gussform verwendet. Das entsprechende Vorgehen ist bereits in Lernfeld 4.10 bei der Herstellung eines Inlays beschrieben worden (siehe Abb. 4.65).

Nach dem Gussvorgang müssen die Kronen bzw. Brücken noch ausgearbeitet werden, bevor anschließend die Einprobe im Mund erfolgen kann.

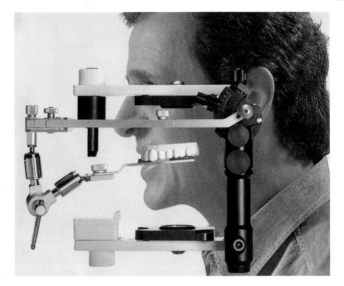

3. Sitzung: Vor der Einprobe der zahntechnischen Arbeit werden zunächst die Provisorien entfernt. Dann werden die Kronen bzw. Brücken eingesetzt und auf einwandfreien Randschluss, richtig ausgeformte Kontaktpunkte zu den Nachbarzähnen sowie korrekte Okklusions- und Artikulationskontakte überprüft.

Zur Einprobe können die Kronen bzw. Brücken bereits einschließlich Verblendung fertiggestellt sein. Insbesondere bei größeren Arbeiten ist es jedoch empfehlenswert, zunächst eine Gerüsteinprobe ohne Ver-

Abb. 12.12
Prinzip eines individuell einstellbaren Artikulators
Die exakte dreidimensionale Position des Gebisses wird am Patienten mit Hilfe eines Gesichtsbogens bestimmt und individuell auf den Artikulator übertragen.

Abb. 12.13
Vergleich von Mittelwertartikulator und individuell einstellbarem Artikulator

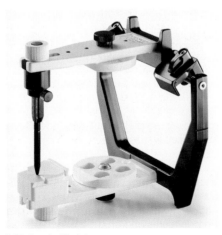

Mittelwertartikulator

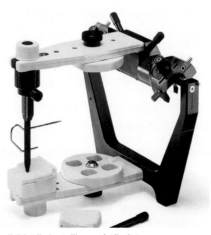

Individuell einstellbarer Artikulator

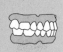
Abb. 12.14
Arbeitsablauf bei
der Gesichtsbogen-
übertragung

Für Einzelheiten zur
**Funktionsanalyse
und -therapie**
→ siehe **Leistungs-
abrechnung Band II**
Lernfeld 12.2.8

Gesichtsbogen
→ siehe auch
Libromed-CD
Folie 12.32

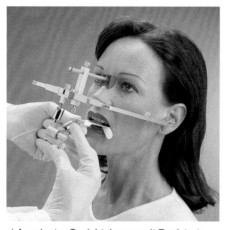

a) Angelegter Gesichtsbogen mit Registrat:
Am Gesichtsbogen ist eine mit Wachs
belegte Bissgabel befestigt, um die Position
des Oberkiefers in Bezug zum Schädel zu
registrieren.

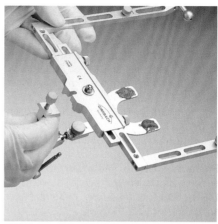

b) Der Gesichtsbogen wird abgenommen.
Man sieht deutlich den Einbiss im Wachs.

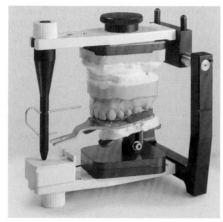

c) Das Registrat wird auf den Artikulator übertragen und das Oberkiefermodell entsprechend mit Gips einartikuliert. Zur Schonung
des Artikulators kann man dazu einen bau-
gleichen Okkludator verwenden.

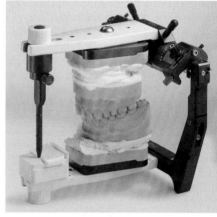

d) Anschließend wird der Unterkiefer durch ein
geeignetes Registrat (z. B. Wachsbiss) zum
Oberkiefer einartikuliert.

blendung zu machen, um dabei den span-
nungsfreien, korrekten Sitz der Arbeit zu
überprüfen. Die Verblendung muss dann
anschließend noch in einem zweiten Arbeitsgang im Labor angefertigt werden.
Wenn die Arbeit fertiggestellt ist, kann sie
provisorisch oder bereits definitiv einze-
mentiert werden. Anschließend muss der
Zementüberschuss entfernt und das Pa-

rodontium sorgfältig auf störende Reize
kontrolliert werden.

4. Sitzung: Nach einer ersten Tragezeit
wird die eingegliederte Arbeit kontrolliert.
Dabei wird insbesondere die Okklusion
und Artikulation sowie der Zustand des
Parodontiums überprüft.

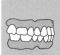
12.6 Teilprothesen

Teilprothesen (partielle Prothesen) sind herausnehmbarer Zahnersatz zur Versorgung eines teilbezahnten Kiefers. Sie können mit festsitzendem Zahnersatz kombiniert werden.

Teilprothesen haben künstliche Zahnreihen, die auf einer **Prothesenbasis** befestigt sind. Die zahntragenden Anteile der Prothesenbasis werden auch als **Prothesensättel** bezeichnet.

Die Prothesensättel werden durch eine zusammenhängende **Basisplatte** oder einzelne Gerüstteile (z. B. Transversalbügel, Sublingualbügel) miteinander verbunden. Die Verankerung der Teilprothese an den natürlichen Zähnen erfolgt durch Klammern oder in Kombination mit festsitzendem Zahnersatz mit Doppelkronen, Geschieben, Stegen, Gelenken oder Riegeln.

Einteilung der Teilprothesen

Teilprothesen können unter anderem eingeteilt werden nach:
- technischer Ausführung
- Anordnung des Lückengebisses
- Abstützung auf den restlichen Zähnen
- Tragedauer.

Nach der **technischen Ausführung** spricht man unter anderem von Kunststoffprothesen, Modellgussprothesen, Teleskopprothesen und Geschiebeprothesen.

Nach der **Anordnung des Lückengebisses** unterscheidet man unter anderem:
- **Schaltprothesen** zum Zahnersatz bei Lücken innerhalb einer Zahnreihe
- **Freiendprothesen** zum Zahnersatz bei verkürzter Zahnreihe
- **Kombinationen von Schalt- und Freiendprothese** zur Versorgung einer Schaltlücke und einer verkürzten Zahnreihe in einem Kiefer.

Wenn eine beidseits verkürzte Zahnreihe mit einem Restgebiss nur noch im vorderen Bereich vorliegt, spricht man auch von einem **anterioren Restgebiss**.

Nach der **Abstützung der Teilprothese** unterscheidet man:

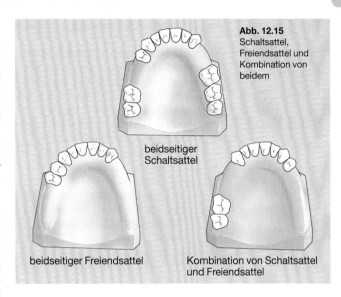

Abb. 12.15 Schaltsattel, Freiendsattel und Kombination von beidem

beidseitiger Schaltsattel

beidseitiger Freiendsattel

Kombination von Schaltsattel und Freiendsattel

– **parodontal abgestützte Prothesen**, die vollständig auf den verbliebenen natürlichen Zähnen abgestützt sind. Dies ist vor allem bei Schaltlücken möglich, wobei die Abstützung z. B.

Abb. 12.16 Parodontale Abstützung und gingivale Lagerung von Prothesen

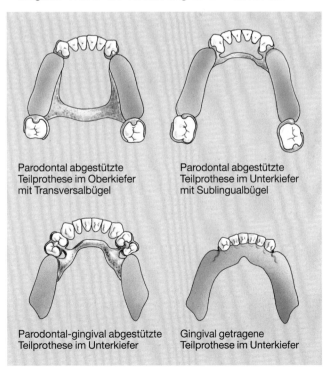

Parodontal abgestützte Teilprothese im Oberkiefer mit Transversalbügel

Parodontal abgestützte Teilprothese im Unterkiefer mit Sublingualbügel

Parodontal-gingival abgestützte Teilprothese im Unterkiefer

Gingival getragene Teilprothese im Unterkiefer

Abrechnung von herausnehmbarem Zahnersatz
→ siehe **Leistungs-abrechnung Band II**
LF 12.1.6 bei Kassenabrechnung
LF 12.2.6 bei Privatabrechnung

Teilprothesen
→ siehe auch
Libromed-CD
Folien 12.33-12.45

Modellgussprothese
→ siehe auch
Libromed-CD
Folien 12.36, 12.37

Abb. 12.17
Aufbau einer Klammer

durch Klammerauflagen oder Doppelkronen erfolgen kann.

– **parodontal-gingival abgestützte Prothesen**, die jeweils zum Teil von den natürlichen Zähnen und der unbeweglichen Schleimhaut getragen werden. Dies ist zum Beispiel bei Freiendprothesen der Fall, wobei die Prothese im vorderen Anteil vor allem parodontal abgestützt ist und im hinteren Bereich vorwiegend gingival getragen wird.

– **schleimhautgetragene Prothesen**, die nicht an den Restzähnen abgestützt sind. Bei ihnen wird der gesamte Kaudruck auf die Schleimhaut weitergeleitet. Um den Kaudruck dabei möglichst gut zu verteilen, wird die Prothesenbasis bei schleimhautgetragenen Prothesen möglichst auf alle belastbaren Kieferabschnitte ausgedehnt.

Nach der **Tragedauer** unterscheidet man:
– **Interimsprothesen (Übergangsprothesen)**, die nur ein vorläufiger Zahnersatz bis zur Eingliederung von endgültigen Prothesen sind (interim lat. - inzwischen, einstweilen). Sie können z. B. nach einer Zahnextraktion angefertigt werden und dienen dann als Zahnersatz bis zur endgültigen Versorgung.
– **definitive (endgültige) Prothesen**.

Immediatprothesen (Sofortprothesen) werden bereits vor einer Zahnextraktion angefertigt und unmittelbar nach der Zahnentfernung eingegliedert (immediatus lat. - unmittelbar). Die Immediatprothesen werden auf einem Kiefermodell hergestellt, auf dem die zu entfernenden Zähne vorher abgetragen (radiert) werden. Der Patient soll die Immediatprothese nach der Zahnentfernung zu Hause zunächst nicht herausnehmen, sodass die Prothese wie ein **Wundverband** wirken kann. Am nächsten Tag wird die Prothese dann in der Praxis kontrolliert, wobei Druckstellen vorsichtig entfernt werden. Nach Abschluss der Wundheilung kann die Prothese der definitiven Kieferform durch eine **Unterfütterung** angepasst werden. Alternativ kann dann auch ein neuer Zahnersatz zur endgültigen Versorgung angefertigt werden.

Materialien für Teilprothesen
Modellgussprothesen werden zum geringen Teil aus harten Edelmetalllegierungen, vor allem aber aus Kobalt-Chrom-Legierungen mit verschiedenen Zusätzen (z. B. Molybdän) hergestellt. Die zahntragenden Prothesensättel werden anschließend aus Kunststoff aufgebaut.

Die **gebogenen Drahtklammern** bei Interimsprothesen können ebenfalls aus harten Edelmetalllegierungen bestehen. Im Allgemeinen werden Drahtklammern jedoch aus Edelstahl mit Zusätzen von Chrom und Nickel hergestellt.

Die **Prothesenkunststoffe** sind in der Regel aus Methakrylat aufgebaut. Sie werden von der Industrie in Form von Pulver (Polymer) und Flüssigkeit (Monomer) geliefert und müssen vor Gebrauch zunächst angemischt werden (siehe auch LF 4.6.2, Seite 149).

Man unterscheidet dabei:
– Heißpolymerisate und
– Kaltpolymerisate (bzw. Autopolymerisate).

Während die Polymerisation bei den Heißpolymerisaten erst nach Wärmezufuhr einsetzt, härten die Kaltpolymerisate direkt nach dem Anmischen von selbst ohne Wärmezufuhr aus.

Verankerung von Teilprothesen
Teilprothesen können mit Hilfe von Klammern oder kombiniert mit festsitzendem

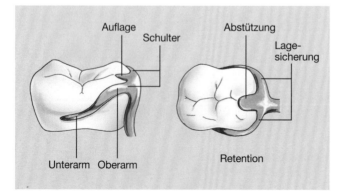

Auflage
Schulter
Abstützung
Lage-sicherung
Unterarm   Oberarm
Retention

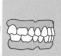

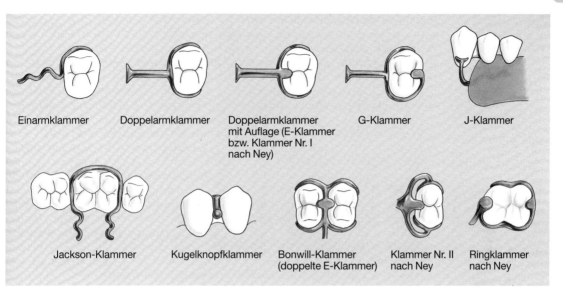

Einarmklammer | Doppelarmklammer | Doppelarmklammer mit Auflage (E-Klammer bzw. Klammer Nr. I nach Ney) | G-Klammer | J-Klammer

Jackson-Klammer | Kugelknopfklammer | Bonwill-Klammer (doppelte E-Klammer) | Klammer Nr. II nach Ney | Ringklammer nach Ney

Zahnersatz mit Doppelkronen, Geschieben, Stegen, Kugelankern, Gelenken oder Riegeln an den verbliebenen Zähnen verankert werden. Neben natürlichen Zähnen können dabei auch Implantate zum Halt der Prothese dienen (siehe LF 8, S. 261).

Klammern können bei einer Teilprothese
– sowohl für den Halt (Retention) gegenüber abziehenden Kräften
– als auch für eine Abstützung gegenüber Druckbelastungen sorgen.
Klammern können aus Draht gebogen oder aus einer Legierung gegossen werden.
Während die Drahtklammern im Kunststoff der Prothesenbasis verankert werden müssen, werden gegossene Klammern in der Regel in einem Stück mit Teilen der

Basis gegossen. Man spricht dann auch von einer **Einstückgussprothese** bzw. **Modellgussprothese**.
Während die Modellgussprothese heutzutage zum Standard der zahnärztlichen Versorgung mit Teilprothesen gehört, werden Kunststoffprothesen mit gebogenen Klammern nur noch in sehr begrenztem Umfang hergestellt. Sie dienen vor allem als Immediat- bzw. Interimsersatz oder als partieller Zahnersatz, wenn nur eine reine Schleimhautlagerung möglich ist.
Als Grundelemente unterscheidet man an einer Klammer:
– **Klammerauflage** zur Abstützung der Prothese auf dem Zahn
– **Klammerschulter** und **Klammeroberarm** zur Sicherung des Prothesensitzes gegen eine Seitwärtsverschiebung der

Abb. 12.18
Auswahl verschiedener Klammerarten

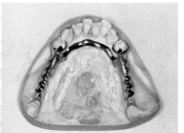

Abb. 12.19
Modellgussgerüst im Unterkiefer

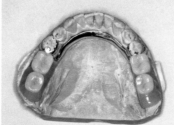

Abb. 12.20
Modellgussprothese im Unterkiefer

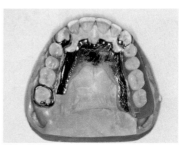

Abb. 12.21
Modellgussprothese im Oberkiefer

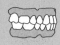

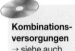

Kombinations-versorgungen
→ siehe auch
Libromed-CD
Folien 12.41-12.43

Abb. 12.22
Doppelkronen

Abb. 12.23
Zahnkrone mit
Geschiebe

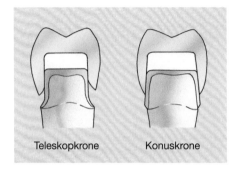

Teleskopkrone   Konuskrone

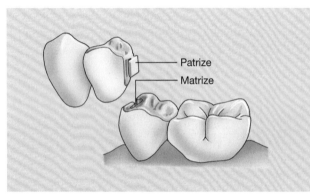

Patrize
Matrize

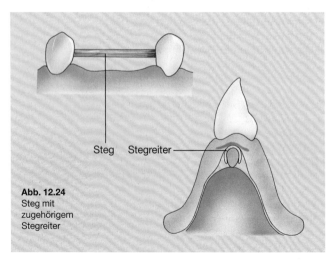

Steg   Stegreiter

Abb. 12.24
Steg mit
zugehörigem
Stegreiter

Prothese. Diese Klammerabschnitte liegen über der größten Ausdehnung des Zahnes, dem **Zahnäquator**.
– **Klammerunterarm** zum sicheren Halt der Prothese gegen abziehende Kräfte (Retention). Der Klammerunterarm ist federnd und liegt im Unterschnitt der Zahnkrone unterhalb des Zahnäquators.

Doppelkronen bestehen aus einer fest zementierten **Innenkrone (Primärkrone)** und einer herausnehmbaren, darüber geschobenen **Außenkrone (Sekundärkrone)**.
Nach der Form unterscheidet man:
– **Teleskopkronen** mit parallelwandigen Innenkronen und
– **Konuskronen** mit leicht kegelförmigen Innenkronen.
Geschiebe sind Verbindungselemente, die jeweils aus einer **Positivform (Patrize)** und einer dazu passenden **Hohlform (Matrize)** bestehen. Diese Teile können exakt ineinander geschoben werden, wobei sie durch Reibung haften.
Es gibt eine Vielzahl unterschiedlicher Geschiebe. Da sie zur Befestigung dienen, werden sie auch als **Attachments** bezeichnet (attachment engl. - Befestigung).

Unter einem **Steg** versteht man eine stegförmige, starre Verbindung zwischen Kronen, die hierdurch miteinander verblockt und versteift werden. Gleichzeitig dienen Stegverbindungen zur Verankerung und Abstützung einer Teilprothese.
Man spricht bei einer Stegkonstruktion auch von einer **primären Verblockung**, da die Zähne direkt starr miteinander verblockt werden. Eine entsprechende primäre Verblockung kann auch durch miteinander verlötete Einzelkronen oder Brücken erfolgen.

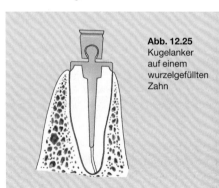

Abb. 12.25
Kugelanker
auf einem
wurzelgefüllten
Zahn

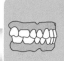
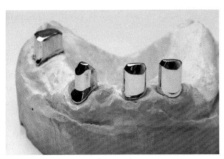

a) Modell mit Innenteleskopen im Oberkiefer

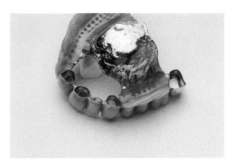

b) Teleskopprothese im Oberkiefer

Abb. 12.26
Kombination von festsitzendem und herausnehmbarem Zahnersatz: Teleskopprothese im Oberkiefer und Unterkiefer

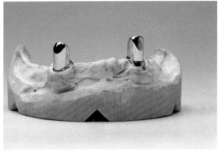

c) Modell mit Innenteleskopen im Unterkiefer

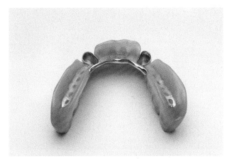

d) Teleskopprothese im Unterkiefer

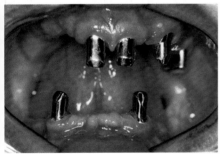

e) Einzementierte Innenteleskope im Mund

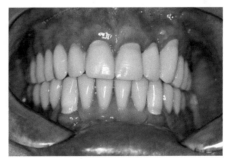

f) Fertige Arbeit

Bei einer **sekundären Verblockung** werden die Zähne dagegen nicht direkt miteinander verbunden. Stattdessen werden die einzelnen Zähne mit Doppelkronen versehen, sodass sie anschließend durch den abnehmbaren Zahnersatz sekundär starr miteinander verbunden werden.
Kugelanker sind nach dem Druckknopfprinzip aufgebaut. Ihre Haltewirkung entsteht dadurch, dass eine Hülse in einem kugelförmigen Aufbau einrastet.

Arbeitsablauf bei der Herstellung einer Modellgussprothese

1. Sitzung: Es wird zunächst eine sorgfältige Untersuchung mit Erhebung einer Anamnese sowie eines extra- und intraoralen Befundes durchgeführt.
Auf der Grundlage dieser Untersuchung wird ein Behandlungsplan aufgestellt, zu dem auch eine konservierende und chirurgische Behandlung gehören kann. Zur

Abrechnung einer Modellgussprothese → siehe **Leistungsabrechnung Band II LF 12.1.6** bei Kassenabrechnung **LF 12.2.6** bei Privatabrechnung

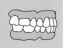

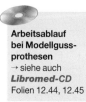

Abb. 12.27
Kombination von
festsitzendem und
herausnehmbarem
Zahnersatz:
Frontzahnbrücke mit
Geschiebeprothese
im Oberkiefer und
Unterkiefer

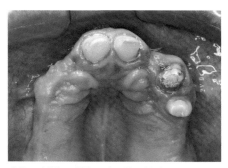

a) Beschliffene Zähne im Oberkiefer

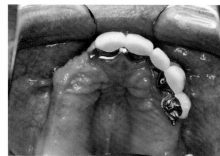

b) Einzementierte Brücke von okklusal

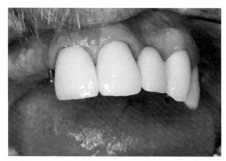

c) Einzementierte Brücke von vorn

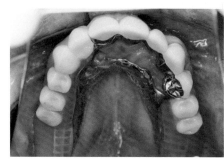

d) Eingesetzte Geschiebeprothese

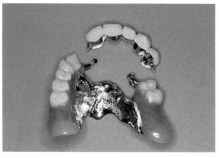

e) Brücke und Prothese getrennt

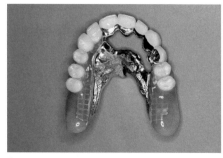

f) Brücke und Prothese zusammen

Arbeitsablauf
bei Modellguss-
prothesen
→ siehe auch
Libromed-CD
Folien 12.44, 12.45

prothetischen Planung wird zusätzlich eine Abformung vom Ober- und Unterkiefer durchgeführt.

Im **Labor** werden diese Abformungen ausgegossen. Auf den entsprechenden Gebissmodellen wird die spätere prothetische Konstruktion geplant. Falls erforderlich, werden auf diesen Modellen auch individuelle Löffel hergestellt.

2. Sitzung: Nach Abschluss der Behandlungsvorbereitungen werden die Zähne zunächst für die späteren Klammerabstützungen eingeschliffen. Darauf erfolgt eine Abformung sowie eine Bissnahme zur anschließenden Modellgussherstellung.

Im **Labor** werden die Abformungen in üblicher Weise mit Gips ausgegossen. Die so entstandenen Modelle werden anschließend dubliert, wobei die Zweitmodelle aus einem hitzebeständigen Material hergestellt werden.

Die Erstmodelle werden mit der Bissnahme einander zugeordnet und in einem Ar-

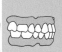
tikulator eingegipst. Anschließend werden sie sorgfältig für die Anfertigung des Modellgussgerüstes ausgemessen. Auf den Zweitmodellen wird das Modellgussgerüst anschließend komplett in Wachs modelliert. Darauf wird von dieser Wachsmodellation eine Gussform hergestellt und das Gerüst in einem Stück gegossen.

3. Sitzung: Es erfolgt nun eine Einprobe des Gerüstes. Zusätzlich werden Zahnfarbe und Zahnform bestimmt.
Im **Labor** werden die Zähne anschließend im Artikulator auf dem Gerüst in Wachs aufgestellt.

4. Sitzung: In dieser Sitzung wird eine Wachseinprobe mit den aufgestellten Zähnen durchgeführt. Dabei wird die Okklusion, Artikulation, Ästhetik und Sprache mit eingesetzter Prothese überprüft.
Im **Labor** wird die Prothese daraufhin in Kunststoff fertiggestellt.

5. Sitzung: Die fertige Modellgussprothese wird eingesetzt. Dabei wird insbesondere die Okklusion und Artikulation überprüft.

6. Sitzung: Nach der ersten Tragezeit wird die eingegliederte Prothese kontrolliert. Okklusion und Artikulation werden nochmals überprüft und Druckstellen beseitigt.

12.7 Vollprothesen

Vollprothesen (Totalprothesen) dienen zur Versorgung eines unbezahnten Kiefers.

Im Gegensatz zur Teilprothese können bei einer Vollprothese keine natürlichen Zähne zum Prothesenhalt herangezogen werden. Ein guter Halt einer Vollprothese kann daher nur erzielt werden, wenn die Prothesenbasis dem betreffenden Kiefer möglichst exakt anliegt und der Prothesenrand funktionell sauber ausgeformt ist. Die Prothese soll dabei eine möglichst breitflächige Abstützung auf dem Kiefer haben.
Ein guter **Prothesenhalt** wird durch mehrere Faktoren erzielt. Dabei hat ein dünner Speichelfilm zwischen Prothesenbasis und Kieferschleimhaut eine wichtige Haltefunktion. Der Halt entsteht auf ähnliche Weise wie bei 2 Glasplatten, die mit Wasser benetzt aufeinander gelegt werden. Zusätzlich bildet sich ein Unterdruck unter der Prothesenbasis, wenn man eine gut sitzende Prothese herausnehmen will. Der Prothesenrand dient dabei als **Ventilrand** zur Abdichtung des Unterdruckraums.
Der Prothesenrand ist jedoch nicht nur ein Ventilrand, sondern auch ein **Funktionsrand**. Er muss dem Muskelspiel entsprechend funktionell ausgeformt werden, damit die Prothese nicht durch die Bewegungen der umliegenden Muskulatur abgehebelt werden kann. Darüber hinaus wird die Prothese so ausgestaltet, dass die umgebende Muskulatur stabilisierend auf den Zahnersatz wirkt. Große Bedeutung hat dazu der ringförmig um die Mundspalte verlaufende M. orbicularis oris und der flächige M. buccinator in der Wange (siehe Abb. 5.20, S. 179).

Arbeitsablauf bei der Herstellung einer Vollprothese

1. Sitzung: Zunächst wird eine gründliche Untersuchung mit Erhebung einer Anamnese und eines extra- und intraoralen Befundes durchgeführt. Anschließend erfolgt eine **anatomische Abformung.**

Vollprothesen
→ siehe auch
Libromed-CD
Folien 12.46-12.52

Cover-Denture-Prothesen
→ siehe auch
Libromed-CD
Folie 12.50

Arbeitsablauf bei Vollprothesen
→ siehe auch
Libromed-CD
Folien 12.51, 12.52

Abrechnung von Vollprothesen
→ siehe **Leistungsabrechnung Band II**
LF 12.1.6 bei Kassenabrechnung
LF 12.2.6 bei Privatabrechnung

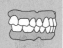
Diese Abformung kann bei geöffnetem Mund getrennt für Ober- und Unterkiefer erfolgen. Es besteht jedoch auch die Möglichkeit einer mundgeschlossenen Abformung, wobei beide Kiefer gleichzeitig abgeformt werden und dabei auch ihre Lage zueinander wiedergegeben wird.

Im weiteren Ablauf wird nun zunächst das Vorgehen nach getrennter Abformung von Ober- und Unterkiefer erläutert. Das Vorgehen nach einer mundgeschlossenen Abformung wird im Anschluss vorgestellt.

Im **Labor** werden die anatomischen Abformungen ausgegossen. Anschließend werden auf den Modellen individuelle Löffel hergestellt.

2. Sitzung: Mit den individuellen Löffeln werden **Funktionsabformungen** vom Ober- und Unterkiefer durchgeführt. Dabei wird das Bewegungsspiel der Schleimhäute und Bänder sorgfältig abgeformt, indem aktive und passive Bewegungen der Weichteile durchgeführt werden.

Im **Labor** werden diese Funktionsabformungen ausgegossen. Anschließend werden auf den Modellen Bissschablonen mit Wachswällen angefertigt.

3. Sitzung: Mit Hilfe der Bissschablonen wird eine **Bissnahme** durchgeführt. Dazu

Abb. 12.28
Bissnahme mit
Bissschablone
ohne weitere
Registrierbehelfe

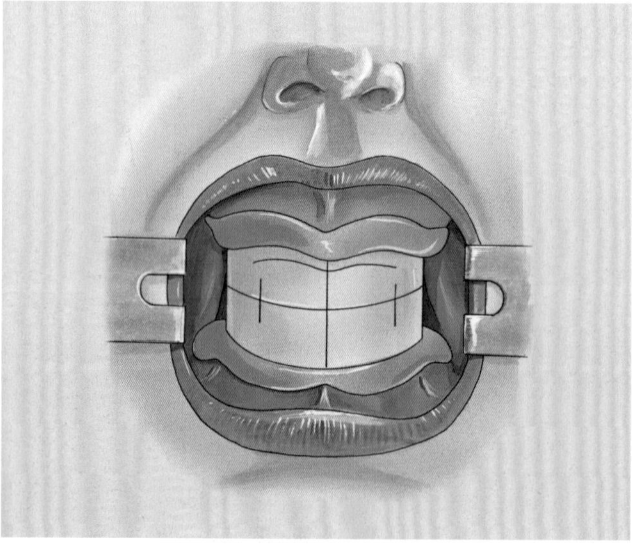

werden die Wachswälle am Patienten zunächst korrigiert, bis die Bisshöhe stimmt. Anschließend wird die korrekte Lage des Unterkiefers zum Oberkiefer auch in den übrigen Raumrichtungen (sagittal und transversal) bestimmt. Es wird somit die exakte Relation des Unterkiefers zum Oberkiefer festgelegt. Die Bissnahme wird daher auch als **Kieferrelationsbestimmung** bezeichnet. Wenn die richtige Kieferrelation bestimmt ist, werden die Wachswälle zueinander fixiert und ins Labor geschickt.

Neben dieser so genannten **Handbissnahme** besteht auch die Möglichkeit, die Kieferrelation mit Registrierbehelfen zu bestimmen. Man nennt dies auch eine **Bissregistrierung**. Dazu wird in eine Bissschablone eine kleine Metallplatte eingebaut, während die andere mit einem in der Höhe verstellbaren Stützstift versehen wird. Nach Einstellung der korrekten Bisshöhe lässt man den Patienten Vorschub- und Seitwärtsbewegungen ausführen, wobei der Stützstift auf der eingefärbten Metallplatte einen charakteristischen Pfeilwinkel einzeichnet. Mit Hilfe dieses Pfeilwinkels kann die korrekte Lage des Unterkiefers zum Oberkiefer festgelegt werden. Die Bissschablonen werden anschließend in dieser Lage miteinander verschlüsselt und ins Labor geschickt. Ergänzend werden Zahnform und Zahnfarbe bestimmt.

Im **Labor** werden nun die Gipsmodelle der Funktionsabformung mit Hilfe der verschlüsselten Bissschablonen in einem Artikulator eingegipst. Anschließend erfolgt eine Aufstellung der Zähne in Wachs.

4. Sitzung: Es wird eine **Wachseinprobe** durchgeführt, wobei die Zahnaufstellung noch korrigiert werden kann. Dabei werden Okklusion, Artikulation, Ästhetik und Sprache mit den Prothesen überprüft.

Im **Labor** werden die Prothesen anschließend in Kunststoff fertiggestellt.

5. Sitzung: Die fertiggestellten Prothesen werden eingegliedert. Dabei werden insbesondere Okklusion und Artikulation nochmals sorgfältig überprüft.

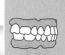
6. Sitzung: Nach einer kurzen Tragezeit erfolgt eine erste Kontrolle, wobei eventuell vorhandene Druckstellen entfernt werden. Anschließend werden zur Nachsorge noch weitere Kontrolltermine vereinbart.

Bei einer **mundgeschlossenen Abformung** in der 1. Sitzung kann der Arbeitsablauf abgekürzt werden, da hierbei nicht nur beide Kiefer gleichzeitig abgeformt werden, sondern auch ihre Lage zueinander wiedergegeben wird. Die Situationsmodelle können daher bereits in einem Artikulator eingegipst und die individuellen Löffel mit entsprechenden Wachswällen versehen werden. Dadurch kann bereits in der 2. Sitzung sowohl eine Funktionsabformung als auch eine Bissnahme erfolgen. Die 3. Sitzung kann dadurch eingespart werden.

12.8 Wiederherstellung und Erweiterung

Da im Kiefer ständig Umbauvorgänge ablaufen, kann es nach einiger Zeit zu einem schlechten Prothesensitz kommen. Es muss dann nicht gleich die komplette Prothese neu angefertigt werden. Vielmehr reicht häufig eine Unterfütterung aus, um wieder einen guten Prothesenhalt zu erzielen. Werden nur Teile der Prothese unterfüttert, so spricht man auch von einer partiellen **Unterfütterung** im Gegensatz zur totalen Unterfütterung.

Beim technischen Vorgehen unterscheidet man 2 Möglichkeiten:

- Die **direkte Unterfütterung** erfolgt im Mund des Patienten. Dazu wird plastischer Kunststoff auf die gereinigte und angeraute Prothesenunterseite aufgetragen und die Prothese im Mund des Patienten eingesetzt. So wird die Prothese direkt im Mund der geänderten Kieferform angepasst.
- Bei der **indirekten Unterfütterung** wird zunächst eine Abformung mit einem elastischen Abformmaterial durchgeführt, wobei die Prothese als individueller Löffel dient. Die Prothese wird anschließend im Labor anhand dieser Abformung mit Kunststoff unterfüttert.

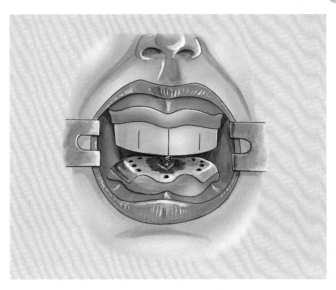

Abb. 12.29
Bissregistrierung mit Hilfe der Stützstifttechnik

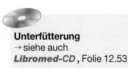
Unterfütterung
→ siehe auch
Libromed-CD, Folie 12.53

Weitere Informationen enthält das Buch Leistungsabrechnung Band II

	Kassenabrechnung	Privatabrechnung
Kombinationsversorgungen	LF 12.1.6	LF 12.2.6
Verschluss von Defekten	LF 12.1.7	LF 12.2.7
Zahnersatz auf Implantaten	LF 12.1.8	LF 12.2.4 bis 12.2.6
Funktionsanalyse und -therapie	—	LF 12.2.8

Eine genaue Übersicht der Leistungsabrechnung ist auf der folgenden Seite 414 abgebildet.

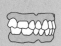

Kassenabrechnung		Privatabrechnung	

12.1.1 Abrechnungsgrundlagen
- Leistungsübersicht
- Sozialgesetzbuch
- Richtlinien
- Festzuschüsse
- Heil- und Kostenplan (HKP)
- Zahntechnische Leistungen BEL II
- Private Vereinbarungen

12.1.2 Vorbereitende Maßnahmen
- **7 b** Abformung, Bissnahme
- **18 a, b** Stift- oder Schraubenaufbau
- **89** Beseitigung grober Artikulations- und Okklusionsstörungen

12.1.3 Provisorien
- **19** Prov. Krone/Brückenglied
- **21** Prov. Stiftkrone
- **24 c, 95 d** Abnahme und Wiederbefestigung einer prov. Krone, Stiftkrone, Brücke

12.1.4 Kronen
- **20 a-c** Voll-, Verblend-, Teilkronen
- **22** Teilleistungen bei Kronen und Stiftverankerungen
- **24 a-c** Wiedereingliederung, Wiederherstellung von Kronen

12.1.5 Brücken
- **91 a-e** Voll-, Verblend-, Teilkrone, Teleskop-/Konuskrone, Geschiebe
- **92** Brückenspanne, Freiendteil
- **93** Adhäsivbrücke
- **94 a, b** Teilleistungen bei Brücken
- **95 a-d** Wiederherstellung von Brücken

12.1.6 Herausnehmbarer und kombinierter Zahnersatz
- **90** Wurzelstiftkappe mit Kugelknopfanker
- **96 a-c** Teilprothese
- **97 a, b** Vollprothese, Cover-Denture-Prothese
- **98 a-c** Abformung mit indiv. Löffel, Funktionsabformung
- **98 d** Intraorale Stützstiftregistrierung
- **98 e** Metallbasis bei Vollprothesen
- **98 f-h** Halte- und Stützvorrichtungen
- **99 a-c** Teilleistungen bei Prothesen
- **100 a-f** Wiederherstellung oder Erweiterung von Prothesen

12.1.7 Weichteilstützung und Verschluss von Defekten
- **101 a, b** Weichteilstützung bei Kieferdefekten
- **102** Obturator im weichen Gaumen
- **103 a-c** Verschlussprothese bei großen Defekten des Oberkiefers
- **104 a, b** Prothese/Epithese zum Verschluss extraoraler Defekte

12.1.8 Zahnersatz auf Implantaten
- Versorgung mit Suprakonstruktionen

12.2.1 Abrechnungsgrundlagen
- Leistungsübersicht
- Privatrechnung (Liquidation)
- Berechnung von zahntechn. Leistungen

12.2.2 Vorbereitende Maßnahmen

Heil- und Kostenplan	GOZ 0030
Abformung, Bissnahme	GOZ 0050, 0060, 0065
Plast. Zahnaufbau, Stift, Schraube	GOZ 2180, 2190, 2195
Beseitigung grober Vorkontakte der Okklusion und Artikulation	GOZ 4040

12.2.3 Provisorien

Provisorische Krone	GOZ 2260, 2270
Provisorische Brücke	GOZ 5120, 5140
Langzeitprovisorien	GOZ 7080-7100

12.2.4 Kronen

Voll-, Teilkrone, Veneer	GOZ 2200-2220
Teilleistungen bei Kronen	GOZ 2230, 2240
Entfernung von Kronen, Inlays, Wurzelstiften	GOZ 2290, 2300
Wiedereingliederung, Wiederherstellung von Kronen	GOZ 2310, 2320

12.2.5 Brücken

Voll-, Teilkrone, Inlay, Wurzelstiftkappe, Teleskop-/Konuskrone	GOZ 5000-5040
Teilleistungen bei Brücken	GOZ 5050, 5060
Brückenspanne, Freiendsattel	GOZ 5070
Verbindungselement	GOZ 5080
Wiederherstellung von Brücken und Verbindungselementen	GOZ 5090-5110
Adhäsivbrücke	GOZ 5150, 5160

12.2.6 Herausnehmbarer und kombinierter Zahnersatz

Kronen, Wurzelstiftkappen, Verbindungselemente, Prothesenspannen	GOZ 5000-5080
Abformung mit individuellem Löffel, Funktionsabformung	GOZ 5170-5190
Teilprothese mit gebogenen Klammern	GOZ 5200
Modellgussprothese	GOZ 5210
Voll- oder Deckprothese	GOZ 5220, 5230
Teilleistungen bei Prothesen	GOZ 5240
Wiederherstellung, Erweiterung und Unterfütterung von Prothesen	GOZ 5250-5310

12.2.7 Verschluss von Defekten

Unterfütterung einer Defektprothese mit Funktionsrand	GOZ 5310
Obturator im Gaumen	GOZ 5320
Resektionsprothese bei Kieferdefekt	GOZ 5330
Prothese/Epithese zum Verschluss extraoraler Defekte	GOZ 5340

12.2.8 Funktionsanalyse und -therapie

Diagnostik und Therapie	GOZ 8000-8100

13 Praxisprozesse mitgestalten

Das **Lernfeld 13** enthält **keine Inhalte der Zahnmedizinischen Assistenz.**

Zielformulierung

Im Rahmenlehrplan sind folgende **Ziele des Lernfeldes 13** angegeben:
Die angehenden **Zahnmedizinischen Fachangestellten**
- planen Maßnahmen zu Qualitätssicherung und Zeitmanagement im eigenen Verantwortungsbereich und präsentieren und begründen Verbesserungsvorschläge. Dazu untersuchen sie die Arbeitsabläufe in ihrem Verantwortungsbereich und identifizieren Schnittstellenprobleme und kritische Punkte.
- tragen aufgrund ihrer während der Ausbildung gewonnenen Erfahrungen und Fachkenntnisse zu Problemlösungsansätzen bei der Optimierung von Praxisabläufen bei und wägen Kosten und Nutzen einzelner Maßnahmen gegeneinander ab.
- organisieren im Team den Personaleinsatz unter Berücksichtigung vorhandener Kompetenzen und Qualifikationen sowie ihrer Kenntnisse über Schutzbestimmungen für schwangere Mitarbeiterinnen und deren Einsatzmöglichkeiten, nutzen Planungsinstrumente und dokumentieren die Ergebnisse.
- vertreten ihre Interessen bei der Personaleinsatzplanung.
- informieren sich über Möglichkeiten der berufsbezogenen Fort- und Weiterbildung, begründen deren Bedeutung für die Praxis und die eigene Entwicklung und erfahren Lernen als lebensbegleitenden Prozess. Vor diesem Hintergrund stellen sie ihre Persönlichkeit in einer Bewerbung dar.
- nutzen aktuelle Medien der Informations- und Kommunikationstechnik.

Inhalte von Lernfeld 13

Die im **Rahmenlehrplan** aufgeführten **Inhalte des Lernfeldes 13** sind:
- Ablaufpläne
- Planungstechnik
- Gütekriterien, Praxisziele
- ergonomische Arbeitsplatzgestaltung
- Haftung und strafrechtliche Verantwortung
- Mitarbeiterführung
- Dienstplan, Urlaubsplan
- Arbeitsschutzgesetze
- Bewerbungsgespräch.

Anhang

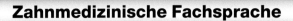

Die zahnmedizinische Fachsprache dient der präzisen, sachlich korrekten Verständigung.

Die einzelnen Fachausdrücke stammen zum großen Teil aus der lateinischen oder griechischen Sprache. Sie enthalten dabei jeweils einen **Wortstamm**, der durch bestimmte **Vor- bzw. Nachsilben** ergänzt werden kann. Die einzelnen Begriffe sind also häufig - wie bei einem Baukasten - aus Vorsilbe, Wortstamm und Nachsilbe zusammengesetzt.

Die nachfolgende Aufstellung enthält die wichtigsten Vor- und Nachsilben der zahnmedizinischen Fachsprache.

Vorsilbe	Wortstamm	Nachsilbe
Im- Ein-	**plantation** pflanzung	
para- neben	**pulpär** der Pulpa	
supra- über	**gingival** dem Zahnfleisch	
Patho Krankheits		**-logie** -lehre
Zyst Zysten		**-ektomie** -entfernung

Vorsilben

Vorsilbe	Bedeutung	Beispiele	
a-, ab-	ab, weg	Anomalie Abrasion	– Abweichung von der Norm – Abschabung, Abschliff
a-, an-	un-, -los (Verneinung)	anaerob Anästhesie	– ohne Sauerstoff lebend (Verneinung von aerob) – Unempfindlichkeit (Verneinung von Empfindlichkeit)
ad-	an, heran, hinzu	Adhäsion Adstringentium	– Anhaften – zusammenziehendes Mittel
anti-	gegen	Antibiotikum	– gegen Mikroorganismen wirkendes Mittel
auto-	selbst, eigen	Autopolymerisation	– selbstständig ablaufende Polymerisation
bi-	zwei	Bifurkation	– Wurzelgabelung bei zweiwurzeligen Zähnen
con-, com-, ko-	zusammen	Komposit Kontraktion	– zusammengesetztes Material – Zusammenziehung (z. B. eines Muskels)
contra-, kontra-	gegen	Kontraindikation	– Gegenanzeige; Grund, der ein Verfahren oder Mittel ausschließt
de-	von...weg, ent-	Deformation Demineralisation	– Verformung – Entkalkung
dys-	Fehl-, Miss-	Dysfunktion Dysgnathie	– gestörte Funktion – Gebissfehlentwicklung
e-, ek-, ex-	aus, heraus	Exzision exogen	– Herausschneiden – von außen stammend
en-, endo-	innen, innerhalb	endogen	– im Körper selbst entstanden, von innen stammend

Vorsilbe	Bedeutung	Beispiele	
epi-	auf, über, darauf	Epidermis	– Oberhaut
eu-	gut, regelrecht	Eugnathie	– regelrechtes Gebiss
extra-	außerhalb	extraoral	– außerhalb des Mundes
hetero-	verschieden	heterogen	– verschiedenartig
homo-	gleich	homogen	– gleichartig
hyper-	über, hinaus	Hypertonie	– Bluthochdruck
hypo-	unter, unterhalb	Hypotonie	– zu niedriger Blutdruck
im-, in-	1. in, hinein	Implantation	– Einpflanzung
		Inlay	– Einlagefüllung
	2. Verneinung	inaktiv	– untätig
inter-	zwischen	interdental	– zwischen den Zähnen
intra-	innerhalb, in...hinein	intraoral	– innerhalb der Mundhöhle
		intramuskulär	– im Muskel, in einen Muskel hinein
makro-	groß	Makrophagen	– große Fresszellen (z. B Monozyten)
mikro-	klein	Mikrophagen	– kleine Fresszellen (Granulozyten)
ost-, osteo-	Knochen	Ostitis	– Knochenentzündung
par-, para-	neben, bei, hin, hinzu	parapulpär	– neben der Pulpa
per-	durch, hindurch	Perforation	– Durchbohrung
peri-	um...herum	periapikal	– um die Wurzelspitze herum
post-	nach	postoperativ	– nach einer Operation
prä-	vor	Präkanzerose	– Krebsvorstufe
		präoperativ	– vor einer Operation
pro-	vor, für	Prognose	– Vorhersage
re-	wieder, zurück	Reimplantation	– Wiedereinpflanzung
		Retention	– Zurückhalten
sub-	unter, unterhalb	subgingival	– unter dem Zahnfleisch
super-	über, oberhalb	superfizial	– oberflächlich
supra-	oberhalb	supragingival	– über dem Zahnfleisch
syn-	zusammen	Synthese	– Zusammensetzung
trans-	hinüber, hindurch	Transplantation	– Übertragung von Zellen, Geweben oder Organen
tri-	drei	Trifurkation	– Wurzelgabelung bei dreiwurzeligen Zähnen
ultra-	jenseits von, über...hinaus	Ultraschall	– Schallwellen jenseits der menschlichen Hörgrenze
zyt-, zyto-	Zelle	Zytologie	– Zelllehre

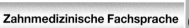
Nachsilben

Nachsilbe	Bedeutung	Beispiele	
-algesie, -algie	Schmerz	Analgesie	– Aufhebung des Schmerzempfindens
		Neuralgie	– Nervenschmerz
-ämie	das Blut betreffend	Anämie	– Verminderung der Erythrozyten, Blutarmut
-blast	bildende Zelle	Odontoblast	– Dentin bildende Zelle
-ektomie	Herausschneiden, Entfernen	Zystektomie	– Entfernung einer Zyste
-gen	ausgehend von, bewirken	dentogen	– von den Zähnen ausgehend
		pathogen	– krankmachend
-grafie	Aufzeichnungsverfahren	Orthopantomografie	– Schichtaufnahmeverfahren zur Darstellung der Kiefer
-gramm	Aufzeichnung	Orthopantomogramm	– Schichtaufnahme der Kiefer
-itis	Entzündung (Mehrzahl: -itiden)	Gingivitis	– Zahnfleischentzündung
-klast	abbauende Zelle	Osteoklast	– Knochen abbauende Zelle
-logie	Lehre	Pathologie	– Krankheitslehre
-meter	Messgerät	Thermometer	– Temperaturmessgerät
-om	Tumor	Fibrom	– Bindegewebstumor
		Karzinom	– Krebs
-ose	degenerative, nicht entzündliche Krankheit	Parodontose	– nicht entzündlicher Zahnhalteapparatschwund
-pathie	Erkrankung	Parodontopathie	– Zahnhalteapparaterkrankung
-phil	Neigung zu etwas	hydrophil	– Wasser anziehend
-phob	Abneigung gegen etwas	hydrophob	– Wasser abstoßend
-plasie	Bildung	Hyperplasie	– Mehrbildung
-plastik	operative Wiederherstellung oder Ausformung	Gingivoplastik	– Wiederherstellung einer normal geformten Gingiva
-skopie	Betrachtung	Mikroskopie	– Betrachtung von kleinen Objekten mit optischer Vergrößerung
-statisch	hemmend	bakteriostatisch	– Bakterien hemmend
-tomie	Schnitt, Eröffnung	Osteotomie	– Durchtrennung oder Eröffnung eines Knochens
-zid	tötend, vernichtend	bakterizid	– Bakterien tötend
-zyt	Zelle	Erythrozyt	– rotes Blutkörperchen

Maßeinheiten

Im Messwesen wird ein international verbindliches Einheitensystem verwendet, das **Système International d'Unités (SI)**. Es besteht aus sieben **SI-Basiseinheiten**, von denen alle übrigen Einheiten innerhalb des Systems abgeleitet werden können.

SI-Basiseinheiten

Messgröße	SI-Einheit	Zeichen	andere Einheiten	Umrechnung	
Länge	Meter	m	Millimeter	1 m	= 1000 mm
Masse	Kilogramm	kg	Gramm	1 kg	= 1000 g
Zeit	Sekunde	s	Tag	1 d	= 24 h
			Stunde	1 h	= 60 min
			Minute	1 min	= 60 s
elektrische Stromstärke	Ampere	A	Milliampere	1 A	= 1000 mA
Temperatur	Kelvin	K	Grad Celsius	1 °C	= (1+273,15) K
Lichtstärke	Candela	cd			
Stoffmenge	Mol	mol	Millimol	1 mol	= 1000 mmol

Wichtige abgeleitete SI-Einheiten

Messgröße	SI-Einheit	Zeichen	andere Einheiten	Umrechnung	
Fläche	Quadratmeter	m^2	Quadratzentimeter	$1\,m^2$	$= 10\,000\,cm^2$
Volumen	Kubikmeter	m^3	Kubikzentimeter	$1\,m^3$	$= 1\,000\,000\,cm^3$
Geschwindigkeit	Meter/Sekunde	m/s	Kilometer/Stunde	1 m/s	= 3,6 km/h
Frequenz	Hertz	Hz		1 Hz	= 1/s
Kraft	Newton	N			
Druck	Pascal	Pa	Hektopascal	1 hPa	= 100 Pa
			Bar	1 bar	= 1000 hPa
			Millibar	1 mbar	= 1 hPa
Arbeit, Energie	Joule	J	Kilojoule	1 kJ	= 1000 J
			(Kalorie	1 cal	= 4,187 J)*
			(Kilokalorie	1 kcal	= 4,187 kJ)*
Leistung	Watt	W	Kilowatt	1 kW	= 1000 W
elektrische Spannung	Volt	V	Kilovolt	1 kV	= 1000 V
elektrischer Widerstand	Ohm	Ω	Kiloohm	1 kΩ	= 1000 Ω
Radioaktivität	Becquerel	Bq		1 Bq	= 1 Zerfall pro Sekunde
Ionendosis von ionisierenden Strahlen**	Coulomb/kg	C/kg	(Röntgen	R	)*
Energiedosis von ionisierenden Strahlen**	Gray	Gy	(Rad	1 Gy	= 100 rd)*
Äquivalentdosis von ionisierenden Strahlen**	Sievert	Sv	(Rem	1 Sv	= 100 rem)*

* gesetzlich nicht mehr zugelassene Einheit

** Ionisierende Strahlen sind so energiereich, dass sie beim Durchstrahlen von Materie positiv oder negativ geladene Teilchen (so genannte Ionen) bilden. Zur Gruppe der ionisierenden Strahlen gehören z. B. die Röntgenstrahlen (siehe Lernfeld 10.7). Diese Begriffe sind also für die Röntgenkunde und den Strahlenschutz wichtig!

Stichwortverzeichnis

Stichwortverzeichnis

Stichwortverzeichnis

Bildquellenverzeichnis

Einzelpersonen

PD Dr. Dr. K. Bieniek, Wuppertal : Abb. 4.66, 4.67, 5.39, 10.12, 10.20, 10.36, 11.43, 12.19-12.21,

Prof. Dr. Dr. H. G. Bull, Düsseldorf: Abb. 5.37, 5.44, 5.45, 8.28, 8.44, 8.45, 10.13, 10.15-10.18, 10.48

Dr. Th. Carus, Cuxhaven: Abb. 5.2

Prof. Dr. Ch. Greven, Krefeld: Abb. 7.21

Scott Krausen, Dipl.-Biologe, Mönchengladbach: Abb. 1.0, 1.4-1.7, 1.11, 1.12, 1.20-1.32, 2.0-2.7, 2.9-2.11, 2.13-2.38, 3.0, 3.5-3.14, 3.16, 3.17, 3.22, 3.23, 4,0-4.6, 4.9-4.14, 4.16-4.18, 4.30, 4.32, 4.37-4.40, 4.50, 4.54-4.56, 4.58, 4.61, 4.62, 4.64, 4.65, 5.0, 5.1, 5.3-5.28, 5.30-5.33, 5.35, 5.36, 5.38, 5.40-5.43, 5.47-5.50, 5.52, 5.53, 5.58-5.61, 7.0-7.5, 7.7-7.20, 7.22-7.41, 8.0, 8.2, 8.3, 8.17-8.25, 8.27, 8.29-8.42, 8-46, 8.48-8.51, 10.0-10.4, 10.6-10.11, 10.13, 10.29-10.31, 10.33-10.35, 10.37, S. 314-317, Abb. 10.39-10.47, 10.49-10.72, 10.74-10.77, 10.79, 10.85, 10.87-10.90, 11.0-11.2, 11.4-11.16, 11.19, 11.22-11.23, 11.27, 11.29, 11.33-11.41, S. 376, Abb. 11.44, S. 382, S. 383, Abb. 11.47, 12.0, 12.6, 12.7, 12.9-12.11, 12.15-12.18, 12.22-12.25, 12.28, 12.29

Dr. O. Leykauf, Meerbusch: Abb. 5.62

Dr. Dr. K. Müller, Lüneburg: Abb. 8.43

Prof. Dr. Dr. S. Reinert, Tübingen: Abb. 8.47, 10.14, 10.19, 10.21

Dr. F. Schubert, Krefeld: Abb. 4.7, 4.8, 5.46, 8.26, 10.5, 10.73, 10.78, 10.80, 11.17

Prof. Dr. U. Stüttgen, Prof. Dr. A. Hugger, Dr. H. Cremer-Piel, Westdeutsche Kieferklinik, Düsseldorf: Abb. 12.8, 12.26, 12.27

Firmen

Aesculap AG, Tuttlingen: Abb. 4.21, 4.23, 4.43, 4.52, 4.57, 4.60, S. 159-160, Abb. 8.1-8.14, 10.23-10.25, 10.32, 12.5

Aventis Pharma Deutschland GmbH: Abb. 5.34

Karl Baisch GmbH, Weinstadt: Abb. 1.3, 1.10, 1.11

Alfred Becht GmbH, Offenburg: Abb. 4.22, 4.46

Gebr. Brasseler GmbH & Co. KG (Komet), Lemgo: Abb. 4.31-4.34, 4.44, 4.45, 4.59, 5.57

Coridenta GmbH & Co. KG, Krefeld: Abb. 1.34

Drendel + Zweiling DIAMANT GmbH: Abb. 4.35, 4.36

Dürr Dental GmbH & Co. KG, Bietigheim-Bissingen: Abb. 1.16, 1.17, 3.24, 10.81, 10.83, 10.84

EMS Deutschland GmbH, München: Abb. 10.26

ESPE Dental AG, Seefeld: Abb. 12.4

GABA GmbH, Lörrach: Abb. 11.20, S. 373, Abb. 11.42

Gillette Oral-B, Kronenberg: Abb. 11.24-11.26, 11.28, 11.30-11.32

Girrbach Dental GmbH, Pforzheim: Abb. 1.15, 12.2, 12.12-12.14

Greisen Produkt Service GmbH (Goof), Hamburg: Abb. 8.16

Hager & Werken GmbH & Co. KG, Duisburg: Abb. 11.27

Hager & Meisinger GmbH, Neuss: Abb. 4.28, 4.29, 4.32

Henkel-Ecolab Deutschland GmbH, Düsseldorf: Abb. 3.15, 3.18, 3.19, 3.21

Heraeus Kulzer GmbH & Co. KG: Abb. 10.82, 12.1

Hopf, Ringleb & Co. GmbH & Cie. (Horico): Abb. 4.32

Ivoclar Vivadent GmbH, Ellwangen: Abb. 4.49, 4.51, 4.63, 11.45, 11.46

Julabo GmbH, Seelbach: Abb. 12.3

KaVo Dental GmbH, Biberach: Abb. 1.8, 1.9, 1.19, 4.19, 4.20, 4.24-4.27, 4.36, 4.40-4.42, 4.68, 5.55, 8.15

MELAG oHG, Berlin: Abb. 3.25, 3.26

Metasys Medizintechnik GmbH, Rum bei Innsbruck, Österreich: Abb. 1.18

Miele & Cie. GmbH & Co., Gütersloh: Abb. 3.20

Philips Oral Healthcare Deutschland GmbH: Abb. 11.21

ROEKO GmbH & Co. KG, Langenau: Abb. 4.47, 4.48, 5.56

Sirona Dental Systems GmbH, Bensheim: Abb. 1.13, 1.14, 4.53, 10.86

VDW Vereinigte Dentalwerke, München: Abb. 5.51, 5.54

Die Ergänzung zum Fachbuch

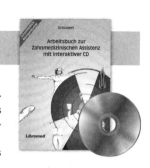

Zu diesem Fachbuch gibt es ein **exakt abgestimmtes Arbeitsbuch mit interaktiver CD.** Dieses **Medienpaket** ist eine hervorragende Ergänzung und dient als **ideale Vorbereitung** für die **Zwischenprüfung, Abschlussprüfung und Röntgenprüfung.**
Die **interaktive CD** regt als modernes Medium zur **Vertiefung des Stoffgebietes** an und bietet die ideale Grundlage zur **Fort- und Weiterbildung.**

Lernen macht Spaß!

Das **Arbeitsbuch** bringt die Fakten auf den Punkt:
– Lückentexte ausfüllen
– Zeichnungen beschriften
– Zuordnungsaufgaben lösen
– Tabellen ergänzen
– Praxisabläufe beschreiben
– Fachfragen beantworten
– Instrumente benennen
– Zusammenhänge erkennen.

Arbeitsbuch und CD sind die **optimale Ergänzung** zur **Zahnmedizinischen Assistenz.**

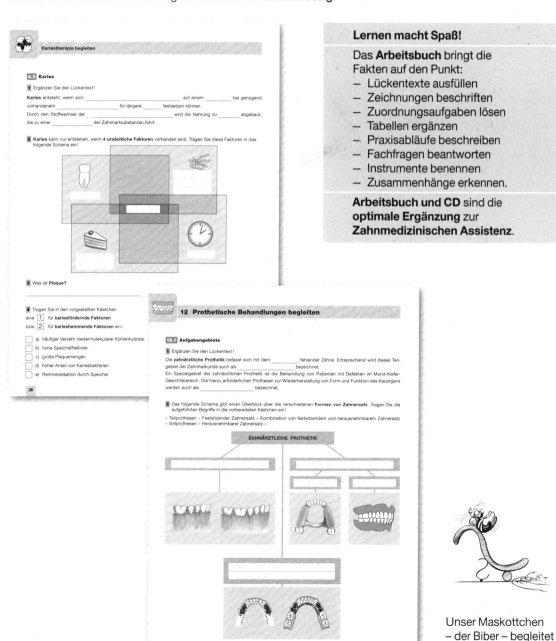

Unser Maskottchen
– der Biber – begleitet
Sie im Arbeitsbuch!

Parodontaler Screening-Index (PSI)

Der **Parodontale Screening-Index (PSI)** dient der schnellen Orientierung
— über das **Vorliegen** und die **Schwere einer Parodontalerkrankung**
— und den **Behandlungsbedarf**.

Beim **PSI** wird das Gebiss in **6 Abschnitte (Sextanten)** eingeteilt.
Bei **Erwachsenen** wird an allen vorhandenen Zähnen gemessen (mit Ausnahme der Weisheitszähne).
Bei **Kindern und Jugendlichen** bis zum vollendeten 18. Lebensjahr wird nur an den **Indexzähnen 16, 11, 26, 36, 31, 46** gemessen (oder an den Nachbarzähnen, wenn die Indexzähne fehlen).

Die **Messung** erfolgt mit einer **WHO-Sonde**. Sie hat eine kugelförmige Spitze (Durchmesser 0,5 mm) und eine schwarze Markierung zwischen 3,5 und 5,5 mm.

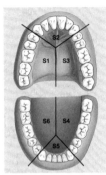

Einteilung des Gebisses in Sextanten

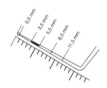

Aufbau der WHO-Sonde

Mit der **WHO-Sonde** wird der Zahnfleischsulkus bei jedem Zahn an **6 Stellen** sondiert. Der erhobene Befund wird mit dem **Code 0 bis 4** bewertet (siehe Tabelle).
Pro Sextant wird **nur der höchste Wert** aufgezeichnet. Entsprechend kann man direkt zum nächsten Sextanten übergehen, wenn an einem Zahn der Code 4 festgestellt wird.

- Ist ein Sextant **zahnlos**, wird ein **x** eingetragen.
- Liegt eine **Furkationsbeteiligung** vor, so wird für den Sextanten der nächsthöhere als der gemessene Code eingetragen und mit einem * versehen.

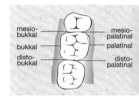

mesio-bukkal
bukkal
disto-bukkal

mesio-palatinal
palatinal
disto-palatinal

Sondierungspunkte beim PSI

Parodontaler Screening-Index
Erwachsene

Datum	Code-Werte		
	S1	S2	S3
	S4	S5	S6

Parodontaler Screening-Index
Kinder und Jugendliche

Datum	Code-Werte		
	16	11	26
	46	31	36

Der PSI-Code

PSI-Code 0	PSI-Code 1	PSI-Code 2	PSI-Code 3	PSI-Code 4
Sondiertiefe 0-3,5 mm schwarzes Band vollständig sichtbar			3,5-5,5 mm teilweise sichtbar	über 5,5 mm nicht mehr sichtbar
keine Blutung	Blutung auf Sondieren	Blutung auf Sondieren	Blutung auf Sondieren	Blutung auf Sondieren
kein Zahnstein/Plaque, keine defekte Restaurationsränder	kein Zahnstein/Plaque, keine defekte Restaurationsränder	Zahnstein/Plaque und/oder defekte Restaurationsränder	Zahnstein/Plaque und/oder defekte Restaurationsränder	Zahnstein/Plaque und/oder defekte Restaurationsränder
gesund	**Gingivitis**	**Gingivitis**	**Parodontitis**	**Parodontitis**

Weitere Informationen zum PSI finden Sie in: **Libromed – Leistungsabrechnung in der Zahnmedizin, Band II**.